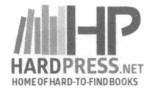

Dictionnaire De Médecine
by Nicolas Philibert Adelon

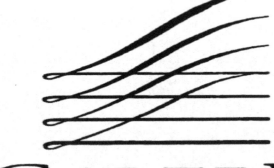

DICTIONNAIRE

DE MÉDECINE.

PARIS. — DE L'IMPRIMERIE DE RIGNOUX,

RUE DES FRANCS-BOURGEOIS-S.-MICHEL, N° 8.

DICTIONNAIRE
DE MÉDECINE,

PAR MM. ADELON, ANDRAL, BÉCLARD, BIETT, BRESCHET, CHOMEL, H. CLOQUET, J. CLOQUET, COUTANCEAU, DESORMEAUX, FERRUS, GEORGET, GUERSENT, LAGNEAU, LANDRÉ-BEAUVAIS, MARC, MARJOLIN, MURAT, OLLIVIER, ORFILA, PELLETIER, RAIGE-DELORME, RAYER, RICHARD, ROCHOUX, ROSTAN, ROUX ET RULLIER.

TOME DIX-HUITIÈME.

PSE—RUT.

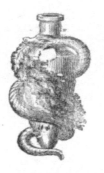

A PARIS,

CHEZ BÉCHET JEUNE, LIBRAIRE,

PLACE DE L'ÉCOLE DE MÉDECINE, N° 4.

MAI 1827.

DICTIONNAIRE

DE MÉDECINE.

PSE.

PSELLISME, s. m., *psellismus*, de ψελλος, bègue; béguiement. Sauvages a compris sous ce nom tous les vices de prononciation; comme le béguiement, le grasseiement, la lallation, le parler blés, le parler du nez, etc. *Voyez* ces divers mots et l'article voix.

PSEUDO-MEMBRANE ou FAUSSE MEMBRANE, s. f. Matière concrète et souvent organisable, produite par l'inflammation, et étendue, comme une membrane, sur diverses surfaces du corps, soit naturelles, soit accidentelles. Il y a de si grandes différences entre les fausses membranes formées sur les différentes surfaces qu'il est impossible de donner de toutes une description générale. Je vais étudier tour à tour celles qui se produisent dans les cavités séreuses et muqueuses, sur la peau avec ou sans épiderme, à l'intérieur du cœur et des vaisseaux, enfin dans les cavités accidentelles.

Les membranes séreuses sont la partie de l'économie où se forment le plus souvent les pseudo-membranes, et où celles-ci présentent dans leurs diverses phases de développement les phénomènes les plus remarquables.

La matière qui constitue ces pseudo-membranes (lymphe coagulable de Hunter) a été long-temps regardée comme de nature essentiellement albumineuse; cependant la faculté qu'elle a de se coaguler spontanément n'appartient point à l'albumine. C'était donc déjà une présomption pour penser qu'il y avait erreur dans cette opinion. Des recherches récentes ont effectivement démontré que, dans toute pseudo-membrane des séreuses, il y avait deux parties, l'une concréscible, plastique, formée de fibrine; l'autre, liquide, et contenue dans les mailles de la première, formée d'albumine.

Les pseudo-membranes des séreuses se présentent sous deux

XVIII.   I états; 1° état inorganique; 2° état d'organisation. Le premier de ces états précède toujours le second. Là où une surface séreuse doit se couvrir d'une fausse membrane, on observe un certain nombre de villosités ou de granulations, qui se multiplient, s'étendent, se réunissent, et se transforment peu à peu, soit en une couche membraniforme, d'épaisseur et de consistance infiniment variables, soit en brides ou filamens, qui vont d'une surface de la séreuse à l'autre, ou s'entrecroisent de manière à circonscrire des espaces dont ils forment les cloisons. Plus tard, des phénomènes d'organisation apparaissent dans la trame qui les forme. Au milieu de celle-ci, se montrent en nombre plus ou moins considérable de petits points rouges, qui semblent comme autant de gouttelettes de sang déposées dans son épaisseur; peu à peu ces points s'alongent en lignes, des parois vasculaires s'organisent autour d'elles; et plus tard enfin, ces vaisseaux de nouvelle formation vont s'aboucher et se continuer avec les vaisseaux de la membrane séreuse. Cette organisation s'effectue quelquefois avec tant de rapidité, qu'au bout de vingt-quatre heures elle est complète; ailleurs, on n'en trouve encore aucune trace plusieurs mois après que l'inflammation a commencé. Une fois organisées, les fausses membranes des séreuses sont susceptibles de s'enflammer à leur tour : elles sécrètent de la sérosité, du sang, du pus, d'autres pseudo-membranes; de la matière tuberculeuse, de la mélanose, se déposent souvent au milieu d'elles. Enfin, elles peuvent subir différentes transformations qui les rendent semblables aux différens tissus de l'état sain. Ainsi, on les voit se métamorphoser en tissus cellulaire, séreux, fibreux, cartilagineux et osseux. C'est encore une question de savoir, si, au bout d'un certain temps de leur existence, les fausses membranes des séreuses peuvent disparaître; quelques faits tendent pourtant à le faire croire. *Voyez* l'article ADHÉRENCES.

Les pseudo-membranes des muqueuses diffèrent des précédentes, 1° par leur composition chimique : elles ne paraissent être le plus souvent que du mucus concrété; 2° par la rareté très grande de leur organisation : la possibilité de celle-ci ne n'est même démontrée que parce que M. Guersent en a rapporté quelques cas, dans lesquels il a vu des vaisseaux se ramifier dans les fausses membranes croupales, et allant s'anastomoser avec les vaisseaux de la muqueuse. Ces fausses membranes se forment quelquefois au-dessous de l'épithélium intact. Elles' sont alors consistantes, et généralement peu étendues. S'il n'y a pas d'épithélium, ou si celui-ci a été préliminairement détruit, la pseudo-membrane se forme ordinairement par petites plaques isolées, demi-liquides, qui se réunissent en s'étendant, deviennent de plus en plus consistantes, et adhérentes à la muqueuse. Quant à celle-ci, tantôt on la trouve injectée, tuméfiée, ramollie au-dessous de la concrétion pseudo-membraneuse; tantôt, chose remarquable! elle est blanche, et ne présente aucune altération appréciable. Il arrive souvent qu'audessous de la fausse membrane, il se sécrète une matière plus liquide qui en favorise le décollement. D'autres fois elle s'amincit peu à peu, devient comme une pellicule transparente, et enfin disparaît, comme si elle était graduellement résorbée.

Il n'est guère de membrane muqueuse sur laquelle on n'ait observé de ces concrétions membraniformes : qui ne sait qu'elles sont surtout communes sur la membrane muqueuse des voies aériennes, sur celles du pharynx, du voile du palais, de l'intérieur de la bouche. On en a vu tapissant la membrane pituitaire et la doublant dans les nombreuses cavités où elle s'enfonce, recouvrant la conjonctive, appliquées à la surface interne du tube digestif, surtout de l'estomac et du gros intestin, développées dans l'intérieur des voies génito-urinaires. Expulsées pendant la vie en fragmens qui conservaient la forme des parties où elles avaient pris naissance, de l'intestin, par exemple; on les a prises plus d'une fois pour des portions mêmes de la membrane muqueuse digestive. Il est des individus chez lesquels toute inflammation des muqueuses a une singulière tendance à produire des fausses membranes, de telle sorte qu'à l'ouverture du cadavre, on en trouve à la fois dans la bouche, les fosses nasales, le pharynx, les voies aériennes et digestives. Mais ce qu'il ne faut pas perdre de vue, c'est que la production des pseudo-membranes des muqueuses ne peut être rattachée à un certain degré dans l'intensité de leur phlegmasie; on les voit également apparaître, soit que celle-ci soit forte ou faible, de longue ou de courte durée; leur formation dépend donc d'une nature spéciale dans le travail de l'inflammation, ou, si l'on veut, de prédispositions inconnues, qui semblent surtout exister dans le jeune âge.

Lorsque la peau a été enflammée de manière à ce qu'il y ait

destruction de son épiderme, comme cela arrive par l'application d'un vésicatoire, la partie dénudée se recouvre souvent d'une concrétion membraniforme qui, à l'instar des pseudo-membranes des séreuses, est principalement constituée par de la fibrine (Dawler), mais qui en diffère en ce que jamais, que je sache, on n'y a constaté de trace d'organisation. Je ne parle point ici de la fausse membrane qui se forme là où la peau a éprouvé une solution de continuité : il en a été question ailleurs (*voyez* CICATRICE). Il faut distinguer la formation toute accidentelle, et qui n'est rien moins que constante, de cette pseudo-membrane, de la reproduction de la couche colorante de la peau. Il arrive quelquefois qu'avant que l'épiderme ait été enlevé, la pseudo-membrane se soit formée : au moment où l'on enlève l'épiderme, on trouve la surface du derme recouverte par une concrétion blanchâtre inorganique, formée d'une substance comme pulpeuse (Gendrin). D'ailleurs, sur la peau enflammée comme sur les membranes muqueuses, il y a des conditions spéciales pour qu'il se produise une pseudo-membrane, et qui lui donnent naissance, quel que soit d'ailleurs le degré d'intensité ou de durée de la phlegmasie. Je n'insiste sur ce fait que comme application du principe suivant, qu'on ne saurait trop reproduire : si l'inflammation est l'élément commun d'un grand nombre de phénomènes morbides, ce n'est pas par ses degrés qu'on peut expliquer la spécialité de chacun de ces phénomènes.

On a trouvé quelquefois à la surface interne du cœur et de certains vaisseaux, dans les veines surtout, des couches membraniformes, soit simplement apposées sur leurs parois, soit y adhérant intimement; tantôt il n'y avait pas d'autre altération dans le vaisseau ; tantôt ses parois étaient en même temps rouges, ramollies, plus ou moins désorganisées. On a regardé ces couches membraniformes, comme le produit d'un travail inflammatoire du cœur ou des vaisseaux où on les trouvait. Ici, toutefois, il faut se garder d'une erreur; il faut ne pas confondre ce qui peut être, en pareil cas, le produit d'une phlegmasie, de ce qui n'est qu'un dépôt de matière fibrineuse coagulée, abandonnée par le sang.

Partout où une cavité accidentelle s'est formée, quelle que soit la matière qu'elle contienne (sang, pus, sérosité, entozoaires, corps étranger quelconque), on trouve le plus ordinairement ses parois tapissées par une couche membraniforme. Tantôt celle-ci ne semble être qu'une portion même du liquide contenu dans la cavité, portion qui est devenue concrète, comme on l'observe fréquemment dans les excavations tuberculeuses du poumon; tantôt elle est formée d'une substance qui semble être de nature différente. D'abord inorganique, cette substance s'élève peu à peu à différens degrés d'organisation; ainsi, se forme souvent autour des acéphalocystes une membrane fibro-séreuse; ainsi s'établit une membrane d'apparence muqueuse, soit autour de certains foyers purulens (j'en ai trouvé une semblable autour d'un abcès du cerveau), soit le long des trajets fistuleux.

Il est beaucoup de points que je n'ai fait qu'effleurer dans cet article, et sur lesquels je me serais plus étendu; il en est d'autres que j'ai passés sous silence, et que j'aurais au moins indiqués, si déjà il n'en avait été question avec des détails suffisans aux mots ADHÉRENCE, ADHÉSION, CICATRICE.

(ANDRAL fils.)

PSOAS, s. m., *psoas*. Nom donné à deux muscles situés dans la région lombaire, et distingués en grand et petit.

Le muscle *grand psoas* est épais et arrondi à sa partie moyenne, aplati supérieurement et tendineux inférieurement, étendu obliquement entre les lombes et la partie supérieure de la cuisse, et s'attache à la dernière vertèbre dorsale, à toutes les vertèbres lombaires, excepté la cinquième, aux fibro-cartilages qui les séparent, aux parties latérales du corps et à la base des apophyses transverses de ces os, correspondant dans cette étendue au plexus lombo-abdominal. De là, ce muscle se porte en bas et en dehors, et ses fibres se rendent à un tendon qui devient apparent au niveau du pubis, passe sur l'échancrure qui sépare l'éminence ilio-pectinée de l'épine iliaque antérieure et inférieure, descend au devant de la branche horizontale du pubis, et se fixe au petit trochanter.

Ce muscle correspond en dedans aux corps des vertèbres lombaires, aux fibro-cartilages qui les séparent, à la veine iliaque externe, au tendon du petit psoas et au pectiné; en dehors et en avant, il est en rapport avec le diaphragme, le péritoine, le rein, le petit psoas, l'artère iliaque externe, la veine et l'artère fémorales; enfin, en arrière ce muscle recouvre le carré des lombes, les nerfs lombaires, les apophyses transverses des vertèbres, le ligament ilio-lombaire, le muscle iliaque, l'os iliaque, et la capsule de l'articulation coxo-fémorale.

Quand le point fixe de ce muscle est sur le rachis, le grand psoas fléchit la cuisse sur le bassin, en tournant le membre en dehors. Il attire au contraire le rachis en avant lorsque son insertion au petit trochanter devient le point fixe. Si un seul de ces muscles agit, le rachis peut être incliné latéralement.

Le muscle *petit psoas* n'existe pas constamment : il est grêle, alongé, placé au devant du précédent, et se fixe en haut à la partie inférieure du corps de la dernière vertèbre dorsale, au fibro-cartilage suivant, et à la face latérale du corps de la première vertèbre lombaire. Ses fibres se portent en dehors et en bas, et s'insèrent sur un tendon mince et étroit qui s'attache à l'éminence ilio-pectinée, en envoyant sur le tendon commun à l'iliaque et au grand psoas, un faisceau fibreux qui se perd dans l'aponévrose fascia-lata.

Ce muscle correspond en arrière, comme je l'ai déjà dit, au grand psoas; en avant, au diaphragme, aux vaisseaux rénaux, au péritoine et à l'artère iliaque. Il est congénère du muscle grand psoas dont il doit seconder l'action. (MARJOLIN.)

PSOITE ou PSOITIS, de ψόα, lombe; inflammation du muscle psoas.

On chercherait en vain dans les écrits des anciens médecins l'histoire de cette affection, qui a été décrite depuis quelques années, et dont le diagnostic, malgré les travaux de plusieurs écrivains modernes, présente encore de très-grandes difficultés.

Causes. — Les chutes, les coups dirigés sur la région lombaire, le bassin, les efforts violens que les muscles psoas ont à supporter quand le corps est fortement porté en arrière, l'action de soulever de pesans fardeaux, un exercice trop pénible, tous les mouvemens brusques qui peuvent produire la rupture de quelques-unes de leurs fibres, et enfin les affections rhumatismales, sont les causes de psoites le plus généralement signalées par les auteurs. Quelques-uns d'entre eux ont prétendu néanmoins que l'inflammation des psoas devait être rarement de nature rhumatismale. Cette opinion ne saurait être établie que sur la considération suivante : c'est que, placés profondément, les muscles dont il s'agit sont plus à l'abri des lésions extérieures et de l'impression immédiate des causes les plus communes du rhumatisme.

Signes.—Une douleur se fait sentir dans la région lombaire, puis au-dessus de la vessie d'un côté : cette douleur, quelquefois très-forte, est ordinairement peu intense. Un sentiment d'engourdissement douloureux s'étend de l'aine à la cuisse; le malade ne peut alonger ce membre sans éprouver de vives souffrances; il ne saurait exécuter le mouvement de rotation en dehors; ses genoux sont élevés et ses pieds rapprochés des fesses. Il ne peut se livrer à aucun changement de position ni se tenir debout, et son tronc se courbe vers le côté du muscle enflammé. Tous ces signes, qui peuvent éclairer le diagnostic, reçoivent du toucher une plus grande certitude, quand on parvient à reconnaître par son moyen une tumeur profondément située sur le trajet des muscles psoas et iliaque, vers les glandes inguinales externes.

Terminaison.—La terminaison de cette maladie a rarement lieu par résolution. Souvent méconnue dans son origine, les moyens curatifs sont employés trop tard. D'abondantes suppurations ont lieu, non-seulement dans le muscle psoas qui a été trouvé, dans quelques cas, complétement détruit, mais dans le tissu cellulaire qui le recouvre, et même dans les vertèbres, sur le trajet desquelles il est placé. Le pus forme alors des collections dans le petit bassin, et donne naissance à des abcès par congestion, qui amènent bientôt la mort du malade.

Traitement.— Il faut insister, dans la première période de cette maladie, sur l'emploi des moyens dits antiphlogistiques, tels que la saignée, les ventouses scarifiées et les sangsues qu'il ne faut pas craindre de prescrire en grand nombre; les cataplasmes, les lavemens émolliens et les demi-bains, doivent être employés avec persévérance. Si, malgré l'emploi de ces agens thérapeutiques, la marche de la maladie n'est point arrêtée, il faut avoir recours aux révulsifs les plus puissans, tels que les moxas et les boutons de feu. (c. r.)

PSORIASIS, s. m., inflammation chronique de la peau, bornée à une région du corps ou étendue à toute sa surface, caractérisée par des plaques squameuses, de forme et de dimensions variées, non-déprimées à leur centre, et dont les bords ordinairement irréguliers, ne sont point proéminens comme ceux de la lèpre.

§ I. Le psoriasis se montre sous une grande variété de formes, qui constituent autant de degrés d'une même affection, et qui peuvent être réduits à quatre dispositions principales :

1° Dans l'une (psoriasis *guttata*, Willan), il apparaît sur une ou plusieurs régions du corps, ou sur toute sa surface, un certain nombre de petites plaques squameuses distinctes, irrégulières, de deux à trois lignes de diamètre, et dont la forme est assez analogue à celle qui résulterait de grosses *gouttes* d'eau projetées sur la peau ; telle est l'origine de l'épithète employée par Willan pour caractériser cette variété. Chacune de ces plaques squameuses s'annonce par une petite élevure solide, rouge, du volume de la tête d'une épingle, et dont le sommet se couvre bientôt d'une petite écaille sèche et blanche. Ces plaques sont arrondies, proéminentes, lenticulaires et séparées les unes des autres, à leur début, par des intervalles assez considérables. Le centre de ces plaques est constamment plus élevé que leurs bords ; mais lorsque leur guérison a lieu, comme elle s'opère du centre vers la circonférence, le milieu des plaques, formé par de la peau saine, ou dont la couleur est seulement altérée, devient alors accidentellement déprimé. En marchant de plus en plus vers la guérison, les plaques se transforment en segmens ou en petits arcs de cercle plus ou moins considérables. Les plaques du psoriasis *guttata* sont, en général, plus enflammées que celles de la lèpre, et d'un rouge plus animé. Lorsqu'on enlève les squames épidermiques qui les recouvrent, le corps réticulaire paraît rouge et très-irrité ; ces plaques peuvent être bornées à la face, au tronc, aux membres, ou être éparses sur toutes ces régions, sur lesquelles elles se montrent à la fois ou d'une manière successive. Chez les enfans, leur apparition est ordinairement plus rapide que chez les adultes. Presque toujours irrégulièrement réparties, elles sont très-nombreuses sur quelques points, et rares sur quelques autres. Sur les membres, elles sont toujours plus nombreuses dans le sens de l'extension. Le psoriasis *guttata* se montre le plus souvent dans l'automne ou dans le printemps, et disparaît quelquefois spontanément pendant l'été. Il peut apparaître et disparaître ainsi pendant plusieurs années successives. Après la guérison, la peau conserve pendant plusieurs semaines de petites taches d'un gris brun sur les points qui ont été occupés par les plaques.

2° Les plaques du psoriasis peuvent être alongées et légèrement contournées en spirale (psoriasis *gyrata*, Willan), ou bien disposées en bandes longitudinales traversées par de petites lignes superficielles. Ces plaques qu'on a observées sur le tronc et les membres, sont le siége d'une desquamation furfuracée. Comme toutes les formes du psoriasis, celle-ci éprouve des rémissions très-marquées pendant l'été, et s'aggrave presque toujours pendant l'automne.

3° Les plaques du psoriasis peuvent être plus larges, non circulaires, de dimensions et de formes très-variables, et éparses sur diverses régions du corps, sur lesquelles elles se multiplient et deviennent confluentes (psoriasis *diffusa*, Willan). Ces plaques, comme celles du psoriasis *guttata*, s'annoncent ordinairement par de petites élevures solides, très-nombreuses, et comme papuleuses, sur le sommet desquelles se forment de petites écailles sèches, et d'un blanc mat; la peau s'enflamme et devient squameuse dans leurs intervalles; les plaques s'étendent et se réunissent; leur surface est rouge et souvent divisée par des gerçures sèches, linéaires et douloureuses. Sur les jambes et les avant-bras, ces plaques réunies, ne forment quelquefois qu'une large plaque, qui en recouvre toute la surface, ou bien elles sont disposées, suivant la longueur du membre affecté, en bandes plus ou moins considérables. Dans ce cas, au lieu de squames, on ne distingue quelquefois sur la peau enflammée que de petites écailles furfuracées, jaunâtres, et dont la couleur se rapproche de celle de la farine de moutarde. Lorsque les squames ont été enlevées par des lotions, des bains et des douches de vapeur, etc., la surface qu'elles protégeaient paraît lisse, brillante et enflammée. Les malades éprouvent dans les parties affectées une douleur brûlante et une démangeaison très-vive, que le séjour dans le lit, le voisinage d'un foyer, et toutes les causes qui élèvent la température extérieure du corps ne manquent jamais d'exaspérer. Les plaques squameuses du psoriasis *diffusa* se montrent plus ordinairement sur les membres que sur le tronc. Elles disparaissent quelquefois sur une région, en même temps qu'elles se montrent sur une autre. Enfin je dois ajouter que la disposition des plaques en petites taches *circulaires* ou en larges surfaces n'entraîne point de différence dans la nature de cette maladie, et qu'on voit souvent le psoriasis être *guttata* sur le tronc, pendant qu'il est *diffusa* sur les membres.

4° Que cette inflammation squameuse ait commencé par de petites taches distinctes comme dans le psoriasis *guttata*, ou qu'elle se soit montrée sous la forme de larges plaques confluentes, comme dans le psoriasis *diffusa*; lorsqu'elle a existé pendant plusieurs mois ou quelques années, et surtout lorsqu'elle s'est développée chez des vieillards affaiblis par la misère, l'abus des liqueurs spiritueuses, ou plutôt par les affections chroniques qu'elles produisent, la rougeur de la peau diminue au-dessous des squames; le tissu de cette membrane devient dur et se tuméfie; les plaques se couvrent de squames sèches, dures, blanches et épaisses; la peau, roide, et tendue, se prête difficilement aux mouvemens des membres, et bientôt des gerçures nombreuses et plus ou moins profondes, la sillonnent dans diverses directions (psoriasis *inveterata*, Willan ; psoriasis *agria* des anciens). Le psoriasis *inveterata* peut être étendu à à tout le corps, ou borné à une seule région. Lorsqu'il est général, la peau semble être couverte d'une nouvelle enveloppe formée par des squames blanchâtres, et la surface du corps prend une apparence toute particulière, que quelques pathologistes ont comparée à l'écorce des vieux arbres. C'est même d'après cette considération que M. Alibert a désigné cette dernière période du psoriasis sous le nom de *dartre squameuse lichénoïde*. Lorsque le psoriasis est parvenu à ce degré, la production des squames est si prompte et si abondante, que chaque jour on en trouve une quantité considérable dans le lit des malades, et que leurs vêtemens en sont habituellement remplis. Ces squames, formées par de l'épiderme altéré, ont quelquefois jusqu'à une ligne d'épaisseur. Les gerçures, devenues de plus en plus profondes, fournissent du sang, et quelquefois du pus, qui se dessèchent sous la forme de croûtes linéaires. La peau est le siége de démangeaisons brûlantes, surtout pendant la nuit; ses fonctions sont interverties ou suspendues; mais les urines et la perspiration pulmonaire deviennent plus abondantes. Enfin, dans une période plus avancée de la maladie, l'épiderme s'enlève sur des surfaces plus ou moins considérables du dos, des fesses, et des membres inférieurs. La peau s'excorie sur un grand nombre de points, et les malades deviennent en proie aux plus vives douleurs. Lorsque le psoriasis invétéré est borné à une seule région du corps, la peau éprouve réellement une sorte d'hypertrophie; elle se soulève et dépasse quelquefois d'un quart de ligne ou d'une demi-ligne, la peau saine qui l'entoure; du reste, la maladie offre les mêmes phénomènes que ceux que nous venons d'indiquer pour le psoriasis général.

La durée du psoriasis est toujours de plusieurs mois à quelques années; elle est, en général, en raison directe du nombre des taches, de l'ancienneté et de la profondeur de l'altération de la peau.

§ II. Indépendamment des différences remarquables qu'offre cette inflammation squameuse, suivant qu'elle ne consiste qu'en de petites taches isolées, ou en larges plaques écailleuses, confluentes, sillonnées par des gerçures plus ou moins profondes, elle présente encore quelques particularités suivant les régions du corps sur lesquelles elle se développe.

1° Le psoriasis du *cuir chevelu* existe rarement indépendamment de celui de la face ou du psoriasis général. Il provoque quelquefois l'inflammation des bulbes des cheveux, dont la chute s'opère sur les points affectés.

2° Le psoriasis *de la face* est souvent la suite d'un psoriasis développé sur d'autres régions du corps. Cependant cette inflammation peut être bornée à la figure; les plaques qui la caractérisent sont rouges, enflammées, furfuracées et très-rarement couvertes de larges écailles. Le tissu cellulaire sous-cutané est ordinairement tuméfié, surtout lorsque le psoriasis est ancien et passé à l'état invétéré. Le psoriasis peut même être borné à quelques régions de la face. Une des variétés du psoriasis le plus anciennement connues, est celle qui attaque les *paupières*. Elle est caractérisée par des squames qui se montrent vers les angles des yeux et sur les paupières, qui deviennent roides, tendues et gercées. Chez les enfans, elle est quelquefois suivie de la chute des cils et des sourcils. Cette variété du psoriasis paraît avoir été connue de Galien : *Psoriasis autem exteriùs est; prosophthalmia internam palpebram superiorem præcipuè afficit.*

Les lèvres peuvent être également atteintes du psoriasis, alors même que toutes les autres régions du corps en sont exemptes. L'épithélium s'épaissit, se gerce, et se détache en lames assez larges. Celles-ci restent quelquefois adhérentes par leur centre, lorsque leur circonférence est déjà libre et détachée depuis plusieurs jours. Un nouvel épiderme se forme au-dessous de ces squames; mais dans l'espace de quelques heures il se gerce, se rompt, et tombe à son tour, pour être bientôt remplacé par un autre, qui subit la même altération. Cette maladie, ordinairement longue et rebelle, est bien distincte d'une autre inflammation passagère des lèvres, également accompagnée de gerçures et d'une desquamation de l'épithélium, et qui est produite par le froid, ou qui survient à la suite de quelques maladies aiguës. La durée de cette dernière affection n'est que de quelques jours ; tandis que celle du véritable psoriasis est longue et indéterminée. Les causes du psoriasis des *lèvres* sont souvent obscures : je l'ai observé chez deux malades, grands parleurs, et qui avaient l'habitude de se mordre les lèvres.

3° Le psoriasis *du tronc* existe bien rarement sans qu'on observe une semblable altération sur les membres ; lorsqu'il est invétéré, les écailles qui le caractérisent sont ordinairement plus minces et plus larges que celles qu'on observe dans le psoriasis des membres.

4° Le psoriasis *du scrotum* passe souvent à l'état *invétéré* ; il est alors accompagné de très-vives démangeaisons, de crevasses douloureuses et de larges excoriations ; il peut exister, indépendamment d'une semblable altération, sur d'autres régions du corps. J'ai récemment observé un cas de psoriasis *guttata* du scrotum caractérisé par de petites plaques proéminentes disposées parallèlement au raphé. On a vu chez les enfans les taches circulaires du psoriasis *guttata* développées sur les bourses et vers la marge de l'anus, être prises pour des tubercules ou des plaques syphilitiques, dont elles diffèrent par des caractères qui seront ultérieurement indiqués. *Voyez* SY-PHILIDE.

5° Le psoriasis du *prépuce* est souvent accompagné d'un épaississement de la peau, de fissures sanguinolentes et douloureuses qui peuvent elles-mêmes être suivies d'un léger engorgement des ganglions lymphatiques de l'aîne. Ce psoriasis est ordinairement très-rebelle, et chez les adultes a parfois nécessité l'opération du phimosis. Il importe beaucoup de ne pas confondre les plaques squameuses par lesquelles débute ce psoriasis, avec les plaques syphilitiques qui se développent quelquefois sur les mêmes parties.

6° Enfin je dois faire une mention spéciale de deux variétés du psoriasis qu'on observe sur les mains : 1° le psoriasis *palmaire*, Willan (*dartre squameuse centrifuge*, Alibert) s'annonce dans la paume de la main par de petites élevures solides dont le sommet présente une écaille épidermique blanche et sèche. Ce point blanc est bientôt cerné par un petit cercle rougeâtre sur lequel l'épiderme se dessèche et se détache circulairement. Autour de ce premier cercle il s'en forme un second sur lequel s'opère une semblable desquamation. Ces cercles, de plus en plus excentriques, peuvent ainsi s'étendre à toute la paume de la main, en même temps que de semblables plaques squameuses se montrent sur la face palmaire des doigts. Les parties affectées sont le siége d'une très-vive démangeaison, qui augmente toutes les fois que la main est exposée à la chaleur ou plongée dans l'eau tiède, et même par le mouvement répété des doigts. Lorsque les malades se sont grattés, la peau prend une teinte rouge violacée; plus tard elle présente des gerçures plus ou moins profondes qui correspondent aux lignes que l'on observe ordinairement à la paume de la main. Les petites surfaces comprises entre ces gerçures sont couvertes de squames très-denses et fort épaisses. La paume de la main est roide et sèche, et au-dessous de ces lames d'épiderme épaissi, le corps muqueux est enflammé. Cette maladie a été principalement observée chez les limonadiers et les blanchisseuses, dont les mains sont souvent plongées dans des lessives plus ou moins irritantes, et chez les chaudronniers, les ferblantiers et les orfèvres, dont la paume de la main est irritée par des pressions répétées ou par le contact de certaines substances métalliques. Le psoriasis *palmaire* s'aggrave en hiver et se guérit quelquefois pendant l'été ; après la guérison la peau reste quelque temps lisse et d'un rouge obscur. Enfin, il est rare que cette maladie ne présente pas plusieurs récidives, lorsque les individus qui en ont été affectés ne quittent pas la profession qui en a été au moins la cause occasionelle.

2° On a désigné sous le nom de *gale des épiciers* une variété du psoriasis *diffusa* qui se développe quelquefois sur la face dorsale des mains des individus livrés à cette profession, mais qu'on a aussi observée chez les boulangers, les blanchisseuses, et dans les classes élevées de la société. Cette maladie commence par deux ou trois petites élevures squameuses qui gagnent successivement toute la face dorsale de la main. La peau enflammée est bientôt traversée par des gerçures sèches et douloureuses qui correspondent surtout aux articulations des premières phalanges des doigts avec les os du métacarpe et à l'union du carpe avec les os de l'avant-bras. On distingue cette variété du psoriasis du lichen confluent et chronique de la face dorsale des mains, en ce que dans ce dernier l'état squameux de la peau est constamment précédé d'une éruption considérable de petites papules.

Lorsque l'une de ces variétés, ou lorsque toute autre forme du psoriasis envahit la totalité de la main, la matrice des ongles devient quelquefois elle-même le siége d'une inflammation chronique; alors les ongles s'épaississent, se recourbent, se fendillent, et finissent par se détacher; ils sont ensuite remplacés par d'autres, qui peuvent eux-mêmes subir une semblable altération.

7° J'observerai relativement au psoriasis *des membres inférieurs*, que celui des jambes passe souvent à l'état *invétéré*. Dans ce cas les jambes paraissent munies d'une nouvelle enveloppe squameuse générale, dont l'aspect a vraiment quelque analogie avec celui du lichen des arbres auquel on l'a comparé. Le psoriasis *plantaire* est plus rare que le psoriasis *palmaire*, et moins souvent accompagné de gerçures.

§ IV. Le psoriasis est rarement compliqué avec d'autres inflammations de la peau, si l'on en excepte la lèpre et le pityriasis. On l'a vu cependant coïncider, surtout chez les enfans, avec l'eczéma *impetiginodes*, et parvenir à un degré très-élevé (psoriasis *infantilis*, Willan). Le psoriasis *local* est rarement compliqué d'inflammations intérieures; mais au début du psoriasis général, et quelquefois pendant son cours, il existe en même temps une inflammation apyrétique de la membrane muqueuse gastro-intestinale. C'est pour cela sans doute que Willan et Bateman ont mis au nombre des symptômes précurseurs du psoriasis, des douleurs de l'épigastre, des lassitudes, de la céphalalgie, et d'autres symptômes produits par l'inflammation des organes digestifs.

§ V. Le psoriasis est une des inflammations chroniques les plus fréquentes de la peau. De toutes les formes qu'il peut présenter, celle que j'ai désignée sous le nom de psoriasis *guttata*, d'après Willan, est plus commune que toutes les autres; sur un certain nombre de psoriasis elle entre réellement dans la proportion des trois cinquièmes. Le psoriasis se montre principalement chez les adultes depuis l'âge de vingt-huit à trente ans, et spécialement chez les femmes douées d'un tempérament nerveux et sanguin. Le psoriasis est, en outre, de toutes les affections chroniques des tégumens non contagieuses, celle dont l'hérédité est le mieux démontrée. Les saisons ont une influence très-marquée sur le développement du psoriasis *diffusa* et *guttata*, dont l'invasion a lieu ordinairement dans les premiers jours d'automne ou du printemps. L'influence des professions semble être bornée à quelques variétés locales du psoriasis que nous avons fait connaître. En résumé, toutes les causes qui irritent directement ou indirectement la peau peuvent très-probablement donner lieu au développement de cette maladie, qu'on a vu succéder à des attaques répétées du lichen ou du prurigo, ou survenir après l'application d'un vésicatoire ou l'invasion d'une autre affection aiguë de la peau.

§ VI. Le psoriasis ne peut être confondu qu'avec trois maladies, qui, comme lui, affectent la forme squameuse, savoir : la lèpre, le pityriasis et les plaques squameuses syphilitiques. Il existe réellement entre la lèpre et le psoriasis une grande analogie ; elle est très-remarquable surtout entre le psoriasis *guttata* et la lèpre. Ces deux inflammations de la peau commencent par des élevures solides et comme papuleuses ; toutes deux sont très-rebelles, et elles acquièrent bientôt la forme de plaques squameuses circulaires. Enfin, chez un même malade, on voit souvent les plaques squameuses affecter la forme du psoriasis *guttata* sur le tronc, et celle de la lèpre sur les coudes ou sur les genoux. Aussi M. S. Plumbe et M. Duffin ont-ils pensé, dans ces derniers temps, que la lèpre et le psoriasis n'étaient que deux variétés d'une même affection. Quoi qu'il en soit de cette opinion, il n'importe pas moins de faire ressortir les caractères qui distinguent entre elles ces deux maladies, ou, si l'on veut, ces deux variétés, ou ces deux degrés d'une même inflammation. Il est constant que les plaques du psoriasis *guttata* sont moins larges et en général plus rapprochées que celles de la lèpre ; que leurs bords ne sont point relevés, et que leur centre n'est pas déprimé comme ceux de cette dernière ; que dans le psoriasis, l'inflammation du corps réticulaire est plus vive, qu'elle communique une teinte rouge plus animée aux squames, et que celles-ci sont plus adhérentes et moins chatoyantes que celles de la lèpre. Les différences sont encore plus tranchées entre la lèpre et le psoriasis *diffusa*.

Les plaques de ce dernier sont irrégulières et non déprimées dans leur centre ; celles de la lèpre sont exactement circulaires ; et lors même que plusieurs plaques lépreuses sont réunies, leur disposition circulaire est encore indiquée par les arcs de cercle qu'elles présentent à leur circonférence. Le psoriasis diffère des plaques syphilitiques (*psoriasis syphilitique*, Willan) en ce que ces dernières sont munies d'une petite auréole cuivreuse ; leurs écailles sont minces et peu marquées ; leur centre est quelquefois occupé par une très-petite pustule bientôt suivie d'une croûte lamelleuse ; elles ont une tendance marquée à s'ulcérer, ne sont point accompagnées de prurit, et sont souvent compliquées d'affections syphilitiques de la conjonctive ou du pharynx, d'exostoses, etc.; elles guérissent assez rapidement à la suite de l'administration des préparations mercurielles, et en particulier par l'usage du deuto-chlorure de mercure ; enfin, leur disparition s'opère de *la circonférence vers le centre*, sur lequel on remarque souvent, après la guérison, une petite cicatrice blanchâtre, etc.; caractères et circonstances qui les distinguent suffisamment des plaques squameuses du psoriasis.

Le psoriasis *guttata* du cuir chevelu diffère du pityriasis en ce que les plaques du premier sont plus larges et présentent toujours au-dessous des squames qui le recouvrent un point central rouge qui dépasse le niveau de la peau.

§ VII. Les variétés du psoriasis désignées par Willan sous les noms de *guttata*, de *diffusa* et d'*inveterata*, sont ordinairement très-rebelles et plus opiniâtres que la lèpre. En général, le psoriasis *guttata* est moins grave que le *diffusa*, qui lui-même est moins rebelle que l'*inveterata* : ce dernier est souvent incurable. Lorsque la guérison du psoriasis a lieu, elle s'opère d'abord sur un ou plusieurs points, et s'étend de là sur les autres régions du corps ; elle est annoncée par l'affaissement des plaques. Lorsque les psoriasis *diffusa* et *inveterata* se terminent par la guérison, ces maladies reprennent d'abord les caractères du psoriasis *guttata* : les gerçures de la peau disparaissent, l'inflammation du corps réticulaire diminue successivement, l'épiderme altéré est remplacé par un autre moins épais, moins sec et moins cassant, et, après plusieurs desquamations successives, le derme se couvre enfin dans les points affectés d'un épiderme tout-à-fait semblable à celui de la peau non malade.

§ VIII. Le traitement et le régime du psoriasis doivent être dirigés d'après les mêmes principes que ceux de la lèpre; il faut varier les médications *d'après l'état plus ou moins enflammé de la peau.* Lorsque le psoriasis *guttata* est récent, et lorsqu'il s'est développé chez un adulte, il convient d'attaquer cette maladie par une ou plusieurs saignées générales. Je possède aujourd'hui un assez grand nombre de faits qui prouvent qu'elles sont constamment utiles, et MM. Duffin, Wallace et Graves ont fait des observations analogues à Édimbourg et à Dublin. Chez les enfans, les saignées locales sont préférables. Lorsque les malades sont atteints de psoriasis général, il faut les répéter dans le voisinage des points enflammés, sur le cou, sur le tronc, sur les membres, dans l'espace de plusieurs semaines, et employer en même temps des bains simples, ou mieux encore, des bains narcotiques émolliens, frais, qui diminuent l'inflammation de la peau et la démangeaison très-vive dont elle est toujours accompagnée. A l'aide de ce traitement simple et rationnel, on obtient souvent chez les enfans, dans l'espace de deux à trois mois, la guérison du psoriasis *guttata* ou *diffusa.*

Chez les adultes, on se sert avec avantage des douches et des bains de vapeur pour détacher les squames qui couvrent la peau. En alternant leur emploi avec celui des bains sulfureux, on est quelquefois parvenu, dans l'espace de trois ou quatre mois, à guérir des psoriasis *diffusa* peu enflammés. Lorsque le psoriasis *diffusa* est ancien, il convient d'essayer de changer le mode d'irritation de la peau, à l'aide de frictions irritantes, faites avec la pommade stibiée; ces frictions ont même été utiles dans quelques psoriasis invétérés; quoique, dans ce cas, l'altération de la peau soit si profonde qu'elle est presque toujours incurable, au moins chez les vieillards.

Le psoriasis *invétéré* est toujours amélioré par l'usage des bains émolliens et narcotiques, et par celui des bains et des douches de vapeur dont on se sert pour opérer la chute des squames. Il convient aussi de recourir de temps à autre aux saignées locales, dans le voisinage des points les plus irrités. Chez les vieillards atteints de ces psoriasis invétérés, et dont la peau est épaissie, gercée, indurée sur presque toutes les régions du corps, il faut se borner à ce traitement palliatif. Ce parti me semble surtout préférable, lorsque la maladie s'est développée chez un individu appartenant à la classe du peuple, et qui éprouvera certainement une récidive dès qu'il aura été rendu à ses occupations ordinaires. On a vu de ces malades atteints de psoriasis *invétérés*, n'éprouver dans leur état aucune amélioration, après avoir pris plus de cent cinquante douches ou bains de vapeur, ou après avoir été soumis à des traitemens intérieurs très-énergiques. D'autres ont été atteints d'érysipèles de la face, ou ont éprouvé des accidens plus ou moins graves.

§ IX. Quelques personnes, dont je ne partage pas les vues thérapeutiques, conseillent dans le traitement du psoriasis, comme dans celui de plusieurs autres affections chroniques de la peau, d'employer, de préférence aux médications extérieures, certains remèdes intérieurs, dont l'action lente et prolongée me paraît d'autant plus dangereuse que le psoriasis est assez fréquemment compliqué d'une affection chronique de quelque portion des organes digestifs. Dans le traitement des psoriasis *diffusa* et *guttata*, on a conseillé d'administrer tous les jours, pendant plusieurs mois, une demi-once de sel d'Epsom ou deux gros de sous-carbonate de potasse, ou quelques grains de calomel et de résine de jalap, de manière à produire plusieurs évacuations alvines. Les malades sont en même temps soumis à l'usage des bains tièdes; et on a soin d'interrompre l'administration des purgatifs toutes les fois qu'il survient des symptômes non équivoques d'une inflammation gastro-intestinale permanente. Cette pratique, fort ancienne, et qu'on a indiquée dans ces derniers temps sous le nom de méthode d'*Hamilton*, paraît surtout applicable aux psoriasis de la face et du cuir chevelu.

Le deuto-chlorure de mercure, à la dose d'un quart de grain par jour, le sulfite sulfuré de soude porté successivement jusqu'à la dose d'un scrupule, ont également procuré quelques guérisons de psoriasis.

Dans le traitement des diverses espèces du psoriasis, et surtout dans celui du psoriasis invétéré, les mêmes personnes conseillent d'employer la teinture de cantharides, et de la porter successivement depuis la dose de cinq gouttes jusqu'à celle de soixante gouttes par jour, et d'en continuer l'usage pendant deux, trois ou quatre mois, jusqu'à ce qu'il s'opère un changement favorable dans l'état de la peau, s'il ne survient point de désordre appréciable des organes de la digestion, de la respiration ou des voies urinaires. On a également recommandé de remplacer l'administration de la teinture de cantharides par celle des préparations arsénicales, et d'en continuer l'usage pendant plusieurs mois, en ayant soin de l'interrompre de temps à autre, et d'en surveiller attentivement les effets. Il est certain qu'après l'administration de ces remèdes énergiques on est parvenu à guérir plusieurs espèces de psoriasis, et même des psoriasis invétérés; mais il n'est pas moins bien démontré que la plupart de ces guérisons n'ont été que momentanées; que des rechutes se sont déclarées pendant l'automne suivant ou au printemps; que ces rechutes sont surtout très-fréquentes dans les classes du peuple; et que la plupart des psoriasis invétérés traités par cette méthode n'ont éprouvé aucune amélioration, quoique l'usage des préparations arsénicales ou de la teinture de cantharides ait été continué pendant cinq à six mois. Aussi, me paraît-il peu rationnel de soumettre à un traitement arsénical des malades affectés de psoriasis invétérés, dans le faible espoir de produire une amélioration passagère, et avec la crainte non moins fondée de porter quelque funeste atteinte à des organes intérieurs plus irritables que la peau, et sur lesquels ces remèdes énergiques exercent une action plus directe.

En résumé, le psoriasis *diffusa* et le psoriasis *guttata* peuvent être attaqués avec succès par des médications moins dangereuses; et un traitement palliatif composé de bains narcotiques et émolliens me paraît seul applicable aux psoriasis invétérés développés sur toute la surface du corps, chez des individus appartenant à la classe du peuple.

Les variétés locales du psoriasis offrent en général les mêmes indications curatives que le psoriasis général. Les saignées locales, les lotions, les bains, les cataplasmes, les onctions émollientes et narcotiques, sont utiles toutes les fois que la peau est rouge, douloureuse et très-enflammée. Dans le psoriasis *palmaire*, on emploie ordinairement les bains simples, les bains d'eau de vaisselle, les douches de vapeur, etc. Lorsqu'il a été produit par quelque cause externe, la première indication est d'en éloigner l'influence. Le psoriasis *des lèvres* est ordinairement fort rebelle; on rend quelquefois la desquamation plus rare et moins abondante en ayant soin d'oindre matin et soir les parties affectées avec une pommade narcotique.

§ X. Il n'entre pas dans mon but de faire ici l'histoire détaillée des travaux publiés successivement sur le psoriasis. Il me suffira de rappeler que, sous le titre de *psora*, les médecins

grecs ont indiqué deux maladies différentes. Celle qu'ils désignent sous le nom de ψωρα ἱλκωδἑς, ou de *psora ulcéré*, paraît
correspondre à une inflammation pustuleuse, décrite par Willan, sous le nom d'*impetigo* ; l'autre, qu'ils appellent simplement
psora, psora *rugueux*, psora *lépreux* (ψωρα τραχοτἑρα, λἑπρωδἑς,
τολωμἑιη), était probablement la maladie squameuse qui fait
le sujet de cet article. C'est dans ce sens que Galien se sert du
mot *psoriasis*, pour désigner l'*état squameux des paupières et
du scrotum* (*de oculo*, cap. 7, def., med.) : et c'est aussi d'après
cette considération que Willan s'est cru autorisé à réunir, sous
le nom de *psoriasis*, toutes les inflammations squameuses et non
contagieuses, différentes de la lèpre et du pityriasis. Le mot
psora ne se trouve point dans Celse; mais cet auteur a indiqué
assez clairement l'existence du *psora lépreux* des Grecs, ou
du psoriasis, dans la définition de la deuxième espèce d'impétigo : « alterum genus pejus est, simile papulæ fere, *sed asperius
« rubicundiusque. Figuras varias habet; squamulæ ex summâ
« cute decidunt,etc.* (Celsus, lib. v, sect. xxviii, § 17).» Je regarde
également comme probable l'opinion émise par Willan, que
les médecins arabes ont indiqué le psoriasis sous le nom de
Usagro, que les traducteurs latins ont rendu par *serpigo* ou par
impetigo : « Serpedo est asperitas quæ in superficie accidit cutis,
« et ad nigridinem declinat, *aliquando ad ruborem. Petiginis
« autem chronicæ et diuturnæ in qua non excoriatur cutis* signa
« sunt quod in profundo est membri, *et squamulæ ab eâ tol-
« luntur rotundæ quales piscium videmus squamas* (Theor.,
« lib. viii, cap 16).» Le psoriasis a été ensuite plutôt mentionné
que décrit par Mercuriali, Hafenreffer, Plater, etc., sous les
noms de *psora* et de *scabies sicca*, et par Hoffmann, sous ceux
de *scabies ferina* et de *psora leprosa;* par Manard, Fernel,
Sennert, Willis, etc., sous le nom d'*impetigo*. Le passage suivant de Sennert paraît spécialement applicable au psoriasis
diffusa : « cognoscitur morbus quod cutis dura, sicca, aspera,
« et quasi squamosa redditur : adest pruritus; et malum indies
« latiùs serpit et ob exiguo initio sese latè diffundit (Sennert,
Med. pract., 5, 1 : 30, de impetigine). » Quelques pathologistes
anglais avaient fait mention du psoriasis, sous le nom de *scaly
tetter* (dartre écailleuse); Willan le premier en a donné une
description complète et fort exacte. Bateman et M. Gomez
l'ont fidèlement reproduite dans deux ouvrages estimés. Les

observations postérieures de M. Plumbe ont eu pour objet d'établir l'identité de nature du psoriasis et de la lèpre, et ceux plus récens de M. Duffin tendent plus particulièrement à faire ressortir le caractère inflammatoire de ces deux maladies. Sous le nom de *dartre sèche*, quelques pathologistes français avaient vaguement indiqué le psoriasis : M. Alibert en a décrit le degré le plus élevé (psoriasis *inveterata*), sous le nom de *dartre squameuse lichénoïde*, et a rapporté quelques observations de psoriasis *guttata* et *diffusa*, sous le titre de *dartre furfuracée.*   (P. RAYER.)

PSORIQUE, adj., de ψωρα, gale; qui a rapport à la gale, qui est de nature de la gale; *affection, éruption psorique.*

PSYCHOLOGIE, s. f., *psychologia*, de ψυχή, âme, et de λόγος, discours; traité sur l'âme; partie des sciences physiologiques dans laquelle il est traité des facultés intellectuelles et affectives. *Voyez* FACULTÉ.

PSYDRACIUM, et au pluriel *psydracia*, formé des deux mots grecs ψυχρα ὁδρακια, qui signifient gouttes froides ou refroidies. Alexandre de Tralles, Paul d'Égine et quelques autres écrivains grecs ont placé les *psydracia* parmi les éruptions qui ont leur siége spécial à la tête. Mais Galien et d'autres auteurs les ont regardés comme se manifestant sur les autres parties du corps. Willan et Bateman ont adopté cette dénomination pour désigner une espèce particulière de pustules, qui forme le caractère d'un des genres de maladie cutanée qu'ils ont admis dans leur classification, l'*impetigo*. Suivant ces auteurs, les *psydracia* sont des pustules petites, souvent irrégulièrement circonscrites, ne formant qu'une légère élévation sur la peau, et se terminant par une croûte lamelleuse. Ordinairement plusieurs psydracia se développent en même temps, deviennent confluens, et après l'issue du pus, versent une sérosité qui en se concrétant, forme souvent des croûtes de forme irrégulière. *Voyez* PUSTULE et IMPÉTIGO.

PSYLLIUM, s. m. Espèce du genre plantain, *plantago psyllium*, L., qui croît communément dans les lieux incultes et sablonneux, et dont les graines contiennent une grande quantité de mucilage. *Voy.* PLANTAIN.   (A RICHARD.)

PTARMIQUE, s. f., *achillæa ptarmica*, L. Rich., *Bot. méd.*, t. 1, p. 375. Plante vivace de la famille des Synantherées, section des corymbifères, fort commune dans les prés et le long des ruisseaux, où on la reconnaît à ses feuilles lancéolées, étroites, aiguës, glabres, finement dentées en scie; et à ses capitules radiés, presque tout blancs, disposés en corymbe.

La ptarmique est légèrement odorante; ses feuilles ont une saveur faiblement aromatique et un peu âcre, qui a quelque analogie avec celle de l'estragon. On emploie surtout sa racine et ses feuilles séchées et réduites en poudre, comme sternutatoires; de là son nom vulgaire d'*herbe à éternuer*. Quand on mâche la racine fraîche, elle excite d'une manière marquée l'action des glandes salivaires. Mais généralement ce médicament est fort peu usité. (A. RICHARD.)

PTÉRYGION, s. m., *pterygion*, πτερύγιον, de πτερόν, aile. Cette maladie, qu'on connaît aussi sous les noms d'*ongle*, d'*onglet*, d'*unguis*, de *pannus*, consiste dans une excroissance variqueuse de la conjonctive, avec épanchement d'une substance opaque dans le tissu cellulaire qui entoure les vaisseaux engorgés de cette membrane. Le ptérygion se présente sous la forme d'une petite tumeur, de forme triangulaire, dont la base répond à un point quelconque de la sclérotique, et le sommet s'approche plus ou moins du centre de la cornée. L'adhérence plus grande de la conjonctive vers le centre de cette membrane que vers sa circonférence, et la dilatabilité plus grande de ses vaisseaux vers cette dernière partie qui en est une conséquence, explique la forme qu'affecte constamment le ptérygion.

Cette affection, qui est presque toujours déterminée par une ophthalmie chronique, une plaie ou une contusion, mais qui survient aussi quelquefois sans cause connue, se développe ordinairement vers le grand angle de l'œil; cependant, on la voit aussi vers l'angle externe : enfin, on l'observe quelquefois, mais beaucoup plus rarement, vers la partie supérieure ou inférieure du globe de l'œil. Il n'y a pas toujours qu'un seul ptérygion; quand il y en a plusieurs, leurs sommets se confondent quelquefois au centre de la cornée.

La couleur de la tumeur variqueuse qui constitue le ptérygion varie suivant l'ancienneté de la maladie. Quant elle est récente, elle est rougeâtre surtout vers sa base; elle est le plus souvent grisâtre ou jaunâtre, quand elle existe depuis long-temps. Ces aspects différens de la tumeur dans ces cas avaient fait diviser le ptérygion en *variqueux*, *membraneux* et *adipeux* : mais on a renoncé avec raison à cette distinction, qui ne repose pas sur la nature de la maladie.

Le diagnostic de l'affection qui nous occupe n'est pas difficile. Une tumeur molle de la conjonctive, de la forme et de la couleur que nous venons d'indiquer, qui se plisse en travers lorsque le globe de l'œil est dirigé du côté où elle existe, et qu'on soulève facilement avec des pinces, ne peut être confondue avec aucune autre maladie de l'œil.

Quand le ptérygion est parvenu au centre de la cornée, il produit dans la vision un dérangement plus ou moins considérable. Si le ptérygion est ancien et stationnaire, on peut sans inconvénient essayer l'emploi des collyres résolutifs ; mais s'il est récent, et si surtout il fait des progrès rapides, il faut sans retard procéder à son excision. Pour cela, après avoir mis le malade dans la position que nous avons déjà eu occasion d'indiquer pour d'autres opérations à pratiquer sur les yeux, on l'engage à tourner l'œil légèrement du côté opposé à celui de la maladie; on saisit la tumeur avec de petites pinces, vers l'union de la cornée avec la sclérotique, et on enlève avec des ciseaux courbes et bien évidés un lambeau demi-circulaire de la conjonctive, plus ou moins considérable, suivant l'étendue du ptérygion. Il ne faut pas que cette excision porte sur la conjonctive qui recouvre la cornée, car il resterait sur cette membrane, après la cicatrisation, une taie qui formerait obstacle à la libre entrée des rayons lumineux dans l'œil. Mais dans le cas où le ptérygion s'étend jusqu'au centre de la cornée, il faut l'enlever sans que cette considération doive arrêter le chirurgien, qui, d'ailleurs, a soin de prévenir le malade qu'il ne doit pas espérer une guérison complète. En effet, il est presque certain que la vue restera un peu trouble. Cependant il n'en est pas toujours ainsi, et chez une femme que j'ai opérée dans un cas semblable, la vue s'est complétement rétablie. Quoi qu'il en soit, voici comme on doit opérer alors. Après avoir soulevé la tumeur, on en enlève une portion de son sommet vers sa base, en ayant soin, comme le conseille Scarpa, de finir l'opération en excisant, suivant une ligne concentrique à la circonférence de la cornée, une portion de la conjonctive. De cette manière, la cicatrice ne forme point de brides, et la conjonctive reprend le ton qu'elle avait perdu.

L'opération terminée, il faut faciliter l'écoulement du sang par des lotions d'eau tiède; on couvre ensuite l'œil d'un bandeau, et l'on se borne à le fomenter plusieurs fois par jour, avec une décoction émolliente, si l'inflammation qui survient n'est pas violente. Dans le cas contraire, on devrait avoir recours au traitement de l'ophthalmie aiguë.   (J. CLOQUET.)

PTÉRYGOIDE, adj., *ptérygoides*. On désigne sous ce nom deux apophyses qui existent à la face inférieure du corps de l'os SPHÉNOÏDE. On dit aussi *fosse ptérygoïde. Voyez* PTÉRY-GOÏDIEN.

PTÉRYGOÏDIEN, NE, adj. et s. m., *pterygoïdæus*. Mot employé en anatomie pour qualifier différentes parties.

PTÉRYGOÏDIENNE (artère vidienne ou). Branche que fournit la MAXILLAIRE interne dans le sommet de la fosse zygomatique. On donne aussi ce nom à des ramifications que cette même artère distribue aux muscles ptérygoïdiens, en passant derrière le col de l'os maxillaire inférieur.

PTÉRYGOÏDIEN (conduit vidien ou), qui traverse la base de l'apophyse ptérygoïde du SPHÉNOÏDE.

PTÉRYGOÏDIENNE OU PTÉRYGOÏDE (fosse). Excavation qui résulte de l'écartement des deux ailes de l'apophyse ptérygoïde, et qui se trouve complétée par l'apophyse pyramidale de l'os du palais.

PTÉRYGOÏDIENS (muscles). On les distingue en externe et interne, ou petit et grand.

Le muscle *ptérygoïdien externe*, ou petit ptérygoïdien, situé dans la fosse zygomatique, entre la mâchoire et l'apophyse ptérygoïde, est triangulaire, épais et aplati. Il s'insère à la face externe de cette apophyse, et en dehors à la tubérosité de l'os du palais ainsi qu'à la portion correspondante de la face du sphénoïde : de ces deux insertions, entre lesquelles passe l'artère maxillaire interne, le muscle ptérygoïdien externe se porte au devant du col du condyle de l'os maxillaire inférieur et du fibro-cartilage articulaire, et s'y insère.

Les rapports de ce muscle sont : en dehors, avec le temporal et l'artère maxillaire interne; en dedans, avec le ptérygoïdien interne, le ligament interne de l'articulation, le nerf maxillaire inférieur, l'artère méningée moyenne; et en haut, avec la fosse zygomatique. Ce muscle tire la mâchoire inférieure en dedans et en avant.

Le muscle *ptérygoïdien interne*, ou grand ptérygoïdien, est épais, alongé, quadrilatère, situé obliquement contre la partie interne et postérieure de la branche de l'os maxillaire inférieur. Il s'attache dans la fosse ptérygoïde à l'aile externe de l'apophyse de ce nom, à la tubérosité de l'os du palais, se porte ensuite en bas et en dehors, et se fixe à la face interne de la - branche montante de la mâchoire inférieure ainsi qu'à son angle.

Ce muscle correspond en dedans au péristaphylin externe, au constricteur supérieur du pharynx, au stylo-glosse, et à la glande sous-maxillaire; en dehors il répond à la face interne du ptérygoïdien externe, et il est séparé de la mâchoire par les nerfs lingual et dentaire, par l'artère dentaire et le ligament latéral interne de l'articulation temporo-maxillaire.

Quand ce muscle se contracte seul, il porte la mâchoire un peu obliquement vers le côté opposé : s'il agit en même temps que son congénère, l'os maxillaire inférieur est porté directement en haut et un peu en avant.

PTÉRYGOÏDIENS (nerfs). Ils sont au nombre de deux, et appartiennent aux NERFS MAXILLAIRES supérieur et inférieur.

PTÉRYGO-MAXILLAIRE, adj. et s. m., *pterygo-palatinus;* qui appartient à la fois à l'apophyse ptérygoïde et au palais.

PTÉRYGO-PALATINE (artère). Ramification très-petite qui se détache de la MAXILLAIRE interne, dans le fond de la fosse zygomatique.

PTÉRYGO-PALATINE (veine). Elle suit le même trajet que l'artère.

PTÉRYGO-PALATIN (conduit); il est situé à la partie antérieure de la fosse gutturale, et se trouve formé par l'aile interne de l'apophyse ptérygoïde et l'os du palais.

PTÉRYGO-PALATIN (muscle). Nom donné au PÉRYSTAPHYLIN externe.

PTÉRYGO-PHARINGIEN, adj. et s. m., *pterygo-pharingœus.* Quelques anatomiste réunissent sous ce nom plusieurs faisceaux charnus appartenant au constricteur supérieur du pharynx. *Voyez* PHARYNGIEN.

PTÉRYGO-STAPHYLIN, adj. et s. m., *pterygo-staphylinus;* qui a rapport à la fois à l'apophyse ptérygoïde et au voile du palais. M. Chaussier appelle ainsi le muscle PÉRYSTAPHYLIN externe.   (MARJOLIN.)

PTYALISME, s. m., *ptyalisme,* de πτυω, cracher. Ce mot

est ordinairement employé comme synonyme de *salivation*. *Voyez* ce mot.

PUBERTÉ, s. f., *pubertas*. Époque de la vie particulièrement caractérisée par le développement rapide, le complément d'organisation, et l'aptitude à l'exercice de leurs fonctions, qu'acquièrent chez l'homme, dans les deux sexes, les organes de la reproduction de l'espèce.

Les enfans de l'un et de l'autre sexe, pour ainsi dire confondus par leurs formes extérieures, leur langage et leurs inclinations, arrivés à la révolution marquée par la puberté, changent aussitôt, et revêtent avec plus ou moins de rapidité les attributs propres de leur sexe, ou les différences importantes qui vont désormais séparer l'homme de la femme, et que nous ne ferons qu'indiquer ici, attendu que nous les reproduirons au mot SEXE, auquel nous renvoyons.

La puberté suit l'enfance; elle en indique clairement le dernier terme, et elle se montre comme un des premiers phénomènes de l'adolescence. Sa durée n'est pas exactement déterminée, et tandis que les uns la bornent au temps nécessaire pour l'entier développement des organes de la reproduction, d'autres en étendent les limites jusqu'à la virilité. Ce sont toutefois le plus communément les seuls adolescens, ou les personnes de la première jeunesse, que l'on désigne sous les noms de *pubères* ou de *nubiles*, expressions entre lesquelles nous ne pensons pas qu'il existe de différences réelles.

Les lois fixent une époque à la puberté, qui est celle de l'aptitude au mariage. Elles requièrent parmi nous, pour la validité de ce lien, douze ans pour les filles, et quatorze ans pour les garçons; mais nos mœurs, d'accord avec la nature, font justice de cette précocité, et éloignent de plusieurs années l'union des deux sexes.

Plusieurs circonstances influent sur l'apparition de la puberté, soit qu'elles l'accélèrent, soit qu'elles la retardent. Des *sexes*, le féminin la rend précoce, et l'on sait, à ce sujet, que partout les filles sont nubiles deux ans et même trois ans avant les garçons : des *climats*, les pays chauds, les zones brûlantes, l'accélèrent; les pays froids, les régions polaires la retardent. Dans les premiers, les filles sont nubiles et même quelquefois mères dès l'âge de huit ou neuf ans, les hommes sont pubères à douze; dans les seconds, ce n'est guère, suivant le sexe, que vers quinze et dix-huit ans, et même plus tard. Dans les régions tempérées, comme parmi nous, les filles se *forment*, comme on le dit vulgairement, de douze à quatorze ans, et les hommes deviennent nubiles de quatorze à seize.

L'on sait encore, et M. Fodéré en a confirmé la remarque, que dans un même climat, les localités qui échauffent et vivifient, et celles qui resserrent et refroidissent, exercent sur l'époque de la nubilité une double influence opposée. Les habitudes uniformes et douces de la vie champêtre, les mœurs innocentes et simples des villageois et de la plupart des montagnards, retardent plus ou moins la puberté. On voit encore, suivant J.-J. Rousseau, dans le Valais, en particulier, des jeunes gens forts comme des hommes, mais que leur voix grêle et leur menton sans barbe placent encore au rang des enfans. Il est également très-fréquent d'y trouver des filles de seize et même de dix-neuf ans, très-grandes et très-développées, mais qui conservent toute l'innocence du premier âge, et ne sont point encore assujéties à l'évacuation périodique commune à leur sexe. L'on sait par opposition combien, dans les grandes villes, la vie dissipée qu'on y mène, les mauvaises mœurs et les mauvais exemples, la culture des beaux-arts, et tout ce qui peut enflammer l'imagination, hâtent l'apparition de la puberté. Dans les premiers exemples, c'est le développement et l'éveil naturel des organes de la reproduction qui agissent sur l'imagination; dans les seconds, c'est au contraire cette faculté qui hâte et provoque l'éveil prématuré des sens. On sait, d'ailleurs, combien cette précocité, qui résulte fréquemment d'habitudes vicieuses et de jouissance anticipées, est destructive de la vigueur du corps et de la durée de la vie. On cite, au contraire, parmi les peuples, les Germains, si connus par leur force et par leurs vaillans exploits, qui étaient chastes dans leur jeunesse, et ne se mariaient qu'après vingt-cinq ans; et parmi les individus, on connaît une foule d'hommes qui durent à leur continence prolongée de jouir jusque dans un âge très-avancé de toutes leurs facultés viriles. Tout, du côté des institutions, des mœurs et de l'éducation physique et morale, doit donc tendre à prévenir la précocité de la puberté.

Les *phénomènes* qui constituent la puberté sont communs aux deux sexes, ou particuliers à l'homme et à la femme. Ceux qui se rapportent spécialement à cette dernière, sont l'apparition et la périodicité de l'écoulement menstruel, le développement de l'utérus et de ses annexes, notamment des ovaires, celui du pudendum, et l'accroissement des mamelles. Chez l'homme, on observe l'augmentation plus ou moins rapide et toujours très-prononcée du pénis, des testicules et du scrotum, l'érection fréquente de la verge, la formation et l'émission de la liqueur spermatique, l'apparition de la barbe au menton et sur l'étendue de la lèvre supérieure. Dans les deux sexes, l'on est frappé de l'accroissement universel du corps qui s'élance et s'arrondit par l'expansion du tissu cellulaire sous-cutané, de la teinte particulière de la peau, qui se colore diversement, se rembrunit vers quelques parties, perd de sa finesse primitive, se raffermit et se couvre de poils au pénil et aux aisselles. La transpiration acquiert une odeur plus forte; elle devient aromatique, et présente quelque chose de musqué ou d'ambré; la sécrétion propre aux follicules muqueux de la vulve et du gland augmente singulièrement, et revêt l'odeur plus ou moins forte et désagréable qui lui est propre; l'aiguillon des premiers désirs se manifeste enfin, et s'annonce par l'orgasme momentané, l'exaltation de-sensibilité, et la véritable érection des organes sexuels, notamment de la verge et du clitoris. Mais à cette série de phénomènes physiques et purement matériels de la puberté, s'associe, comme on sait, cette succession de changemens moraux si connus et si bien décrits par les psychologistes et les médecins, et parmi lesquels on place la douce mélancolie, le vague des idées qui accompagne le premier sentiment de l'amour, la pudeur qui se lie à sa manifestation, l'essor rapide que prend l'imagination, le caractère des sentimens et la tournure spéciale des idées qui distinguent si éminemment enfin le pubère de l'enfant. Nous ne nous étendrons pas davantage sur l'ensemble des caractères de la puberté, afin d'éviter de répéter ce que nous avons dit avec détail au mot AGE, et ce que M. Desormeaux a écrit à l'article MENSTRUATION.

(RULLIER.)

PUBIEN, NE, adj., *pubiœus*, qui est relatif au pubis.

PUBIENNE (arcade). Échancrure située à la partie antérieure et moyenne du BASSIN.

PUBIENNE (articulation). Nom donné à la symphyse du pubis.

PUBIENS (ligamens), faisceaux fibreux, très-résistans, situés en avant et au-dessous de la symphyse pubienne, qu'on distingue en antérieur, et inférieur ou sous-pubien.

PUBIENNE (région). Partie moyenne de la région sous-ombilicale ou hypogastrique. Elle est convexe, surtout chez la femme, recouverte de poils à l'époque de la puberté, et limitée en dehors par les épines pubiennes, en haut et en bas par les bords supérieur et inférieur de la symphyse.

Cette région comprend en partie le corps du pubis et la symphyse au devant de laquelle se terminent diverses parties fibreuses, et quelques-unes des fibres aponévrotiques des muscles adducteurs, du droit de l'abdomen et des pyramidaux; mais ces muscles n'appartiennent point, à proprement parler, à la région pubienne. Chez la femme, elle est traversée par le ligament rond qui s'y termine, et chez l'homme elle est parcourue seulement en dehors par le cordon testiculaire. Les artères qui s'y distribuent viennent des honteuses externes : les veines suivent le même trajet. Les vaisseaux lymphatiques se rendent dans les ganglions inguinaux. Les nerfs, fournis par le plexus lombaire viennent spécialement des branches vulvaire ou iléo-scrotale et génitocrurale.

Ces diverses parties sont situées les unes à l'égard des autres dans l'ordre suivant : la peau, la couche cellulo-graisseuse d'une épaisseur très-variable chez les individus et au milieu de laquelle se distribuent les vaisseaux et les nerfs indiqués, le ligament ou le cordon testiculaire en dehors; enfin, les os pubis et leur symphyse.

Chez le fœtus femelle, on trouve le long du ligament rond le prolongement péritonéal décrit sous le nom de canal de Nuck, et qui s'oblitère plus tard; chez le fœtus mâle, on observe à la naissance, sur le cordon testiculaire, le col non encore oblitéré de la tunique vaginale.

PUBIS, s. m. Mot latin dérivé de *pubere*, commencer à se couvrir de poils. On l'emploie pour désigner la région pubienne.

PUBIS (os). Nom donné à la portion antérieure de l'os de la HANCHE. (MARJOLIN.)

PUDENDAGRE, s. m., *pudendagra*; mot hybride composé de *pudendum*, les parties génitales externes, et de ἄγρα, proie, capture; qui attaque les parties génitales. Plusieurs auteurs ont

désigné, jadis, sous ce nom, la maladie vénérienne. *Voyez*
SYPHILIS.

PUDENDUM. Mot latin dont on se sert pour indiquer les
organes de la génération, et particulièrement ceux de la femme.

PUERPÉRAL, adj., *puerperalis;* qui a rapport au *puerpe-*
rium, aux suites de couches. Ce qui a rapport aux suites de
couches sous le point de vue physiologique et pathologique a
été traité au mot COUCHES, auquel je dois renvoyer. Je ferai
seulement remarquer que si on appelle *puerpérales* les maladies
qui surviennent après l'accouchement, ce ne doit être que
pour indiquer la circonstance où elles se développent, et non
pour caractériser leur nature; qu'ainsi, le mot de *fièvre puer-*
pérale ne doit plus être employé comme nom spécifique. Il
doit même être banni du langage médical, parce que, en raison
des diverses acceptions qu'on lui a données, il n'est plus propre
qu'à produire la confusion. Il faut nommer les maladies puerpérales par leur nom propre, de *métrite, péritonite, etc.,*
comme on le fait pour celles qui surviennent en toute autre circonstance : c'est ce que dit le sens le plus commun; c'est aussi
ce qui se fait généralement actuellement.   (DESORMEAUX.)

PULMONAIRE, s. f., *pulmonaria officinalis.* L. Rich., *Bot.*
méd., t. 1, p. 278. C'est une plante vivace de la Pentandrie
monogynie et de la famille des Borraginées, commune dans les
bois aux environs de Paris où ses fleurs s'épanouissent dès le
premier printemps. Sa racine est cylindrique alongée; sa tige,
haute d'environ un pied, est presque simple, charnue, couverte
de poils assez rudes. Ses feuilles radicales longuement pétiolées
sont cordiformes aiguës, velues et maculées de taches blanches
et irrégulières; celles de la tige sont sessiles, lancéolées aiguës,
un peu décurrentes sur la tige. Les fleurs sont violacées, formant une sorte de corymbe terminal. Leur corolle est monopétale, hypocratériforme, garnie vers sa partie supérieure d'une
rangée circulaire de poils blancs et glanduleux.

Toutes les parties de la pulmonaire ont une saveur fade et
mucilagineuse. Cette plante a joui autrefois d'une grande réputation dans le traitement des maladies diverses qui peuvent avoir
leur siége dans les organes pulmonaires. Mais aujourd'hui
elle est bien peu employée, et tous les médecins la considèrent simplement comme une plante émolliente et mucilagineuse qui peut être utile dans les inflammations des organes

de la cavité thoracique, mais qui néanmoins n'a pas une action spéciale, ni différente de tous les autres médicamens mucilagineux. Rappellerons-nous ici que le nom de pulmonaire a été donné à cette plante à cause des taches que présentent ses feuilles et que l'on a comparées aux marbrures qui existent sur la surface externe des poumons, et que c'est dans cette ressemblance grossière et éloignée qu'on doit chercher l'origine des propriétés médicales qu'on lui a attribuées autrefois.

(A. RICHARD.)

PULMONAIRE, adj., *pulmonaris*, de *pulmo*, poumon; qui est relatif au poumon.

PULMONAIRE (l'artère) est implantée à la partie supérieure et gauche du ventricule droit. Chez l'adulte, elle est un peu plus petite que l'aorte; le contraire a lieu dans le fœtus, et chez lui elle présente un volume relatif d'autant plus considérable qu'on se rapproche davantage du terme de la conception. La texture de ce vaisseau est la même que celle de l'AORTE, mais sa membrane moyenne a si peu d'épaisseur, que lorsqu'on le coupe en travers, ses parois s'affaissent à peu près comme celles des veines. Cette artère est garnie intérieurement de trois valvules sigmoïdes. *Voyez* CŒUR.

Aussitôt après sa sortie du cœur, elle croise obliquement l'aorte, gagne son côté gauche, et après un trajet de deux pouces environ, parvenue à la hauteur de la deuxième vertèbre dorsale, elle se divise en deux branches distinguées en droite et en gauche. La branche droite, plus volumineuse et un peu plus longue que la gauche, se dirige presque transversalement vers le poumon, en passant derrière l'aorte, la veine-cave supérieure, au-devant de la bronche droite; et après avoir formé une arcade qui embrasse ce canal, elle se divise ordinairement en trois rameaux principaux. La branche gauche passe obliquement au-devant de l'aorte, immédiatement au-dessous de sa crosse, à laquelle elle est fixée par l'espèce de ligament que forme le canal artériel oblitéré; parvenue près du poumon, elle embrasse la bronche de son côté, et se divise en deux rameaux. Quant aux ramifications, leur trajet et leurs rapports ont été décrits avec l'organe dans lequel ils se distribuent. *Voyez* POUMON.

Chez le fœtus, l'artère pulmonaire, après avoir fourni pour les poumons deux branches peu volumineuses, se continue sous le nom de canal artériel, et va s'ouvrir dans l'aorte, au-dessous de l'origine de l'artère sous-clavière gauche. Ce canal se rétrécit dans les derniers mois de la grossesse, il s'oblitère complétement dès que la respiration est établie, et à mesure qu'il perd de son calibre, les branches de l'artère qui se rendent aux poumons deviennent plus volumineuses. Ordinairement il se forme dans l'épaisseur de ce canal oblitéré une ossification cylindrique plus ou moins apparente, et qu'on y rencontre même chez les jeunes gens : ce phénomène a lieu, suivant M. Meckel, d'après cette loi générale, que l'ossification est un signe de diminution de l'activité vitale dans les organes.

L'artère pulmonaire présente de nombreuses anomalies congénitales. Telles sont son absence totale, son occlusion, son étroitesse extrême; son implantation sur l'aorte, en formant alors tantôt un seul tronc, tantôt constituant deux branches principales qui naissent de deux points distincts. Elle peut encore s'implanter sur le ventricule gauche, ou sur l'un et l'autre ventricule, la cloison inter-ventriculaire étant, dans ce cas, perforée là où s'insère ce vaisseau : quelquefois on a trouvé dans son intérieur deux ou quatre valvules au lieu de trois, l'ouverture libre du canal artériel qui avait persisté, l'insertion de ce canal dans la veine sous-clavière, ou bien sur le ventricule droit.

PULMONAIRES (les veines) résultent de la réunion successive des ramifications répandues dans les POUMONS. Ces veines sont au nombre de quatre; les supérieures de chaque côté sont obliques, en haut, en arrière et en dehors, et les inférieures le sont en bas : celles-ci sont les plus volumineuses. Les veines du côté droit passent derrière l'oreillette droite du cœur et la veine-cave supérieure; les gauches parcourent un trajet plus court : les unes et les autres sont situées au devant des branches de l'artère pulmonaire, et s'ouvrent dans l'oreillette gauche.

Le nombre des troncs des veines pulmonaires peut varier : tantôt on en trouve cinq, trois d'un côté et deux de l'autre, ou six, trois de chaque côté; tantôt leur nombre est diminué, et l'on a remarqué que c'est plus fréquemment à gauche qu'à droite. Enfin, les veines pulmonaires offrent aussi quelques anomalies relatives à leur terminaison : ainsi, on a vu les quatre ou une seule s'ouvrir soit dans la veine-cave supérieure, soit dans l'oreillette droite.

PULMONAIRE (plèvre). C'est le feuillet séreux qui recouvre immédiatement le POUMON.

PULMONAIRE (plexus). *Voyez* BRONCHIAL OU BRONCHIQUE.

(MARJOLIN.)

PULMONIE, s. f., de *pulmo*, poumon. On a désigné le plus souvent sous ce nom la *phthisie pulmonaire*. Quelques auteurs cependant l'ont fait synonyme de *pneumonie*.

PULMONIQUE, adj., *pulmonicus*, *pulmonarius;* qui est atteint de *pulmonie*.

PULPE, s. f. *pulpa*, *pulpamen;* on donne ce nom à la partie molle et parenchymateuse des substances végétales, séparée par une opération de pharmacie, dite *pulpation*, de la partie fibreuse qui l'enveloppe. Les parties des végétaux dont on retire le plus ordinairement la pulpe sont les racines, les feuilles et les fruits. Mais comme ces parties n'ont pas la même consistance et la même texture, le procédé employé pour en extraire la pulpe varie nécessairement. Lorsque la substance est molle et succulente, il suffit de la broyer dans un mortier de marbre et de la passer à travers un tamis de soie très-serré. Si ce sont des racines ou des fruits charnus, il faut les râper avant de les tamiser. Enfin, dans le cas où la substance est sèche ou dure, on doit la ramollir d'abord par la macération, soit dans l'eau, soit dans le vin, ou par la coction dans l'eau, à la vapeur, au four ou sous la cendre. C'est ainsi qu'on prépare les pulpes de plantes émollientes, de bulbes de lis, de bulbes de scille, de casse, de tamarin, de pruneaux, de figues, de dattes, de jujubes, de cynorrhodon, etc. *Voyez* pour les propriétés médicales de ces pulpes, les articles consacrés aux plantes dont elles sont extraites.

PULSATIF, adj., *pulsativus*, *pulsatorius;* qui est accompagné de pulsation, qui donne la sensation d'un battement: *douleur pulsative. Voyez* DOULEUR et PULSATION.

PULSATILLE, s. f., espèce du genre Anémone. *Voyez* ce mot.   (A. R.)

PULSATION, s. f., *pulsatio*, de *pulsare*, battre, frapper. La pulsation, en tant qu'appréciable au toucher, consiste dans le mouvement assez brusque de dilatation, que communique à toutes les artères l'ondée de sang lancée par chaque contraction du ventricule aortique. On a aussi donné le nom de pulsation au sentiment de dilatation isochrone aux battemens du

XVIII.   3

cœur, souvent très-douloureux, qui se manifeste dans certaines tumeurs inflammatoires ou de tout autre caractère.

La pulsation appréciable au toucher, qui seule va m'occuper un instant, ne diffère en rien du pouls, et fournit les mêmes indications, tant que le vaisseau où l'on peut l'observer, reste à l'état normal. Mais s'il est affecté d'une manière quelconque, le mouvement pulsatif devient un moyen de diagnostic fort important à observer. Ainsi, le soulèvement accompagné d'un mouvement de dilatation et d'expansion manifeste, se répétant à chaque battement du cœur, qu'on observe dans une tumeur circonscrite, en indique la nature anévrysmale. Il est bon pourtant de ne pas oublier qu'il arrive de temps à autre de rencontrer, principalement chez les femmes, des tumeurs bien circonscrites, situées dans la région épigastrique, lesquelles présentent, à chaque battement du cœur, un soulèvement et un mouvement apparent d'expansion, qui les a plus d'une fois fait prendre pour des anévrysmes de l'aorte ou du tronc cœliaque.

Tantôt ces tumeurs se dissipent brusquement, tantôt elles persistent, et quand les sujets succombent, l'autopsie montre tout autre chose qu'un anévrysme. De pareils faits sont assurément bien dignes d'attirer l'attention des observateurs. Plusieurs médecins les ont déjà signalés, et ont cherché en même temps à expliquer ce qu'ils offrent d'extraordinaire, sans être jusqu'à présent parvenus à le faire d'une manière satisfaisante.

(ROCHOUX.)

PULTACÉ, adj., *pultaceus*, de *pulta*, bouillie. On appelle ainsi les matières qui ont la consistance de bouillie.

PUNAIS, adj. et s. m. On donne ce nom aux individus qui, atteints d'ulcères des fosses nasales, répandent une odeur infecte et sont privés d'odorat. Ce mot est de la langue vulgaire. *Voy.* OZÈNE.

PUNCTUM SALIENS; mots latins qui signifient *point sautant, bondissant*, et que quelques anatomistes ont introduits dans la langue française pour désigner les premiers rudimens du cœur chez l'embryon, que l'on prétend être reconnaissable par ses mouvemens au milieu des organes encore muqueux et demi-transparens qui l'entourent.

PUOGÉNIE ou PYOGÉNIE, s. f., de πύον, pus, et de γείνομαι, naître; génération du pus; théorie de la formation du pus. *Voyez* ce mot.

PUPILLAIRE, adj., *pupillaris;* qui appartient à la ᴘᴜᴘɪʟʟᴇ.

ᴘᴜᴘɪʟʟᴀɪʀᴇ (la membrane), dont l'existence est niée par plusieurs anatomistes, a été décrite pour la première fois par Wachendorf. Il résulte des recherches de M. J. Cloquet, qu'elle existe constamment chez le fœtus humain, et qu'elle demeure entière ordinairement jusqu'au septième mois de la gestation. Quelquefois elle se détruit plus tôt, rarement plus tard. On peut déjà l'apercevoir à trois mois. Elle ferme complétement l'ouverture pupillaire de l'iris, de sorte que les deux chambres de l'œil forment deux cavités isolées sans ouvertures, avant la rupture de cette membrane temporaire. Elle est composée de deux feuillets membraneux, adossés, contenant dans leur intervalle des vaisseaux sanguins fort nombreux, fournis par les artères ciliaires longues, dont les rameaux se prolongent au-delà de l'ouverture de l'iris, pour former des arcades flexueuses dans l'intervalle des deux lames de la membrane pupillaire. Ces anses vasculaires ne s'anastomosent pas par leur convexité avec celles qui leur sont diamétralement opposées, de sorte qu'il reste entre elles vers le centre de la pupille un espace dans lequel la membrane est dépourvue de vaisseaux, et par cela même beaucoup plus faible que dans le reste de son étendue.

La rupture de la membrane pupillaire paraît être produite par la rétraction des anses vasculaires qui se retirent vers la circonférence de l'ouverture pupillaire, en s'éloignant les unes des autres. La persistance de cette membrane chez l'adulte cause une cécité plus ou moins complète.

PUPILLE ou **PRUNELLE**, s. f., *pupilla.* Nom donné à l'ouverture centrale de l'iris, fermée chez le fœtus par la membrane pupillaire. *Voyez* ᴏᴇɪʟ. (ᴍᴀʀᴊᴏʟɪɴ.)

PUPILLE ARTIFICIELLE. Lorsqu'un rétrécissement considérable de la pupille a résisté à toutes les médications indiquées, et que l'œil est presque entièrement privé de la lumière, mais surtout dans les cas de *synezizis* ou d'imperforation congéniale de l'iris, il faut avoir recours à l'opération de la pupille artificielle. Cette opération comporte beaucoup de méthodes et de procédés plus ou moins différens ; on peut cependant les rapporter à trois divisions principales : 1° la simple section verticale ou transversale de l'iris ; 2° l'excision d'une portion de cette membrane ; 3° le décollement de sa circonférence. La première méthode, nommée par les Allemands *corotomie*, appartient à Cheselden qui le premier pratiqua l'opération de la pupille artificielle. Cheselden enfonçait dans la sclérotique, à l'endroit où l'on porte l'aiguille à cataracte, un couteau étroit, mince, alongé et monté sur un manche. Lorsque la pointe de l'instrument était parvenue vers la partie interne de la chambre postérieure, l'opérateur la poussait de derrière en devant au travers de l'iris qu'il incisait horizontalement de l'angle interne de l'œil vers l'angle externe. Quand la maladie n'était pas compliquée de cataracte, il perçait l'iris dans son milieu; dans le cas contraire, il incisait la membrane à sa partie supérieure, afin que le cristallin opaque ne fût pas un nouvel obstacle au passage de la lumière. Cette méthode, employée plusieurs fois avec succès par son inventeur, ne réussit pas également à Sharp, qui a vu constamment la plaie faite à l'iris se cicatriser après un temps plus ou moins long. Janin crut éviter cet inconvénient en faisant son incision de haut en bas; mais son procédé, dont il cite cinq cas de réussite, n'a pas justifié les espérances qu'il avait données. Guérin combina les procédés de Cheselden et de Janin, en incisant l'iris crucialement; il obtint quelques succès en opérant ainsi. Cependant M. Adams, très-habile oculiste de Londres, pratiqua la corotomie suivant des règles nouvelles. Il se sert d'un couteau dont la lame très-mince, longue de trois quarts de pouce environ, large d'une demi-ligne, se termine par une pointe très-acérée, disposée en rondache; il plonge cet instrument à travers la sclérotique, à l'endroit où on introduit l'aiguille à cataracte; le tranchant de la lame doit être tourné en arrière. Parvenu dans la chambre postérieure, il perce l'iris d'arrière en avant, puis avec le tranchant de l'instrument appliqué sur sa face antérieure, il divise cette membrane dans presque tout son diamètre transversal. Il résulte de l'écartement des bords de la division une ouverture elliptique qui donne facilement passage aux rayons lumineux. M. Adams assure avoir très-souvent pratiqué cette opération avec succès. Elle a également réussi dans les mains de M. le professeur Roux.

La seconde méthode ou l'*excision* a beaucoup de partisans. Pour la pratiquer, M. Wenzel père soulève l'iris avec des pinces, et en excise la portion centrale. M. Demours ne se sert que de ciseaux, avec lesquels il découpe un lambeau suffisam-

ment large de cette membrane. Tous les deux ont obtenu des
succès par leur procédé. Berr, de Vienne, qui nomme l'excision
corectomie, a long-temps pratiqué cette opération de la manière
suivante. Après avoir divisé la cornée, il attendait que l'iris vînt
s'engager entre les lèvres de la plaie, ou bien il l'attirait au
dehors avec un petit crochet, et en excisait une portion avec les
ciseaux de Daviel. Il a vu, dans ces cas, que le reste de l'iris
contracte avec la cornée des adhérences qui s'opposent au resserrement de la pupille artificielle. Mais ce praticien parait avoir
renoncé à la corectomie, pour la troisième méthode, ou celle
décrite par Scarpa dans les premières éditions de son ouvrage,
tandis que Scarpa, instruit par des essais malheureux, a abandonné aujourd'hui la méthode du décollement de l'iris, pour
celle de l'excision qu'il pratique suivant le procédé de Maunoir,
de Genève. Pour faire cette opération, Maunoir se sert de
ciseaux d'une grande finesse, dont les lames sont légèrement
inclinées vers le manche; la lame supérieure se termine par un
petit bouton; la lame inférieure est acérée comme une lancette.
Le malade étant placé horizontalement, la tête un peu élevée,
si la cornée conserve sa transparence dans toute son étendue,
on fait à cette membrane, dans sa partie inférieure ou sur ses
côtés, une incision d'une étendue de moitié moindre que celle
qu'on pratique pour l'extraction du cristallin. On introduit les
ciseaux, dont les lames fermées suivent le diamètre transversal
de l'iris, jusqu'à ce que leur pointe atteigne la grande circonférence de cette membrane; on les ouvre alors avec précaution,
et on leur imprime un mouvement tel que la lame inférieure
traverse l'iris et longe sa face postérieure, tandis que la lame
boutonnée glisse au-devant de cette membrane, jusqu'à l'union
de la sclérotique avec la cornée : on ferme alors l'instrument,
dont les lames ne peuvent plus se rapprocher sans diviser transversalement l'iris. Il faut tâcher que cette section passe par le
centre même de la membrane. Cela fait, on se hâte de pratiquer
une seconde incision qui tombe à angle aigu sur la première,
et circonscrive avec elle un petit lambeau triangulaire de l'iris,
lambeau dont le sommet correspond au centre de cette membrane. On laisse l'œil se reposer quelques instants, et bientôt le
malade distingue très-bien les objets extérieurs. Cinq ou six
jours après cette opération, le sommet du lambeau de l'iris s'est
retiré vers sa base, et laisse une pupille artificielle centrale.

M. Scarpa dit avoir fait de ce procédé des essais tellement satisfaisans, qu'il a renoncé à la méthode du décollement de l'iris.

Cette dernière méthode appartient à Scarpa ; elle consiste
dans le décollement d'une portion de la circonférence de
l'iris. Scarpa pratiquait cette opération avec une aiguille à
cataracte qu'il plongeait à travers la sclérotique. Mais les Allemands, qui paraissent avoir adopté le décollement à l'exclusion
des deux autres méthodes, se servent les uns du crochet de
Langenbuk, les autres de celui de Grœfe, ou d'autres instrumens plus ou moins ingénieux. Pour pratiquer cette opération, Berr incise la cornée transparente, et détache l'iris du
cercle ciliaire dans une plus ou moins grande étendue, tantôt
avec l'aiguille courbe de Schmidt, tantôt avec le double crochet de Reisinger.

On voit que chacune des trois méthodes compte des partisans,
et il est difficile de se prononcer pour l'une plutôt que pour
l'autre, quand on voit les premiers praticiens de l'Europe, divisés sur ce point, citer des succès en faveur de celle qu'ils ont
adoptée. Il vaut mieux, au reste, réserver chacune de ces méthodes aux différens cas dans lesquels on pratique l'opération
de la pupille artificielle, que chercher à faire prévaloir l'une
d'elles sur les autres. Un homme, à la suite d'ophthalmies
violentes, avait perdu entièrement la vue. La cornée de l'œil
droit était opaque, celle de l'œil gauche l'était dans les quatre
cinquièmes de son étendue ; l'iris était appliquée à la face concave de la cornée. M. Demours, après avoir ouvert la cornée
transparente dans un point opaque, enleva avec de petits ciseaux
un lambeau de l'iris vis-à-vis le point resté transparent de la
cornée, et la vue fut aussitôt rétablie. Il est évident que, dans
ce cas, il n'était pas possible d'opérer suivant aucune autre méthode. La contiguité de l'iris avec la cornée ne le permettait
pas. Chez une femme qui se trouvait précisément dans le même
état que le malade précédent, il ne restait plus de diaphane
que la partie supérieure de la cornée de l'œil gauche. Déjà on
lui avait fait deux fois l'opération de la pupille artificielle par
les méthodes de la simple section et de l'excision ; les opérations
n'avaient pas réussi. J'employai alors la méthode de Scarpa. Je
saisis l'iris dans un point assez éloigné de son grand cercle artériel, pour éviter une hémorrhagie qui est quelquefois assez
abondante ; je décollai cette membrane environ dans un tiers de

son étendue, et la malade recouvra la vue. Quand elle sortit de l'hôpital, six semaines après cette dernière opération, la pupille artificielle n'avait nullement changé de forme.

L'opacité de la cornée, la largeur de la tache, le lieu qu'elle occupe, doivent donc faire varier les méthodes et les procédés relatifs à l'établissement d'une pupille artificielle. M. Maunoir, dans un cas où la tache ne couvrait qu'une partie de la pupille, se contenta d'agrandir l'ouverture naturelle au moyen des ciseaux que nous avons décrits.

Je pense, avec M. le professeur Boyer, qu'on ne doit en général pratiquer l'opération de la pupille artificielle que quand la cécité est presque complète. Si un œil jouit encore de la faculté de voir, l'inflammation qui doit survenir après l'opération peut s'y propager sympathiquement, et la cécité complète en être le résultat. Si l'opération réussit, il peut arriver que la force des yeux soit inégale, et que l'un d'eux soit entraîné dans une mauvaise direction. Au reste, quand une pupille artificielle n'est pas faite dans la partie centrale de l'iris, le strabisme a presque toujours lieu. (J. CLOQUET.)

PURGATIF, s. m., pris quelquefois adjectivement, *purgativus, purgans*. Ce nom générique s'applique à toutes les substances dont l'effet constant, ou presque généralement constant, est de provoquer des évacuations alvines. On lui donnait autrefois une acception beaucoup plus étendue, en considérant comme purgatifs tous les moyens qui tendaient à éliminer les humeurs, n'importe par quelle voie. Cette idée prédominante avait déterminé les anciens à diviser les purgatifs en cholalogues, hydragogues, mélanogogues, phlegmagogues et penchymagogues, parce qu'ils pensaient que les uns avaient la propriété de chasser la bile, les autres la sérosité, ceux-ci l'atrabile, ceux-là la pituite, et les derniers enfin toutes les humeurs réunies. Le temps a fait justice de toutes ces hypothèses; on a réservé le nom de purgatifs aux médicamens seuls qui sollicitent l'évacuation des matières contenues dans l'intestin, par une action qui leur est propre. On les divise, d'après leur manière d'agir, en laxatifs et en cathartiques. Ceux-ci se subdivisent à leur tour en minoratifs ou en purgatifs doux, et en purgatifs forts ou drastiques. Dans la première division se rangent le miel, les pruneaux, le tamarin, la casse, la manne, et, suivant les auteurs, la plupart des huiles fixes, telles que celles d'olives, d'amandes douces, de colsa, de fêne, etc.; mais nous pensons qu'elles appartiennent aux médicamens relâchans, et doivent être rayées de la classe des laxatifs. Dans la seconde division on trouve parmi les minoratifs tous les sels neutres, le protochlorure de mercure, les huiles de ricin et d'euphorbia lathyris, la rhubarbe et les senés. Au nombre des drastiques on remarque surtout les aloès, le jalap, la scammonée, la bryone, l'élaterium, les ellébores, la gomme gutte, les sucs d'euphorbes, l'huile de croton tiglium. Toutes ces substances peuvent être employées en médecine de diverses manières, et dans l'intention de produire des effets différens, à des doses extrêmement minimes, suivant la méthode d'Hanheman, ou à des doses énormes suivant celle des controstimulistes. On n'obtient presque jamais d'effets purgatifs d'après ces deux méthodes, et nous ne devons nous occuper ici de ces agens médicamenteux que sous ce rapport.

De la propriété purgative et de la médication purgative. — Il suffit de jeter un coup d'œil sur la liste des purgatifs pour être convaincu que les propriétés purgatives ne résident pas dans un principe unique ou même dans des principes analogues. On retrouve en effet, parmi les purgatifs, des corps muqueux sucrés, des acides, des sels, des résines, des principes extractifs et des huiles fixes qui tiennent en solution des corps plus ou moins irritans. Il résulte nécessairement de la diversité des principes immédiats dans lesquels se retrouvent les propriétés purgatives une foule de nuances différentes. Chaque purgatif, considéré en particulier, a une manière d'agir qui lui est propre et qui diffère essentiellement de celle de tous les autres, de sorte qu'il n'y a aucune analogie parfaite d'action entre eux, et que les distinctions qu'on a établies sous ce point de vue sont toutes artificielles. On a admis une très-grande différence entre les purgatifs et les laxatifs, et elle est en effet assez tranchée si on oppose aux purgatifs les plus doux les drastiques les plus énergiques; mais il y a entre ces extrêmes plusieurs intermédiaires qui rendent la démarcation moins sensible. La manne, qui n'est qu'un simple laxatif, administrée à une dose convenable, purge aussi bien et quelquefois mieux que le calomel ou certains sels neutres qui appartiennent aux purgatifs. Parmi les huiles qui offrent de si grands rapports relativement à leurs propriétés chimiques, les unes, comme les huiles douces, n'agissent que par

une simple propriété relâchante; les autres, comme les huiles
de ricin et d'euphorbia lathyris, purgent en général si doucement que plusieurs praticiens les considèrent comme des laxatifs,
tandis que l'huile de crotum tiglium est un des drastiques les
plus violens. Sous un autre rapport, les laxatifs semblent encore
se confondre avec les purgatifs, si l'on considère que les premiers deviennent quelquefois tout aussi énergiques que les seconds sur des sujets irritables et nerveux, tandis que chez des
individus d'une constitution tout opposée les purgatifs violens
n'agissent souvent que comme de simples minoratifs. Il est impossible toutefois de ne pas admettre entre eux des distinctions
assez remarquables.

Les laxatifs contenant presque tous des corps muqueux sucrés, par conséquent des substances alimentaires, dégagent
pendant leur action beaucoup de flatuosités; de là les rots, les
borborygmes, les évacuations gazeuses, qui caractérisent d'a-
bord une sorte d'indigestion. Ce n'est que secondairement que
le trouble des fonctions digestives s'accompagne de coliques,
et est bientôt suivi d'évacuations alvines plus ou moins abondantes, mais jamais environnées de sécrétions muqueuses remarquables, de sorte que la propriété évacuante paraît être ici
le résultat d'une digestion imparfaite ou troublée; ici la propriété irritante réside dans l'aliment lui-même, tandis que le
véritable purgatif n'est point, en général, alimentaire. Cette
différence très-grande suffirait pour isoler entièrement les laxatifs des purgatifs, si les huiles purgatives ne participaient pas
elles-mêmes des propriétés nutritives qu'on remarque dans la
plupart des laxatifs.

Les minoratifs ou purgatifs doux ont une action plus prononcée sur l'intestin grêle que les laxatifs; ils déterminent des
coliques plus ou moins fortes, et augmentent évidemment les
diverses sécrétions de la membrane muqueuse intestinale : les
uns, comme le calomel, excitent seulement les cryptes muqueux
agminés de Peyer et de Brunner, et provoquent une sécrétion
glutineuse d'un vert noir ou brun, mais sans solliciter de fortes
contractions intestinales et d'évacuations de matières solides.
D'autres, telles que les huiles de ricin, irritent superficiellement la membrane muqueuse de l'intestin grêle dans toute son
étendue, mais glissent pour ainsi dire à la surface du gros intestin, de manière à n'exciter de contractions que vers le rectum.

Quelques autres, enfin, comme les sénés, agissent vivement sur l'intestin grêle, et provoquent l'évacuation de beaucoup de mucus et de matières fécales. Quant aux drastiques, leur action locale sur les organes gastro-intestinaux est encore plus prononcée que celle des minoratifs; ils paraissent solliciter à la fois une irritation vive de l'intestin grêle et du gros intestin. Une sécrétion abondante de mucosité intestinale accompagne les évacuations des fèces, et, pendant ces évacuations, de violentes coliques se font sentir. Une constipation dépendante d'une sorte d'inertie du canal intestinal succède ordinairement à ces effets des drastiques. Les modifications générales que les laxatifs, les minoratifs et les drastiques impriment à l'économie entière, concourent, avec les changemens locaux dont nous venons de parler, à établir de nouvelles nuances entre les purgatifs. Les premiers ne déterminent d'autres phénomènes généraux qu'un sentiment de malaise pendant leur action, auquel succède bientôt une sorte d'allégement qui accompagne presque toujours les évacuations alvines provoquées sans douleur. Mais pendant l'effet des purgatifs minoratifs, le pouls se concentre, la circulation s'accélère, la soif se manifeste, le malade ressent de petits frissons accompagnés d'une espèce d'anxiété, qui se prolonge plus ou moins long-temps en raison de l'intensité ou de la durée des coliques. Presque en même temps une portion du purgatif est absorbée, passe dans le torrent de la circulation, imprègne toute l'économie, et s'échappe avec les sécrétions, comme le prouvent, d'une part, les expériences physiologiques dans lesquelles on a retrouvé plusieurs purgatifs dans le sang; et de l'autre, l'observation clinique à l'aide de laquelle on a pu constater que le lait des nourrices qui ont fait usage d'un purgatif, devient purgatif lui-même pour leur nourrisson; les sueurs et les urines sont également modifiées, quelquefois même colorées, et diminuent même de quantité après l'effet des purgatifs. Ces effets généraux sont encore plus prononcés pendant l'action des drastiques.

Plusieurs effets consécutifs généraux succèdent à ces phénomènes primitifs. Les organes intestinaux débarrassés de matières étrangères, et modifiés dans leur sensibilité et leur contractilité, reprennent une nouvelle activité; l'appétence pour les alimens se manifeste de nouveau ou augmente d'une manière sensible; le malade se trouve plus libre dans tous ses mouvemens, plus fort, plus dispos; les facultés morales même ne sont point étrangères à l'excitation générale qui est produite; l'absorption intestinale se fait avec plus d'énergie. Tels sont les phénomènes généraux consécutifs des purgatifs administrés dans des circonstances convenables. Mais si au contraire ils sont donnés dans des circonstances défavorables, ou portés à de trop hautes doses, ils donnent lieu à un état morbide plus ou moins grave : la fièvre survient, s'accompagne de soif, de vomissemens, d'évacuations alvines répétées, glaireuses ou sanguinolentes, de coliques, d'épreintes, d'anxiété, de sueurs froides, de faiblesse et de lipothymies, ce qui caractérise la superpurgation, dont les suites peuvent quelquefois entraîner la mort.

En négligeant, au reste, les extrêmes de la médication simplement laxative ou drastique, et ne considérant que les effets généraux des purgatifs, on peut les réduire à ceux-ci : 1° ils débarrassent le canal intestinal des fèces et des matières étrangères qui peuvent y être contenues; 2° ils excitent plus ou moins la membrane muqueuse du canal intestinal dans une partie de son étendue, et appellent, par suite de cette excitation, une sécrétion plus abondante des fluides biliaires, pancréatiques et muqueux; 3° ils déterminent, en raison de l'excitation, un accroissement de vitalité dans tout le système abdominal, et particulièrement dans le système absorbant de ces organes; 4° enfin, ils provoquent un ébranlement plus ou moins remarquable dans le système nerveux ganglionaire, qui réagit secondairement sur toute l'économie.

§ II. *De la manière d'administrer les purgatifs.* — On peut les donner en tisane, en potion, en teintures, ou à l'état solide, en conserve et en tablettes; ou par l'anus en lavemens, ou sous forme de suppositoires. On peut encore les administrer, soit en frictions à la peau, suivant la méthode iatraleptique, ou en les appliquant à la surface de la peau dénudée ou ulcérée, suivant la méthode endermique de MM. Lambert et Lesieur; enfin, dans quelques cas rares, on a quelquefois injecté les purgatifs dans les veines. De toutes ces méthodes, la meilleure est celle qui consiste à administrer les purgatifs par la bouche; ses effets sont plus étendus et plus certains. Il est, en général, préférable d'employer les purgatifs sous la forme liquide : leur action est moins irritante, plus égale, et plus sûre qu'en pilules; cependant on est forcé de recourir quelquefois à la forme solide chez les individus qui vomissent tous les liquides médicamenteux. La forme pilulaire est également préférable, lorsqu'on veut simplement remédier à la constipation. C'est chez les individus qui ne peuvent supporter les purgatifs sous aucune forme, ou dont l'estomac est tellement susceptible qu'on ne peut y introduire aucune substance médicamenteuse, qu'il faut bien alors employer les purgatifs en lavement, ou les appliquer à la peau. Les lavemens purgatifs ont l'inconvénient de n'agir que sur les gros intestins et de provoquer ensuite la constipation, parce que l'atonie de ces organes est proportionnée à l'irritation qu'ils ont éprouvée. Les purgatifs en frictions à la peau ne sont pas à négliger dans quelques cas; mais l'absorption est souvent infidèle, lorsque les malades sont affaiblis et que la peau a perdu son action, ou est altérée par des éruptions chroniques antécédentes. On emploie cependant de cette manière avec succès les huiles purgatives et les décoctions de coloquinte, de séné, etc.; les solutions aqueuses d'aloës, de gomme gutte, sont plus difficilement absorbées. M. Lambert a appliqué sur les surfaces ulcérées l'aloës, les tartrates, les sulfates de potasse et de soude, la coloquinte, etc., et il a obtenu des selles abondantes, sans irriter l'appareil digestif; mais l'irritation se manifeste souvent alors à la peau, ce qui oblige d'interrompre l'emploi de ces moyens à l'extérieur; d'ailleurs, cette manière d'agir des purgatifs, étant soumise à toutes les causes qui peuvent modifier l'absorption cutanée, est nécessairement elle-même très-variable. Plusieurs médecins ont pratiqué l'injection de purgatifs dans les veines. Le docteur Regnaudeau, correspondant de l'ancienne Société royale de Médecine, s'est servi en particulier de l'infusion des follicules de séné. Le docteur Hall, de Boston, s'est injecté sur lui-même l'huile de ricin, et cette imprudence, qui n'a que momentanément altéré sa santé, aurait pu lui coûter la vie; mais jusqu'à présent, on ne doit regarder l'administration des purgatifs à l'aide de l'injection dans les veines que comme un simple objet de curiosité et d'expérience physiologique, qui n'a fourni encore aucune application thérapeutique.

L'administration des purgatifs, quelque méthode qu'on emploie, est soumise à des règles générales, qu'il ne faut pas perdre de vue, quoiqu'elles soient susceptibles de beaucoup d'exceptions. Les purgatifs ne conviennent pas également à tous les âges : on peut en faire usage plus fréquemment et sans autant d'inconvénient chez les vieillards que chez les enfans et les adultes. Les premiers sont sujets à une sorte d'inertie du canal intestinal, qui exige quelquefois directement l'emploi des purgatifs. L'intestin est au contraire très-impressionnable chez les jeunes enfans, et la plus petite irritation de ces organes y détermine facilement des phlegmasies aiguës ou chroniques, surtout à l'époque de la dentition.

Les tempéramens muqueux, lymphatiques et bilieux, se prêtent plus facilement à l'usage des purgatifs que les tempéramens nerveux et sanguins, sujets aux hémorrhagies actives ou à d'autres. Il faut éviter, en général, de troubler par une médication purgative intempestive les fluxions hémorrhagiques. C'est par cette raison qu'il faut s'abstenir d'administrer les purgatifs près de l'époque menstruelle, et pendant la durée de cette évacuation périodique.

L'usage des purgatifs, toutes choses égales d'ailleurs, est beaucoup plus utile dans les pays humides et froids, ou humides et chauds, que dans les contrées très-froides, ou sèches et chaudes. Les Anglais, les Hollandais, les Allemands, les habitans de l'Amérique septentrionale et méridionale, se trouvent beaucoup mieux de leur usage que les habitans de l'Espagne, de l'Italie, ou des sables brûlans de l'Égypte et de l'Arabie. Indépendamment des différences relatives aux climats et aux localités, il faut avoir aussi quelques égards aux constitutions atmosphériques, qui modifient beaucoup l'influence des médications purgatives, comme celle de tous les autres agens thérapeutiques.

Quant aux maladies qui réclament l'administration des purgatifs, il est essentiel de faire attention à quelques préceptes généraux, consacrés depuis Hippocrate par les médecins praticiens de tous les temps et de tous les lieux. Les minoratifs et les drastiques ne conviennent pas en général au moment de l'invasion d'une maladie, et même dans son degré d'acuité. Les laxatifs sont les seuls dont on doive alors faire usage. Il faut, pour purger, que les symptômes d'irritation soient calmés, que la coction se fasse, comme le disaient les anciens : ainsi, la fièvre, la sécheresse de la langue, la soif, la diarrhée glaireuse ou sanguinolente, la suppression des urines, une grande excitation nerveuse, sont autant de contre-indications qui doivent éloigner de l'application de la médication purgative. Lorsque au contraire la langue est humide, couverte d'un enduit jaunâtre, saburral, qu'il n'y a point de soif, point de douleur dans la région épigastrique ou abdominale, et que cet état s'accompagne d'inappétence, d'un sentiment de dégoût pour les alimens, et d'une sorte de gonflement du ventre, la purgation est alors évidemment indiquée, si elle n'est contre indiquée par d'autres raisons.

Outre les règles que nous venons de rappeler, il en est d'autres qui sont relatives à la manière même dont il faut mitiger les purgatifs, suivant les circonstances. Ainsi, quelquefois les laxatifs les plus doux seront les plus convenables, d'autres fois il faudra avoir recours aux drastiques les plus énergiques. Dans quelques cas, il sera nécessaire, pour faciliter l'action des purgatifs, chez des individu faibles, dont l'estomac est débile, d'associer les excitans aux minoratifs, et de les donner dans une infusion de fenouil ou de menthe. D'autres fois, les purgatifs devront être combinés avec des amers; on associe le quinquina, par exemple, avec des sels neutres, pour combattre la débilité intestinale et s'opposer à des accès de fièvre intermittente. Au reste, toutes les modifications que peut subir l'administration des purgatifs, suivant des cas particuliers, appartient à la thérapeutique spéciale, et doivent être traitées dans les articles particuliers de pathologie; nous ne devons nous occuper ici que des considérations générales.

§ III. *De l'emploi des purgatifs comme moyen thérapeutique.* — L'origine des purgatifs est presque fabuleuse, comme celle de tous les grands moyens thérapeutiques dont l'usage remonte à la plus haute antiquité. Déjà du temps d'Hippocrate on abusait de ces agens médicamenteux. Il blâme ouvertement les Cnidiens qui les employaient indistinctement dans toutes les maladies. Erasistrate avait banni l'usage des purgatifs de la médecine, parce qu'ils altéraient, disait-il, les humeurs, et déterminaient des fièvres putrides. Galien les remit en faveur, et ils ont été depuis lui presque constamment employés dans le traitement des maladies, jusqu'au commencement du siècle dernier. A cette époque, quelques praticiens ont commencé à sentir la nécessité de réformer la polypharmacie galénique, et ont blâmé l'usage excessif des purgatifs. Mais il est si difficile, même aux médecins, de rester dans le juste milieu, qu'on est tombé bientôt dans un autre extrême; les purgatifs ont été presque généralement abandonnés, surtout en France, et, pour ainsi dire, proscrits de la pratique, par nos modernes Erasistrates. Aussi sont-ils devenus, dans ces derniers temps, un instrument précieux entre les mains du charlatanisme qui, trop souvent à la vérité, en abuse, mais qui, d'un autre côté, n'a jamais été placé dans des circonstances plus favorables pour les faire triompher et en obtenir de brillans succès. Ce reproche, au reste, s'applique presque exclusivement aux médecins français, car les purgatifs ont encore conservé leur antique faveur chez la plupart des autres peuples. Le docteur Hamilton, en Angleterre, suffirait seul pour soutenir leur réputation par ses écrits et son heureuse pratique, si beaucoup d'autres médecins anglais, allemands et anglo-américains, n'en constataient pas tous les jours l'efficacité. Les purgatifs sont en effet un moyen héroïque dans un grand nombre de maladies, et ne peuvent être remplacés par aucun autre agent thérapeutique.

Quoiqu'il ne soit pas possible d'isoler, dans la médication purgative, les divers effets principaux qu'elle produit, le médecin doit néanmoins toujours avoir en vue de déterminer plus particulièrement l'un ou l'autre de ces effets ; c'est donc d'après cette considération que nous examinerons l'emploi qu'on peut faire des purgatifs. De tous les résultats de la médication purgative, le plus constant est sans doute l'évacuation intestinale; c'est aussi celui que le praticien se propose d'abord d'obtenir, puisqu'il n'y a pas d'effet purgatif sans cette évacuation : il est même un grand nombre de cas où il n'a pas d'autre intention à remplir, comme par exemple dans toutes les constipations opiniâtres qui ne dépendent que de l'atonie du canal intestinal. Lorsque l'intestin contient des matières qui peuvent acquérir un certain degré d'altération, et devenir nuisibles par leur présence, c'est alors que les purgatifs sont employés avec le plus grand succès, en adoptant, suivant les cas, celui qui convient le mieux. Ainsi, l'expérience a prouvé depuis long-temps que les laxatifs acidules, seuls ou associés aux sels neutres, sont préférables aux autres purgatifs, dans les fièvres dites bilieuses, et dans les fièvres graves accompagnées d'éruptions intestinales et désignées ordinairement sous les noms de fièvres putrides. Les observations les plus récentes faites sur ces maladies, par M. le docteur Bretonneau, tendent encore à prouver que les sels cathartiques, administrés soit par la bouche, soit en lavement, après la période d'irritation, sont un des moyens thérapeutiques les plus précieux dans cette maladie, et que ce genre de purgatifs est préférable à tous les autres. Les purgatifs mucoso-sucrés et les diverses combinaisons des laxatifs et des minoratifs les plus doux, tels qu'on les retrouve dans la marmelade de Tronchin et le catholicon double, doivent être employés de préférence, comme le constate encore l'empirisme, dans certaines diarrhées et dans la dysenterie, où il est souvent nécessaire de débarrasser l'intestin des matières irritantes qui prolongent la durée de la maladie par leur contact; les engorgemens du foie nous offrent un grand nombre d'exemples des effets remarquables des purgatifs. Autant les purgatifs sont en général utiles dans ces maladies, autant ils sont dangereux dans presque toutes les inflammations intestinales aiguës et chroniques, particulièrement dans les gastro-entérites et les entérocolites ordinaires. Il ne faut cependant pas les proscrire entièrement du traitement de ces maladies, comme le prouve la pratique heureuse des médecins étrangers, et quelques cas même observés en France. J'ai vu des gastro-duodénites chroniques, qui avaient résisté à un traitement méthodique, céder ensuite à l'emploi des purgatifs administrés par des charlatans qui parvinrent, à l'aide de ces moyens, à appeler sur l'intestin grêle l'inflammation placée vers le commencement du canal digestif, et à remplacer par une irritation peu intense et passagère une affection grave et opiniâtre. Mais, quoique ces cas ne soient pas très-rares, on trouve à côté de quelques réussites de nombreux exemples de cette funeste médication employée avec une témérité d'autant plus grande par l'aveugle charlatanisme, que les préjugés populaires sont toujours favorables à tout ce qui se rattache à la médecine humorale. On ne peut donc se dissimuler que, malgré quelques succès, l'emploi des purgatifs dans les inflammations gastro-intestinales chroniques ne soit un des cas les plus difficiles de la thérapeutique, et qui exigent le plus d'attention de la part des praticiens.

Parmi les substances nuisibles qu'il est quelquefois nécessaire de chasser au dehors, à l'aide des purgatifs, les vers intestinaux occupent certainement une place importante. Ils réclament, en général, l'emploi des purgatifs énergiques et même des drastiques, lorsque ces moyens énergiques ne sont point contre-indiqués par quelque phlegmasie intestinale concomitante, ce qui se rencontre quelquefois.

Le médecin se propose souvent, en employant la médication purgative, de stimuler seulement le canal intestinal, de ranimer son énergie, et de faciliter l'absorption. C'est ordinairement dans cette intention qu'on purge quand il y a dyspepsie, par suite de la débilité du canal intestinal, à la fin de certaines maladies aiguës, ou au commencement de quelques maladies chroniques qui exigent un bon état des facultés digestives, pour pouvoir commencer le traitement convenable. C'est ainsi qu'il est quelquefois utile de faire précéder le traitement de la syphilis ou des dartres par l'emploi des minoratifs.

Lorsque dans les leucophlegmaties et les hydropisies, la médecine a recours aux purgatifs, et qu'elle en éprouve d'heureux effets, ce n'est pas seulement parce que ces moyens agissent comme évacuans, mais encore parce qu'ils raniment l'énergie du canal intestinal, augmentent la faculté absorbante des intestins, et réagissent ainsi sur toute l'économie. C'est à cause de cette réaction générale des purgatifs, qui tend à favoriser la nutrition, qu'on peut recourir si souvent impunément à l'emploi des drastiques dans les hydropisies, sans affaiblir les malades, parce que la débilité momentanée produite par le purgatif est promptement réparée par l'activité de l'absorption, qui supplée aux pertes produites par les évacuations. On conçoit facilement, par cette raison, comment certains hydropiques déjà affaiblis supportent cependant, pendant des mois entiers, l'usage presque journalier des plus violents drastiques, et reprennent, sous l'influence de ces moyens, de l'appetit et même de l'embonpoint, pourvu que le canal intestinal soit dans l'état sain. Mais cette médication énergique, qui est quelquefois curative, ne produit qu'une amélioration passagère dans tous les cas d'hydropisies compliquées d'altération de tissu des principaux organes.

Il est beaucoup de cas où le but principal que se propose le médecin, en tentant la médication purgative, est de modifier la sensibilité du système nerveux ganglionaire, comme dans la colique métallique et dans quelques névroses ou névralgies intestinales, qui cèdent admirablement bien à l'usage des purgatifs. Il est essentiel d'agir fortement dans tous ces cas, et d'administrer les drastiques associés aux minoratifs, sous forme de potions et de lavemens; et quoiqu'on puisse combattre quelquefois avec succès ces maladies par d'autres méthodes, on ne peut se dissimuler néanmoins que la médication purgative n'en triomphe plus sûrement et plus promptement, et souvent même qu'elle est la seule qui réussisse. Ce puissant moyen thérapeutique est employé avec un égal succès dans plusieurs névroses, principalement dans la manie, quelques épilepsies sans lésion organique et dans la chorée. Cette dernière maladie surtout m'a paru céder plus promptement à l'usage des purgatifs qu'à tout autre moyen, comme l'a déjà observé le docteur Hamilton.

De tous les effets des purgatifs, un de ceux qui ont le plus d'influence sans doute sur la curation de beaucoup de maladies est la révulsion puissante qu'il provoque sur le canal intestinal. Les liquides ne peuvent affluer dans toute l'étendue du canal intestinal et sur les organes abdominaux sans détourner cette même quantité de fluides des vaisseaux qui en étaient gorgés d'abord; ils ne peuvent, enfin, fluxionner l'appareil des organes abdominaux sans diminuer les fluxions qui peuvent avoir lieu vers la tête ou la poitrine. Il en résulte que les purgatifs, en provoquant momentanément des engorgemens intestinaux, hémorrhoïdaux et utérins, réussissent d'une manière très-remarquable dans les congestions cérébrales et les paralysies déterminées par cette cause, dans les opththalmies chroniques, les otites, les otorrhées chroniques, les engorgemens des ganglions cervicaux, les pneumonies bilieuses, les congestions pulmonaires, les catarrhes chroniques, les hydrothorax avec ou sans maladies du cœur. Ils ne sont pas moins utiles, par cette raison, dans quelques maladies générales dont les phénomènes se passent en partie à la peau, et qu'on a rangées par cette raison dans les maladies cutanées aiguës, comme la scarlatine, dans laquelle il est souvent nécessaire de prévenir les suites fâcheuses des congestions qui peuvent se manifester vers la tête ou vers la poitrine. C'est en effet à la révulsion puissante des purgatifs sur le canal intestinal qu'il faut en grande partie attribuer les effets précieux de ce moyen recommandé avec tant de raison par Hamilton et par quelques autres praticiens dans la scarlatine. Les purgatifs ne sont pas moins utiles dans quelques varioles.

L'usage des purgatifs dans les maladies cutanées chroniques exige beaucoup plus de mesure et de ménagement que dans les maladies aiguës, précisément à cause de leur action révulsive, parce qu'ils peuvent appeler vers l'estomac ou le canal intestinal des phlegmasies chroniques qu'il est ensuite difficile de combattre, et qui peuvent amener consécutivement des altérations de tissu incurables.

§ IV. *De l'emploi des purgatifs comme moyen prophylactique.* — Les succès obtenus dans le traitement des maladies à l'aide des purgatifs devaient porter les médecins à tenter leur emploi comme préservatif des affections morbides; aussi voyons-nous que dès le temps d'Hérodote les Égyptiens se purgeaient souvent pour se préserver des maladies. Cette méthode prophylactique a joui long-temps d'une grande faveur, puisque dans le siècle des lumières elle prévalait encore au point que Louis XIV se purgeait tous les mois. Les médecins ont reconnu, enfin, l'inutilité et même les inconvéniens des purgatifs comme moyen prophylactique; l'expérience a prouvé qu'ils n'empêchent point le développement des maladies, qu'ils les favorisent même quelquefois, et que les individus qui se purgeaient si souvent étaient presque toujours malades. L'usage répété des purgatifs a en effet l'inconvénient d'affaiblir à la longue les organes digestifs et de les maintenir presque constamment dans un état de phlegmasie chronique. Ils disposent en outre très-facilement à absorber, et par cette raison même à contracter toutes les maladies par cause miasmatique. Mais, tant est grand l'empire des préjugés, j'ai vu des personnes valétudinaires, et qui avaient pris des purgatifs par centaines, attribuer toujours le mauvais état de leur santé à ce que leur dernière médecine ne leur avait pas fait assez d'effet! Il est possible sans doute que dans quelques cas les purgatifs puissent prévenir le retour de certains embarras gastriques chez les individus qui en sont fréquemment atteints, qu'ils puissent s'opposer à des congestions cérébrales ou pulmonaires imminentes et en retarder le retour. Mais si les purgatifs sont administrés à une époque prochaine d'une inflammation intense ou d'une fièvre grave, l'observation prouve qu'ils accélèrent plutôt le développement de la maladie qu'ils ne le retardent, à cause du trouble qu'ils jettent dans l'économie. Lorsqu'au contraire la médication purgative n'est employée qu'à une époque éloignée de l'invasion de la maladie, son influence est nulle alors pour prévenir le mal qu'on veut éloigner, puisque les effets même consécutifs de cette médication sont complétement terminés dans l'espace de quelques jours. Quant aux maladies

chroniques dépendantes de lésions organiques qui se développent lentement dans le tissu de nos organes, que peuvent des
révulsions purgatives, même répétées, mais dont l'action n'est
que passagère et instantanée, pour prévenir des obstacles dont
la cause est sans cesse agissante et s'accroît à chaque instant par
les mouvemens mêmes qui contribuent à entretenir la vie? Ce
raisonnement, confirmé d'ailleurs par l'observation constante
de tous les siècles, s'applique également à ce qu'on a dit de
l'usage des purgatifs comme moyen prophylactique lors de la
suppression des exutoires. *Voyez* ce mot.   (GUERSENT.)

PURGATION, s. f., *purgatio ;* action, effet des médicamens
dits *purgatifs. Voyez* ce mot.

PURIFORME, adj., *puriformis ;* qui a l'aspect, l'apparence
du pus, sans en avoir la nature : *matière puriforme, crachats
puriformes. Voyez* CRACHATS.

PURPURIQUE (acide). Nom donné à une matière acide qui
se forme lorsqu'on traite l'acide urique pur par l'acide nitrique,
et que le docteur Prout a regardée comme un acide particulier,
jouissant de la propriété de former, avec les alcalis, des sels d'un
beau pourpre. . Des expériences faites postérieurement par
MM. Vauquelin et Lassaigne tendent à établir que l'acide purpurique n'existe pas, et que la substance que l'on avait désignée
sous ce nom est de l'acide urique suroxygéné uni à une matière
colorante rouge.   (ORFILA.)

PURULENT, adj., qui est de nature du pus, qui est formé
par le pus; *matière purulente; crachats purulens; collution
purulente. Voyez* ABCÈS, CRACHATS, PUS.

PUS, s. m., liquide morbide, sans analogue dans l'état sain,
formé à la suite d'un travail inflammatoire le plus souvent manifeste, et quelquefois latent. Regardé jadis comme le résultat
d'une sorte de fermentation des solides, comme constitué par
les débris des molécules de ces mêmes solides, le pus est aujour-
d'hui assimilé, sous le rapport de son mode de production, à
tous les liquides sécrétés ; modifié d'une certaine manière dans sa
vitalité, dans son organisation, tout tissu peut devenir le siége
de ce génre de sécrétion. Il faut d'ailleurs reconnaître que, dans
l'état actuel de la science, les pathologistes décrivent sous le
terme générique de pus, des produits morbides qui, sous le
rapport de leurs propriétés physiques, présentent un grand
nombre de variétés. Parmi ces produits, les uns, formés à la
surface des membranes muqueuses ou séreuses, sont peu diffé-

rens des liquides normalement fournis par ces membranes, puis ils s'en éloignent peu à peu, et, passant par des nuances intermédiaires, ils deviennent tout-à-fait semblables au pus dit de bonne nature, qui se forme dans le tissu cellulaire frappé de phlegmasie aiguë. D'autres de ces produits, formés au sein des parenchymes, ne présentent pas moins de différences entre eux, tantôt ressemblant à de la sérosité trouble, tantôt devenant grumeleux, se solidifiant, et tendant à se confondre avec la production accidentelle que l'on connaît généralement sous le nom de tubercule. Mais d'un autre côté, ces liquides, dont plusieurs sont si dissemblables par leurs propriétés physiques, présentent un grand nombre d'intermédiaires par lesquels ils se confondent. En un même point, et sous l'influence de certaines conditions locales ou générales plus ou moins rigoureusement déterminées, on voit ce liquide, qu'on appelle du pus, devenir tour à tour, en un très-court espace de temps, semblable à du petit lait mal clarifié, à une crême épaisse, à une matière muqueuse, être tour à tour blanc, jaune, vert ou rougeâtre; et l'on arrive à penser que ces liquides, identiques sous le rapport de leur nature intime, ne diffèrent surtout que par quelques variétés dans la proportion de leurs principes constituans. Tous, en définitive, paraissent être composés de globules semblables, nageant dans un fluide, lequel est susceptible de se coaguler, lorsqu'on le mêle à une solution de muriate d'ammoniaque. La grande abondance des globules rend le pus blanc et épais; il devient d'autant plus séreux que ces globules y sont plus rares. L'analyse chimique en est encore réduite à établir que les différens liquides que l'on comprend sous le terme générique de pus sont composés d'albumine, d'eau, d'une matière extrative et de sels; analyse bien imparfaite sans doute, puisqu'elle établit à peine quelques différences entre le pus et le sérum du sang. Les chimistes n'ont pas été plus heureux jusqu'à présent dans les essais qu'ils ont tentés pour distinguer le pus du mucus. Ainsi l'on a dit que le pus, plus pesant, tombait au fond de l'eau, tandis que le mucus flottait à la surface de ce liquide; que le pus lui communiquait une teinte laiteuse, uniforme, en s'y dissolvant, tandis que le mucus y restait suspendu en filamens. On a dit encore que si l'on traitait par l'eau de l'acide sulfurique dans lequel du pus a été dissous, celui-ci se précipite, tandis que si l'on verse de l'eau sur ce même acide conte-

nant du mucus, qui y est également dissous, on voit apparaître
dans le liquide des flocons qui surnagent. Ces caractères distinctifs existent dans un certain nombre de cas; mais d'autres fois on
ne les trouve plus, et il doit en être effectivement ainsi, s'il est
vrai, comme l'apprend l'observation clinique, que le mucus et le
pus se changent si insensiblement l'un dans l'autre, qu'il y a des
cas où il est impossible d'établir entre ces deux liquides, d'autres
fois si dissemblables, aucune ligne précise de démarcation. On
devait attacher un beaucoup plus grand prix à cette distinction
à une époque où l'on croyait que le pus ne pouvait se former que
consécutivement à l'ulcération d'un tissu; alors, par exemple,
démontrer l'existence du pus dans les crachats, c'eût été croire
démontrer qu'il y avait un ulcère dans le poumon. Mais aujour-
d'hui que gagnerait le diagnostic à ce que l'on prouvât que des
différences tranchées séparent constamment le pus et le mucus?
rien, sans doute, puisque la membrane muqueuse des bronches,
chroniquement enflammée, peut sécréter toutes les nuances de
liquides que fournit une cavité creusée dans le parenchyme pulmonaire.

　　Il est fort intéressant d'étudier les diverses circonstances qui
contribuent à modifier les propriétés physiques du pus et à lui
donner chez un même individu, d'une manière passagère ou
permanente, l'un ou l'autre des aspects signalés au commencement de cet article. Il suffit, par exemple, d'une modification,
souvent très-légère en apparence, dans le travail d'inflammation
dont une plaie est le siége, pour que cette plaie ne fournisse
plus, au lieu d'un pus blanc et épais, qu'un peu de sérosité roussâtre, ou pour que celle-ci redevienne de nouveau ce qu'on
appelle du bon pus; tantôt alors il faut exciter l'inflammation,
tantôt au contraire en diminuer l'activité. Mais les qualités du
pus ne sont pas seulement modifiées par ces conditions purement
locales; elles le sont encore par tout changement physiologique
ou pathologique survenu dans un organe éloigné de celui où
existe la suppuration, et qui n'a d'ailleurs avec lui aucune connexion particulière de fonction ou de tissu. Qui ne sait, par
exemple, que le pus sécrété par la surface d'une plaie s'altère subitement en quantité et en qualité sous l'influence d'une simple
émotion morale, du travail de la chymification, de la diminution ou de l'augmentation, soit spontanée, soit artificielle, d'une
sécrétion quelconque, sous l'influence enfin de toute phlegmasie

où autre maladie intercurrente. Mais il y a encore, si l'on peut
ainsi dire, des conditions plus générales de la formation de tel
ou tel pus; ces conditions sont relatives à la constitution spéciale des différens malades, aux dispositions de leur organisme
tout entier. Ainsi il y a des individus dont les organes enflammés ne fournissent jamais que de la sérosité, que du sang plus
ou moins pur, ou bien un liquide grumeleux, qui représente
comme des fragmens de caséum nageant dans de l'albumine
liquide. Dans ce cas se trouvent, par exemple, les individus
atteints de scorbut ou de scrofules. Vainement alors, dans le
plus grand nombre des cas, essaieriez-vous de modifier les qualités de la suppuration, en tourmentant de mille manières le
lieu de l'économie où elle existe; c'est cette économie tout entière qui se trouve dans des conditions spéciales de nutrition;
conditions qui se manifestent dans le caractère, dans la marche
des maladies; car celles-ci ne font alors, en quelque sorte, que
traduire extérieurement les dispositions cachées de l'organisme.
Si donc vous voulez imprimer d'autres qualités au pus des scorbutiques ou des scrofuleux, commencez par modifier chez eux
l'innervation, l'hématose, le mouvement nutritif.

On trouve le plus ordinairement des traces d'inflammation
aiguë ou chronique dans les parties où se sécrète du pus. La
formation de celui-ci n'est d'ailleurs attachée en particulier à
l'existence spéciale d'aucune des altérations qu'a pu déterminer
dans un organe le travail phlegmasique; ainsi à la surface des
membranes cutanées, muqueuses et séreuses, du pus peut être
sécrété, sans que ces membranes aient subi la moindre solution
de continuité. L'opinion dans laquelle on regarde la suppuration comme ne pouvant avoir lieu que là où il y a ulcération
est uniquement basée sur l'ancienne théorie, d'après laquelle le
pus était considéré comme provenant de la fonte de la partie
enflammée.

Il y a des cas plus rares dans lesquels là où l'on trouve du
pus, il n'existe aucun indice de travail inflammatoire autre que
la présence même de ce liquide. Mais ici une distinction doit
être établie; tantôt en effet il y a eu auparavant, dans le lieu
de la collection purulente, une inflammation annoncée par des
signes non douteux: cette inflammation a disparu, ne laissant
d'autre vestige que l'existence du pus, soit d'ailleurs que celui-ci
continue à être sécrété, soit que, renfermé dans une cavité, il

y reste comme simple corps étranger. Tel est le cas de certains épanchemens purulens formés dans la plèvre, et qui ne sont pas résorbés après que cette membrane a cessé d'être enflammée. Tantôt au contraire non-seulement l'ouverture du cadavre ne montre pas de trace actuelle d'inflammation dans la partie qui contient du pus, mais encore rien ne prouve qu'il y ait eu antécédemment dans cette partie aucun travail phlegmasique; on dirait alors que le pus a été simplement déposé à la surface ou dans la trame de l'organe qui le recèle. De semblables collections purulentes ont été rencontrées dans diverses parties du tissu cellulaire, dans le parenchyme même de plusieurs organes, tels que le poumon, le foie, la rate, les reins, le cerveau : le tissu de ces parties était parfaitement sain, et ne semblait que refoulé autour du foyer de pus. Il est des individus chez lesquels c'est à la fois dans un grand nombre d'organes et de tissus qu'on a trouvé du pus ainsi réuni en foyer, sans autre trace d'inflammation antécédante ou actuelle. Dans un cas, entre autres, que j'ai eu occasion d'observer, où de nombreux et vastes abcès se formèrent ainsi en différens points de la périphérie du corps, le malade rendit de plus, au bout d'un certain temps, avec son urine, un liquide blanc, épais, puriforme; et après cette dernière évacuation, il fut rendu à la santé. Ces remarquables sécrétions de pus ont été surtout observées soit après l'ablation d'une partie qui était depuis long-temps le siége d'une suppuration abondante, soit chez des individus qui succombaient, cette même suppuration ayant continué à avoir lieu chez eux jusqu'à la mort. Dans ce dernier cas, tantôt on a trouvé dans leur état normal les veines sanguines et lymphatiques qui partaient de l'organe en suppuration; mais tantôt aussi l'on a vu ces vaisseaux, et principalement les veines sanguines, remplis par du pus, de telle sorte qu'on a pu alors se demander si le pus rencontré dans les veines, sans que leurs parois parussent être d'ailleurs en aucune manière altérées, n'y avait pas été introduit par absorption, et si ce n'était pas ensuite ce même pus qui, charrié avec le sang dans les différens organes, était déposé dans la trame de ceux-ci, de même que dans les reins l'urée se sépare du sang où elle existait, de même encore que du prussiate de potasse, déposé dans une membrane séreuse ou dans une portion de tissu cellulaire, passe *en nature* dans la masse du sang, et en est également éliminé *en nature* sur diverses surfaces organiques, où les réactifs chimiques en reconnaissent facilement la présence. Doit-il résulter des accidens de la résorption du pus et de son passage dans le torrent circulatoire ? On conçoit que l'existence même de ces accidens, ainsi que leur nature et leur gravité, doivent être subordonnées, 1° à la quantité de pus absorbé; 2° peut-être à ses qualités; 3° à la rapidité de cette absorption. Tout récemment M. Velpeau a cité le cas remarquable d'un individu qui, atteint d'une abondante suppuration à une jambe, vit cette suppuration se tarir, et fut pris en même temps des symptômes d'une fièvre dite adynamique, au milieu de laquelle il succomba; l'ouverture du cadavre montra du pus mêlé au sang dans différentes veines, et amassé en foyers dans plusieurs organes; il n'y avait d'ailleurs pas d'autre lésion. L'infection subite de la masse du sang par le pus absorbé fut-elle dans ce cas, ainsi que le pense l'auteur de l'observation, la cause des symptômes adynamiques et de la mort ?

Enfin, quelques faits autorisent-ils à poser en question si, comme le pensait Dehaen, le pus ne peut pas dans quelques circonstances se former dans le sang lui-même, d'où il est éliminé à la surface des membranes ou dans l'intérieur des parenchymes, de même que, dans l'état normal, certains élémens des liquides de sécrétion semblent exister dans le sang, d'où les organes sécrétans ne paraissent faire que les séparer ? Ce qu'il y a au moins de certain, c'est que, plus d'une fois déjà, du pus a été trouvé au sein des caillots de sang renfermés dans le cœur ou dans les vaisseaux, sans qu'il y eût d'ailleurs en aucun point du corps un foyer quelconque de suppuration. De nouveaux faits sont nécessaires pour que de semblables questions puissent être regardées comme définitivement résolues; mais, dans l'état actuel de la science, elles peuvent être soulevées et discutées; combien de fois n'a-t-il pas fallu ainsi passer par le vraisemblable pour arriver au vrai !   (ANDRAL fils.)

PUSTULE, s. f., *pustula*. Les divers auteurs qui se sont servis de ces mots leur ont donné des significations très-variées ou très-étendues. Toute petite tumeur circonscrite, ou plutôt toute élevure au-dessus de la peau a été désignée sous le nom de *pustule*, soit que cette tumeur contînt du pus, de la sérosité, soit qu'elle fût solide. Dans ces derniers temps, l'acception du mot *pustule* a été restreinte, et en général est seulement appliquée aux petites tumeurs cutanées qui contiennent une matière purulente. Willan, dans sa *Classification des Maladies de la peau*, a surtout concouru à donner à cette dénomination un sens fixe: il a décrit sous le nom de *pustule* des petites tumeurs circonscrites, provenant d'une inflammation de la peau, et d'un léger épanchement de pus sous l'épiderme; se montrant quelquefois sur une surface enflammée qui leur sert de base commune, mais le plus souvent ayant chacune une base distincte et circonscrite, qui leur forme une auréole; se terminant souvent par des croûtes plus ou moins consistantes, quelquefois par des ulcérations superficielles. L'étendue et le volume des pustules, la nature et la consistance de l'humeur qu'elles contiennent, les a fait distinguer en plusieurs espèces, qui forment les élémens de maladies particulières, tels sont la *phlyzacia*, la *psydracia*, l'*achor* et le *favus*, dont nous avons donné la définition aux articles qui les concernent. *Voyez* ces différens mots et les articles des affections cutanées dont les pustules forment les élémens. *Voyez* IMPÉTIGO, COUPEROSE, MENTAGRE, ECTHYMA, VARIOLE.

Deux sortes de maladies ont encore conservé le nom de *pustule* avec une désignation particulière, quoiqu'elles n'aient aucun des caractères que nous avons reconnus à l'altération décrite précédemment; ce sont la *pustule maligne* et les *pustules syphilitiques*, dont il est traité dans les articles suivans.

PUSTULE MALIGNE, s. f., maladie de nature gangréneuse, produite par l'inoculation du virus charbonneux, et affectant d'abord la peau.

Parmi les différens noms donnés à *la pustule maligne*, tels que *feu persique*, *mal-vat*, *bouton malin*, etc., Énaux et Chaussier citent, comme pouvant encore être conservé, celui de *puce maligne*, parce qu'il indique assez bien l'aspect sous lequel le mal se présente tout-à-fait au commencement.

Dépourvus de notions précises sur la contagion des maladies, les anciens ont dû nécessairement confondre le charbon inoculé ou la pustule maligne, avec le charbon spontané ou symptomatique (*voyez* CHARBON): c'est au moins ce qui est arrivé à Celse. La courte description qu'il donne du charbon, le traitement qu'il conseille, conviennent bien plus à la pustule maligne qu'au charbon lui-même. Galien, Aëtius, Paul d'Égine, etc., n'ont avancé en rien ce point de la science. On n'en sera pas surpris, si l'on veut se rappeler, que la distinction du charbon et de la pustule maligne n'a été rigoureusement établie, qu'à une époque assez rapprochée de nous, par Énaux et Chaussier (*Précis sur la nature de la pustule maligne*). Elle mérite assurément d'être conservée, car bien que les deux maladies soient absolument de même nature, et diffèrent seulement en cela que dans le charbon, les accidens généraux précèdent la formation de la tumeur, qui dans la pustule maligne est non-seulement le premier symptôme apparent, mais encore celui d'où dépend le développement de tous les autres, il n'en est pas moins vrai qu'une différence aussi tranchée, dans l'origine et les progrès des accidens propres à ces deux affections, ne permet pas de les confondre l'une avec l'autre.

S'il pouvait encore rester quelques doutes sur la véritable cause de la pustule maligne, il suffirait, pour les dissiper, de rappeler qu'elle s'observe toujours dans les lieux et pendant les saisons où le charbon attaque les animaux en plus ou moins grand nombre. Ainsi on la voit en Bourgogne, en Franche-Comté, en Lorraine, en Dauphiné, en Provence, etc., lorsqu'après des hivers pluvieux, qui ont inondé les pâturages et fait contracter au foin des qualités nuisibles, l'humidité continue à régner, pendant les plus fortes chaleurs ; conditions assurément bien capables de développer des épizooties. De plus, elle atteint non-seulement les sujets qui soignent et pansent les animaux affectés de charbon, ceux qui les écorchent et en préparent de suite la peau, la laine, etc., mais encore les ouvriers qui, même après un long temps, peuvent avoir à manier une portion quelconque des dépouilles de ces mêmes animaux, tels que les chamoiseurs, les mégissiers, les matelassiers, les criniers, etc. De très-nombreux exemples observés avec le plus grand soin et fidèlement rapportés par les auteurs, notamment par Énaux et Chaussier, mettent dans tout son jour la véritable étiologie de la pustule maligne, qui trouve un surcroît de démonstration, dans les expériences par lesquelles M. Leuret a constaté, de la manière, la plus convaincante, la virulence du sang pris sur les animaux affectés de charbon. Ainsi se trouve confirmée l'opinion des médecins qui assurent avoir vu la pustule maligne se développer par suite de la piqûre de mouches qui venaient de sucer le sang d'un animal charbonné. Mais rien n'indique, comme le pensait Maret de Dijon (*Précis*, p. 174), qu'une espèce particulière d'insecte soit seule apte à opérer cette redoutable inoculation.

Pinel a admis deux variétés de la pustule maligne, d'après la forme *proéminente* ou *déprimée*. Cette distinction, qui repose sur un caractère subordonné à l'époque à laquelle on observe le mal, on qui dépend de circonstances peut-être encore moins importantes, me paraît devoir être rejetée. J'en dirai autant de l'espèce de pustule observée par Bayle, dans le département des Basses-Alpes, et qu'il assure ne pas être contagieuse. En admettant la vérité de ce fait, il devrait, au lieu d'établir un rapprochement entre la pustule maligne et la maladie en question, la faire plutôt rapporter à une espèce particulière d'anthrax ou de charbon bénin, comme le pense M. Marjolin ; ou bien, si l'affection a été vraiment contagieuse, quoique ne l'ayant pas paru à Bayle, c'était une véritable pustule maligne. Au reste, l'opinion de ce médecin a déjà été combattue par MM. Boyer, Reydelet, etc. ; elle a donc besoin d'être appuyée sur de nouvelles observations. En attendant on doit regarder, ce me semble, la pustule maligne comme une affection identique, dans tous les cas.

Son siége habituel est une nouvelle preuve de la vérité de la cause à laquelle on l'attribue généralement. En effet, elle paraît exclusivement sur les parties du corps qui sont ordinairement nues, ou bien accidentellement exposées au contact extérieur. Ainsi on l'observe très-fréquemment à la face, et jamais sur le cuir chevelu ; on la voit surtout se montrer sur la main, l'avant-bras, le bras et le col. Voici quelle est sa marche ordinaire.

Le malade éprouve, à l'endroit où le virus a été déposé, un sentiment de chaleur ou de simple démangeaison ; quelquefois c'est une chaleur vive, et même une cuisson douloureuse. On aperçoit alors, sur la peau, un petit point d'un rouge obscur, assez semblable à une morsure de puce, formant une légère saillie entourée d'une petite auréole, au centre de laquelle il ne tarde pas à s'élever une petite phlyctène. Ainsi se passe ce que les auteurs appellent la première période de la maladie.

À la deuxième période, la phlyctène s'ouvre d'elle-même, ou bien le malade la rompt, en se grattant. On voit alors qu'elle reposait sur un petit tubercule dur, rénitent, du volume d'une lentille, occupant presque toute l'épaisseur de la peau. Il est grenu, livide, d'une couleur citronnée. Bientôt l'auréole qui l'entoure s'étend, prend une couleur violacée, brune, offre une tuméfaction notable, et se recouvre de petites phlyctènes semblables à la première; la douleur et la cuisson persistent ou augmentent; enfin le tubercule central se change graduellement en une tache grisâtre ou noirâtre, évidemment gangréneuse, étendue à toute l'épaisseur de la peau.

La troisième période est caractérisée par l'extension toujours croissante de l'auréole, par sa tuméfaction de plus en plus considérable, qui la fait paraître comme une sorte de bourrelet dont le centre, occupé par le point gangréné, semble réellement déprimé. A cette époque, le mal gagne le tissu cellulaire sous-cutané. Il survient autour de l'auréole un gonflement considérable qui, pour l'aspect, tient le milieu entre l'œdème et l'emphysème, et offre au toucher une tension et une rénitence remarquables. Si jusque-là la douleur est restée peu forte, elle augmente et devient quelquefois très-intense.

Quand l'affection est de nature à se borner, la tuméfaction cesse de s'étendre, et il se forme autour de l'auréole un cercle franchement inflammatoire, où s'opère la séparation des parties saines d'avec celles que la gangrène a frappées. Si cette amélioration n'a pas lieu, la pustule atteint sa quatrième période, c'est-à-dire qu'elle continue à s'étendre en surface et en profondeur, arrive aux muscles, aux parties encore plus profondément situées, et même jusqu'aux os. La tuméfaction est portée aussi loin que possible, et l'on voit se développer une fièvre caractérisée par des symptômes d'adynamie et d'ataxie très-graves.

Quelquefois, la nature est encore assez puissante pour arrêter les progrès du mal. Les parties gangrénées se cernent, de vastes lambeaux se détachent peu à peu, tombent et laissent après leur chute, d'énormes dénudations, et les sujets qui échappent aux dangers d'une suppuration extrêmement abondante ne guérissent qu'avec des cicatrices tendues, bridées, adhérentes, et très-gênantes dans les mouvemens musculaires. Mais bien plus souvent, au contraire, la nature ne tente aucun effort de guérison. La gangrène ne cesse de s'étendre, quelquefois même elle atteint un organe intérieur important, comme l'a observé M. Viricel; les autres symptômes s'aggravent de plus en plus, et l'on voit survenir tous les accidens caractéristiques de la fièvre charbonneuse ou pestilentielle, portée à son plus haut degré. La langue se sèche, le délire est continu, l'affaiblissement du pouls extrême; l'anxiété devient de plus en plus pénible; la respiration suspirieuse, entrecoupée; les syncopes se renouvellent à chaque instant, etc.; enfin les sujets succombent en répandant autour d'eux une odeur des plus fétides.

La durée de chacune de ces quatre périodes est fort variable, et par conséquent aussi celle de la maladie, prise dans son ensemble, en la supposant abandonnée à elle-même. Ordinairement, la première période dure vingt-quatre ou trente-six heures; la seconde, deux ou trois jours; la troisième et la quatrième, à peu près chacune quatre ou cinq jours. Mais, dans quelques circonstances particulières, le mal suit une marche beaucoup plus rapide, et on le voit amener la mort au bout de vingt-quatre ou trente-six heures. Alors, toutes les phases se confondent et se succèdent avec une rapidité effrayante.

Tantôt ce mouvement funeste paraît dépendre de la faiblesse, ou de la susceptibilité particulière du sujet. Bien plus souvent, il peut être attribué à la grande quantité de virus inoculé. C'est ainsi que, des deux exemples de mort extrêmement prompte, observés par Chabert, l'un nous montre le virus porté abondamment sur une joue affectée depuis long-temps de dartre pustuleuse; l'autre nous le montre introduit profondément par la pointe d'un couteau qui avait pénétré fort avant dans la jambe. C'est d'après ces principes et d'après le mode d'introduction de l'agent délétère, que l'on peut expliquer la maladie aussi prompte que grave de Chaignebrun, qui, s'étant senti frappé par les émanations fétides d'un bassin rempli de matières fécales qu'on venait de tirer, pour le lui faire voir, de dessous un malade atteint de fièvre exanthématique accompagnée de gangrène, éprouva sur-le-champ un malaise et un mouvement spasmodique bientôt suivis de fièvre, et le lendemain fut atteint à la cuisse d'un charbon, dont il fut assez heureux pour guérir.

Ce fait, qui a d'assez nombreux analogues (*Précis*, p. 117), témoigne de l'identité de nature qui existe entre le charbon et la pustule maligne, et nous montre le principe délétère introduit dans la circulation par l'absorption pulmonaire, porté ensuite dans toute l'économie, enfin concentré sur une seule partie, et éliminé par un effort critique de la nature. Dans les cas ordinaires, on voit au contraire le mal partir d'un point extérieur fort limité, pour gagner ensuite toute l'économie, si l'on ne parvient pas à arrêter ses progrès par le traitement, qu'il s'agit maintenant d'exposer.

Sous le rapport thérapeutique, la pustule maligne offre deux époques distinctes à considérer. Dans la première, elle constitue une affection purement locale; dans la seconde, l'absorption du virus a fait naître, de plus, un état général toujours très-fâcheux.

Tant que la première époque dure, le traitement se borne à imiter la conduite des anciens, c'est-à-dire, à cautériser profondément tout ce qui a reçu l'impression immédiate du virus. On doit rejeter à jamais divers autres procédés qui, malheureusement, ne sont pas encore abandonnés de tout le monde; savoir : l'excision, comme très-douloureuse, et manquant souvent son but d'enlever la totalité du mal; l'incision, comme plus propre à faire pénétrer le virus dans l'économie qu'à faciliter son expulsion; l'application de topiques âcres et irritans, la ligature au-dessus de la tumeur, sur laquelle on fait aussi des frictions, comme insignifiantes par elles-mêmes, et nuisibles, en cela qu'elles détournent d'employer le seul moyen vraiment efficace, la cautérisation.

Soit que pour la pratiquer on choisisse le feu ou le cautère potentiel, on s'y prend de la manière suivante. On commence, à moins que le mal ne reste encore borné à la surface de la peau, par faire sur la tumeur des scarifications étendues à toute la profondeur de la gangrène, et non au-delà, ce qui aurait l'inconvénient de causer inutilement beaucoup de douleur, et pourrait exposer à une hémorrhagie incommode; puis, avec des ciseaux, on enlève les lambeaux gangrénés. Par ce moyen, on se met à même de porter la cautérisation jusqu'aux parties saines. Cela fait, on essuie avec des bourdonnets de charpie le fond des plaies, et immédiatement après, on y porte un bouton de feu rougi à blanc, qu'on y tient pendant un temps convenable. Si une première application n'est pas suffisante, on en fait une seconde, une troisième et plus.

Quand on préfère l'emploi du caustique, il faut en choisir un dont l'action soit énergique et n'expose point les malades à l'absorption de principes délétères. Par cette raison, il convient de rejeter l'usage de la potasse caustique ou des préparations salines mercurielles, et d'avoir recours au beurre d'antimoine, à l'acide hydrochlorique ou sulfurique concentré, etc., qui peuvent, sans inconvénient, très-bien remplir le but auquel ils sont destinés. A cet effet, on trempe dans un de ces caustiques un bourdonnet de charpie d'un volume convenable, et on le place au fond de la plaie. On applique par-dessus un gâteau de charpie sèche, des compresses, et le tout est maintenu par un bandage roulé, médiocrement serré.

Quel que soit le mode de cautérisation employé, l'appareil appliqué de la même manière devra être levé au bout de cinq ou six heures, pour s'assurer si toute la partie affectée est complétement cautérisée. Dans ce cas, elle présente la forme d'une escarre sèche, noire, et continue, sans intermédiaire, jusqu'aux parties saines. En même temps, le gonflement circonvoisin a déjà un peu diminué, et la douleur cuisante a également cessé ou changé de caractère. Si, au lieu de tout cela, on observait encore autour de l'escarre l'auréole qui précède l'extension de la gangrène, il faudrait pratiquer une nouvelle cautérisation avec les précautions observées pour la première. Enfin, lorsqu'on a atteint tout le mal, le reste du traitement se réduit à panser simplement avec de la charpie, soit sèche, soit trempée dans une infusion de fleurs de sureau, de camomille, ou un autre liquide analogue. Ces pansemens devront être répétés au moins deux fois par jour.

Le traitement qui vient d'être indiqué suffit constamment pour la guérison de la pustule maligne, tant qu'il ne se développe aucun des accidens généraux, indices de l'absorption du virus charbonneux. Mais, quand ils se sont déjà manifestés, la cautérisation, qui est encore utile et doit toujours être employée comme détruisant une partie du mal, ne peut seule en arrêter les progrès. Il faut alors employer concurremment l'administration des remèdes internes.

Quelquefois, il existe une surcharge gastrique évidente. Ce cas exige l'usage d'un émétique, après lequel il peut être avantageux de donner un léger purgatif. Quant aux purgatifs violens ou réitérés, leurs effets constamment nuisibles doivent les faire rigoureusement proscrire. Il en sera de même des saignées.

L'indication d'évacuer une fois remplie, on doit sans délai, s'occuper à combattre les symptômes ataxo-adynamiques par les moyens les plus propres à en arrêter les effrayans progrès. Jusqu'à présent, on ne connaît aucune médication plus capable de conduire à ce but, que l'usage d'une forte décoction de quinquina simple ou acidulée avec de l'acide sulfurique, joint à l'administration intérieure du camphre. Pendant qu'on seconde ainsi les efforts de la nature, on panse les escarres, souvent énormes, avec de la charpie trempée dans une décoction de quinquina camphrée, on saupoudre les plaies avec du quinquina; les bandes et les compresses sont trempées dans la liqueur dont la charpie a été imbibée, et toute application émolliente est rejetée comme nuisible.

Par cette conduite, et lorsque les sujets sont doués d'une certaine vigueur, on voit leur état général s'améliorer, les escarres se borner, se détacher peu à peu, et enfin les plaies qu'elles laissent après être tombées arriver à une cicatrisation plus ou moins prompte. Mais le médecin doit savoir que le traitement entrepris après le développement des accidens généraux, lors même qu'il est dirigé avec le plus de méthode, cesse d'être seul assez efficace pour procurer la guérison. Loin de là, elle est toujours en grande partie due, quand elle a lieu, à la petite quantité de virus inoculé, à la résistance particulière que le sujet oppose à son absorption et aux efforts que fait la nature pour s'en débarrasser. Le traitement est au contraire tout puissant pendant la première époque du mal, et il faut reconnaître qu'autant il est efficace dans ce cas, autant il est précaire dans l'autre.

S'il est facile de guérir la pustule maligne prise à temps, il l'est encore plus de s'en préserver. Pour cela, il suffit d'avoir la précaution de ne jamais toucher immédiatement aucune portion des dépouilles appartenant à des animaux morts du charbon, et d'éviter avec soin de se souiller les mains ou toute autre partie du corps avec le sang ou le pus des tumeurs charbonneuses que l'on panse. Quand, tout en cherchant à s'en garantir, on n'échappe point au contact du liquide virulent, il faut sur-le-champ laver avec de l'eau savonneuse les parties sur lesquelles il aura pu être déposé, et les soumettre ensuite à une lotion avec le vinaigre, l'acide hydrochlorique, la solution de chlorure de chaux etc. Par ce moyen, on empêche avec certitude l'absorption du virus qui met toujours un temps plus ou moins long avant de pénétrer jusqu'à la peau, dont l'épiderme est intact.

A l'égard des animaux qui meurent du charbon, ils seront

enterrés de suite à une certaine profondeur, et on n'en prendra ni la peau, ni la laine. Mais les gens de la campagne, qu'un intérêt mal calculé porte à soigner leurs bestiaux malades avec une sorte de tendresse et à les toucher sans précaution, écouteront difficilement des conseils dont ils ne sont d'ailleurs pas toujours à portée d'apprécier l'importance. Ils se détermineront surtout avec peine à sacrifier jusqu'aux dépouilles des animaux que la mort leur aura enlevés, et une maladie qu'il serait aisé d'éloigner pour toujours continuera sans doute encore long-temps, à faire des victimes. (ROCHOUX.)

PUSTULES SYPHILITIQUES, s. f., *pustulæ syphiliticæ*. Éruption de boutons ou autres petites tumeurs se montrant sur la peau ou les membranes muqueuses, par suite de l'influence du virus syphilitique.

Si l'on en juge d'après Léonicenus, Conrad Gilinus, Torella, Devigo et tous les auteurs qui ont écrit les premiers sur la maladie vénérienne, les pustules ont été pendant long-temps le symptôme caractéristique et presque unique de cette infection. Aussi fut-elle dès son principe désignée sous les noms de *morbus pustularum* et de *grosse vérole*, à raison des énormes pustules qu'elle faisait naître presque exclusivement à tout autre symptôme.

Les éruptions de cause vénérienne se présentent sous des formes si variées, qu'il est fort difficile de les classer d'une manière satisfaisante et bien méthodique. Il n'est effectivement presque aucune affection cutanée chronique à laquelle elles ne puissent quelquefois ressembler sous beaucoup de rapports. Cependant elles offrent le plus communément des nuances de forme, de couleur; des variétés de siége ou relatives à l'ordre de leur apparition, qui sont propres à fixer l'opinion du praticien. Les pustules syphilitiques ayant été décrites sous des dénominations qui, pour n'être pas d'une exactitude rigoureuse, ne laissent pas que d'être consacrées par l'usage depuis plusieurs siècles, je vais essayer de donner une idée des divisions établies et généralement admises, me bornant à y apporter seulement quelques légères modifications.

Eu égard à leurs formes, il est des pustules qui ont été appelées miliaires, ortiées, lenticulaires, formiculaires, galeuses, plates, vésiculeuses, dartreuses; d'autres, d'après leur aspect, sont nommées croûteuses, humides, ulcéreuses; par rapport à leur marche, il en est de serpigineuses, de rongeantes et de stationaires.

1° Les *pustules miliaires* ressemblent, par la forme et le volume, a l'éruption miliaire non-vénérienne. La seule différence tient à ce qu'elles sont communément plus colorées, et que jamais elles ne sont accompagnées de fièvre.

2° Les *pustules ortiées* sont de très-légères élévations, la plupart dures et rénitentes, aplaties à leur sommet, tantôt rondes, tantôt irrégulières, et se confondant entre elles de manière à présenter différentes formes. Elles sont ordinairement de la couleur de la peau, d'autres fois un peu rosées et semblables aux ampoules produites par l'urtication. Accompagnées par un faible prurit, qui cède momentanément lorsqu'on passe légèrement la main sur l'endroit affecté, elles laissent des traces brunes après leur guérison. Jamais elles ne dégénèrent en ulcère, ni ne se couvrent de croûtes ; de simples écailles furfuracées les remplacent au moment de leur affaissement. Il est d'autres pustules dont les auteurs n'ont pas encore fait mention, mais que j'ai souvent observées, et qui se rangent naturellement parmi les éruptions ortiées. Elles sont d'une couleur brune qui contraste avec celle de la peau et y représente des marbrures, dont le froid augmente l'intensité, tandis que la chaleur tend à les effacer, phénomène tout-à-fait opposé à ce qui se remarque pour la plupart des exanthèmes fébriles aigus, mais qui est commun aux affections syphilitiques de la peau, lorsqu'elles consistent plutôt en des taches ou macules qu'en des pustules saillantes. Ce symptôme, comme le précédent, et les diverses espèces de dartres vénériennes, est souvent causé par la suppression d'un écoulement blennorrhagique. Il affecte plus particulièrement le visage, la poitrine et les extrémités.

3° Les *pustules galeuses* n'ont de ressemblance avec celles des affections psoriques ordinaires que par leur forme conique et leur volume ; car, au lieu d'offrir une vésicule limpide, séreuse comme elles, leur sommet se fendille, se dessèche et tombe en petites écailles. Du reste, cette éruption n'est accompagnée d'aucune démangeaison, et les recherches les plus minutieuses n'ont pu y faire découvrir l'insecte si bien décrit, mais si peu connu, auquel on a donné le nom d'*acarus scabiei*. Ce symptôme annonce presque constamment une infection ancienne. Ce sont des pustules de cette classe, ayant une base rouge, violacée, et dont le sommet présente un pus jaune, qui, lorsqu'elles se montrent au front, constituent ce qu'on désigne sous le nom de *couronne de Vénus.*

4° Les *pustules vésiculaires* ou *séreuses* sont un symptôme fort rare, et présentent des ampoules plus ou moins volumineuses, avec un cercle foncé en couleur à leur pourtour, la peau sous-jacente étant un peu gonflée. Elles contiennent un fluide le plus souvent clair et transparent, mais quelquefois d'un blanc de perle. Quand elles se vident, on les voit parfois se remplir; dans d'autres cas, et c'est surtout lorsqu'elles sont largement ouvertes, elles se dessèchent, se couvrent d'une légère croûte jaune ou de petites écailles. D'autres fois, enfin, elles se terminent par des ulcères qui guérissent lentement, et pour l'ordinaire avec beaucoup de difficulté.

5° Les *pustules lenticulaires* sont très-communes et présentent exactement la forme plate et légèrement bombée vers le centre de la graine dont elles empruntent leur nom. Toutefois, elles sont généralement un peu plus larges; leur couleur est brune, violacée, surtout si elles sont un peu anciennes; leur surface est lisse, satinée, et ne laisse exsuder aucune matière. Elles restent le plus souvent ainsi jusqu'à ce que le traitement les fasse disparaître; mais quand la maladie est long-temps négligée, il s'en détache de petites écailles formées par l'exfoliation de l'épiderme. Quelquefois elles se couvrent de petites croûtes sous lesquelles il se forme une cicatrice solide; dans d'autres cas, leur chute découvre de petits ulcères. Toujours elles sont consécutives. On les a vues parfois se détacher spontanément et en entier, ne laissant qu'une cicatrice légèrement excavée à la peau.

Les pustules merisées ont les mêmes caractères extérieurs que celles dites lenticulaires. Elles n'en diffèrent que par le volume, qui est plus considérable, et certaines fois aussi, en ce qu'il s'en trouve plusieurs de réunies en grappe sur un même pédicule. Du reste, ces deux sortes d'éruptions ont une couleur d'autant plus sombre qu'elles sont plus anciennes, et présentent une infinité de nuances, depuis le rouge obscur jusqu'au brun livide et au noir. Quand elles tendent à la résolution, leur couleur passe au jaune, comme on le voit aux ecchymoses et autres infiltrations sanguines sous-cutanées. Ce symptôme s'observe plus particulièrement sur les parties qui sont cachées par les vêtemens, telles que le tronc et les membres.

6° Les *pustules plates*, nommées aussi humides ou muqueuses, sont parfois primitives; mais le plus souvent elles sont symptomatiques d'une infection ancienne. Dans le premier cas, elles siégent sur les membranes muqueuses ou sur la peau qui avoisine leurs ouvertures, quand le virus a pu y être appliqué, et particulièrement au pudendum, sur le haut des cuisses, le pourtour de l'anus, et même souvent aux mamelons, chez les nourrices qui ont contracté la maladie d'un enfant infecté de chancres à la bouche. Lorsque les pustules humides sont consécutives, elles paraissent le plus ordinairement à la marge de l'anus, aux grandes lèvres, au scrotum ou sur le corps de la verge. Elles sont toujours aplaties, larges de trois à six lignes, d'une couleur rouge, plus foncée à leur circonférence que vers le centre, groupées et empiétant souvent les unes sur les autres. Leur surface est constamment humectée par une matière muqueuse, d'une odeur fade, nauséabonde, et pour ainsi dire *sui generis*. Elles se montrent peu sensibles au contact des corps durs. Les personnes malpropres y sont infiniment plus sujettes que les autres.

J'ai eu occasion d'observer sur un jeune enfant de deux ans, et qui paraissait les avoir gagnées en couchant avec sa mère, qui avait la peau couverte d'un éruption lenticulaire, des pustules humides d'une espèce particulière. Elles présentaient à leur centre une dépression bornée par un bourrelet circulaire, purulent, semblable à celui des boutons de vaccine, ou à quelques-uns de ceux qu'on voit dans la variole. Elles existaient aux parties génitales et sur les fesses, causaient de vives démangeaisons, et rendaient un liquide abondant et fétide. Le reste du corps offrait des pustules lenticulaires. Cet enfant a été guéri par l'usage du sirop de Cuisinier et d'un peu de calomélas.

Il y a des espèces de pustules humides consécutives moins régulières dans leurs formes, qui se développent en tubercules plus ou moins saillans, sur les bords de la langue, à la face inférieure de cet organe près du filet, ainsi qu'à la face antérieure des piliers ou du voile du palais et à la voûte palatine elle-même. Leur couleur est d'un rose pâle ou blanchâtre; elles sont larges de plusieurs lignes et s'élèvent peu au-dessus du niveau de la surface muqueuse. Je les ai long-temps prises pour des résultats de l'usage du mercure; mais les ayant plusieurs fois observées chez des sujets vierges de tout traitement antivénérien, et chez lesquels d'autres signes d'infection existaient, je n'ai pu en méconnaître la cause. Elles guérissent d'ailleurs fort bien par l'administration intérieure des remèdes antisyphilitiques, secondés par des gargarismes de même nature.

7° *Pustules squameuses.* — Elles sont d'un jaune cuivreux, tirant sur le brun, larges d'une à trois lignes, et font une très-légère saillie au-dessus du niveau de la peau. Il s'en détache de larges écailles épidermoïques, d'un blanc terne ou jaunâtre, qui adhèrent toujours plus au centre qu'à la circonférence, surtout quand le mal a commencé par un petit tubercule. Ces pustules, qui sont toujours indolentes, peuvent affecter toutes les parties extérieures du corps, mais elles s'observent presque exclusivement à la plante des pieds, à la paume des mains et au cuir chevelu; elles indiquent constamment une infection ancienne.

8° Les *pustules croûteuses* commencent, comme presque toutes les autres, par de très-petits boutons d'un rouge vif, passant bientôt à une teinte livide, qui s'agrandissent progressivement, et s'ouvrent à leur sommet. Elles se couvrent alors d'une calotte crustacée plus ou moins épaisse, de couleur jaune, grise, brune ou noirâtre, suivant qu'elle est plus ou moins ancienne, de forme arrondie, quoique rugueuse, produite par la dessiccation plus ou moins prompte de la matière qui s'en échappe, la peau environnante restant d'ailleurs toujours avec la nuance obscure des boutons qui lui servent de base. Sous cette croûte, qui n'adhère communément que par sa circonférence, et qu'on peut détacher en la couvrant pendant quelques heures avec un corps gras ou un mucilage épais propre à la ramollir, se trouve, pour l'ordinaire, un mamelon ulcéré qui faisait saillie sous la voûte qu'elle représentait. Ce champignon fournit bientôt matière pour la formation d'une autre croûte toute pareille. Quand le traitement antivénérien, que réclame toujours ce symptôme, est déjà avancé, la chute de cette dernière, lorsqu'elle est spontanée, laisse à découvert une cicatrice brune, un peu déprimée, et qui ne reprend qu'après plusieurs mois la couleur du reste de la peau.

Toutes les parties du corps peuvent être affectées de ces sortes de pustules, quoiqu'elles se remarquent plus particulièrement au cuir chevelu, au menton et derrière les omoplates. D'ailleurs il en existe une variété qui, siégeant de préférence sur les parties les plus couvertes de poils, telles que la tête, ne présentent que des croûtes d'un jaune d'ambre, demi-transparentes, de formes irrégulières, et jamais arrondies comme celles dont il vient d'être parlé. Leur base est constamment d'un rouge violet. Les unes et les autres sont consécutives.

9° Les *pustules ulcérées* ou *chancreuses* doivent toujours être regardées comme des symptômes certains d'une infection constitutionnelle. L'excavation qu'elles présentent paraît ordinairement à la chute d'une croûte de la nature de celles qui viennent d'être décrites. Cette chute, provoquée par des efforts indiscrets des malades, ou survenue spontanément par suite de la marche naturelle de la maladie, la croûte ne se renouvelle plus, sans qu'on puisse toujours en assigner la raison. Ces pustules sont stationnaires ou rongeantes. Dans ce dernier cas, elles gagnent en profondeur, ou s'agrandissent en tous sens, ou bien par un seul point de leur circonférence. Leur forme est tantôt arrondie, tantôt irrégulière. Toujours leurs bords sont durs, élevés, et coupés perpendiculairement; leur pourtour a la couleur violacée des inflammations chroniques de la peau; leur surface est grise, granuleuse, et souvent parsemée de points saignans; elles sont très-douloureuses et fournissent une suppuration sanieuse et roussâtre. On voit fréquemment des pustules de cette espèce sur le corps de la verge, le scrotum, le mont de Vénus et au menton. Assez souvent alors, elles n'ont jamais été couvertes de croûtes et sont élevées d'une ou plusieurs lignes, formant une espèce de champignon qui participe du chancre et de la pustule, et quelquefois même de la végétation, par les fongosités qui naissent dans certains cas de leur surface. Sous ce dernier rapport elles ont quelque analogie avec les excroissances qu'on observe dans le yaws ou frambœsia.

Les pustules ulcéreuses rongeantes détruisent quelquefois la peau, le tissu cellulaire, et finissent même par dénuder les muscles et les os. Dans tous ces différens cas, elles guérissent lentement et difficilement, en laissant des cicatrices difformes et ineffaçables.

10° *Pustules serpigineuses.*—Elles sont ordinairement couvertes, à leur début, comme la plupart des précédentes, de croûtes d'un gris noir, et présentent toujours à leur base la couleur brune violacée caractéristique de presque toutes les éruptions syphilitiques. Ce nom leur a été donné parce qu'elles s'étendent d'un côté, tandis qu'elles se guérissent de l'autre. On les voit ainsi cheminer et tracer sur la peau, par la couleur sombre de leurs croûtes, et par celle que laissent leurs cicatrices sur les parties où elles ont existé, des circonvolutions variées, des dessins en spirales qui figurent, jusqu'à un certain point, les replis d'un serpent. Les pustules ulcérées dont il vient d'être question présentent aussi quelquefois ce caractère.

Ces sortes d'éruptions sont, sans aucune exception, occasionnées par une infection ancienne et long-temps négligée, et siégent principalement sur le dos ou à la partie antérieure de la poitrine.

11° Les *pustules dartreuses*, ou dartres vénériennes, sont très-variées dans leurs formes, et offrent beaucoup de difficulté pour le diagnostic. En effet, n'ayant pas constamment les caractères spécifiques propres à les distinguer des maladies herpétiques ordinaires, le médecin le plus perspicace est parfois embarrassé pour en déterminer la nature, à moins que des aveux sincères de la part du malade, ou la coexistence de quelques autres symptômes d'infection ne contribuent à dissiper ses doutes.

a. Au nombre de ces affections, je placerai, d'après les docteurs Willan et Th. Bateman, une variété du lichen livide, dont les papules sont d'un rouge obscur, beaucoup plus nombreuses, et plus généralement répandues que dans le lichen ordinaire, se portant toutefois particulièrement sur le front, vers la racine des cheveux, au menton (*mentagra*), sur les côtés du nez et sur le tronc. L'éruption est disséminée d'une manière uniforme, ou les petites pustules qui la constituent sont rassemblées par groupes, et forment des taches de formes irrégulières, qui se couvrent rarement de croûtes, mais qui finissent quelquefois par s'exulcérer si l'on ne s'y oppose par un traitement convenable.

b. La dartre de la marge de l'anus, connue sous le nom de *prurigo podicis*, est souvent un symptôme vénérien des plus incommodes. Elle succède fréquemment à une blennorrhagie mal traitée, et s'étend assez ordinairement le long du périnée, jusqu'au scrotum et à la partie supérieure et interne des cuisses.

Sa couleur est d'un brun cuivré; la démangeaison qu'elle occasione est extrême, surtout pendant la nuit, et il en résulte souvent des excoriations fort incommodes, principalement aux parties qui sont contiguës et éprouvent des frottemens pendant la marche, ou qui sont trop rudement grattées. Lorsque le mal est arrivé à ce degré, il s'en écoule une humeur ichoreuse qui se concrète en partie, et offre l'aspect de la couenne blanchâtre qui couvre les ulcères vénériens de la gorge. Enfin, les douleurs occasionées par cette maladie sont extraordinairement vives, et forcent souvent à garder le lit. Le traitement antivénérien est, dans ce cas, d'une efficacité certaine et très-prompte. Les seules applications extérieures de la pommade mercurielle suffisent communément pour apaiser le prurit.

c. Prurigo du pudendum. — Les femmes infectées sont sujettes à une espèce de dartre qui se fixe spécialement sur les bords des grandes lèvres et l'orifice du vagin, où elles occasionent des démangeaisons intolérables, surtout pendant la nuit. L'éruption qui la caractérise se reconnaît à de petits boutons d'un rouge foncé, réunis en grappes plus ou moins considérables, distribuées sur les grandes et les petites lèvres, et parfois s'étendant jusqu'à la face interne des cuisses. Quand elle est ancienne, la partie de la peau qui en est affectée prend une teinte brune ou livide uniforme. Cette maladie ne doit pas être confondue avec le prurit génital des femmes enceintes, ni avec celui qu'on observe si fréquemment à l'époque de la cessation des règles, lorsque l'utérus est le siége d'un engorgement utérin chronique. La différence, il faut en convenir, sera, dans bien des cas, fort difficile à établir; mais si les caractères syphilitiques ne sont pas assez tranchés, on pourra s'éclairer par des informations sur les circonstances antécédantes, et s'assurer s'il n'existe pas concurremment sur d'autres parties du corps, ou dans la manière dont s'exécutent certaines fonctions, des traces moins équivoques de syphilis.

d. Le prurigo, ou dartre du prépuce, est aussi souvent dû à l'existence d'une infection syphilitique ancienne. Les bains et les soins de propreté la font fréquemment disparaître; mais elle est très-sujette à retour, et, dans nombre de circonstances, très-opiniâtre. Des renseignemens exacts sur les circonstances commémoratives mettront à même de distinguer cette affection des dartres préputiales qu'on voit souvent chez les vieillards, et

qui, si elles sont négligées, peuvent occasioner une dégénérescence squirrheuse du prépuce, et parfois de toute la verge.

e. Taches cuivreuses.—Quelquefois dues à l'existence du virus
vénérien, ces taches n'ont pourtant aucun caractère pathognomonique et constant au moyen duquel on puisse, dans tous
les cas, les distinguer d'une manière certaine de celles qui
tiennent à une disposition dartreuse idiopathique, à l'engorgement du foie, ou bien à l'irritation chronique des intestins,
comme celles qu'occasione la présence du tœnia, dont on rencontre d'assez fréquens exemples, et qui sont désignées sous les
noms de taches cuivrées ou hépatiques. On sera, du reste, d'autant plus porté à les attribuer à l'infection, qu'elles seront d'une
couleur plus brune, et que le malade aura éprouvé antérieurement des accidens vénériens dont le traitement pourrait avoir
été négligé. Ces éphélides sont d'une couleur jaune ou brune,
souvent plus foncée à la circonférence qu'à leur centre, et présentent quelquefois de très-petites écailles furfuracées. Elles
siégent presque toujours au cou et à la région antérieure de la
poitrine, quoiqu'on en voie souvent au front et à diverses autres
régions du corps, telles qu'au cuir chevelu, où elles déterminent
souvent une espèce d'alopécie partielle ou d'ophiasis.

12° *Taches formiées* ou *formiculaires.*—Ce symptôme syphilitique, qu'on a assez légèrement placé dans la classe des pustules, ne consiste qu'en une simple modification de la couleur
de la peau, sans aucune altération dans l'épaisseur et la consistance du point affecté. Ces taches sont d'un rouge brun, et
ressemblent à des pétéchies, ou aux ecchymoses légères que laisse
la piqûre des fourmis, des puces ou des punaises, lorsque le
gonflement qu'elle a occasioné dans le premier moment est
tout-à-fait dissipé. Comme chez ces dernières, leurs progrès
vers la guérison se reconnaissent à l'affaiblissement de la couleur
foncée qui les caractérise, laquelle passe du brun au violet, du
violet au jaune, et finit par se dissiper entièrement.

Les auteurs ont décrit un nombre encore plus considérable
de pustules vénériennes; mais comme elles se sont jusqu'à présent refusées à une classification bien rigoureuse, je pense que
le tableau que je viens de tracer est susceptible d'admettre dans
ses cadres toutes celles qui peuvent s'offrir à notre observation.

Les pustules syphilitiques, du reste, ne se montrent pas toujours avec un type unique dans la même maladie; car on voit

souvent, par exemple, sur un seul sujet, des dartres, des pustules lenticulaires, et des pustules ulcérées, toutes dépendantes de la même cause. En général, elles ne sont jamais accompagnées de fièvre, quoique dans certaines circontances rares, lorsque l'éruption en est abondante et brusque, elle puisse avoir été précédée par un léger mouvement fébrile. Il existe alors une certaine perturbation, dont leur apparition est la crise. C'est probablement aussi par des causes analogues qu'à l'occasion de tout grand changement dans l'économie, tel que ceux qu'amènent la puberté, la grossesse et la cessation des règles, époques de grands troubles dans les fonctions, des symptômes de cette nature, dont la cause existait surement d'une manière latente depuis nombre d'années, apparaissent bien souvent avec une violence comparable à celle qui signale l'irruption de certains exanthèmes fébriles aigus.

Les pustules syphilitiques, dont le siége immédiat est dans le tissu vasculaire de la peau, sont fréquemment aussi précédées de démangeaisons, de douleurs ostéocopes, de céphalées nocturnes, dix ou quinze jours à l'avance, et quelquefois même, quoiqu'en général ces symptômes précurseurs perdent communément de leur intensité aussitôt que l'éruption paraît, elles les accompagnent de manière à ne laisser aucun doute sur leur nature réelle.

Les pustules commencent toutes par de petites taches rouges qui croissent, s'élèvent et prennent ensuite différens aspects, de telle sorte qu'au moment où l'éruption débute, on ne peut prévoir quelle sera sa forme définitive, et dans quelle classe on pourra la ranger. Il est facile alors de la prendre pour une affection non vénérienne. Ce ne peut être qu'après quelque temps, lorsqu'elle a atteint tout son développement et, par conséquent, revêtu les caractères qui lui sont propres, qu'on peut en connaître la nature réelle. Il faut toutefois avouer que le plus souvent, comme les pustules sont tout-à-fait indolentes, on ne peut s'apercevoir de leur existence que lorsqu'elles sont déjà entièrement développées, et, dans ce cas, il ne peut plus y avoir, pour l'ordinaire, de doute sur leur origine.

Le pronostic des pustules doit varier suivant qu'elles sont primitives ou consécutives, ainsi qu'en raison de leur espèce particulière, de l'ancienneté de la cause qui les a produites, de la nature des complications qui peuvent exister, et des traitemens qui auront été administrés antérieurement. Nous entrerons dans quelques détails à cet égard en nous occupant de leur traitement.

Le traitement des pustules syphilitiques se divise en interne et en externe.

Le premier, qui doit toujours être celui des affections vénériennes anciennes et constitutionnelles, excepté dans les cas assez rares de pustules plates ou muqueuses primitives, se compose de l'administration d'une forte décoction de salsepareille ou de gayac, ou bien des deux substances réunies, à la dose de deux à trois onces pour une pinte et demie d'eau, qu'on fait réduire d'un tiers sur un feu doux, après une macération de douze heures, tisane à laquelle on ajoute l'emploi du mercure en friction, ou mieux encore sous forme de deuto-chlorure, dissous dans suffisante quantité d'eau distillée. On y joint souvent avec avantage l'usage de quelques purgatifs doux. Lorsque la maladie a été déjà vainement traitée par les mercuriaux, il est souvent convenable, plutôt que de revenir à ces remèdes, de s'en tenir aux sudorifiques, en y associant les acides minéraux, le quinquina, la douce-amère, ou le sulfure d'antimoine natif. La tisane de Feltz, qui présente cette dernière combinaison, est principalement indiquée dans ce cas; et j'ai vu celle d'Arnou, et l'eau de Pollini, dont la composition en diffère peu, suivant toutes les apparences, avoir des résultats presque miraculeux dans plusieurs circonstances où les traitemens les plus rationnels et les plus méthodiques avaient complétement échoué.

Enfin, il est des individus chez lesquels l'opiniâtreté des pustules vénériennes pouvant être attribuée à une complication dartreuse, comme il est probable que cela a lieu dans presque toutes celles qui affectent la forme de lichen, d'éphélides et de taches cutanées, il convient d'administrer concurremment le soufre à l'intérieur, et, vers la fin du traitement, le sulfure de potasse sous forme de bains et de lotions.

Le traitement local des pustules est susceptible de varier, selon l'espèce particulière d'éruption à laquelle on a affaire. Les pustules ortiées, les taches formiculaires, n'en nécessitent même aucun; car elles s'effacent ordinairement par la seule influence du traitement antisyphilitique général, aidé par quelques bains tièdes et un régime adoucissant.

Les pustules miliaires cèdent pour l'ordinaire à la médication ci-dessus ; mais celles connues sous les noms de lenticulaires et de galeuses se montrent parfois plus persistantes, quoiqu'elles s'éteignent souvent aussi avec une étonnante promptitude dès la première quinzaine du traitement général. Dans le cas où l'on est parvenu à la moitié du temps qu'on croyait nécessaire à leur guérison sans qu'elles présentent des signes bien marqués d'amélioration, il faut ajouter à l'usage des remèdes généraux celui des bains mucilagineux, les lotions et les applications émollientes, et plus tard les onctions journalières avec le cérat de Saturne, l'onguent mercuriel pur ou affaibli, le cérat soufré, la graisse oxygénée ou la pommade citrine. Du reste, l'éruption résiste d'autant plus qu'elle est plus ancienne.

Les pustules vésiculaires ou séreuses, quand elles sont indolentes, ne réclament pas d'autre traitement local que les bains. Lorsqu'elles sont douloureuses, enflammées, il convient d'y joindre les lotions anodines avec la décoction de racine de guimauve et de tête de pavot, ainsi que les cataplasmes émolliens pendant la nuit. Dans le cas où l'épiderme se détache, le pansement doit se faire avec le cérat de Goulard bien frais, et fréquemment renouvelé. Ces pustules se dessèchent communément peu après qu'elles sont ouvertes ; mais si elles s'ulcèrent un peu profondément, un traitement local particulier devient indispensable. Il en sera parlé plus bas en nous occupant des pustules chancreuses ou ulcérées.

Les pustules plates ou humides, qu'elles soient primitives ou consécutives, disparaissent le plus habituellement avec facilité par l'influence du traitement général spécifique, secondé par l'usage fréquent des bains et les soins de propreté. Néanmoins si, malgré cela, elles restent stationnaires, on peut hâter beaucoup leur résolution en les couvrant avec un linge fin trempé dans une solution souvent renouvelée de deuto-chlorure de mercure, de sulfate de zinc, ou dans l'eau phagédénique, ou bien avec un peu de cérat mercuriel, à parties égales. Celles qui s'excorient par les frottemens et la malpropreté, rentrent dans la catégorie des pustules ulcérées, dont il va être question. Donnent t-elles naissance à des végétations, la résistance est souvent plus grande, et l'on est parfois obligé de les attaquer par les caustiques ou l'instrument tranchant.

Les pustules écailleuses, quoiqu'elles annoncent toujours une infection ancienne, s'effacent le plus ordinairement par le seul bénéfice du traitement anti-vénérien général et des bains tièdes. Si elles se montraient rebelles, quelques frictions locales avec la pommade de Cirillo, ou autre du même genre, parviendraient bientôt à les faire disparaître.

Les pustules croûteuses sont infiniment plus opiniâtres, et nécessitent toujours un traitement local. D'abord ce sont des applications émollientes, telles que fomentations ou cataplasmes de graine de lin, l'huile et les graisses récentes, pour faire tomber sans efforts la matière crustacée qui les couvre, les corps gras anciens ayant l'inconvénient d'occasioner des démangeaisons, et même quelquefois l'apparition de nouveaux boutons sur la peau. Vers le milieu du traitement général, on substitue à ces topiques l'onguent napolitain double, ou tout autre dans lequel on fait entrer l'encens et la litharge, quand, après la chute des croûtes, les parties qu'elles couvraient tardent trop à se dessécher.

Les pustules ulcérées ou chancreuses se guérissent communément avec assez de facilité, dans les cas les plus simples, par le moyen du traitement local qui vient d'être tracé, lorsqu'en même temps l'administration méthodique des anti-vénériens généraux se fait pendant un temps convenable. Mais lorsque les ulcères sont anciens, et qu'ils ont déjà rongé jusqu'à une certaine profondeur, la guérison se fait souvent attendre trois ou quatre mois, et même plus. Des lotions opiacées, celles avec une décoction très-chargée de bois sudorifiques animée avec la solution de Van-Swieten, ainsi que les fumigations de cinabre, les pansemens avec le précipité rouge, le proto-sulfate ou l'iodure de mercure, sont des moyens propres à hâter la cicatrisation. Si dans cette circonstance le malade a été épuisé par les progrès de la maladie, ou par des alimens de mauvaises qualité, on lui prescrit avec avantage les analeptiques et les fortifians. Les sujets forts et robustes doivent être soumis à un régime tout opposé.

Avant de passer outre, je dois faire remarquer ici que, pour éviter les répétitions, je fais aussi mention, en parlant des remèdes locaux appropriés à chaque espèce de pustules, de quelques autres agens thérapeutiques, qui, bien qu'administrés par la voie interne, méritent cependant d'être recommandés, parce qu'ils sont généralement reconnus pour exercer une action spéciale sur telle ou telle forme d'éruptions, quelle qu'en soit d'ailleurs l'origine, n'ayant eu d'autre intention, dans ce que j'ai dit du traitement général, que de parler de celui exigé par la cause unique, commune à toutes celles qui m'occupent en ce moment, c'est-à-dire la contagion syphilitique.

Les pustules serpigineuses, celles qui se guérissent d'un côté et s'étendent de l'autre, qu'elles soient ulcérées ou simplement croûteuses, sont en général beaucoup plus rebelles que toutes les autres. Elles restent souvent, malgré tous les traitemens, plusieurs mois dans un état d'irritation et d'accroissement considérables, et parfois même pendant des années. On leur voit fréquemment alors parcourir une grande partie de la surface du corps, et bien souvent encore elles se trouvent liées avec un état de cachexie syphilitique qui entraîne quelquefois la perte des malades. Quand ces pustules sont très-douloureuses, les applications émollientes et narcotiques sont tout-à-fait indispensables; après quoi on associe à ce pansement l'eau phagédénique, la solution simple de sublimé, le cérat mercuriel avec addition d'extrait de jusquiame, et autres moyens analogues. Mais comme elles se montrent habituellement très-opiniâtres, on est obligé de varier souvent les remèdes tant internes qu'externes, et, tout en combinant avec les antisyphilitiques les plus puissans les purgatifs et ce qu'on est habitué à nommer les dépuratifs, en usage contre les affections herpétiques, à la nature desquelles ces sortes de pustules participent fréquemment, on passe successivement à l'usage extérieur du quinquina, du charbon pulvérisé, du vinaigre, de l'égyptiac, du précipité rouge. On va quelquefois jusqu'à toucher les ulcères avec l'hydrochlorate d'antimoine, l'acide nitrique, le nitrate d'argent ou de mercure, et même le cautère actuel. Il est peu de ces moyens qui ne comptent des succès; mais on se trouve toujours obligé à des tâtonnemens, parce qu'aucun d'eux ne réussit d'une manière constante. Il faut d'ailleurs ne pas négliger de favoriser leur action locale par l'administration des préparations de soufre, du sulfure d'antimoine en poudre, à la dose d'un scrupule à un gros par jour, par l'usage des amers ou d'une tisane sudorifique, comme celle de Feltz ou de Vigarons, à quoi on doit toujours ajouter un régime adoucissant très-sévère, et, si faire se peut, le changement d'air.

Ce symptôme vénérien présente en général beaucoup d'anomalies dans sa marche : ainsi, quelquefois après avoir résisté long-temps à l'action des remèdes les mieux combinés selon toutes les apparences, il cède enfin, et la cicatrice s'opère avec une célérité étonnante sans qu'on puisse en saisir la vraie cause. Dans certains cas des pustules restent stationnaires à côté d'autres qui disparaissent brusquement ; d'autres fois la surface ulcérée se trouve inopinément frappée de mortification, et, à la chute des escarres, les chairs bien détergées annoncent une prompte guérison. Assez souvent enfin il en est qui reparaissent après un ou plusieurs mois, malgré la continuation des remèdes les mieux indiqués.

Les éphélides ou taches cuivreuses s'effacent d'autant plus facilement qu'elles sont plus récentes, ce qu'on peut reconnaître, et, pour ainsi dire, prévoir à l'avance toutes les fois que leur couleur est peu foncée. Mais quand elles résistent après la destruction du vice intérieur, l'on parvient à les faire disparaître par les bains d'eau de mer, ou en les frottant avec l'eau alumineuse, l'eau saturée de sel commun, l'eau de chaux, ou bien encore avec du jus de citron ou de l'acide acétique. Toutes les autres éruptions herpétiques qui dépendent également de l'existence du virus vénérien dans l'économie, ou tout au moins de la combinaison des deux dispositions syphilitique et dartreuse, réclament, indépendamment d'une prudente association des moyens internes propres à combattre les deux états morbides, l'emploi des remèdes externes appropriés à l'un et à l'autre. Ainsi, par exemple, après l'usage des topiques émolliens et des bains mucilagineux, on panse avec l'onguent mercuriel mélangé avec égale quantité de cérat soufré, avec la pommade de proto-sulfate de mercure ou d'iodure de mercure ; on fait des lotions avec les eaux sulfureuses, l'eau de chaux, celle de saturne, l'eau phagédénique, ou toute autre solution hydrargireuse ; on recommande les bains et les douches de Barèges ; enfin, on termine, dans les cas les plus opiniâtres, par toucher, une fois tous les quatre ou cinq jours, les surfaces où siège l'éruption avec le nitrate d'argent ou l'acide nitrique plus ou moins étendu.

Le prurigo syphilitique de l'anus et celui du pudendum sont pour l'ordinaire très-sensiblement améliorés par les onctions mercurielles locales, alternées avec des lotions stupéfiantes de jusquiame, de morelle ou d'opium gommeux. J'ai vu des malades affectés d'insomnie opiniâtre qui n'obtenaient des nuits

calmes que par ces moyens, et principalement par les onctions.
Le même traitement est applicable au prurigo de l'orifice du
prépuce; mais si, à raison d'une disposition particulière du
sujet, telle que l'âge ou un embonpoint excessif, la guérison
se faisait trop attendre, il conviendrait de faire l'excision de la
portion de peau sur laquelle se trouverait l'éruption.

Les pustules ou taches formiculaires disparaissent ordinairement par le seul bénéfice du traitement antisyphilitique général, sans qu'il soit nécessaire de recourir à aucune autre application locale que celle qui résulte de l'usage des bains ordinaires.

Les pustules syphilitiques consécutives, surtout lorsqu'elles
ont été couvertes de croûtes ou qu'elles se sont ulcérées, laissent toujours sur la peau des taches brunes, luisantes, qui ne
s'effacent qu'avec difficulté, et souvent après six mois seulement, quelquefois même après plus d'une année; ce qui est d'autant plus désagréable pour les malades, que la face, le cou et
beaucoup d'autres parties du corps, qu'on tient assez habituellement découvertes, sont très-exposées à conserver de semblables
stigmates. On peut espérer, du reste, d'en abréger la durée, en
même temps qu'on en diminue fréquemment l'intensité, en pratiquant matin et soir sur chaque pustule, aussitôt que les croûtes
sont tombées ou les ulcères cicatrisés, et principalement lorsqu'il
reste une base dure et engorgée, des frictions avec un liniment
composé d'une partie d'acide hydrochlorique sur huit d'huile
d'olive, en lavant et fomentant les parties affectées à l'eau froide
aiguisée avec un tiers de bon vinaigre, avec une solution d'hydrochlorate d'ammoniaque, ou bien, comme l'a fait avec succès
M. Cullerier oncle, avec de l'eau très-salée, rendue plus réso-
lutive par l'addition d'une certaine quantité d'alcohol. Ces
moyens, ainsi que les douches alcalines froides et les bains de
mer, conviennent également après la cessation des remèdes antivénériens généraux, quand bien même on n'aurait pas pris de
précautions à cet égard pendant leur administration, lorsque,
ce qui arrive le plus communément, les taches en question n'ont
pu être prévenues par leur seule influence.   (L. V. LAGNEAU.)

PUSTULEUX, adj., *pustulosus;* qui a rapport aux pustules,
qui est de la nature des pustules, qui est accompagné de pustules : *maladie, éruption pustuleuse.*

PUTRÉFACTION, s. f., *putrefactio,* σηψις. On donne ce
nom à la décomposition qui s'établit spontanément, et sous

l'influence de certaines conditions, au sein des corps organisés privés de vie; décomposition accompagnée de la production de substances nouvelles, et surtout de vapeurs et de gaz remarquables par leur fétidité.

Quelques auteurs donnant au mot *putréfaction* une acception plus restreinte, ne comprennent point les végétaux dans la définition qui précède; la lenteur de leur décomposition, l'obscurité de ce travail intestin, opposées au mouvement rapide et apparent qui dissocie les élémens des substances animales pour les rendre à des combinaisons nouvelles, semblaient justifier la distinction qu'on voulait établir, et qu'on appuyait d'ailleurs sur la différence des produits de la destruction dans l'un et l'autre cas. Cette distinction cependant ne paraît pas fondée (en théorie au moins). La nature du phénomène est toujours la même, quel que soit l'être organisé qui se décompose; ee sont toujours les affinités chimiques qui sollicitent la dissolution de principes immédiats formés sous l'influence de la vie, et qui ne se maintenaient qu'à la faveur du jeu des organes. L'humidité des tissus animaux, la présence chez eux d'un principe particulier, l'azote, expliquent et la rapidité plus grande de leur putréfaction et la nature des nouveaux composés qui en résultent. Aussi, observons-nous des phénomènes analogues chez les végétaux azotés d'une texture molle et humide, lorsque la vie a cessé de les animer, et qu'ils sont placés dans des circonstances favorables.

Tout mouvement spontané qui s'excite dans un corps et qui donne naissance à des produits qui n'y existaient pas, est regardé par les chimistes comme une fermentation. Ces deux conditions sont réunies dans la décomposition des êtres organisés; aussi n'a-t-on vu dans ce travail qu'une espèce de fermentation : on la nomme *fermentation putride ;* on l'avait aussi nommée *fermentation ammoniacale ;* mais, l'ammoniaque n'en étant pas l'unique produit, cette dénomination est vicieuse.

Quelque intérêt que présentât la recherche des causes prochaines d'un phénomène aussi remarquable, on ne pouvait guère en saisir la théorie avant les découvertes qui ont changé la face de la chimie. L'art de recueillir et d'analyser les gaz, et (ce qu'on n'eût pas supposé quelques années auparavant) la connaissance de la composition de l'air atmosphérique étaient des conditions indispensables à l'explication de la fermentation putride. Fourcroy fit la plus heureuse application de ces progrès récens à l'étude de la putréfaction, à l'air libre; il trouva naturellement dans la composition des substances animales les élémens des produits nouveaux qui se dégagent ou restent fixes; mais il restait à indiquer quels sont les résultats de la décomposition dans les différens autres milieux; et, comme on le verra, cette lacune n'a encore été qu'imparfaitement remplie.

Nous examinerons successivement dans cet article : 1° les circonstances qui peuvent accélérer, retarder ou arrêter complétement la putréfaction, 2° les phénomènes, les produits et la théorie de la putréfaction dans les différens milieux ; 3° si la putréfaction peut se développer dans les corps jouissant de la vie ; 4° quels effets la putréfaction produit sur l'économie animale; 5° nous terminerons en exposant les applications à la médecine légale dont ce sujet est susceptible.

§ I. *Des circonstances qui peuvent accélérer, retarder ou arrêter complétement la putréfaction.* — Elles sont relatives : 1° à la température, 2° à l'état hygrométrique du milieu dans lequel le corps est plongé; 3° à l'état actuel de ce corps; 4° a la nature du milieu.

1° *Influence de la température.* — Une chaleur modérée est une des conditions les plus favorables à la décomposition putride. C'est surtout de 15° à 25° que son influence s'exerce avec le plus d'avantage. La chaleur agit en diminuant l'attraction, la cohésion qui réunit les élémens des substances animales ; elle les livre à de nouvelles combinaisons. Si la chaleur est plus forte, elle cesse de favoriser la putréfaction, parce qu'elle produit l'évaporation rapide des liquides, et qu'elle tend à dessécher la partie. Or, nous verrons plus loin que l'humidité est nécessaire à la fermentation putride. A une température plus élevée encore, à 50+o et au-dessus, ce phénomène ne se manifeste plus. La chaleur n'agit pas, dans ce cas, uniquement en favorisant l'évaporation, car l'immersion des substances animales dans des liquides dont on a élevé la température, arrête leur putréfaction et les rend moins propres à l'éprouver de nouveau. La chaleur a sans doute, à ce degré, pour effet, de coaguler l'albumine, et de donner naissance à des composés moins putrescibles. Une température peu élevée, de 3° à 4°+o, par exemple, retarde constamment l'invasion de la putréfaction et en ralentit la marche. Lorsque le thermomètre est au-dessous de o, la putréfaction est complétement arrêtée, et les substances animales peuvent se conserver indéfiniment. Des animaux entiers placés dans ces conditions par des révolutions de la surface de notre globe, se sont conservés pendant plus de six mille ans. Du reste, il est à noter que les cadavres gelés se putréfient promptement aussitôt que la température s'élève autour d'eux.

2° *Influence de l'état hygrométrique.* — L'humidité exerce une puissante influence sur le développement de la putréfaction, on peut même dire que son intervention est indispensable. Nous ferons remarquer à ce sujet, que dans le cas même où le milieu dans lequel est le corps qui se décompose ne contient pas d'eau en quantité notable, l'humidité naturelle de la partie rétablit cette condition. Comment agit l'eau pour favoriser la putréfaction? Elle ramollit les tissus organiques, elle diminue leur cohésion, elle peut d'ailleurs solliciter la décomposition par la tendance qu'elle a à s'unir avec quelques-uns des produits de la fermentation putride. L'eau ne paraît pas se décomposer; l'espèce de déliquium dans lequel tombent les corps qui se putréfient indique, au contraire, qu'il s'en forme une nouvelle quantité. Si l'humidité est extrême, elle cesse de hâter la putréfaction, mais cela rentre dans les cas où le corps est submergé, et j'y reviendrai plus loin.

3° *Différences provenant de l'état du cadavre.* — Les corps de plusieurs individus qui ont cessé de vivre à la même heure, transportés dans la même salle, exposés aux mêmes conditions de température et d'humidité, présentent quelquefois des différences considérables dans l'époque et la marche de leur décomposition putride. Quelques-unes des circonstances auxquelles ces variétés se rattachent sont parfaitement appréciables, quelques autres ne peuvent être ni calculées ni prévues. Voici ce que l'observation et le raisonnement apprennent à ce sujet : lorsque la mort a été prompte, lorsqu'elle est survenue après une maladie aiguë, le cadavre se putréfie, toutes choses égales d'ailleurs, plus promptement que si elle est survenue après une maladie chronique qui a exténué le corps. Les cadavres des jeunes enfans se putréfient plus facilement que ceux des adultes, ceux-ci plus rapidement que ceux des vieillards. Les cadavres d'individus replets se décomposent beaucoup plus rapidement que ceux des individus maigres. Il est facile de se rendre compte de ces faits par ce qui précède. Il est évident que la prédominance des humeurs sur les solides du corps chez les hommes replets, les enfans, explique suffisamment leur décomposition rapide. C'est en raisonnant toujours d'après ces données que l'on comprend pourquoi la putréfaction s'empare plus lentement du cadavre d'un individu mort par hémorrhagie que de celui dont les vaisseaux sont distendus par le sang, comme on le voit après quelques asphyxies; pourquoi les parties dans lesquelles l'irritation, l'inflammation avaient attiré le sang se pourrissent promptement, pourquoi le même phénomène se développe avec plus de vitesse dans les organes contus, ecchymosés, engorgés. La putréfaction marche aussi plus rapidement dans les régions qui ont éprouvé des solutions de continuité, soit que les plaies aient été faites pendant la vie ou après la mort, comme on le voit par les expériences dont les résultats sont consignés dans mes leçons de médecine légale.

La destruction des cadavres est encore avancée dans plusieurs cas par les larves qui proviennent de la ponte de quelques insectes, et notamment de la mouche carnière.

Toutes les parties du corps ne deviennent pas en même temps le siége de la putréfaction. Les organes digestifs sont le plus souvent les premiers à l'éprouver. Les matières à demi décomposées qui les parcouraient avant la mort s'altèrent bientôt lorsque les fonctions du canal intestinal ont cessé. La putréfaction gagne rapidement et les viscères et les parois qui les recèlent; ces dernières prennent une teinte verte et se laissent distendre par des fluides élastiques, lorsque les autres parties du corps conservent encore et leur consistance et leur couleur. Le cerveau, la rate, les organes mous, en général, et abreuvés de sucs subissent assez promptement la fermentation putride.

Tous ces faits sont faciles à concevoir, et le raisonnement seul les eût fait prévoir. Mais comment se rendre compte de l'invasion prompte et de la marche accélérée de la putréfaction, après certaines maladies pyrétiques auxquelles on a si long-temps assigné le nom de putrides, et dans quelques autres affections encore indéterminées?

4° *Influence de la nature du milieu dans lequel le corps est plongé.*—La putréfaction marche avec beaucoup plus de rapidité dans l'air que dans les autres milieux. Bien des causes précipitent alors le travail destructeur; l'air fournit l'oxygène, qui se combine avec les élémens des matières animales ; il emporte les produits volatils à mesure qu'ils se forment et qu'ils se dégagent. On conçoit qu'il peut agir encore par sa température et par son état hygrométrique, mais nous en avons déjà parlé ; ajoutons qu'il faut aussi tenir compte de son mouvement, qui, s'il est rapide, peut dessécher la partie qui s'y trouve exposée. On ne connaît pas bien encore l'influence de la lumière : on a dit à tort, sans doute, d'après Galien, que les rayons lunaires hâtaient la décomposition des corps.

Des expériences comparatives sur la putréfaction de fœtus dans l'air et dans les gaz des fosses d'aisances nous ont montré : 1° qu'elle marche avec beaucoup de rapidité dans ces derniers ; 2° que, néanmoins, dans les premiers temps les progrès paraissent plus lents que lorsque les fœtus sont dans l'air atmosphérique humide ; 3° que la rapidité de sa marche dans les derniers temps, comparée à celle des parties exposées à l'air, tient probablement à ce que le gaz des fosses est toujours humide, et qu'il est difficile d'entretenir un pareil état dans l'air libre. M. Hildenbrant, dans une suite d'expériences sur l'action des fluides élastiques sur la chair morte, a mis en contact des portions de muscles de bœuf avec différens gaz, en prenant les précautions les plus minutieuses pour que toutes les autres conditions fussent communes. Voici quels en ont été les principaux résultats : 1° L'hydrogène, même saturé d'humidité, augmente la cohésion de la chair et retarde la putréfaction ; 2° l'oxygène a une action opposée ; 3° la chair s'altère et se liquéfie plus promptement dans l'oxygène mêlé d'azote, et par conséquent dans l'air atmosphérique, que dans l'oxygène pur ; mais la putréfaction, une fois commencée, marche plus vite dans ce dernier gaz, et les produits en sont plus infects ; 4° le gaz nitreux retarde le plus la putréfaction.—Vient ensuite l'hydrogène et puis l'acide carbonique. Nous indiquerons ailleurs quelques autres conclusions de ce mémoire, qui est contenu dans les *Annales de Chimie* (année 1810).

Les corps plongés dans l'eau se décomposent moins rapidement que ceux qui sont exposés à l'air ; mais il y aurait de l'absurdité à dire avec Bacher et Paracelse, qu'ils n'y subissent pas la fermentation putride. Des expériences faites au printemps à une température qui a varié de 11 à 17°, nous ont fait constater que des portions de fœtus placées dans de l'eau

non renouvelée y sont restées environ trente-sept jours avant
de parvenir à une décomposition presque complète, et que dix
jours ont suffi pour la putréfaction d'autres parties du même
fœtus exposées à l'air. L'altération marche un peu plus rapidement dans l'eau renouvelée tous les deux jours ou même
continuellement, que dans celle qui est stagnante. Il en est de
même à peu près dans l'eau des fosses d'aisances et sous une
couche légère de terre. Sa marche est plus rapide dans le fumier ;
vingt-deux jours ont suffi à la désorganisation presque complète du membre d'un fœtus qu'on y avait placé.

Les cadavres qui ont séjourné dans l'eau se putréfient très-
rapidement lorsqu'on les expose à l'air, chose importante à
connaître pour la médecine légale, relative aux noyés (*voyez*
SUBMERSION).

Un exposé des recherches de Bichat sur la rapidité plus ou
moins grande avec laquelle les divers tissus animaux soumis à
la macération cèdent au mouvement putréfactif devrait trouver
place ici, mais je suis forcé de renvoyer le lecteur à la source
même où j'aurais puisé, si je n'eusse craint de trop étendre
cet article.

Les corps que l'on exhume entiers à quatre pieds de profondeur s'altèrent dans leur partie intérieure avec une lenteur
assez remarquable, mais qui est loin d'être la même pour tous.
Un cadavre exhumé le 1er août 1823, trente deux jours après
avoir été enterré, nous montra le canal intestinal, le foie, la
rate, le pancréas, la vessie, les poumons, le cœur si bien conservés, qu'on aurait pu croire que la mort n'avait eu lieu que
la veille ; cependant la couleur verte noirâtre de la peau, la facilité de détacher l'épiderme, l'odeur fétide qui s'était exhalée de
la fosse, montraient que la décomposition avait commencé à
s'établir dans les parties extérieures. Quel est le temps nécessaire à la destruction complète des parties molles d'un cadavre
sous terre ? Les fossoyeurs disent que cela exige de trois à
quatre ans, d'autres portent jusqu'à six ans, le laps de temps
nécessaire à l'accomplissement de ce travail. Cette question ne
pourrait même pas être résolue par les exhumations de tous les
cadavres de nos cimetières, exhumations opérées plusieurs
fois ; ou plutôt ces recherches ont appris que cela varie d'après
des circonstances dont les unes tiennent au sol et les autres à
l'individu qui s'y trouve déposé. On lit dans les *Actes des Curieux*

de la Nature une observation de Limprecht intitulée : *De manu in sepulchro ultra sœculum ab omni putredine conservatâ.* L'auteur ajoute plus loin que, passant par un monastère de la Gaule narbonnaise, on lui avait fait voir des cadavres bien conservés qu'on avait depuis long-temps retirés de leurs sépulcres, et que les moines attribuaient leur conservation aux vertus de la terre dans laquelle on les avait ensevelis. Faber a communiqué à Fabrice de Hilden une observation intitulée : *De cerebro non putrefacto in cadavere quinquagenis annis sub terrâ reposito...* On connaît beaucoup de faits mieux avérés encore que ceux que je viens de citer.

Il est difficile de dire combien de temps il faut pour la destruction complète des os. On a trouvé à Saint-Denis les os du roi Dagobert, mort il y a près de douze cents ans; mais ils étaient dans un coffre de bois placé lui-même dans un tombeau de pierre, ce qui explique leur conservation. Haller dit dans les premières pages de ses *Élémens de Physiologie,* que le gluten (la gélatine) des os s'est conservé pendant deux mille ans dans des momies, tandis qu'à l'air ou dans des terrains humides, quelques siècles suffisent à sa destruction; alors les os se convertissent en poussière et disparaissent. Les dents résistent long-temps, l'émail est presque indestructible; il en est de même des cheveux et des autres parties épidermiques.

L'examen que nous venons de faire dans ce paragraphe, des circonstances qui peuvent accélérer, retarder ou arrêter complètement la putréfaction, nous apprennent comment agissent les moyens qu'on oppose à l'altération putride des matières animales. L'alcohol absorbe l'eau des chairs qu'on y plonge; les sels métalliques ont une action analogue, quelques-uns en outre se décomposent et forment avec ces matières des composés imputrescibles. Tel est le sublimé corrosif, qui se transforme en protochlorure de mercure, lequel, combiné avec les tissus organiques, les rend tout-à-fait réfractaires à la fermentation putride. Un courant d'air chaud et sec sur un sol léger, sablonneux, produira l'exsiccation des cadavres, et les convertira en momies, c'est-à-dire en matières animales sèches, inflexibles, cassantes, imputrescibles. Nous réalisons artificiellement une partie de ces conditions pour les préparations destinées aux collections anatomiques. Le *fumage* des viandes produit aussi leur desséchement, et les pénètre en outre d'un principe conservateur, l'acide pyroligneux. Le *tannage*, combinant la gélatine de la peau avec le tannin, donne naissance au cuir, qui est imputrescible. Il a déjà été question de la cuisson; si on y joint de suite la soustraction au contact de l'air, suivant le procédé de M. Appert, on peut conserver toute espèce de légumes, de poissons, de viandes, pendant des années entières. Presque tous les acides retardent ou empêchent la putréfaction des viandes. Nous avons déjà parlé de l'acide nitreux et de l'acide carbonique; ce dernier a long-temps été regardé comme un excellent antiseptique, d'après une théorie que nous exposerons plus loin. On sait enfin que les viandes marinées dans le vinaigre se conservent très-bien; on suppose que l'acide se combine avec la matière animale. Nous ne devons pas oublier d'indiquer ici les chlorures de chaux et de soude qui arrêtent de suite la putréfaction et anéantissent d'une manière si prompte et si avantageuse l'odeur fétide qui l'accompagne. Nous ne reviendrons pas sur ce que nous avons dit du froid; c'est par erreur qu'on a avancé que les individus empoisonnés par l'acide arsénieux devenaient imputrescibles; cet acide ne peut préserver de la putréfaction que les parties qui sont en contact avec lui; son action conservatrice ne s'exercerait donc, dans le cas d'empoisonnement, que sur quelques portions de l'estomac ou du tube digestif.

§ II. *Théorie, phénomènes et produits de la putréfaction.* — Quatre substances simples sont les élémens des matières animales, l'oxygène, l'hydrogène, le carbone et l'azote. Le soufre, le phosphore, quelques autres corps simples et quelques sels s'y rencontrent aussi dans certaines parties. Ces élémens réunis par l'action organique, dans des proportions variées, mais toujours telles que la nature inorganique ne nous les offre jamais, constituent les corps qu'on nomme principes immédiats des animaux, qui, à leur tour, entrent dans la composition des humeurs et des solides organiques. Les quatre premiers corps élémentaires que nous avons nommés, mis en présence les uns des autres, hors de l'influence de la vie, ne se combineraient jamais que dans des proportions définies, et de manière à donner naissance surtout à des composés binaires, comme l'oxygène avec l'hydrogène pour faire de l'eau, l'azote avec l'hydrogène pour faire de l'ammoniaque, le carbone avec l'oxygène pour faire de l'acide carbonique, etc.; ou si ces pro-

duits devenaient plus complexes, ils résulteraient de la réunion
encore en quantités définies de deux composés binaires en un
seul, comme l'ammoniaque avec l'acide carbonique, etc. Dans
les corps organisés, au contraire, la force assimilatrice luttant
contre les affinités chimiques, réunit trois à trois, quatre à
quatre, et d'une manière qui nous est peu connue, les élémens
primitifs pour donner naissance aux principes immédiats. Ceux-
ci sollicités à la fois et par le mouvement nutritif qui tend à les
maintenir, et par les lois physiques qui tendent à les dissoudre,
céderont à la dernière de ces forces, lorsque la mort aura anéanti
l'action de la première, leurs molécules constituantes engagées
dans de nouvelles combinaisons retourneront à la classe des
corps inertes dont elles avaient cessé de faire partie, et qu'elles
abandonneront peut être encore pour jouir d'une existence éphé-
mère dans quelque nouvel organisme. Macbride, chirurgien de
Dublin, avait donné une autre théorie, ingénieuse pour l'époque
à laquelle elle parut; le dégagement abondant de gaz pendant
la putréfaction lui avait paru prouver que la décomposition
était due à ce que l'*air fixe* (acide carbonique) abandonne les
matières animales; la restitution de ce gaz aurait pu, suivant
lui, opérer la restauration des chairs pourries. Il est évident
que Macbride a pris l'effet pour la cause, et qu'en outre il s'est
trompé en ne faisant mention que du dégagement d'acide carbonique. Cette théorie a eu de l'influence sur l'étiologie et la
thérapeutique de quelques maladies. C'est ainsi que la gangrène
fut regardée comme une conséquence du dégagement de l'air
fixe, et l'on trouve dans les mémoires et les prix de l'Académie
de chirurgie plusieurs articles rédigés dans l'esprit de cette
doctrine.

Les phénomènes et les produits de la putréfaction varient
suivant les milieux dans lesquels elle s'opère. Voici les phénomènes à l'air libre tels que Fourcroy les a exposés : « La substance animale se ramollit si elle était solide, devient plus
ténue si c'est un liquide; sa couleur change, et tire plus ou
moins vers le rouge brun ou le vert foncé; son odeur s'altère,
et après avoir été d'abord fade et désagréable, elle devient
fétide et insupportable. Une odeur ammoniacale se mêle bientôt à la première, et lui ote une partie de la fétidité; celle-ci
n'est que temporaire, tandis que l'odeur putride existant avant
elle, reste encore après et subsiste pendant toutes les phases de

la putréfaction. Les liquides se troublent et se remplissent de flocons ; les parties molles se fondent en une espèce de gelée ou putrilage ; on observe un mouvement lent, un boursouflement léger qui soulève la masse, et qui est dû à des bulles de fluide plastique dégagées lentement et en petite quantité à la fois. Outre le ramollissement général de la partie animale solide, il s'en écoule une sérosité de diverses couleurs qui va en augmentant ; peu à peu toute la matière fond ; le léger boursouflement cesse ; la matière s'affaisse, la couleur se fonce ; à la fin l'odeur devient souvent comme aromatique, et se rapproche même de celle qu'on nomme ambrosiaque ; enfin, la substance animale diminue de masse, les élémens s'évaporent et se dissolvent, il ne reste qu'une sorte de terre grasse visqueuse encore fétide. » Boissieu a divisé ce travail en quatre temps : 1° tendance à la putréfaction ; 2° putréfaction commençante ; 3° putréfaction avancée ; 4° putréfaction achevée. Nous n'exposerons pas les phénomènes de chaque période, pour éviter de nous répéter.

La description de Fourcroy nous présente les phénomènes de la putréfaction dans leur plus grande généralité, mais leur développement dans un cadavre entier donne lieu à une multitude de phénomènes secondaires provenant : 1° de ce que les gaz ne pouvant se dégager au moment de leur formation, distendent les organes creux ou s'infiltrent dans le tissu cellulaire, provoquent par leur élasticité une espèce de circulation des fluides, d'où résultent diverses excrétions, l'injection sanguine de quelques parties, la cruentation des plaies, etc. ; 2° de ce que les liquides devenant plus ténus et les solides plus perméables, il peut survenir diverses colorations, des ecchymoses, des épanchemens. Ces phénomènes ont été exposés à l'article CADAVRE de ce Dictionnaire ; nous n'en reproduirons pas la description.

La couleur verte et la distension par les gaz commencent ordinairement, comme il a été dit, à se manifester à la paroi abdominale ; le cou, la face, la poitrine sont successivement envahis, la peau des membres se colore un peu plus tard, l'épiderme se détache, et est soulevé par des amas de sanie brunâtre. On enlève quelquefois les ongles, en même temps que l'épiderme. La peau conserve encore la consistance au commencement de cette période, et si on la tiraille avec des pinces, elle résiste. Si l'on fait des incisions ailleurs qu'au bas-ventre, on trouve les muscles encore colorés en rouge, mais ils sont déjà ramollis, et s'altèrent promptement par le contact de l'air; ils deviennent gluans, verdâtres, ils rougissent le papier de tournesol. Les membranes muqueuses exposées à l'air y prennent une teinte grisâtre et se transforment bientôt en une bouillie qu'on enlève en la grattant. Toute texture disparaît à une époque plus avancée, et le cadavre ramolli se comporte comme il a été dit précédemment.

Un phénomène remarquable, mais peu constant, de la décomposition, est la phosphorescence qui se remarque surtout dans la putréfaction du bois de chêne et du saule, dans celle des poissons marins, et qu'on a observée aussi sur des cadavres humains.

Les produits de la décomposition à l'air libre sont très-nombreux, ce qui est dû à la présence de l'oxygène qui se combine avec plusieurs élémens des substances animales. Ces produits sont des gaz hydrogène carboné, sulfuré, phosphoré, de l'eau, de l'ammoniaque, de l'acide carbonique, du cabornate d'ammoniaque. Tous ces corps sont volatils, et s'échappent en entraînant une matière animale d'une odeur fétide, que quelques auteurs ont regardée comme un gaz particulier auquel ils ont donné le nom de gaz septique, nom qu'on a aussi donné à l'azote. D'autres produits sont fixes ou moins volatils; tels sont : de l'huile, de la matière grasse ou savon animal, de l'acide acétique, et enfin le résidu dont nous avons déjà parlé, résidu d'apparence terreuse, et cependant assez composé, puisqu'il contient des sels, une substance grasse charbonneuse, qui, distillée, donne une huile empyreumatique, du carbonate d'ammoniaque, et quelques phosphates terreux. Quoiqu'on ne puisse combiner que difficilement l'azote avec l'oxygène, cependant il se forme aussi des nitrates; ce n'est que par la putréfaction des matières animales qu'on peut expliquer leur existence dans les maisons long-temps habitées et dans les nitrières artificielles; l'azote et l'oxygène se combinent alors parce qu'ils sont à l'état naissant et qu'ils y sont encore sollicités par la base à laquelle s'unira l'acide nitrique nouvellement formé. C'est peut-être de cette façon qu'il faut expliquer la formation du gaz oxyde de carbone dont M. Godefroy (*Principes élémentaires de Pharmacie*) vient d'annoncer le dégagement pendant la décomposition des matières animales.

Beaucoup d'auteurs n'ont pas hésité à mettre au nombre des produits de la putréfaction, les animaux microscopiques et les vers. Quelques-uns poussant plus loin la crédulité, ont admis la génération spontanée d'animaux plus composés, comme des serpens, des abeilles, renouvelant ainsi la fable d'Aristée. La question de la génération spontanée des animaux microscopiques n'est point encore jugée. Les derniers travaux de M. Edwards semblent ramener à une opinion moins exclusive que celle des physiologistes, qui veulent qu'un individu soit toujours engendré par son semblable. Ce savant a reconnu que de petits tubes renfermant des vésicules de matière verte, et placés bout à bout dans un tube plus grand, forment la structure de ces filamens verts qu'on nomme *conferves;* que ces diverses parties séparées les unes des autres par des moyens mécaniques ou par la putréfaction, acquièrent une existence isolée, et passent, suivant leur état d'aggrégation ou d'isolément, de la vie végétale à la vie animale; que la putréfaction d'une feuille de chou dans l'eau, celle d'une portion de chair de veau, isole bientôt des corpuscules analogues qui, suivant les mêmes variétés de circonstances, se montrent sous l'aspect de petites conferves ou d'animalcules microscopiques, appartenant à des genres connus, et qui entraient dans la structure de la partie dont elles se sont séparées. Ces expériences, entreprises dans un autre but, que l'histoire de la putréfaction, nous montrent la vie n'abandonnant, en quelque sorte, qu'à regret les matières organisées, puisqu'une foule de molécules animées vont acquérir une existence indépendante au moment de la dissolution de l'être complexe qu'elles composaient par leur aggrégation.

Suivant M. Hildenbrand, la chair qui se putréfie dans l'hydrogène laisse exhaler d'abord de l'acide carbonique; celle qui commence à s'altérer dans l'oxygène en convertit une partie en acide carbonique, et il se dégage de l'azote; en même temps il se forme sur la chair des gouttelettes d'eau qui ressemblent aux grains de petite vérole.

Phénomènes et produits de la décomposition dans l'eau.— Les matières animales plongées dans l'eau y subissent une transformation dont M. Chevreul a donné la théorie. Le nouveau corps formé, regardé à tort par Fourcroy comme identique à la matière grasse des calculs biliaires et au blanc de baleine, et compris alors avec ces substances sous le nom d'*adipocire*, est aujourd'hui nommé *gras des cadavres*. Il est solide, blanc, fusible. L'ammoniaque qui résulte de la décomposition des muscles, jointe à un peu de potasse et de chaux, sollicite la conversion de la graisse des cadavres en acides margarique et oléique qui s'unissent à ces trois bases. Cette conversion en gras est à peu près complète en six semaines; mais les matières animales et les cadavres plongés dans l'eau n'éprouvent pas en entier cette transformation. Bichat dit, en parlant de l'action de l'eau sur les muscles, qu'ils ne se changent pas toujours en *savon animal*. On conçoit que cela devait arriver difficilement, lorsque Bichat soumettait à la macération des muscles isolés du tissu graisseux environnant, et que la production du phénomène, dans ce cas, ferait crouler la théorie qu'on en a donnée. Il se forme certainement d'autres produits par la putréfaction dans l'eau, et surtout des produits gazeux, comme le prouve la supernatation des cadavres ou des portions de cadavres submergés. Mais on n'a pas encore déterminé quels sont ces produits. Dans les expériences déjà citées sur la putréfaction des fœtus dans l'eau de puits, nous avons remarqué que vers le seizième jour le derme devenait le siége d'ulcérations semblables aux chancres vénériens; elles s'agrandissaient à mesure que la putréfaction avançait, et donnaient issue à la matière putrilagineuse résultant de la décomposition des muscles pendant que la graisse sous-cutanée se saponifiait et formait une sorte d'étui aux os dépouillés de leurs parties charnues. Les membres plongés dans l'eau des fosses d'aisances ne nous ont point offert de corrosions du derme.

Les membranes muqueuses se changent dans l'eau en une pulpe bien différente de l'altération qu'elles offrent à l'air.

Les fœtus morts qui séjournent dans l'eau de l'amnios y éprouvent un genre d'altération singulier qui a été exposé à l'article CADAVRE. Les fœtus extra-utérins se convertissent quelquefois en gras des cadavres; on a lieu de s'étonner de ce phénomène, lorsqu'on se rappelle que les fœtus n'ont, pour ainsi dire, pas de graisse jusqu'au sixième mois.

Putréfaction dans la terre.—Ce que nous avons dit sur l'influence qu'ont les divers terrains sur le temps nécessaire à la putréfaction des cadavres, peut s'appliquer aussi au mode de décomposition que ceux-ci éprouvent sous terre. M. Bardach en expose ainsi les phénomènes, qu'il divise en trois périodes : 1° bouffissure de tout le corps par développement de substances gazeuses : c'est la période de fermentation qui dure plusieurs mois ; 2° conversion des parties molles en une matière pultacée verdâtre ou d'un brun foncé : le corps s'affaisse parce que les gaz se volatilisent ; cette période dure de deux à trois ans. Dans la dernière période, les gaz achèvent de se dégager, l'odeur fétide est remplacée par une odeur de moisissure, et il reste une matière terreuse, grasse, friable, brunâtre, qui ne se convertit qu'au bout d'un nombre considérable d'années en une cendre qui se mêle à la terre ordinaire. Quant aux gaz qui se dégagent, on voit que M. Bardach nomme les mêmes que ceux que nous avons indiqués à l'article de la putréfaction dans l'air. Cependant, ici encore, l'absence de l'oxygène autour de la matière animale doit un peu faire varier les produits qu'elle donne en se décomposant ; il doit aussi y avoir moins d'eau de formée. C'est au gaz hydrogène perphosphoré qui se dégage du sein de la terre pour s'enflammer en pénétrant dans l'atmosphère que l'on attribue ces lueurs passagères, ces feux follets qui se remarquent quelquefois dans les lieux où on a enfoui des matières animales.

Les cadavres chargés de graisse et déposés dans un terrain humide, y éprouvent quelquefois la *saponification* dont nous avons déjà parlé ; et quoique les fossoyeurs connussent depuis long-temps cette particularité, ce phénomène n'en parut pas moins étrange, lorsque les exhumations faites dans le cimetière des Innocens offrirent l'occasion de le constater pleinement.

Au reste, les exhumations faites en ce lieu et dans beaucoup d'autres cimetières, les fouilles faites à Saint-Denis, ont montré tant de nuances, tant de variétés dans l'état des cadavres, depuis ceux récemment confiés à la terre, jusqu'à ceux dont il ne restait que quelques débris, qu'il serait presque impossible d'en tracer un tableau complet.

On n'a pas encore trouvé de véritables fossiles humains; M. Cuvier a démontré que c'était à tort qu'on avait considéré comme tels les squelettes humains qu'on a rencontrés à la Guadeloupe, et qui sont connus des natifs de l'île sous le nom de *galibis*; la formation de ces prétendus antiopolithes est plus récente que les dernières catastrophes qui ont bouleversé le globe.

§ III. *La putréfaction peut-elle se développer au milieu des corps jouissant de la vie ?*—Il faut considérer ici les solides et les liquides. On ne peut supposer que les premiers puissent éprouver les phénomènes de la décomposition avant que leur action vitale soit anéantie. Ceux qui pensent que la décomposition du corps peut précéder la cessation de la vie, ont cité les observations faites sur certains agonisans dont l'abdomen paraissait verdâtre avant qu'ils eussent rendu le dernier soupir; mais ces observations, eussent-elles été recueillies avec le plus grand discernement, prouveraient tout au plus qu'une mort partielle a été suivie d'un commencement de décomposition partielle, avant la mort et la décomposition générales. Mais qui ne sait que la couleur verte et même l'odeur cadavérique ne sont pas des signes constans de putréfaction? Quant à la question de l'altération putride des liquides pendant la vie, elle exige que l'on établisse une distinction entre ceux qui sont entraînés plus ou moins rapidement par le mouvement circulatoire, comme le sang, la lymphe, le chyle, et ceux qui séjournent dans des cavités muqueuses, séreuses ou accidentelles. L'altération putride des premières humeurs admise à diverses époques, était encore la base sur laquelle les médecins fondaient, et la pathogénie et la thérapeutique des affections les plus redoutables, lorsque les écrits de M. Pinel, en dirigeant les esprits vers le solidisme, firent presque entièrement rejeter les maladies humorales et surtout la possibilité de la putréfaction des liquides avant la mort. L'observation, le raisonnement, les expériences nous ramènent cependant, sinon aux théories des anciens, sur les maladies putrides, au moins à l'admission des altérations des humeurs; altérations qui, il faut l'avouer, opposent à la thérapeutique des obstacles qu'elle ne pourra guère surmonter que par l'empirisme, et à la médecine considérée comme science, une borne qu'elle ne dépassera peut-être jamais (*voyez* PUTRIDITÉ). Les liquides qui séjournent dans les cavités muqueuses y sont quelquefois exposés à la putréfaction; la décomposition de l'urine précède quelquefois son excrétion, surtout chez les personnes affectées d'inflammation chronique des voies urinaires. Les urines sont alors ammoniacales, et cette circonstance est une des causes qui favorisent la formation de certains calculs. Cette opinion qui est déjà énoncée dans ma *Dissertation inaugurale*, a reçu d'un des travaux du célèbre Proust, une confirmation complète; l'ammoniaque devenue libre alors, diminue la solubilité des phosphates contenus dans l'urine, en leur enlevant une partie de leur acide, ce qui entraîne la décomposition de ces sels dans la vessie.

Les liquides sécrétés accidentellement dans des cavités closes de toutes parts, comme les membranes séreuses ou les kystes, se décomposent rarement, tant que l'air extérieur n'a pas accès dans la cavité qui les recèle; c'est même une propriété remarquable, que cette force conservatrice dont sont douées les parties animées, à l'égard des humeurs qui sont en contact avec elles. Cependant la putréfaction s'empare quelquefois de ces dernières sans le contact de l'air. Le pneumothorax, sans communication de la cavité des plèvres avec les divisions bronchiques, pourrait bien, dans quelques cas, reconnaître pour cause la décomposition des matières exhalées pendant une pleurésie chronique. M. Laennec admet cette cause du pneumothorax. Le pus accumulé dans un foyer non ouvert y subit quelquefois des altérations sensibles. La putréfaction se développe constamment, lorsque l'air pénètre dans les sinuosités d'un abcès froid ou d'un abcès par congestion. Tous les chirurgiens ont signalé l'influence funeste de la décomposition et de l'absorption du pus de ces abcès. '

La putréfaction s'établit encore au sein de l'économie, et toujours avec des résultats défavorables, dans beaucoup d'autres circonstances sur lesquelles nous ne pouvons nous arrêter. Nous nous bornerons à citer : 1° celle qui s'empare des membranes conenueuses qui recouvrent le gosier dans quelques angines, de manière à simuler la gangrène de ces parties; 2° celle qui, chez des individus dont les fosses nasales sont mal conformées, donne au mucus cette odeur repoussante qui constitue une des espèces d'ozène; 3° celle qui se développe dans les matières du canal digestif sous l'influence de certaines maladies graves, et qui, suivant quelques pathologistes, serait la cause occasionnelle des ulcérations intestinales qu'on rencontre si fréquemment chez les individus qui succombent à ces maladies; 4° celle qui suit l'extravasation de quelques matières irritantes, comme l'urine, les matières fécales liquides, et qu'accompagne un dégagement assez abondant de gaz, d'où résulte une crépitation marquée dans les parties qui en sont le siége. Cet emphysème se remarque encore dans quelques inflammations de mauvaise nature ; mais il pourrait bien alors être plutôt le résultat d'une sécrétion gazeuse, que de la putréfaction des liquides que l'irritation a altérés ; 5° celle qui décompose la portion de l'épichorion qui reste dans l'utérus après l'accouchement, et à laquelle on attribue l'odeur spécifique des lochies ; 6° celle enfin qu'on voit s'établir dans les polypes de l'utérus ou de la gorge après que leur pédicule a été étranglé par une ligature.

§ 4. *Effets de la putréfaction sur l'économie animale.* — Lorsque le foyer de la putréfaction est en contact immédiat avec une partie du corps, comme dans le sphacèle, ou bien situé au milieu même des organes, comme dans les cas nombreux que nous avons cités, il détermine des accidens dont l'intensité est en rapport avec l'étendue et le siége de cette affection locale, et dont l'exposition ainsi que le traitement sont du ressort de la pathologie et de la thérapeutique médicale et chirurgicale.

Les décompositions putrides qui s'effectuent au dehors de l'économie peuvent l'affecter encore de diverses manières. Tantôt les substances animales altérées, introduites par la déglutition, et fournissant à la nutrition des matériaux altérés, engendrent les affections générales les plus graves, parmi lesquelles il faut noter le scorbut ; tantôt les gaz qui se dégagent des corps en putréfaction, respirés dans un grand état de rapprochement, donnent lieu à l'espèce d'empoisonnement subit, improprement nommé *asphyxie*, accident si souvent observé dans les fosses d'aisances, ou dans quelques exhumations faites sans précaution ; tantôt inoculées par une piqûre pendant une dissection, les matières putrides déterminent un phlegmon diffus qu'accompagnent les symptômes généraux les plus graves ; tantôt injectées dans le système circulatoire d'animaux soumis à des expériences, elles ont causé des affections dont l'exposition ne peut être faite ici. Enfin, la respiration habituelle d'un air chargé d'émanations putrides, comme dans les amphithéâtres d'anatomie, les hôpitaux militaires encombrés de malades pendant une épidémie, les environs des marais dans lesquels des matières végétales et animales se décomposent sans cesse, exerce sur l'économie une action dont les pathologistes n'ont pas manqué de tenir compte dans l'examen des causes des maladies. Pour le développement de ce sujet, *voyez* PLAIES ENVENIMÉES, INHUMATION, DÉSINFECTION, MARAIS, MÉPHITISME, HYGIÈNE PUBLIQUE.

§ 5. *De la putréfaction, relativement à la médecine légale.* — La putréfaction est le signe le plus certain de la mort, son degré peut indiquer à peu près depuis quand la mort a eu lieu; enfin, quelques-unes des altérations qui en résultent peuvent simuler des lésions faites du vivant de l'individu. Ces trois propositions méritent quelques développemens.

1° *La putréfaction est le signe le plus certain de la mort.* — Le danger des inhumations trop précipitées, dans les cas de mort apparente, a dû faire rechercher des signes certains de la cessation de la vie. Il est évident, d'après les discussions exposées au quatrième paragraphe de cet article, que la putréfaction d'un corps ne peut s'établir d'une manière franche avant que tous les phénomènes vitaux y soient éteints. Mais on pourrait commettre quelques erreurs dans la manière de constater l'existence de la putréfaction, et nous renvoyons ici au paragraphe où sont exposés les phénomènes de la putréfaction. En outre, le médecin ne doit pas oublier : 1° qu'une putréfaction locale peut bien n'annoncer qu'une mort locale, et qu'il est important de déterminer si elle est générale ou non; 2° qu'il existe plusieurs états d'un individu vivant, qu'on serait tenté de confondre avec la putréfaction, si on n'avait égard seulement qu'à l'odeur que le corps exhale et à la couleur de la peau. On sait, relativement à l'odeur, qu'elle varie considérablement suivant le milieu dans lequel est plongé le corps qui se putréfie; que, quelquefois, elle est à peine sensible; que, dans beaucoup de circonstances, l'odeur du milieu domine tellement, qu'il est impossible de saisir celle qui appartient à la matière animale putréfiée; que, pendant la putréfaction à l'air libre, l'odeur est presque nulle à une certaine époque, et qu'il existe un moment où elle n'est pas désagréable; qu'il est des individus vivans qui répandent une odeur infecte; ces individus, plongés dans un état de mort apparente, pourraient paraître déjà en voie de putréfaction, si on n'avait égard qu'à l'odeur. Relativement à la coloration de la peau, il faudra noter qu'elle diffère beaucoup suivant les milieux, l'époque de la putréfaction, la partie qui se pourrit, etc.; qu'elle peut tenir à l'extravasation du sang sous la peau, du vivant même de l'individu, comme on le voit dans les ecchymoses du scrotum, dans celles des membres fracturés, et qui, simulant la gangrène de ces parties, trompent quelquefois les chirurgiens inexpérimentés, et pourraient de même induire en erreur les médecins chargés de constater l'existence de la putréfaction, dans le cas de mort apparente. Dans certaines maladies, on observe des taches rouges ou livides, offrant jusqu'à un certain point l'apparence de celles qui se développent pendant la décomposition putride. M. Fodéré rapporte que le corps d'une jeune femme était couvert de taches violettes et noires, quatre heures avant qu'elle ne succombat à un accès d'hystérie. Ce n'est donc pas dans l'existence isolée d'un des signes de la putréfaction, mais dans leur réunion et leur succession, qu'il faudra chercher la preuve de la cessation de la vie. Il faudra quelquefois attendre le soulèvement de l'épiderme, et le ramollissement du tissu de la peau; altérations qui se remarquent, quel que soit le milieu où se trouve le corps.

2° *Le degré de la putréfaction peut indiquer approximativement quelle a été l'époque de la mort.* — Le médecin est quelquefois requis de déterminer quel laps de temps s'est écoulé, depuis la mort d'un individu dont on lui présente le cadavre. La réponse à une semblable question serait facile, si la marche de la décomposition putride était invariable, quelles que fussent les circonstances extérieures; mais nous avons vu au paragraphe premier, qu'il était loin d'en être ainsi; il faudra donc considérer, pour établir l'indication approximative de l'époque de la mort, toutes les causes qui peuvent accélérer, retarder, ou arrêter complétement le mouvement putréfactif. Il faudra tenir compte : 1° de la température, de l'état hygrométrique, du mouvement de l'air pendant les jours précédens; 2° de l'âge de l'individu; 3° de l'état de maigreur ou de réplétion du cadavre; 4° des maladies antérieures; 5° du milieu dans lequel le cadavre a été plongé, etc. On conçoit enfin qu'on pourrait reproduire ici tout le paragraphe premier, qui est entièrement applicable à ce point de médecine légale.

3° *Plusieurs altérations des solides et des liquides, qui sont le résultat de la mort, pourraient simuler des lésions survenues du vivant de l'individu.* — Les lividités, les ecchymoses cadavériques, les vergetures, le développement de certains gaz, la coloration de plusieurs viscères et des vaisseaux sanguins, les congestions de sang et de fluides séreux, tous les phénomènes, enfin, dont la définition et le mécanisme ont été donnés à l'article CADAVRE de ce Dictionnaire, devront être distingués des lésions faites pendant la vie. Les lividités se reconnaîtront à leur siége, comparé à la position dans laquelle le cadavre s'est refroidi. Elles aideront quelquefois à déterminer dans quelle position était le corps au moment de la mort.

Les vergetures seront en rapport avec les inégalités des vêtemens, les aspérités du sol sur lequel le cadavre a reposé. Quant aux ecchymoses, *voy.* ce mot. Il faudra enfin éviter d'attribuer à l'action d'un poison les taches rouges que le foie ou la rate impriment sur les parties de l'estomac qui leur correspondent, ou le ramollissement de la portion de membrane muqueuse qui est en contact avec les liquides contenus dans ce viscère. Nous ajouterons, en terminant cet article, que l'ouverture juridique d'un cadavre exige quelquefois son exhumation, après que la putréfaction s'en est emparée. Il faudrait alors prendre des précautions qu'il importe de faire connaître : 1° on emploierait un nombre d'hommes suffisant pour que l'exhumation fût faite promptement; 2° on se servirait préférablement de bèches, afin que la face des ouvriers ne fût pas trop rapprochée du sol où gisent les cadavres; et à mesure qu'on fouillerait, on aurait soin d'arroser avec une liqueur composée de six onces de chlorure de chaux, dissous dans quinze à dix-huit livres d'eau; la bouche et les narines des fossoyeurs seraient garnies d'un mouchoir trempé dans du vinaigre; on laisserait un intervalle marqué entre chaque arrosement; 3° lorsqu'on serait arrivé à l'endroit où se trouve le cercueil ou le cadavre, on y jetterait sept ou huit livres de la dissolution mentionnée; si le cercueil n'était pas endommagé, on le retirerait tout entier; s'il était brisé, et qu'il répandît une odeur infecte, on en dérangerait avec précaution une des planches, et l'on ajouterait assez de liqueur désinfectante pour le couvrir, ainsi que le cadavre : il suffit, dans la plupart des cas, de laisser macérer ainsi le corps pendant quelques minutes, dans trois cents livres d'eau tenant en dissolution trois ou quatre livres de chlorure de chaux, pour lui donner plus de consistance, et détruire l'odeur fétide; 4° on retirerait le cadavre du cercueil, on l'exposerait à l'air pendant quelques minutes, puis on commencerait les recherches; 5° si la putréfaction était moins avancée, ou que, par un motif quelconque, il fût impossible de plonger le corps entier dans le bain dont nous parlons, on répandrait sur sa surface quelques verrées de la même dissolution : de semblables précautions seraient convenables dans les cas où l'on pratiquerait des exhumations de tous les cadavres d'un cimetière. *Voyez* INHUMATION.   (ORFILA.)

PUTRIDE, adj., *putridus*; corrompu; qui est frappé de putridité, ou qui a de la tendance vers la putréfaction. Les anciens auteurs, et ceux qui ont écrit avant la publication de la *Nosographie philosophique* de Pinel, ont décrit sous le nom de *fièvre putride* la fièvre dont les principaux traits ont été rassemblés par ce dernier écrivain sous la dénomination de *fièvre adynamique*. La fétidité des humeurs excrétées, la promptitude avec laquelle elles se putréfiaient, la tendance à la gangrène, faisaient attribuer la maladie dont ces phénomènes étaient des symptômes à la putridité des humeurs. *Voyez* ADYNAMIQUE et FIÈVRE.

PUTRIDITÉ, s. f., *putriditas*; état, qualité de ce qui a été atteint par la *putréfaction* (*voyez* ce mot). La putridité des humeurs qui circulent ou qui sont sécrétées dans le corps humain a été long-temps regardée comme une des principales causes de certaines maladies graves qui attaquent l'homme, ou, dans d'autres cas, comme un effet de ces maladies. Après avoir été rejetée presque entièrement, la putridité des humeurs a été de nouveau remise en question. *Voyez* les articles PATHOGÉNIE, SANG.

PUTRILAGE, s. m., *putrilago*; on désigne ainsi la matière demi-liquide, pultacée, qui se détache des tissus désorganisés, dans le cas d'ulcère, et surtout de cancer ulcéré.

PYLORE, s. m., *pylorus*. Orifice inférieur de l'estomac garni d'un bourrelet circulaire fibro-muqueux qu'on nomme valvule du pylore, et qui renferme des fibres musculaires auxquelles différens anatomistes ont donné le nom de muscle pylorique. *Voyez* ESTOMAC.

PYLORIQUE, adj., *pyloricus*; qui est relatif au pylore.

PYLORIQUE (artère), branche de l'hépatique, qui se distribue au pylore et à la petite courbure de l'estomac, et s'anastomose avec la coronaire stomachique et la gastro-épiploïque droite.

PYLORIQUE (muscle). *Voyez* PYLORE.

PYLORIQUE (orifice). *Voyez* PYLORE.

PYLORIQUE (valvule). *Voyez* PYLORE.

PYLORIQUE (veine). Elle suit le même trajet que l'artère du même nom.

PYRAMIDAL, adj. et s. m., qui a la forme d'une pyramide.

PYRAMIDAL (le corps), ou pampiniforme, n'est autre chose qu'un entrelacement des artères et surtout des veines spermatiques, au-devant du muscle psoas.

PYRAMIDALES (éminences); saillies qu'on observe à la surface du bulbe rachidien. *Voyez* MOELLE ALONGÉE.

PYRAMIDAUX (muscles); ils sont au nombre de trois :

PYRAMIDAL (le muscle) de l'abdomen est alongé, triangulaire, situé à la partie inférieure et antérieure des parois abdominales; il s'attache inférieurement par de courtes fibres aponévrotiques au pubis et aux ligamens qui s'y insèrent, remonte un peu obliquement en dedans le long de la ligne blanche qui le sépare de celui du côté opposé, et dans laquelle il se termine par un tendon grêle, après un trajet d'un pouce à un pouce et demi. Ce muscle manque assez fréquemment; d'autres fois, au contraire, on en trouve deux d'un côté, et même deux de chaque côté : il est couvert par le feuillet antérieur de la gaîne aponévrotique du muscle droit, derrière la partie inférieure duquel il est situé. Ce muscle seconde l'action du muscle DROIT abdominal.

PYRAMIDAL (le muscle) de la cuisse est alongé, aplati et triangulaire, situé à la partie postérieure et supérieure de la cuisse et dans le bassin. Il s'attache au sacrum, en dehors des trous sacrés antérieurs, sur les espaces qui séparent ces trous, à une petite portion de l'os iliaque et de la face antérieure du grand ligament sacro-sciatique. De ces différens points, les fibres charnues se portent en convergeant de dedans en dehors, sortent du bassin par l'échancrure sciatique, correspondent aux moyen et petit fessiers, et s'implantent successivement sur un tendon qui se fixe dans la cavité trochantérienne au-dessus des muscles jumeaux et obturateur interne.

Ce muscle est couvert par le rectum, le plexus sciatique et les vaisseaux hypogastriques, dans le bassin : hors de cette cavité, il est appliqué sur l'os iliaque, la capsule de l'articulation coxo-fémorale, le petit fessier, et se trouve recouvert par le grand fessier. Ce muscle est rotateur de la cuisse en dehors, ou du bassin en sens opposé.

PYRAMIDAL (le muscle) du nez, est grêle, triangulaire, situé à la partie antérieure et supérieure du nez, continu avec le muscle frontal ; et s'épanouit en bas sur le dos du nez. Il est d'abord séparé de son semblable vers la racine du nez; il s'en rapproche et se confond ensuite avec lui, et avec le muscle palpébral en dehors : ses fibres se terminent inférieurement au milieu d'un tissu cellulo-membraneux auquel se fixent aussi les fibres du muscle transversal du nez.

Ce muscle, recouvert par la peau, est appliqué sur le muscle sourcilier, l'os frontal et les os nasaux. Il fronce en travers la peau de la racine du nez, et tend celle qui recouvre l'extrémité de cet organe.

PYRAMIDAL (l'os), ou cunéiforme est le troisième de la seconde rangée des os du carpe : sa base est tournée en haut et en dehors. Il s'articule inférieurement avec l'os crochu, en dehors avec le semi-lunaire, en avant avec le pisiforme, et supérieurement il correspond au fibro-cartilage de l'articulation radio-carpienne : dans le reste de son étendue il donne attache à des ligamens. Il se développe par un seul point d'ossification.

PYRAMIDE, s. f., *pyramis*, éminence située dans la caisse du tympan, et à laquelle s'attache le muscle de l'étrier. *Voyez* OREILLE.

PYRAMIDES (antérieures et postérieures). *Voyez* MOELLE *alongée*.   (MARJOLIN.)

PYRÈTHRE, s. f., *anthemis pyrethrum*. L. On appelle ainsi une grande plante vivace de la famille des Corymbifères et de la Syngénésie polygamie superflue, appartenant au même genre que la camomille, et qui croît principalement dans les provinces méridionales de la France. Sa racine est la seule partie dont on fasse usage; elle est cylindracée, de la grosseur du doigt, garnie de quelques fibres menues; sa couleur extérieure et intérieure est blanchâtre; sa saveur est d'abord assez faible, mais bientôt elle développe dans la bouche et sur la langue un sentiment d'âcreté et de picotement très-fort, et provoque une abondante sécrétion de salive. Cette racine a été analysée par M. Gautier, pharmacien à Paris, qui l'a trouvée composée des matériaux suivans : huile volatile, des traces; huile fixe, 5; principe colorant jaune, 14; gomme, 11; inuline, 33; muriate de chaux, des traces; ligneux, 35; perte, 2 : total, 100 parties.

La racine de pyrèthre est surtout employée comme masticatoire, c'est-à-dire pour provoquer dans l'intérieur de la bouche une excitation puissante, qui agit avec force sur les glandes salivaires dont elle augmente la sécrétion. Tantôt on mâche un petit fragment de la racine, tantôt on en prépare une décoction dont on forme des gargarismes. Cette racine entre dans un grand nombre de poudres et d'élixirs dentifrices.

(A. RICHARD.)

PYRÉTIQUE, adj., *pyreticus*, qui a rapport à la pyrexie. Quelques auteurs ont employé cette dénomination comme synonyme de *fébrifuge*.

PYRÉTOLOGIE, s. f., *pyretologia*, de πυρετός, fièvre, et de λόγος, discours ; traité des fièvres. Quelques auteurs ont donné ce titre à des monographies des fièvres dites *essentielles*.

PYREXIE, s. f. *pyrexia*, synonyme de fièvre. Cullen a employé ce mot, dans sa classification des maladies, comme terme générique qui comprend toutes les maladies fébriles, c'est-à-dire les maladies que constituent uniquement les symptômes auxquels on a donné le nom de fièvre, et celles qui sont accompagnées d'un état fébrile; ce qui forme les fièvres essentielles, primitives, et les fièvres symptomatiques des auteurs. *Voyez* FIÈVRE.

PYROACÉTIQUE (esprit), s. m. Nom donné à un liquide incolore, très-limpide, d'une saveur d'abord brûlante, puis fraîche et urineuse, qui se forme lorsqu'on décompose par le feu un certain nombre d'acétates. Il bout à 59° th. centigr.; il brûle avec une flamme blanche à l'extérieur, et bleue à l'intérieur lorsqu'on l'approche d'un corps en ignition; il n'a point d'usages.

(ORFILA.)

PYROCITRIQUE (acide). Acide obtenu en décomposant l'acide citrique par le feu. Inusité.

PYROLE, s. f. C'est un genre de plantes dicotylédones monopétales, appartenant à la famille des Éricinées, et dont deux espèces sont employées en médecine, savoir : la pyrole à feuilles rondes ou grande pyrole, et la pyrole en ombelle.

La PYROLE A FEUILLES RONDES, *pyrola rotundifolia*, L. Rich., *Bot. méd.*, t. 1, p. 337, est une plante vivace, qui croît dans les bois ombragés aux environs de Paris où elle est assez rare. Sa racine est rampante, ses feuilles sont toutes radicales étalées, ou plutôt elles naissent en rosette à la base d'une sorte de hampe simple, haute de six à dix pouces, droite et terminée par un épi de fleurs blanches pédicellées et recourbées. Le fruit est une petite capsule à cinq loges, s'ouvrant en cinq valves. Les feuilles de la grande pyrole, seule partie de la plante dont on fasse usage, ont une saveur âpre, assez marquée. Autrefois on les employait assez fréquemment dans toutes les maladies où l'usage des substances légèrement astringentes peut être avantageux comme dans les diarrhées, les catarrhes chroniques, les fleurs blanches, etc. On employait beaucoup la pyrole à titre de vulnéraire, à la suite des chutes ou des fortes contusions; mais aujourd'hui ce médicament est fort peu mis en usage.

La PYROLE A OMBELLE, *pyrola umbellata*, L., dont quelques auteurs ont fait un genre distinct sous le nom de *chimophila*, genre qui ne diffère des vraies pyroles que par les filets de ses étamines dilatés et son stigmate sessile. Cette plante forme un petit arbuste haut de cinq à six pouces, ayant sa racine rampante, ses tiges dressées simples, portant vers le milieu de leur hauteur des feuilles cunéiformes alongées, profondément dentées, coriaces, lisses et glabres. Les fleurs blanches et assez grandes forment une sorte de corymbe ou d'ombelle simple au sommet du pédoncule commun. La pyrole en ombelle croît dans les forêts du nord de l'Europe, en Asie, et dans l'Amérique septentrionale où elle est fort commune. Ses feuilles ont une saveur à la fois douce et amère; dans la tige et les racines il s'y joint une âpreté assez marquée, due principalement au tannin qu'elles contiennent. Cette plante est encore fort peu usitée en Europe; mais les médecins de l'Amérique septentrionale en font un très-grand usage. Il paraît que son mode d'action est à peu près le même que celui de la busserole, mais avec plus d'énergie. C'est surtout dans la strangurie et la colique néphrétique qu'on l'emploie comme un remède palliatif très-avantageux; il facilite l'expulsion des graviers qui se forment dans les voies urinaires. La propriété diurétique de cette plante n'est pas moins utile dans les différens cas d'hydropisies, et surtout dans l'ascite. Elle paraît déterminer une excitation spéciale sur le système absorbant. Enfin, les Américains l'administrent encore comme stimulant externe appliqué sous forme de topique dans les différens ulcères atoniques et même le cancer. Plusieurs observations tendraient à établir les heureux effets de ce médicament contre cette redoutable maladie. Mais il faut encore attendre avant de rien affirmer à cet égard.

La pyrole à ombelle se donne en décoction à la dose de deux gros des feuilles bouillies dans deux livres d'eau. (A. RICHARD.)

PYROLIGNEUX ou PYROLIGNIQUE (acide). Acide que l'on a regardé pendant long-temps comme un acide particulier produit par la décomposition du bois par le feu, et que l'on sait aujourd'hui être composé d'acide acétique et d'une huile empyreumatique. Il est employé à la conservation des matières animales.

PYROMALIQUE. Acide obtenu en décomposant l'acide malique par le feu. Inusité.

PYROMUCIQUE. Acide qui est le résultat de la décomposition de l'acide mucique par le feu. Inusité.

PYROQUINIQUE. Acide produit par la décomposition de l'acide quinique par le feu. Inusité.

PYROSIS, s. f., *pyrosis*; de πῦρ, feu. Cette affection, qui est plus connue sous les noms vulgaires de *fer chaud*, d'*ardeur de l'estomac*, de *cremason*, de *soda*, de *gorgosset*, est caractérisée par une douleur brûlante ressentie à l'épigastre et accompagnée de l'éructation d'une certaine quantité de sérosité, ordinairement insipide, mais quelquefois âcre et produisant dans l'œsophage et le pharynx qu'elle traverse une sensation d'ardeur et d'érosion. Les diverses conditions organiques et les causes accidentelles qui donnent lieu au trouble de la digestion, qui produisent ce qu'on appelle une *indigestion*, peuvent favoriser et occasioner le développement de la pyrosis. C'est ainsi qu'on l'observe souvent après un repas copieux ou formé d'alimens indigestes, et surtout dans le cas de phlegmasie chronique, d'ulcération et de squirrhe de l'estomac. Quelques femmes en sont atteintes pendant un certain temps de leur grossesse; d'autres ont conservé cette affection durant le cours entier de la gestation. La pyrosis n'est réellement qu'un degré plus élevé de l'affection symptomatique à laquelle on a donné le nom d'*aigreurs* de l'estomac. Les causes seulement ont été plus puissantes ou ont agi plus continuellement.

La pyrosis est plus fréquente dans le nord de l'Europe que dans les autres parties. On ne l'observe qu'assez rarement dans notre climat sous la forme chronique et rebelle qu'elle revêt dans la Laponie, la Suède, etc. La nature des alimens dont usent les peuples de ces contrées explique la fréquence et l'opiniâtreté avec laquelle cette affection s'y montre. On peut, en effet, l'attribuer à l'usage de viandes ou de poissons salés, fumés, de graisses animales, de diverses substances fermentescibles, de liqueurs alcoholiques. Aussi, dans tous les pays, est-elle plus commune dans la classe pauvre de la société.

Linné et Cullen ont particulièrement décrit la pyrosis endémique des contrées septentrionales de l'Europe. Je crois devoir reproduire la description de ce dernier, d'ailleurs conforme à celle du naturaliste suédois, qui a désigné la pyrosis sous le nom de *cardialgia sputatoria*.

« La pyrosis est une maladie fréquente parmi le bas peuple, qui néanmoins attaque aussi, mais plus rarement, ceux d'une condition plus relevée. Elle est commune en Écosse, mais il s'en faut bien qu'elle le soit autant qu'en Laponie. Selon le rapport de Linné, elle affecte assez généralement ceux qui sont au-dessous du moyen âge, et rarement ceux qui n'ont pas encore atteint l'âge de puberté. Quand on en a une fois été attaqué, la moindre cause la fait facilement revenir long-temps après ; cependant on l'observe rarement chez les personnes fort avancées en âge. Elle affecte les deux sexes, mais plus fréquemment les femmes que les hommes. Elle attaque quelquefois les femmes grosses ; quelques-unes même ne ressentent cette indisposition que pendant leur grossesse. Les filles en sont plus souvent affligées que les femmes mariées ; et parmi ces dernières, les femmes stériles en sont plus fréquemment attaquées. J'ai eu occasion d'observer plusieurs fois cette maladie chez des femmes qui avaient des fleurs blanches. — C'est ordinairement le matin et avant midi, lorsque l'estomac est vide, que les accès de cette maladie paraissent. Le premier symptôme est une douleur au creux de l'estomac, jointe à un sentiment de constriction de ce viscère, comme s'il était tiré vers le dos ; la douleur augmente lorsque l'on veut se tenir droit ; c'est pourquoi le corps est, pendant les accès, penché en avant : cette douleur est souvent très-vive, et suivie, après avoir duré quelque temps, d'une éructation d'une qualité considérable d'une eau claire, qui quelquefois a un goût acide, mais qui est presque toujours insipide. Cette éructation se réitère fréquemment pendant quelque temps, et ne modère pas sur-le-champ la douleur qui l'a précédée ; mais elle produit cet effet au bout d'un certain temps, et met fin à l'accès.—Les accès de pyrosis surviennent communément sans être déterminés par aucune cause évidente; et je n'ai pas observé que cette maladie dépendît absolument d'une manière de vivre particulière. Elle attaque les personnes qui vivent de nourriture animale; mais plus fréquemment, à ce que je crois, celles qui se nourrissent de lait et de farineux. Elle semble souvent être déterminée par l'action du froid sur les extrémités inférieures ou par une vive émotion de l'âme. Elle survient fréquemment sans aucun symptôme de dyspepsie. »

Lorsque la pyrosis est liée à une inflammation ou au squirre de l'estomac, le traitement consiste dans les moyens curatifs ou seulement palliatifs de ces maladies. Celle qui est accidentelle disparaît avec les causes qui l'ont produite; et on ne peut quelquefois l'éviter qu'en s'abstenant des alimens qui la font survenir, soit constamment, soit fréquemment, chez certaines personnes; telles sont en particulier les diverses sortes de fritures. Quant à la pyrosis chronique qui ne dépend pas de maladies organiques de l'estomac, la première condition de la guérison est l'éloignement des causes qui ont amené cette incommodité. Le changement d'alimentation a souvent suffi pour faire disparaître la pyrosis. Les individus qui se nourrissent d'alimens excitans ou âcres doivent s'en abstenir entièrement et user de viandes fraîches, de légumes, de laitages, de boissons aqueuses. Ceux, au contraire, chez lesquels la pyrosis s'est développée par suite de l'usage d'alimens farineux, de lait, de la bière, du cidre, doivent user de substances solides ou liquides plus toniques, lorsque l'irritation dont l'estomac est le siége a été apaisée par un traitement approprié. On administre aussi, avec succès, comme palliatif, les remèdes dits absorbans, la magnésie décarbonatée, seule ou combinée avec l'opium ou quelque médicament antispasmodique. Je doute qu'il fût prudent de prescrire la noix vomique dont l'usage est recommandé par Linné dans le cas de pyrosis. Je le répète, le régime est le moyen le plus efficace de pallier ou de guérir cette affection. (R. D.)

PYROTARTARIQUE. Acide résultant de la décomposition par le feu de l'acide tartarique, de la crême de tartre, etc. Inusité.

PYROTECHNIE, s. f., *pyrotechnia*; de πῦρ, feu, et de τέχνη, art; art d'employer le feu. Percy a traité sous le nom de *pyrotechnie chirurgicale* les différentes manières d'appliquer le feu dans le traitement des maladies. *Voyez* CAUTÉRI-SATION.

PYRO-URIQUE. Acide qui se produit pendant la distillation de l'acide urique et de l'urate d'ammoniaque. Inusité.

PYULQUE ou **PYOULQUE**, s. m., *pyulcum ;* de πύον, pus, et de ἕλκω, tirer. Nom donné à des instrumens, en forme de seringue , dont on se servait autrefois pour extraire les matières purulentes des diverses cavités du corps. Ces instrumens ne sont plus en usage , et peuvent être remplacés par une sonde de gomme élastique à l'extrémité de laquelle on adapte le canon d'une seringue ordinaire, pour faire l'aspiration.

PYURIE, s. f. *pyuria ;* de πύον, pus, et de οὖρον, urine. On a désigné ainsi le pissement de pus, c'est-à-dire l'excrétion d'une urine mêlée de pus , dans le cas de néphrite calculeuse et d'affections chroniques de la vessie. *Voyez* NÉPHRITE, CYS-TITE , etc.

QUA.

QUADRIGA, s. m., de *quatuor*, quatre, et de *jugum*, lien; mot latin conservé en français pour désigner un bandage décrit par Galien, sous le nom de χαταφραχτα, parce qu'il imite la figure de certaines cuirasses, et que l'on employait dans le cas de fracture ou de luxation des côtes, du sternum et de la clavicule. On le fait avec une large et longue bande roulée à un seul ou à deux globes. Il se compose de jets croisés en X devant et derrière la poitrine, qui passent alternativement sur le moignon des épaules et sous les aisselles, et de tours circulaires qui descendent de haut en bas et recouvrent les jets croisés. Ce bandage est peu usité maintenant, et dans la plupart des cas est avantageusement remplacé par le bandage de corps.

QUADRIJUMEAUX, MELLES, adj. et s. m., *quadrigemini, etc.* On a donné ce nom à différentes parties.

QUADRIJUMEAUX (muscles). Riolan a désigné ainsi quatre muscles de la région pelvi-trochantérienne : le PYRAMIDAL, les JUMEAUX et le carré de la cuisse.

QUADRIJUMEAUX (les tubercules) ou éminences quadrigéminées sont situés à la face postérieure de la protubérance cérébrale. *Voyez* ENCÉPHALE.   (MARJOLIN.)

QUARANTAINE, s. f. (*hygiène publique*), du latin *quadragena*. Ce mot, plus particulièrement en usage dans les ports de mer, sert à désigner l'isolement dans lequel on place pendant un espace de temps plus ou moins considérable les hommes, les animaux, et jusqu'aux effets et marchandises qui arrivent d'un lieu où règne une maladie contagieuse, et même d'une région que l'on sait être exposée à des épidémies ou à des endémies contagieuses.

Le mot *quarantaine* dérive de ce qu'on regardait l'espace de quarante jours comme nécessaire pour s'assurer si les hommes, les animaux ou les marchandises venus d'un endroit suspect recélaient un principe contagieux. Mais l'adoption aveugle de ce terme préfixe était moins fondée sur l'observation que sur certains rêves de Pythagore, sanctionnés, il faut le dire, par

Hippocrate; de sorte qu'aujourd'hui, où dans plusieurs circonstances on abrége et l'on prolonge la quarantaine, cette expression n'est plus exacte; mais l'usage l'a consacrée.

Si la quarantaine est une institution des plus utiles sous le rapport des dangers dont elle garantit, il faut aussi convenir qu'elle entrave les relations commerciales. On ne doit donc ni en proposer légèrement l'abolition, ni en prolonger sans nécessité les rigueurs. Toutefois rien n'est plus difficile que de suivre en cela un juste milieu. L'incertitude qui règne encore sur la réalité de certaines contagions, sur les conditions de la transmission des principes contagieux, sur la durée de leur incubation, sur l'étendue de leur sphère d'action, explique suffisamment cette difficulté. Pour la vaincre il faudra observer long-temps encore, sans prévention, sans esprit de parti; et toutes les fois qu'il subsistera le moindre doute, il faudra adopter de préférence, comme mesure légale ou administrative, celle qui protégera le mieux la santé publique. Prenons à l'appui de cette assertion pour exemple une maladie dont la contagion ne peut être révoquée en doute, la variole. S'il arrivait un jour qu'on sentît en France, comme dans quelques autres pays, la nécessité d'établir des lois sanitaires applicables aux épidémies varioliques, quelquefois aussi meurtrières que les épidémies pestilentielles; s'il arrivait alors que les variolés fussent séquestrés et soumis à une quarantaine, quelle devrait en être la durée? Ici l'expérience nous dit que la variole est surtout contagieuse à l'époque de la dessiccation, et que sa propriété de se transmettre par contagion ne cesse qu'après que les traces des pustules ont pâli. Enfin, il résulte d'observations concluantes faites par le célèbre Van Swieten, que dans la règle les variolés perdent après neuf semaines toute propriété contagieuse : or, l'intérêt public n'exigerait-il pas alors qu'ils restassent séquestrés de la société pendant dix semaines?

La durée de la quarantaine devra encore être déterminée par celle de l'incubation du principe contagieux. Ainsi, par exemple, l'espèce de quarantaine que l'on fait subir à l'école vétérinaire d'Alfort aux chiens mordus par un animal suspect de rage est ordinairement de soixante jours, attendu qu'il est prouvé par l'expérience que l'hydrophobie peut se déclarer cinquante jours et plus après la morsure.

Si la durée de la quarantaine ne peut être précisée d'une manière générale et absolue, si elle doit être relative à l'espace de temps pendant lequel la maladie contagieuse conserve la propriété de se transmettre, ainsi qu'à la durée de l'incubation lorsque le germe contagieux a été transmis, elle doit encore, quant aux autres précautions, être modifiée suivant le mode de propagation du virus. Ainsi, s'il était bien reconnu que l'atmosphère d'un pestiféré n'est pas contagieuse; mais que la peste, comme le prétendent quelques observateurs, ne peut se propager que par le contact, il serait à la fois inutile et inhumain de défendre toute approche, même à une certaine distance, d'un individu venant d'un lieu pestiféré, pendant que cet individu subirait la quarantaine.

Il faut l'avouer, dans l'état actuel de nos connaissances, et malgré les assertions quelquefois trop exclusives et présomptueuses de quelques *non-contagionistes*, on ne peut jusqu'à présent rien statuer de bien positif sur la meilleure manière d'organiser les établissemens de quarantaine, ceux surtout qui tendent à empêcher l'importation de la peste, de la fièvre jaune, et même du typhus contagieux. On est en effet obligé d'y exagérer peut-être les précautions, afin de compromettre le moins possible la santé publique.

Après ces considérations générales nous allons exposer succinctement en quoi consistent aujourd'hui les institutions de quarantaine. Rappelons toutefois à nos lecteurs qu'au mot *contagion* (Hyg. publ.) nous avons déjà parlé de quelques détails qui se rattachent au sujet que nous traitons maintenant, et sur lesquels il sera par conséquent inutile de revenir.

Les établissemens de quarantaine sont surtout nécessaires le long des côtes maritimes, parce que, recevant dans leurs ports des navires de tous les parages, ces côtes sont souvent exposées au danger d'accueillir des équipages ou de recevoir des marchandises arrivant de régions où règnent des maladies contagieuses.

On a divisé la quarantaine en quarantaine des malades, en quarantaine d'observation et en quarantaine des marchandises. Il serait superflu de donner l'explication de cette division.

Lorsqu'un bâtiment arrive dans un pays sujet à des maladies capables d'être transmises par contagion, comme la peste, surtout, et la fièvre jaune, il ne peut entrer dans le port sans que le capitaine n'ait fait sa déclaration sous serment au bureau de santé, et qu'il n'en ait obtenu la permission d'approcher de terre et de débarquer. Celle-ci ne s'accorde qu'après que les hommes et les marchandises ont subi, soit sur le bâtiment, soit dans tout autre local isolé et destiné à cet effet, une quarantaine, dont la durée varie selon la situation sanitaire du lieu d'où le bâtiment est parti, ou des diverses terres où il s'est plus ou moins arrêté en route. Cette situation est indiquée par des lettres officielles dont le capitaine doit être porteur, et qu'on a nommé patentes; on les distingue ainsi qu'il suit :

1° *Patente nette.* — On la délivre lorsqu'il n'existe aucune maladie contagieuse dans le pays d'où part le navire. Cependant les premières patentes nettes qui sont délivrées après la cessation de la peste dans une échelle, sont considérées comme patentes brutes, dont il va être bientôt question, si le bâtiment n'est parti que vingt jours après qu'on a commencé de délivrer des patentes nettes.

2° *Patente touchée.* — La santé dans le lieu du départ est bonne; mais il y arrive des bâtimens partis d'un lieu infecté, dont les équipages néanmoins se portent bien.

3° *Patente soupçonnée.* — Il règne dans le pays où on l'a délivrée une maladie que l'on soupçonne d'être contagieuse; ou encore : il y existe une libre communication avec les caravanes et les marchandises venant des lieux contagiés.

4° *Patente brute.* — Une maladie contagieuse règne dans le pays d'où le bâtiment est parti, ou bien celui-ci renferme des marchandises venant d'un pays atteint de contagion. La patente brute est encore applicable aux bâtimens partis dans l'intervalle de soixante jours depuis la cessation de la maladie. Du soixante au soixante-dixième jour on leur applique les précautions de la patente soupçonnée, et du soixante-dixième au quatre-vingtième jour, celles de la patente touchée. Le départ du bâtiment au-delà du quatre-vingtième jour après la cessation de la maladie autorise à lui donner une patente nette.

Outre les quarantaines relatives aux différences des patentes, on fait aussi subir des quarantaines *particulières* et d'*observation.* La quarantaine particulière est celle qu'on fait observer à tous les bâtimens qui, bien qu'ils aient la patente nette, viennent des Échelles du Levant et des régions du Nouveau-Monde, où la peste et la fièvre jaune sont endémiques. La quarantaine d'observation est celle qu'on fait subir aux navires qui ont été visités avec communication par des bâtimens que l'on suspecte.

Enfin, la quarantaine à laquelle dans l'intérieur des terres on oblige souvent les hommes, les animaux et les marchandises qui viennent d'un pays ou d'un lieu où règnent des maladies contagieuses est ordinairement une quarantaine d'observation, et exige *un cordon sanitaire* (*Voyez* le mot CONTAGION, *Hygiène publ.*, pag. 557 et suiv.; *voyez* aussi le mot ÉPIZOOTIE).

La durée de la quarantaine est réglée par le bureau de santé d'après les circonstances qui précèdent. S'il s'agit, par exemple, d'un bâtiment ayant patente nette, si on a la certitude que dans le pays d'où il vient, ou dans les navires avec lesquels il a communiqué il n'existe aucune maladie régnante, la quarantaine est de dix à quinze jours. Elle peut aussi, comme il a déjà été dit, dépasser le terme de quarante jours, lorsque la patente est brute, et surtout lorsqu'il existe ou qu'il a existé des malades à bord. La quarantaine des hommes est plus courte que celle des marchandises, parce que l'expérience a appris que ces dernières pouvaient conserver plus long-temps inaperçu le germe d'une maladie contagieuse. Au reste, pour bien connaître tous les détails relatifs à la durée de la quarantaine, il suffira de consulter le *Mémoire sur le bureau de santé de Marseille. Marseille,* 1788.

Lorsque l'équipage doit passer la quarantaine à bord du bâtiment, celui-ci est mis à l'ancre dans un lieu suffisamment éloigné de terre. On lui donne des gardiens ou gardes de santé; il est d'ailleurs surveillé par des vigies ou bateaux de garde, et les provisions lui sont fournies avec des précautions tendantes à éviter toute communication immédiate. Le degré de sévérité de ces précautions est relatif au degré de danger; lorsque les localités permettent que les passagers ou les marins passent leur quarantaine à terre, on les reçoit au lazaret, où on leur donne, ainsi qu'à leurs hardes et effets, trois *parfums;* le premier, lors de leur entrée; le second à la moitié de la quarantaine, et le troisième immédiatement avant qu'ils quittent le lazaret. Nous aurons bientôt l'occasion de revenir sur ces *parfums* ou *purges.* Les passagers ayant une patente nette peuvent voir d'autres personnes et converser avec elles, mais seulement à la barrière du lazaret. Les passagers arrivés sur un bâtiment ayant patente brute ne peuvent sortir de leurs chambres qu'au bout de quinze jours, et si un de leurs compagnons meurt, quelle que soit d'ailleurs la maladie, ils doivent recommencer la quarantaine à dater du jour du décès.

Les animaux arrivant des contrées suspectes sont soumis à des précautions à peu près semblables.

Les mesures sanitaires qu'on exécute à l'égard des marchandises venant de pays suspects se réduisent au *sereinage* et aux *fumigations*.

Le *sereinage* consiste non-seulement à étaler les marchandises dans un lieu très-aéré, mais encore à les exposer à la rosée du soir et du matin, attendu que depuis long-temps on croit avoir acquis par un grand nombre d'expériences la conviction que les rosées contribuent surtout à enlever aux effets contagiés les principes contagieux qu'ils recèlent. On explique même jusqu'à un certain point cette propriété en s'étayant de la promptitude avec laquelle la rosée oxyde les métaux; oxydation que l'on suppose s'effectuer pareillement sur les germes contagieux.

Autrefois on soumettait en outre les marchandises, pendant et après un sereinage de quarante jours, à des fumigations semblables à celles que l'on faisait subir aux hommes; mais l'état actuel de nos connaissances ne permet plus d'accorder à ces moyens la même confiance. En effet, les poudres fumigatoires composées d'herbes aromatiques, de résines et autres substances analogues, viciaient l'air sans opérer la neutralisation des principes contagieux, masquaient la mauvaise odeur sans en détruire l'insalubrité, alors même que d'après certaines formules on ajoutait du soufre et du salpêtre à ces poudres fumigatoires. Aujourd'hui on a beaucoup abrégé la durée du sereinage, et on a trouvé depuis Guyton - Morveau, dans les diverses manières d'employer le chlore, un moyen assuré de détruire les principes contagieux : aussi a-t-on, dès l'application heureuse de cette découverte, abrégé considérablement la durée de la quarantaine des marchandises; durée qui d'ailleurs doit encore être modifiée suivant la nature de ces dernières. Ainsi, on concevra aisément que les corps qui conduisent mal le calorique, comme le coton, la laine, etc., exigeront beaucoup plus de précautions que les bons conducteurs de calorique, tels que les métaux, le verre, la porcelaine, etc.

Le lieu dans lequel on reçoit les individus, les animaux, les marchandises et effets qui doivent être soumis à la quarantaine, s'appelle ordinairement *le lazaret*. C'est une enceinte vaste, parfaitement isolée, pourvue de bâtimens et d'un personnel suffisant pour satisfaire aux conditions que l'exécution de la qua-

rantaine exige. Les bornes auxquelles les dimensions de cet ouvrage nous restreignent nous empêchent d'entrer sur cet objet
dans d'autres détails, desquels il sera au surplus facile de s'in-
struire en consultant les règlemens de quarantaine qui, à diverses époques, ont été publiés en France.   (MARC.)

QUARTE, adj., *quartanus*; on désigne ainsi les fièvres intermittentes dont les accès reviennent le quatrième jour en comp-
tant celui où s'est montré le dernier accès, c'est-à-dire qui ont
entre eux deux jours d'intervalles, pendant lesquels il y a apy-
réxie. La fièvre est *double-quarte*, lorsque sur les quatre jours
le troisième seul est exempt de fièvre et qu'il y a accès deux
jours de suite, répondant à ceux de la période précédente. —
La triple quarte se compose d'accès qui ont lieu tous les jours,
et qui se correspondent entre eux de quatre en quatre jours.
—Dans la fièvre *quarte doublée*, il y a deux accès chaque
quatrième jour.—Enfin la *quarte triplée* est celle dans laquelle
il y en a trois le même jour; mais il est douteux qu'on ait observé des fièvres intermittentes sous cette forme.—On dit aussi,
d'une manière générale, que le *type* est *quarte* quand les accès
des fièvres intermittentes se succèdent dans l'ordre qui a été
indiqué précédemment, ou quand les symptômes de certaines
maladies périodiques se manifestent de quatre en quatre jours.
Voyez INTERMITTENTES (maladies).

QUASSIA AMARA. On nomme ainsi, dans le commerce, la
racine d'un arbrisseau du même nom, appelée aussi *bois de
Surinam* et *bois de quassie*, et qui nous vient de l'Amérique
méridionale. Le genre *quassia* appartient à la famille des Simaroubées et à la décandrie monogynie. La racine de quassia,
telle qu'on la trouve dans le commerce, est en morceaux cylindriques, d'un pouce à un pouce et demi de diamètre, sur une
longueur variable. Son écorce, peu épaisse, grisâtre, tachetée,
se détache facilement de la partie ligneuse qu'elle recouvre,
qui est blanchâtre et très légère. Cette racine, mais surtout son
écorce, est d'une amertume très-intense et très-franche. Cette
amertume est due à un principe particulier appelé *quassine*
par Thompson, et qui se dissout également dans l'eau et dans
l'alcohol.

D'après l'amertume très-prononcée de la racine de quassia
amara, il est facile de prévoir son mode d'action sur l'économie animale; c'est un tonique très-énergique. Donné à faible

QUI

les forces digestives de l'estomac, et peut
...as de dyspepsie. Quelques praticiens font
...gros de cette racine dans une livre d'eau,
...r quelque fièvre ou toute autre maladie
...On l'a aussi employée dans les fièvres
...routte et dans les catarrhes chroniques.
...ait assez rarement usage, parce qu'on
...e ce médicament exotique peut être
...a gentiane et nos autres substances
...infusion, que la racine de quassia
...oisson se prépare avec un gros de
...it infuser pendant une demi-jour-
...prépare aussi un vin, une tein-
...ncore bien moins usités.

(A. RICHARD.)

...médiat des végétaux, non azoté,
...z et du *simaruba excelsa*. Il est
...e dans l'eau et dans l'alcohol
...récipite en jaune quelques sels
...blanc le protonitrate de mer-
...t l'émétique, l'hydrochlorate
...lfate de fer et le nitrate de
...à la quassine que le quassia
...médicales.

(ORFILA.)

...et beaucoup d'autres ana-
...-impropre de QUEUE DE
...s et sacrés de la moelle
...de QUEUE DE LA MOELLE
...ère qui est située immé-
...que, au niveau du trou

(MARJOLIN.)

...osés d'une base et d'a-

(ORFILA.)

...retirée pour la pre-
...s quinquinas jaune,
...quinquinas, où elle
...es conquêtes faites
...il n'en est aucune
...ficacité de ce mé-

dicament dans le traitement des fièvres intermittentes et de plusieurs autres affections périodiques rangera sa découverte à côté de celles qui ont le plus illustré la médecine française. La quinine est formée de 75 parties de carbone, de 8,45 d'azote, de 6,66 d'hydrogène, et de 10,43 d'oxygène, d'après MM. Pelletier et Dumas : tout porte à croire qu'elle existe dans les quinquinas, combinée avec l'acide quinique à l'état de sel. Elle est ordinairement sous forme d'une masse poreuse, d'un blanc sale, non cristalline, mais susceptible de cristalliser en houppes soyeuses, lorsqu'après l'avoir dissoute dans l'alcohol à 40 ou 42 degrés, on abandonne la dissolution dans un endroit froid, sans être humide, tel qu'une chambre haute ou un grenier dans l'hiver : elle est inodore et douée d'une saveur très-amère et très-désagréable. L'air atmosphérique ne lui cède point d'acide carbonique et ne lui fait subir aucune altération. L'eau froide est presque sans action sur elle; il faut cinq mille fois son poids d'eau bouillante pour la dissoudre. L'alcohol la dissout à merveille, surtout lorsqu'il est bouillant; cette dissolution rétablit la couleur bleue du tournesol rougi par un acide; si on laisse refroidir une dissolution alcoholique de quinine saturée à chaud, la quinine se dépose en grande partie à l'état d'*hydrate*, c'est-à-dire unie à une certaine quantité d'eau : cet hydrate est transparent, fusible à 90°, et décomposable à la manière des substances végétales azotées, si on le chauffe davantage. La quinine est plus soluble dans l'éther que la cinchonine; les huiles fixes et volatiles en dissolvent une petite quantité; elle sature les acides et forme des sels d'un aspect nacré, en général solubles et plus facilement cristallisables que ceux de cinchonine. L'acide nitrique ne la rougit point, comme cela a lieu avec la morphine, la brucine et la strychnine impure. Les sels de peroxyde de fer ne la bleuissent point, tandis qu'ils communiquent cette couleur à la morphine.

Préparation. — On fait bouillir le sulfate de quinine avec de l'eau et de la magnésie ou de la chaux; ces alcalis décomposent le sulfate, s'emparent de l'acide, et séparent la quinine, qui reste mêlée avec l'excès de magnésie ou de chaux : on traite le dépôt par l'alcohol bouillant, qui ne dissout que la quinine et qui la laisse précipiter par le refroidissement; on la purifie en la faisant dissoudre de nouveau dans l'alcohol. On n'emploie la quinine qu'à l'état de sel.

Acétate de quinine. — Il est sous forme d'aiguilles longues, larges, nacrées, légèrement acides, peu solubles dans l'eau froide, plus solubles dans l'eau bouillante : sa dissolution, saturée à chaud, se prend en masse par le refroidissement.

Hydrochlorate de quinine. — Il est fusible, plus soluble que le sulfate de la même base, et moins que l'hydrochlorate de cinchonine ; il cristallise en houppes soyeuses.

Phosphate de quinine. — Il cristallise en aiguilles nacrées.

Sulfate neutre de quinine. — Sel formé, d'après M. Baup, de 76,272 parties de quinine, de 8,474 d'acide sulfurique, et de 15,254 d'eau ; tandis que s'il est *effleuri*, il contient 86,12 de quinine, 9,57 d'acide et 4,31 d'eau. Il est sous forme d'aiguilles ou de lames très-étroites, alongées, nacrées, et légèrement flexibles, semblables à l'amiante : ces aiguilles sont entrelacées de manière à imiter des mamelons étoilés. Lorsqu'on le chauffe, il devient lumineux, surtout s'il est pur et sec ; il fond facilement, et présente alors l'aspect de la cire ; il s'effleurit promptement à l'air ; il est peu soluble dans l'eau froide, à moins qu'on n'ajoute un peu d'acide sulfurique ou acétique : l'eau bouillante le dissout beaucoup mieux et le laisse cristalliser par refroidissement ; il est très-soluble dans l'alcohol ; l'éther le dissout à peine. La dissolution aqueuse de ce sel est décomposée par la potasse, la soude et l'ammoniaque, qui en précipitent la quinine sous forme de flocons très-blancs. Elle est également décomposée et précipitée par les acides gallique, tartarique et oxalique, surtout lorsqu'elle est concentrée. On l'emploie souvent en médecine. *Voyez* QUINQUINA.

Préparation. — On traite à plusieurs reprises le quinquina jaune réduit en poudre par de l'eau aiguisée d'acide *hydrochlorique* : on emploie 1 kilogramme d'écorce, 8 kilogrammes d'eau et 50 grammes d'acide, et on fait bouillir pendant une demi-heure ; on réunit les décoctions déjà refroidies, et on y projette par petites portions 250 grammes de chaux vive en poudre, en ayant soin d'agiter sans cesse. Bientôt après la liqueur, qui était jaune rougeâtre, passe au gris foncé, et il se produit un précipité gris rougeâtre : on verse le dépôt sur une toile, et on le lave avec un peu d'eau froide. Le liquide filtré contient encore de la *quinine* et de la *cinchonine*, et doit être traité de la même manière pour obtenir une nouvelle quantité de précipité gris rougeâtre : on dessèche les deux précipités, dans lesquels se trouvent la quinine et la cinchonine : on les met en digestion pendant quelques heures, à la température de 60°, dans de l'alcohol à 36 degrés, et l'on réitère les digestions jusqu'à ce que les liqueurs n'offrent plus de saveur amère : on filtre et on distille au bain-marie pour retirer les trois quarts de l'alcohol employé : on voit alors qu'il reste dans la cornue une *matière brune visqueuse*, surnagée par un *liquide louche* très-alcalin et très-amer. On sépare ces deux produits par décantation, et on les soumet aux opérations suivantes : le *liquide louche*, qui renferme de la *quinine*, de la *cinchonine*, de la chaux et une matière grasse, est saturé par de l'acide sulfurique, évaporé jusqu'aux deux tiers, et mêlé avec un peu de charbon animal : on le fait bouillir pendant quelques instans, on filtre, et il suffit de l'évaporer pour faire cristalliser le *sulfate de quinine*. Quant à la *matière brune visqueuse*, on la fait bouillir avec de l'eau faiblement aiguisée d'acide sulfurique, et on la transforme presque entièrement en *sulfate blanc* et soyeux, que l'on dessèche entre des feuilles de papier Joseph. Le *sulfate de cinchonine*, beaucoup plus soluble que celui de quinine, reste dans les eaux-mères. Ce procédé ne diffère de celui de M. Henry fils que par la substitution de l'acide hydrochlorique à l'acide sulfurique; il fournit 32 grammes de sulfate de quinine pur pour 1 kilogramme de quinquina jaune.

Sophistications du sulfate neutre de quinine. — Le sulfate de quinine est souvent sophistiqué dans le commerce par la magnésie, le sulfate de chaux, le sucre, la mannite ou la stéarine. On reconnaîtra qu'il contient de la *magnésie* ou du *sulfate de chaux* en traitant le mélange par l'alcohol bouillant, qui ne dissout que le sulfate de quinine. Si on l'avait mêlé avec du *sucre* on le ferait dissoudre dans l'eau légèrement acidulée, on précipiterait la quinine au moyen du sous-carbonate de potasse dissous, et l'on aurait dans la liqueur du sulfate de potasse et du sucre; on évaporerait jusqu'à siccité, et on traiterait le produit par l'alcohol, qui ne dissoudrait que le sucre. S'il avait été frelaté par de la *mannite*, on traiterait par l'eau froide, qui dissoudrait toute la mannite, sans agir sur le sulfate de quinine. Si le sulfate de quinine était uni à de la *stéarine*, on le mettrait en contact avec de l'eau aiguisée d'acide sulfurique, qui dissoudrait le sulfate de quinine sans agir sur le corps gras.

Sulfate acide de quinine. — Il cristallise en prismes solides,

transparens, de forme quadrangulaire, aplatie, plus solubles
dans l'eau que le sulfate neutre.   (ORFILA.)

QUINIQUE (ACIDE), s. m., acide découvert par M. Vauquelin
dans le quinquina, où il existe combiné avec la chaux, et probablement avec la quinine et la cinchonine. Il est composé d'oxygène, d'hydrogène et de carbone. Il se présente sous forme de
lames divergentes, d'une saveur très-acide, non amère, inalté-
rables à l'air, et très-solubles dans l'eau. Soumis à l'action de la
chaleur, l'acide quinique se décompose, et fournit entre autres
produits de l'acide pyroquinique; il forme avec les alcalis des
sels solubles; il précipite en blanc le sous-acétate de plomb;
mais il ne trouble point les nitrates de plomb, d'argent et de
mercure. Il n'a point d'usages. On l'obtient en décomposant par
de l'acide oxalique faible le quinate de chaux dissous dans l'eau;
il se produit de l'oxalate de chaux insoluble, et l'acide quinique
reste en dissolution; on évapore la liqueur, et l'acide cristallise.
Quant au quinate de chaux, on se le procure en traitant l'extrait
aqueux de quinquina, d'abord par l'alcohol, qui ne le dissout
pas, puis par l'eau.   (ORFILA.)

QUINQUINA, s. m., *cortex peruvianus*. Écorce de plusieurs
arbres originaires du Pérou et d'autres parties de l'Amérique
méridionale, appartenant au genre *cinchona*, qui fait partie de
la famille des rubiacées et de la pentandrie monogynie.

Histoire naturelle des quinquinas. — Il paraît que les habitans du Pérou connaissaient les vertus fébrifuges du quinquina
lorsque leur pays fut découvert par les Européens, mais ce ne
fut que long-temps après que ces derniers en furent instruits.
On rapporte qu'en 1638, la comtesse del Cinchon, femme du
vice-roi du Pérou, tourmentée depuis fort long-temps par une
fièvre intermittente qui avait résisté à tous les médicamens
jusqu'alors employés, en fut guérie promptement par un gou-
verneur de Loxa, qui lui fit prendre de la poudre de quinquina, dont un Indien lui avait révélé les étonnantes propriétés.
tés. Ce succès fut l'origine de la réputation du quinquina. A son
retour en Europe, en 1640, la comtesse del Cinchon en rap-
porta une assez grande quantité, qu'elle distribua en Espagne.
Mais ce médicament fut peu connu jusqu'en 1649, époque où
les jésuites de Rome, en ayant reçu une très-grande quantité,
le répandirent dans toute l'Italie. Comme ils le donnaient en
poudre, ainsi que l'avait fait la comtesse del Cinchon en

Espagne, ce médicament porta successivement les noms de *poudre de la Comtesse* et de *poudre des Jésuites*. Mais ce précieux remède, connu seulement de quelques individus, était resté un secret pour la masse des médecins. En 1679, Louis XIV en acheta la connaissance d'un Anglais nommé Talbot, contemporain de Sydenham, et la rendit publique. Ce fut depuis cette époque seulement que le quinquina fut réellement connu, et que son emploi devint général en France, en Allemagne et dans presque toute l'Europe.

Mais quoiqu'on connût la patrie du quinquina, on ignorait alors sa véritable origine, c'est-à-dire l'arbre qui le produisait. Le célèbre La Condamine, membre de l'Académie des Sciences de Paris, qui était parti en 1730 pour mesurer, dans plusieurs points des Cordilières, quelques degrés du méridien terrestre, fut le premier qui fit connaître, dans les *Mémoires de l'Académie*, pour 1738, l'arbre qui produit le quinquina. Linné le décrivit sous le nom de *cinchona officinalis*. Mais comme l'usage de ce médicament était devenu très-fréquent, et sa consommation beaucoup plus considérable, les négocians du Nouveau-Monde qui en faisaient le commerce mélangèrent ensemble les écorces de plusieurs autres espèces du même genre, qui arrivaient toutes en Europe sous le même nom. C'est aux botanistes voyageurs qui ont exploré cette partie du Nouveau-Monde que l'on doit la connaissance et la détermination botanique d'un grand nombre des espèces qui sont répandues dans le commerce. Nous devons citer particulièrement Mutis, directeur de l'expédition botanique de Santa-Fé de Bogota, dans le royaume de la Nouvelle-Grenade; MM. Ruiz et Pavon, auteurs de la *Flore du Chili et du Pérou* ; MM. Zea et Tafalla leurs successeurs, et enfin MM. de Humboldt et Bonpland, dont le voyage dans les régions équinoxiales a jeté tant de jour sur presque toutes les parties des sciences physiques et naturelles. Aux noms de ces naturalistes célèbres, qui ont eu l'inappréciable avantage de pouvoir comparer les écorces du commerce avec celles des diverses espèces qu'ils avaient l'occasion de voir en nature, on doit ajouter ceux de Vahl, de MM. Lambert, Laubert, et de quelques autres botanistes ou pharmaciens distingués, qui, dans leur *Quinologie*, ont réuni ce qui avait été écrit avant eux sur les diverses espèces de quinquina.

Aujourd'hui le nombre des espèces ou sortes qu'on trouve dans

le commerce est extrêmement considérable; et sous le nom général de quinquina on nous apporte même du Nouveau-Monde des
écorces qui n'appartiennent pas au genre *cinchona*. A la fin de
l'histoire des véritables espèces de ce genre nous traiterons
des faux quinquinas, c'est-à-dire des écorces désignées sous ce
nom, mais fournies par des genres différens.

Malgré les renseignemens recueillis par les savans que nous
venons de citer précédemment, on ne connaît pas encore bien
l'origine de toutes les sortes d'écorces qui se trouvent dans le
commerce. Cette détermination de l'espèce botanique à laquelle
appartient chaque sorte d'écorce ne peut être faite que dans la
patrie même des quinquinas; on ne doit regarder comme certaines que celles qui nous ont été transmises par les naturalistes de ces contrées ou par les botanistes voyageurs qui les ont
visitées. Nous ne croyons donc pas devoir imiter, dans cet article, quelques auteurs de *Pharmacologie* qui, sans avoir vu
un seul arbre à quinquina, décident hardiment de la nomenclature des espèces les plus douteuses, et, par la seule inspection
des écorces, déterminent, sans les avoir vues, les espèces botaniques auxquelles on doit les rapporter.

C'est principalement d'après la texture, et surtout d'après la
couleur, que l'on a divisé les divers quinquinas. Toutes les
écorces du commerce peuvent être rapportées à quatre chefs
ou espèces principales, savoir : les quinquinas gris, les jaunes,
les rouges et les blancs. Nous allons étudier successivement les
caractères de chacune de ces espèces principales.

§ 1. *Des quinquinas gris.* — Les quinquinas gris sont généralement fournis par le *cinchona Condaminea*, de MM. de Humboldt et Bonpland, ou par quelques-unes des espèces qui y ont
été rapportées comme de simples variétés. Ils sont sous la
forme d'écorces roulées en tuyaux, d'une longueur variable,
d'une demi-ligne à une ligne d'épaisseur. Leur surface extérieure est rugueuse, inégale, recouverte d'un épiderme cre-
vassé transversalement et en long, d'une couleur grise, blanchâtre, et souvent comme nacrée ou brunâtre et terne, chargée
de lichens foliacés ou filamenteux des genres *parmelia* ou *usnea*.
Leur surface interne est fauve clair ou brunâtre, leur cassure
est nette dans les échantillons minces, fibreuse intérieurement
dans ceux qui sont plus épais. Leur odeur est faible, du moins
dans les écorces desséchées. Leur saveur, d'abord faible, de-

vient bientôt amère et astringente, et laisse dans la bouche, après qu'on l'a mâchée, une sorte de saveur sucrée. La poudre est d'une belle couleur fauve.

Il faut, en général, choisir les écorces les plus minces et celles dont la cassure est la plus nette et la plus compacte. Généralement, les droguistes estiment beaucoup les sortes qui sont recouvertes de lichens abondans; mais, néanmoins, ce caractère n'est pas toujours l'indice d'une qualité supérieure. On trouve souvent des quinquinas gris de première qualité dont l'épiderme est totalement privé de ces cryptogames. Dans tous les cas, on doit soigneusement en monder les écorces sur lesquelles ils existent avant de les réduire en poudre.

A cette espèce doivent être rapportés comme de simples variétés les quinquinas gris brun de Loxa, les divers quinquinas de Lima, dont quelques sortes sont parfois assez épaisses, le quinquina Huanuco, le quinquina Havane, le quinquina ferrugineux, et plusieurs autres espèces du commerce. Il est très-possible que ces diverses écorces n'appartiennent pas toutes à la même espèce botanique; mais le manque de notions bien positives à cet égard nous engage à ne rien préjuger sur cette question, qui ne peut être résolue que sur les lieux mêmes.

Les quinquinas gris nous viennent principalement de la province de Loxa, dans le royaume de la Nouvelle-Grenade. On en tire aussi quelques sortes des diverses parties du Pérou. Au rapport de MM. de Humbodt et Bonpland, la véritable écorce du *cinchona Condaminea* est une des plus estimées et des plus efficaces. C'est elle que les Espagnols désignent plus particulièrement sous le nom de *cascarilla fina*.

§ 2. *Des quinquinas jaunes.* — Cette espèce comprend deux sortes principales, savoir : le quinquina jaune royal ou Calisaya, et le quinquina jaune orangé.

1º QUINQUINA JAUNE ROYAL. — Il porte aussi le nom de *Calisaya*, et est produit par le *cinchona cordifolia* de Mutis. Il nous vient du Pérou et est très-commun dans la province de Calisaya, dont il a conservé le nom vulgaire sous lequel on le désigne communément dans le commerce. Cette espèce croît également dans les provinces de Cuença et de Loxa; on l'a aussi observée aux environs de Popayan et à Rio-Grande. Ce quinquina se présente sous deux formes principales; tantôt il est en morceaux roulés de la grosseur du pouce, ayant son épiderme grisâtre fendillé, et quelquefois chargé de lichens, sa surface interne d'un jaune clair, son épaisseur d'une à deux lignes; tantôt il est en morceaux ou plaques non roulées, irrégulières, sans épiderme, de deux à quatre lignes d'épaisseur, ayant leur texture essentiellement fibreuse et luisante. Un des caractères tranchés de cette espèce, c'est sa saveur extrêmement amère, sans aucune trace d'astringence, et surtout sa texture fibreuse et brillante. Sa poudre est d'un jaune pâle, et son infusion aqueuse d'une teinte jaune et foible.

2° QUINQUINA JAUNE ORANGÉ.—Cette espèce est aujourd'hui fort rare dans le commerce. Elle est produite par le *cinchona lancifolia* de Mutis, qui croît au Pérou sur les pentes escarpées des montagnes, ainsi qu'aux environs de Santa-Fé de Bogota, où il a été observé par Mutis. L'écorce de quinquina jaune orangé a la plus grande analogie avec celle du quinquina Calisaya, mais elle s'en distingue par quelques caractères. Cette écorce est pesante, compacte, en morceaux planes ou roulés; l'épiderme est brunâtre, fendillé, la surface interne d'un jaune de miel, sa cassure est fibreuse; la saveur en est amère et aromatique, la poudre et l'infusion aqueuse sont d'un jaune fauve. Nous répétons que cette écorce se trouve très-rarement dans le commerce, et que par conséquent on n'a guère l'occasion de la bien étudier ni de l'administrer.

§ 3. *Quinquinas rouges.* — On distingue dans le commerce plusieurs sortes de quinquina rouge, qui, pour la plupart, peuvent être rapportées au *cinchona oblongifolia* de Mutis. Cette espèce paraît être fort abondante non-seulement au Pérou, mais dans diverses provinces du royaume de la Nouvelle-Grenade; c'est aussi une des plus abondantes dans le commerce. Elle se présente en général sous la forme de morceaux, tantôt planes et tantôt roulés, compactes, lourds, recouverts quelquefois d'un épiderme comme crétacé et blanchâtre, fendillé, rugueux, d'un brun rougeâtre intérieurement, à cassure compacte et comme résineuse dans la moitié externe, fibreuse dans la moitié interne; dans les morceaux très-épais et qui ont été recueillis sur le tronc ou les plus grosses branches, la cassure est partout fibreuse; la saveur est amère, mais surtout astringente; la poudre est d'un fauve ou brun rougeâtre.

Dans le commerce de la droguerie, on distingue plusieurs sortes de quinquina rouge, qui portent les noms de quinquina rouge non verruqueux, quinquina rouge verruqueux, c'est-à-dire ~~dont~~ l'épiderme présente un grand nombre de points irréguliers et proéminens, qui sont usés par le frottement que subissent les écorces dans le voyage; quinquina rouge de Santa-Fé; quinquina rouge orangé plat, etc.

§ 4. *Des quinquinas blancs.* — Ces quinquinas blancs sont assez rares dans le commerce; on les dit produits par le *cinchona ovalifolia* de Mutis. Ce sont des écorces généralement minces, à épiderme grisâtre et verruqueux, ayant leur surface interne blanchâtre; leur cassure est fibreuse; leur saveur amère, un peu astringente et désagréable. Cette espèce est originaire des Andes du Pérou et de la Nouvelle-Grenade.

Telles sont les principales variétés d'écorces de quinquina qui paraissent fournies par des espèces du genre *cinchona*. Ces variétés ou sortes sont assez faciles à confondre, parce que les caractères qui servent généralement à les distinguer ne sont pas tellement fixes ni surtout tellement tranchés qu'on n'éprouve souvent la plus grande incertitude pour bien distinguer et déterminer les espèces auxquelles on doit rapporter les écorces du commerce. Mais si l'on ajoute aux caractères tirés de la coloration ceux que peut fournir la saveur de ces écorces, on arrivera plus facilement à leur détermination. Ainsi, il faut se souvenir qu'en général les quinquinas gris ont une saveur à la fois amère et astringente très-prononcée; que les jaunes ont une saveur simplement amère, à laquelle se joint un principe aromatique dans le quinquina jaune orangé. Les quinquinas rouges sont faciles à reconnaître d'abord à leur couleur, et ensuite à leur saveur extrêmement astringente, qui prédomine de beaucoup sur la saveur amère.

Analyses chimiques des quinquinas. — Il nous a paru plus convenable de réunir en un seul et même paragraphe le résultat des analyses qui ont été faites des diverses sortes de quinquina, plutôt que d'en traiter à la suite de chacune d'elles, ce qui nous eût évidemment entraîné dans des répétitions inévitables. Les quinquinas ont été analysés par un grand nombre de chimistes célèbres, parmi lesquels nous citerons Fourcroy, MM. Vauquelin, Séguin, Laubert, Reuss, Gomez, etc. Mais les travaux de ces chimistes, quelque importans qu'ils pouvaient être à l'époque de leur publication, avaient jeté peu de lumière sur la nature des principes constituans de ces écorces. C'est aux analyses plus récentes de MM. Pelletier et Caventou que la science est redevable de la connaissance et de l'isolement du véritable principe actif de ce précieux médicament.

Fourcroy avait trouvé dans le quinquina, entre autres substances, une matière résinoïde particulière. M. Vauquelin avait en vue de chercher à reconnaître, par le moyen des réactifs, quelle pouvait être la force ou l'efficacité des diverses espèces qu'il avait analysées. Il a de plus bien reconnu la nature d'un acide particulier, qu'il a nommé acide quinique. Cet habile chimiste a indiqué les moyens de reconnaître par l'emploi des réactifs chimiques la vertu fébrifuge des infusions de quinquina, vertu qui, sauf quelques exceptions, est généralement en rapport avec l'abondance du précipité qu'y produit l'infusion de tan. Déjà quelque temps auparavant, M. Armand Séguin avait trouvé que le principe fébrifuge des quinquinas n'était pas astringent et ne précipitait pas par la gélatine, tandis qu'il précipitait par l'infusion de tan. M. Reuss, professeur de chimie à Moscou, en étudiant avec plus de soin la matière résinoïde observée par Fourcroi et Vauquelin, matière que ces chimistes avaient regardée comme de nature complexe, en retira deux principes distincts qu'il nomma, l'un *rouge cinchonique*, et l'autre *amer cinchonique*. Un peu plus tard, M. Gomez de Lisbonne a le premier signalé, dans les écorces du Pérou, un principe immédiat nouveau, auquel il donna le nom de cinchonin. Pour obtenir ce principe, il traitait l'extrait alcoolique de quinquina par l'eau et la potasse, qui dissolvent successivement toute la partie extractive, et le cinchonin reste insoluble. Cette substance purifiée par le moyen de l'alcool est blanche, transparente, et cristallise en aiguilles alongées.

C'est surtout pour obtenir ce principe nouveau, et en étudier les caractères et la nature, que MM. Caventou et Pelletier se sont livrés à une nouvelle analyse des quinquinas. Le quinquina gris de Loxa est le premier sur lequel ils ont opéré; ils y ont retrouvé le principe que Gomez avait nommé *cinchonin*, mais dont il n'avait pas connu la nature. MM. Caventou et Pelletier ont constaté que ce principe était une véritable base salifiable, ayant même une capacité plus grande que la morphine; et pour rendre son nom plus conforme à la nomenclature généralement admise, ils l'ont appelé *cinchonine* (*voyez* ce mot). Le quinquina gris, d'après ces expériences, se trouve donc composé :

1° de cinchonine unie à l'acide quinique; 2° d'une matière grasse verte; 3° d'une matière colorante rouge peu soluble, qui est le rouge cinchonique de Reuss; 4° d'une matière colorante rouge soluble (tannin); 5° d'une matière colorante jaune; 6° de quinate de chaux; 7° de gomme; 8° et enfin d'amidon et de ligneux.

Après avoir signalé l'existence d'une substance alcaline dans le quinquina gris, il était important de s'assurer si le même principe se retrouvait dans les autres espèces; à cet effet, les deux chimistes français ont d'abord analysé le quinquina jaune. La substance alcaline retirée de cette espèce est en masse solide, non cristallisable, poreuse, d'un blanc sale, peu soluble dans l'eau, soluble dans l'alcohol et l'éther sulfurique; elle s'unit aux acides et forme avec eux des sels généralement solubles, et qui cristallisent plus facilement que ceux de cinchonine; en un mot, présentant des caractères qui la distinguent de ce dernier alcali, MM. Caventou et Pelletier l'ont considérée comme une substance particulière, de nature alcaline, et lui ont donné le nom de *quinine*. Le quinquina jaune est composé : 1° de quinate acide de quinine; 2° de rouge cinchonique, 3° de tannin; 4° d'une matière grasse; 5° de quinate de chaux; 6° d'amidon 7° d'une matière colorante jaune; 8° de ligneux.

Le quinquina rouge, qu'ils ont ensuite soumis à l'analyse, leur a présenté réunis les deux alcalis qu'ils avaient trouvés chacun isolément dans les quinquinas gris et jaune, c'est-à-dire la cinchonine et la quinine. Ainsi donc, le quinquina rouge se compose : 1° de quinate acide de cinchonine; 2° de quinate acide de quinine; 3° de quinate de chaux; 4° de rouge cinchonique; 5° de tannin; 6° d'une matière grasse; 7° d'une matière colorante jaune; 8° d'amidon et de ligneux.

Les résultats de ces analyses sont d'une très-grande importance pour la thérapeutique. En effet, l'expérience a prouvé que ces deux alcalis, et principalement les sels solubles qu'ils forment en s'unissant avec les acides, étaient la partie véritablement active des quinquinas. Or, cette substance toujours identique n'a pas l'inconvénient des écorces de quinquina qui souvent varient beaucoup dans leur efficacité. D'après les analyses de MM. Caventou et Pelletier, le quinquina rouge devrait être l'espèce la plus efficace, puisque non-seulement il contient les deux substances alcalines réunies, mais que ces substances y sont l'une et l'autre en plus grande proportion que dans les deux autres espèces qui n'en contiennent chacune qu'une seule. Cependant quelques nouveaux essais ont fait reconnaître à ces deux chimistes l'existence d'une petite quantité de quinine dans le quinquina gris, et de cinchonine dans le quinquina jaune.

Avant de passer à la partie thérapeutique de l'histoire des quinquinas, nous croyons utile de parler ici des diverses écorces qui ont également reçu le nom de quinquina, mais qui néanmoins appartiennent à des genres différens du genre *cinchona*, qui produit toutes les vraies espèces de quinquina.

Des faux quinquinas.—A la tête de ces écorces connues sous les noms de quinquinas, mais n'appartenant pas au genre *cinchona*, nous devons d'abord placer les quinquinas piton et caraïbe. L'un et l'autre, en effet, sont produits par deux espèces du genre *exostemma*, qui non-seulement fait partie de la famille des Rubiacées, comme le *cinchona*, mais qui même n'est qu'un démembrement de ce dernier genre, auquel il était réuni autrefois.

1° QUINQUINA PITON, *exostemma floribunda*, Pers. Cette espèce est originaire des Antilles ; elle a été découverte, pour la première fois à S.-Domingue, par Desportes, en 1742. Elle croît sur les montagnes escarpées qui aux Antilles portent le nom de pitons ; de là le nom vulgaire sous lequel cette espèce est désignée. Cette écorce est en plaques roulées de la grosseur du doigt, d'un gris foncé à l'extérieur, fendillées longitudinalement ; d'un gris terne ou noirâtre intérieurement, d'une texture fibreuse, se déchirant facilement dans le sens des fibres, d'une odeur nauséabonde, et d'une saveur extrêmement amère, mais désagréable. Cette écorce a été analysée par Fourcroi en 1790. Ce célèbre chimiste en a retiré un principe gommeux, une matière colorante du plus beau rouge ; une matière cristalline jaunâtre, une matière jaunâtre et floconeuse, un extrait contenant une très-petite quantité de sels de potasse et de chaux, et enfin du ligneux. MM. Pelletier et Caventou ont également soumis cette écorce à l'analyse, et n'y ont rencontré aucune trace de quinine ni de cinchonine.

2° Le QUINQUINA CARAÏBE, *exostemma caribæa*, Pers., est également originaire des Antilles. Son écorce est recouverte d'un épiderme jaunâtre spongieux et profondément sillonné, friable ; la partie interne est fibreuse verdâtre. La saveur de cette écorce est d'abord sucrée et comme mucilagineuse, mais ensuite très-amère et assez désagréable. M. Guibourt a reconnu sur des fragmens de cette écorce des petits points brillans d'une matière cristalline inhérente à l'écorce.

3° Une autre espèce de faux quinquina est celle que l'on connaît sous le nom de *quinquina bicolore*. Cette écorce, très-répandue en Italie et assez rare en France, offre beaucoup de ressemblance avec l'écorce d'angusture vraie. Elle est sous la forme de tubes longs de huit à dix pouces, roulés en volute, d'une ligne au plus d'épaisseur, dure, compacte, non fibreuse; sa surface externe est lisse, d'un gris jaunâtre; l'interne est d'un brun foncé; son odeur est nulle, sa saveur amère et désagréable. On ignore l'origine de cette écorce : quelques auteurs la croient produite par une espèce d'*exostemma*. Elle ne contient ni quinine, ni cinchonine.

4° QUINQUINA NOVA. On appelle ainsi l'écorce du *portlandia grandiflora* L., arbre qui croît aux Antilles et à la Guyane, et fait partie de la famille des Rubiacées. Cette écorce se rapproche de celle des vrais quinquinas par plusieurs de ses caractères physiques; sa saveur est d'abord fade, mais ensuite mucilagineuse. Analysée par MM. Pelletier et Caventou, elle n'a donné aucune trace de quinine, ni de cinchonine.

M. Auguste de Saint-Hilaire, dans ses plantes médicales du Brésil, a également fait connaître deux plantes indigènes de cette partie du nouveau monde où elles portent le nom de *quina*, et où elles remplacent l'écorce du Pérou. L'une est le *solanum pseudo-quina* de la famille des Solanées; l'autre le *strychnos pseudo-quina*, bien remarquable par l'absence complète de la strychnine, principe vénéneux des autres espèces du même genre. Ni l'une ni l'autre de ces deux écorces n'a présenté de quinine ni de cinchonine.

Nous pourrions encore citer ici plusieurs autres écorces exotiques, connues et souvent employées sous le nom de quinquina; telles sont celles du *macrocnemum corymbosum* du Pérou, du *pycneia* de l'Amérique septentrionale. Mais aucune de ces écorces ne peut remplacer les bonnes espèces de quinquina, et toutes se font remarquer par l'absence des deux principes alcalins qui existent dans les écorces du Pérou.

(A. RICHARD.)

QUINQUINA (*Thérap.*). Il est peu de médicamens dont les effets soient aussi bien constatés que ceux du quinquina. Quoique les diverses espèces qui sont actuellement employées en médecine, et les préparations pharmaceutiques qu'elles fournissent, ne soient pas absolument identiques par rapport à leurs propriétés, et qu'on retrouve à cet égard presque autant de nuances que dans les caractères physiques et chimiques qu'on peut établir entre elles, cependant tous les vrais quinquinas se rapprochent par une manière d'agir analogue, et forment une espèce de genre bien distinct dans l'ordre des toniques, quant à leurs propriétés immédiates et leurs effets thérapeutiques.

§ Ier. *Des propriétés immédiates du quinquina.* — L'observation a prouvé que les propriétés immédiates du quinquina résident principalement dans la quinine, la cinchonine et les sels que ces alcalis forment avec les acides.

Le sulfate neutre et le sous-sulfate de quinine, qu'on préfère comme beaucoup plus solubles à la quinine pure, étant donné à la dose de 5 ou 6 grains en une seule fois, produisent dans l'estomac, au bout d'un quart d'heure ou d'une demi-heure au plus, une sensation de chaleur plus ou moins vive, qui commence d'abord vers le cardia, se répand ensuite dans la région épigastrique, de là dans toute la région abdominale, et quelquefois même dans la poitrine. Cette première impression locale est bientôt suivie de quelques borborygmes et de dégagement de gaz par la bouche et l'anus, et quelquefois même de coliques et de déjections alvines. Ces phénomènes s'accompagnent de chaleur à la tête, de battemens artériels plus prononcés, et même d'accélération dans le pouls. Dans quelques cas, il s'y joint une sorte d'agitation analogue à celle que produit le café. C'est au moins ce qu'a éprouvé M. Caventou après avoir pris quelques grains de quinine pure. La chaleur qui s'est répandue par tout le corps, à la suite de l'ingestion du sulfate de quinine dans l'estomac, détermine un accroissement de l'exhalation cutanée, la peau se colore et se couvre de moiteur; certaines excrétions sont également modifiées, et les urines en particulier paraissent moins abondantes et plus chargées. Tandis que ces phénomènes se manifestent vers les divers appareils, la sensibilité et la contractilité reçoivent une nouvelle activité, les forces acquièrent de toutes parts un notable accroissement sans que cette impression tonique générale puisse être attribuée à une manière d'agir spéciale sur un système particulier d'organes.

Des modifications physiologiques à peu après semblables s'observent lorsqu'on introduit le sulfate de quinine par le rectum à la dose de plusieurs grains à la fois; même sensation de chaleur, mais qui se propage alors du gros intestin à tout l'appareil abdominal; mêmes perturbations alvines et dégagemens de gaz; les phénomènes de réaction générale sont ensuite moins prononcés. Lorsqu'on applique le sulfate de quinine à la peau saine, les effets locaux se bornent ordinairement à une très-légère astriction à peine sensible; mais cette astriction devient douloureuse lorsque les surfaces cutanées sont ulcérées ou dénudées. On n'aperçoit alors aucun changement physiologique remarquable vers les autres appareils qui puisse prouver que cette substance ait été absorbée.

Les effets immédiats produits par le sulfate de cinchonine, pris en une fois à la dose de sept à huit grains, sont absolument analogues à ceux du sulfate de quinine, quoiqu'un peu moins prononcés. La quinine et la cinchonine pures agissent aussi de la même manière, mais plus lentement; et ce n'est ordinairement qu'après une heure de l'introduction de ces substances dans l'estomac que les effets se manifestent, probablement à cause de leur solubilité moins grande. Lorsqu'au lieu d'ingérer tout à coup dans l'estomac sept ou huit grains de ces agens médicamenteux on les emploie par fraction à la dose d'un grain, de deux heures en deux heures, les phénomènes locaux qu'ils produisent sont beaucoup moins prononcés, et même à peine sensibles. Les propriétés de ces sels ne se reconnaissent alors qu'aux effets thérapeutiques qu'ils déterminent.

La manière d'agir de la quinine, de la cinchonine et des sels formés par ces bases, n'est pas seulement relative à la dose à laquelle on les administre; mais elle dépend principalement de l'état particulier des organes gastro-intestinaux avec lesquels on les met en contact immédiat. Lorsque l'estomac est dans un état d'excitation nerveuse ou d'inflammation, il ne peut souvent supporter la présence des sels de quinine, et les repousse par le vomissement, ou bien il est affecté d'une manière pénible. D'autres fois l'irritation produite par ces alcalis est moins vive et beaucoup moins prompte; ils excitent seulement une chaleur brûlante à l'estomac, de la fièvre et une véritable gastrite ou gastro-entérite. Chez les individus dont l'estomac est dans l'état sain et peu irritable, à peine produisent-ils un effet sensible pour le malade et le médecin : c'est ce qui fait que certaines personnes peuvent quelquefois supporter trente à quarante grains de sulfate de quinine, par exemple, dans l'espace de quelques heures, sans aucune altération appréciable ; tandis que d'autres sont douloureusement affectées pour quatre ou cinq grains seulement. Il est donc très-important de faire une attention particulière à l'état des organes intestinaux avant d'administrer les sels de quinine. C'est en grande partie à cette cause qu'il faut attribuer la différence qu'on observe dans les propriétés immédiates du quinquina et dans les effets thérapeutiques qui en découlent.

On affaiblit l'impression trop vive produite par les alcalis du quinquina et leurs sels en les associant avec des mucilagineux, de l'amidon, de la gomme, de la mie de pain ou des substances presque inertes, comme la poudre de lycopode ou de réglisse, ou enfin en les mêlant avec des alimens ; et certains individus ne peuvent les supporter qu'en employant cette précaution. Nous retrouvons précisément des correctifs absolument analogues dans le quinquina en substance et dans les extraits de quinquina ; l'amidon, la gomme, le corps ligneux, remplacent ici les substances que l'art associe aux sels de quinine pour atténuer leur activité. La nature nous offre donc tout formé ce que l'art chercherait à imiter. Il en résulte une conséquence pratique très-importante, c'est qu'il faut bien se garder de proscrire de la pharmacie le quinquina en substance et ses diverses préparations, parce qu'il est des cas où il est réellement préférable de l'employer sous ces différentes formes. Quoique les principes actifs du quinquina résident donc principalement dans les alcalis, et quoiqu'il soit dans beaucoup de cas utile de les préférer au quinquina lui-même, à cause de la facilité de les doser d'une manière plus précise, cependant on ne peut pas dire que le quinquina en substance ne doive ses propriétés qu'à la quinine et à la cinchonine réunies à des substances inertes. En effet, indépendamment de la gomme, de l'amidon, du mucus et de plusieurs autres substances, il entre en outre dans le quinquina une assez grande quantité d'acide gallique, qui n'est pas sans action, et qui, en ajoutant aux alcalis une propriété astringente qu'ils n'ont point par eux-mêmes, les rapproche davantage des véritables toniques. L'observation clinique vient ici à l'appui des notions fournies par les travaux des chimistes, et

prouve que le quinquina en substance ou en extrait est plus astringent et tonique que ne le sont les alcalis ou les sels du
quinquina.

§ III. *Des différentes préparations pharmaceutiques du quinquina, et de la manière de les administrer.* — Toutes les variétés désignées dans le commerce sous le nom de gris, de jaune
ou de rouge, sont employées soit en substance et presque sans
aucune altération, soit après avoir subi plusieurs préparations.
On donne le quinquina en substance, simplement mondé ou
concassé, en infusion ou en décoction, à la dose d'une demi-
once à une once par pinte. Les infusions à froid de quinquina ne
contiennent que très-peu de principes actifs, parce que la plupart
de ces principes sont peu solubles dans l'eau froide. Les décoctions
et les macérations de l'écorce de quinquina sont beaucoup plus
actives et chargées, par la raison contraire. Ces décoctions précipitent facilement par l'addition de tous les sels ferrugineux et de la
plupart des oxydes métalliques et des hydrosulfures; on doit par
conséquent s'abstenir d'ajouter aux décoctions de quina de l'émétique ou des sels ferrugineux; mais on peut quelquefois les associer
à l'état solide suivant les diverses intentions que le médecin se
propose de remplir; ainsi on mélange souvent le sous-carbonate
de fer avec le quinquina en poudre. On emploie les infusions et
les décoctions de quinquina en tisanes, en potions, en injections,
en lavemens, en fomentations ou en bains. La poudre impal-
pable de quinquina est prise par la bouche, délayée dans l'eau
ou enveloppée dans du pain à chanter, en consistance d'élec-
tuaire, en pilule, seule ou associée à d'autres médicamens. Chapman prétend qu'en délayant la poudre de quina dans une forte
solution de jus de réglisse, on en masque la saveur désagréable.
On l'emploie aussi à l'extérieur sous forme de sachets. On administre souvent avec le quinquina, soit à l'état liquide, soit à
l'état solide, des médicamens d'un autre ordre, dans l'intention
d'ajouter à son effet ou de modifier ses propriétés. Le sous-carbonate et le tartrate de potasse, la magnésie, à la dose d'un demi-
gros à un gros, le muriate d'ammoniaque à la dose d'un scrupule pour une pinte de décoction, favorisent la solution de
plusieurs des principes du quinquina, développent la matière
colorante, et ajoutent aux propriétés actives de ce médicament.
Un demi-gros d'acide hydrochlorique ou sulfurique pour une
pinte de décoction, quoique déterminant des combinaisons dif-

férentes de celles qui sont produites par l'addition des alcalis et des sels, concourent néanmoins par des résultats opposés au même but, sous le rapport pratique. L'empirisme, en effet, a confirmé l'utilité de toutes ces additions, qui semblent mettre plus à nu les principes actifs du quinquina, développer leurs propriétés immédiates, et les rendre plus solubles; mais il est difficile de reconnaître précisément ce qui se passe dans ces phénomènes chimiques, et de pouvoir bien apprécier les compositions et décompositions qui peuvent avoir lieu, soit qu'on emploie des substances alcalines ou acides, à cause de la grande quantité de principes qui entrent dans la composition du quinquina, et qui peuvent subir des modifications dans l'action réciproque de ces substances les unes sur les autres. Le résultat pratique est connu, la théorie expliquera plus tard les faits. Indépendamment des substances alcalines et acides, qui paraissent ajouter aux propriétés du quinquina par les changemens chimiques qu'ils déterminent, souvent on associe à ce puissant tonique de véritables excitans, tels que la serpentaire de Virginie, la racine de valériane, le girofle, le gingembre, etc., qui n'agissent qu'en réunissant leurs propriétés à celles du quinquina. On modifie souvent beaucoup les propriétés de ce médicament en l'associant à des sels purgatifs. On obtient alors une médication mixte, tonique et purgative. Le mélange du quinquina avec l'émétique change entièrement les propriétés de celui-ci en le ramenant à l'état d'acide d'antimoine, qui agit principalement alors comme simple sudorifique.

Les préparations pharmaceutiques de quinquina dans lesquelles on emploie la plus grande partie de ses principes réunis, sont les extraits mous et secs, les vins, les teintures et les sirops de quinquina. L'extrait mou de quinquina se prépare, d'après le Codex, en faisant bouillir douze onces de quinquina concassé dans douze livres d'eau; on passe cette liqueur, on soumet le résidu à une nouvelle décoction dans huit livres d'eau seulement; les deux décoctions, passées à la chausse, sont ensuite évaporées à la consistance d'extrait au bain-marie. Cet extrait mou, bien préparé, contient presque tous les principes actifs du quinquina, moins une petite proportion de substance résineuse insoluble dans l'eau et qui entraîne encore avec elle une certaine quantité de quinine et de cinchonine. Cet extrait non altéré peut être employé de la même manière que le quinquina en sub-

stance, mais à des doses beaucoup plus faibles, puisqu'il est
entièrement privé de la partie ligneuse, qui forme à elle seule
les deux tiers en poids du quinquina : on retrouve en effet dix
onces à peu près de substance ligneuse dans une livre de quinquina. Cet extrait se conserve long-temps, quoiqu'il offre l'inconvénient, comme tous les extraits préparés avec des substances ligneuses ou corticales, de se séparer en deux parties :
l'une sèche, qui adhère sur les parois du vase, et qui est principalement formée d'une incrustation, d'amidon et de tannin; l'autre, plus molle, susceptible quelquefois de fermentation, et contenant les principes actifs du quinquina unis au
mucus, à la gomme et à la matière colorante. L'extrait sec de
quinquina se prépare à froid à la manière de la garaye, en mettant infuser deux livres de kina dans six livres d'eau froide,
puis dans quatre autres livres, quand on a épuisé par la première opération tout ce qu'il était possible d'obtenir; on fait
ensuite évaporer au bain-marie en consistance d'extrait, et dessécher à l'étuve ou au soleil. L'extrait sec ne contient que les
parties les plus solubles du quinquina, et offre, sous un même
volume, beaucoup moins de parties actives que l'extrait mou;
deux parties d'extrait sec équivalent à peine à une partie d'extrait mou; on prépare aussi un extrait alcoholique supérieur aux
deux autres. M. Pestiaux, pharmacien, avait imaginé de préparer,
sous le nom d'*extrait saccharin*, un extrait sec bien supérieur
aux précédens, mais qui cependant n'a pas eu le succès qu'il devait mériter. Après avoir épuisé par une infusion de kina dans
l'eau tout ce qui est soluble dans ce véhicule, il soumettait le
résidu à l'action de l'alcohol, de manière à ne plus laisser que
le corps ligneux entièrement privé de principes actifs; il faisait
ensuite évaporer au bain-marie et dessécher à l'étuve les deux
extraits aqueux et alcoholique, et les pulvérisait en y ajoutant
les deux tiers de sucre; de sorte qu'un gros de cet extrait représentait exactement une quantité égale de quinquina en substance entièrement privé de corps ligneux.

La teinture de quinquina se prépare en mettant une partie
de quinquina concassé dans quatre parties d'alcohol chaud concentré. Ce véhicule, en dissolvant la quinine et une partie de la
cinchonine, le tannin, la résine et la matière colorante, enlève
presque toutes les parties actives, et ne laisse que l'amidon,
le quinate de chaux, la matière grasse et le corps ligneux, qui

sont des parties inertes. On obtient donc, sous un petit volume, tous les principes actifs du quina réunis à un excitant diffusible, qui ajoute encore aux propriétés de ce médicament. On prépare aussi à froid un alcoholat de quinquina, mais qui est beaucoup plus faible. Le vin de quinquina préparé par infusion est en général préférable à l'alcoholat, il est moins excitant et convient beaucoup mieux à la plupart des estomacs. Mais les vins les plus généreux, et surtout ceux auxquels on ajoute une certaine proportion de teinture de quinquina, ont l'inconvénient des teintures de quinquina elles-mêmes, et ne réussissent point chez les individus dont les organes gastro-intestinaux sont trop susceptibles. Le sirop de quinquina à l'eau est beaucoup plus faible que le sirop vineux, qu'on prépare avec du vin de quinquina, auquel on ajoute suffisante quantité de sirop de sucre. Le premier s'altère beaucoup plus promptement, et fermente plus tôt que l'autre; mais dans beaucoup de cas il est préférable au sirop vineux chez les individus dont l'estomac est très-irritable.

On emploie presque généralement aujourd'hui les alcalis du quinquina à l'état pur ou salin. Les sels qui sont le plus en usage sont les sulfates de quinine ou de cinchonine; on préfère le plus généralement le sulfate de quinine neutre et effleuri, parce que sa composition est invariable, et offre constamment 86 de base pour 100 parties; tandis que celui qui n'est point effleuri peut contenir de 76 à 86 parties de quinine, suivant qu'il est dans un endroit plus ou moins humide. Le sulfate de cinchonine est employé dans les mêmes circonstances que le sulfate de quinine, quoiqu'il soit moins actif. L'acétate de quinine n'est point en usage, parce qu'il est presque insoluble, surtout à froid. On prépare un alcoholat de quinine, en faisant dissoudre 6 grains de sulfate de quinine par once d'alcohol. On doit préférer, comme l'observe avec raison M. Magendie, le sulfate de quinine à la quinine pure, parce que l'alcohol, en s'unissant à l'eau, laisserait précipiter l'alcali, qu'elle ne dissout pas. On compose le vin de quinine avec le sulfate de quinine, dans la proportion de douze grains de sulfate de quinine pour deux livres de vin de madère ou de malaga. Le sirop de quinine est beaucoup plus chargé; il contient, d'après le formulaire de M. Magendie, deux grains de sulfate de quinine par once. Le sirop, le vin et l'alcoholat de cinchonine se composent de la même manière, en augmentant d'un tiers seulement la proportion de sulfate de cinchonine, parce que son action, comme nous l'avons vu, est en général beaucoup plus faible que celle du sulfate de quinine.

§ 3. *De l'emploi thérapeutique du quinquina.* — Les effets thérapeutiques du quinquina dépendent ou de son action locale sur les organes sur lesquels on l'applique, ou de son absorption et de la réaction générale qu'il produit sur tous les appareils organiques, et principalement sur le système nerveux et circulatoire. Les effets thérapeutiques du quinquina sont manifestes dans une foule d'affections locales, principalement dans les ulcérations de mauvais caractère et la gangrène humide des différentes parties du corps; il agit surtout, dans ce dernier cas, non-seulement en déterminant une sorte de combinaison chimique qui retarde les progrès de la putréfaction, mais encore en ranimant les forces vitales des parties vivantes qui cernent la gangrène, et en bornant ainsi ses progrès. Le quinquina n'est pas moins utile, comme astringent, dans le relâchement et l'atonie de la luette, du vagin et du rectum; il est préférable, dans tous ces cas, d'employer le quinquina en substance ou sous la forme de décoctions très-rapprochées, simples ou animées avec un alcoholat camphré.

Le quinquina est employé comme tonique à l'intérieur, soit localement, soit d'une manière plus générale, pour réveiller l'énergie de tous les appareils : il est d'usage, pour ainsi dire, localement dans les simples dyspepsies, sans inflammation de l'estomac, tandis que le médecin se propose de l'employer d'une manière plus générale dans toutes les adynamies franches, sans lésion locale grave. Plusieurs affections nerveuses générales réclament aussi quelquefois l'emploi thérapeutique du quinquina sous différentes formes. Il triomphe souvent de certaines névroses avec débilité du système nerveux, et particulièrement de certaines chorées qui résistent à l'action des purgatifs. Mais la puissance thérapeutique du quinquina se montre particulièrement efficace dans les fièvres d'accès et dans les névralgies intermittentes; c'est dans tous ces cas que ce médicament agit vraiment d'une manière héroïque. La propriété presque spécifique dont il jouit alors avait engagé quelques médecins à le regarder comme un anti-périodique; cette singulière propriété n'est pas plus explicable en elle-même que la propriété purgative ou vomitive; elle dépend d'une modification particulière que les principes du quinquina impriment au système général, et qui n'est appréciable que par ses résultats : l'observation prouve seulement que cet effet ne dépend point de l'action locale que le quinquina exerce sur le canal intestinal, car il agit également comme fébrifuge lorsqu'il est introduit dans le gros intestin, ou employé en bains ou en frictions en quantité suffisante pour qu'il soit absorbé par la peau. D'une autre part, lorsqu'il traverse rapidement le canal intestinal sans être absorbé, et qu'il produit un effet purgatif, il n'agit plus comme antipériodique, tandis qu'au contraire il n'est jamais plus efficace pour remplir cette indication thérapeutique que lorsqu'on fait précéder son emploi de l'usage des évacuans, et principalement des purgatifs, qui, en débarrassant le canal intestinal et ranimant son énergie vitale, favorisent alors l'absorption de ce médicament. Il est donc vraisemblable que les propriétés fébrifuges du quinquina, dans les fièvres d'accès, dépendent en grande partie de son absorption et de la modification qu'il imprime au système général, et particulièrement aux systèmes nerveux et circulatoire, qui sont liés si intimement entre eux. On a prétendu, dans ces derniers temps, que les principales propriétés du kina dépendaient de l'irritation qu'il produit sur le canal intestinal, et de la dérivation qui en serait la suite; mais cette théorie, purement hypothétique, est en contradiction avec les faits; car toutes les fois que le kina produit une vive irritation sur les organes gastro-intestinaux, il n'agit plus comme anti-périodique, il détermine au contraire une fièvre continue, et trompe complètement l'attente du médecin : ses effets thérapeutiques ne sont jamais plus puissans, que lorsque ses propriétés immédiates traversent, pour ainsi dire inaperçus, le canal intestinal, et ne se manifestent que par ses effets secondaires généraux. Il est quelquefois nécessaire, même dans les fièvres intermittentes les mieux caractérisées, de faire précéder l'usage du quinquina des antiphlogistiques, lorsque ces maladies s'accompagnent de quelques phlegmasies bien caractérisées. Mais dans les fièvres intermittentes graves, désignées sous le nom de pernicieuses, il faut se garder, au moins dans la plupart des cas, de faire précéder le kina de moyens débilitans; le moindre retard pourrait alors être funeste : le salut est dans l'emploi prompt du kina, comme l'ont prouvé depuis long-temps Torti, Werlhof, et tous les médecins praticiens.

Les fièvres intermittentes ordinaires cèdent le plus souvent, dans notre climat, à la dose d'une demi-once ou une once de quinquina en substance, administrée entre les accès, ou à huit ou seize grains de sulfate de quinine au plus, qui représentent à peu près la quantité d'une demi-once à une once de quinquina en substance; mais il paraît constant, d'après les observations de MM. Martinet, Drossi, et M. le professeur Mathœis, qu'il est nécessaire de porter beaucoup plus haut la dose de sulfate de quinine en Italie qu'en France, car ces trois observateurs ont été obligés de donner dans ce pays rarement moins de dix-huit à vingt-quatre grains de sulfate de quinine dans l'intervalle d'un paroxysme à l'autre, pour maîtriser une fièvre ordinaire, et quelquefois il était nécessaire de porter la dose beaucoup plus haut, jusqu'à trente-cinq, quarante, et même soixante-douze grains, ce qui est énorme, puisque quarante grains de sulfate de quinine équivalent presque à une livre et demie de quinquina. Il est impossible, quant à présent, d'expliquer la cause de cette différence, si elle est constante.

Qu'on emploie le quinquina en substance, ou les alcalis, ou les sels de quinquina, pour se rendre maître d'un accès de fièvre intermittente, il est toujours plus avantageux de commencer par une forte dose, surtout dans les fièvres intermittentes graves; on peut aller ensuite en diminuant de quantité, si l'accès a manqué complétement. Une autre règle thérapeutique, qui n'est pas moins importante pour combattre les fièvres intermittentes, c'est qu'il faut administrer le quinquina le plus près possible de la fin de l'accès, et par conséquent toujours assez loin de l'accès qu'on cherche à prévenir, afin qu'il puisse être complétement absorbé avant le retour de l'accès. Ainsi, moins il y a d'intervalle entre les accès, plus cette règle thérapeutique est nécessaire à observer.

Le quinquina n'est pas moins efficace dans les fièvres continues rémittentes, pour combattre les accès entés pour ainsi dire sur les fièvres continues, et remédier ensuite à l'état général qui entretient encore la fièvre, lorsqu'elle est revenue à son état de simplicité; il est sans doute dangereux de faire usage du quinquina dans plusieurs fièvres continues ou rémittentes avec entérite; néanmoins, on peut quelquefois l'employer avec succès, particulièrement dans l'entérite pustuleuse, lorsque la période d'irritation est passée, et que le malade tombe dans un grand état de prostration. Tous les médecins praticiens sans prévention sont généralement d'accord sur ce point, et pensent que, dans ce cas, le quinquina peut favoriser la cicatrisation des ulcères intestinaux, comme il le fait quelquefois pour les ulcères cutanés; mais il est prudent de n'administrer ce puissant tonique dans ces maladies graves que sous la forme de décoction simple, ou associé avec des mucilagineux. On a presque toujours à se repentir de le combiner alors avec des excitans, et surtout avec des excitans diffusibles. On l'administre avec plus d'avantage par la bouche, lorsque la partie supérieure de l'intestin n'est pas affectée; dans le cas contraire, il vaut mieux le donner en lavement, si le gros intestin est parfaitement sain. C'est aussi sous cette dernière forme que l'on doit employer de préférence le quinquina dans la plupart des cas où le poumon est affecté d'une maladie chronique, et qu'il existe cependant des indications de recourir à une médication tonique ou antipériodique active. J'ai souvent obtenu de bons effets du quinquina administré sous cette forme, tandis qu'il était impossible d'en continuer l'usage par la bouche, à cause de l'irritation qu'il produisait sur la poitrine et sur l'estomac.

Lorsque l'intention du médecin est d'employer le quinquina principalement comme tonique, pour ranimer l'énergie vitale affaiblie, il est préférable de le prescrire en substance, soit en poudre, soit en extrait mou, et de l'associer alors au vin. Son action sous ces différentes formes est plus soutenue, plus durable, et plus puissamment astringente. Dans les cas, au contraire, de fièvre intermittente ou rémittente, où il est nécessaire de mettre en jeu les principes du quinquina qui sont plus facilement absorbés, et qui doivent agir sur le système général, on peut alors recourir avec avantage aux alcalis du quinquina et aux sels de quinine qui agissent plus promptement que le quinquina en substance, et sont presque aussi recommandables. Néanmoins, le quinquina en poudre, lorsque l'estomac peut le supporter, ajoute encore à la propriété des alcalis qu'il contient celle de son principe astringent, qui concourt encore à augmenter son action tonique et antipériodique. (GUERSENT.)

QUINTANE ou QUINTE, adj., *quintanus ;* on désigne ainsi les fièvres intermittentes dont les accès se montrent chaque cinquième jour, après trois jours d'apyrexie. Ce type est extrêmement rare. *Voyez* INTERMITTENTES (maladies).

QUINTE, s. f. Ce mot s'emploie comme synonyme d'accès quand on parle de la toux ; *quinte, accès de toux.*

QUINTESSENCE, s. f., *quinta essentia.* On désignait ainsi jadis les principes les plus volatils des corps, ainsi que l'alcohol chargé des principes de certaines substances médicamenteuses. *Voyez* ESSENCE, HUILE ESSENTIELLE, ALCOHOLAT, etc.

QUOTIDIEN, adj., *quotidianus ;* qui a lieu chaque jour. On nomme *fièvres quotidiennes* les intermittentes dont les accès reviennent chaque jour. La fièvre quotidienne est simple quand il n'y a qu'un seul accès chaque jour, qui revient à peu près à la même heure, a la même durée et la même intensité. Elle est *double, triple-quotidienne,* quand il y a deux, trois accès dans les vingt-quatre heures, lesquels accès correspondent chacun, pour l'heure à laquelle ils surviennent, la durée, l'intensité, à ceux de la période précédente. *Voyez* INTERMITTENTES (maladies).

RAC.

RABDOIDE, adj., *rabdoïdes*. Nom sous lequel on a désigné improprement la suture sagittale. *Voyez* SUTURES.

RABIQUE, RABIÉIQUE OU RABIFIQUE, adj., de *rabies*, rage; qui produit la rage; *virus rabique; symptômes rabiques*. Voyez RAGE.

RACE, s. f. Mot formé de *radix*, racine, souche, lignée, et par lequel on entend, en l'appliquant à l'homme en particulier, les grandes variétés ou groupes naturels héréditaires que présente cet être, lorsqu'on l'observe dans l'universalité du genre humain. Quelque différent que l'homme se montre en effet, de lui-même suivant ces variétés, cependant, comme tous les individus qui les composent, en se mêlant indistinctement entre eux, produisent par leur union des individus féconds, toutes n'ont communément été regardées que comme autant de *races* d'une seule et même espèce.

Les naturalistes sont loin de s'accorder sur le nombre et les caractères des races humaines. Les uns regardent, en effet, comme des races prononcées ce que d'autres n'envisagent que comme de simples variétés, tandis que quelques-uns, multipliant les distinctions, admettent des *espèces* réelles qu'ils sous-divisent successivement ensuite en races et en variétés.

Linné n'avait reconnu, comme on sait, que quatre races d'hommes qu'il regardait comme particulières à chacune des parties du monde, et qu'il désignait sous les noms de race *américaine* ou brune, d'*européenne* ou blanche, d'*asiatique* ou jaune, et d'*africaine* ou noire. Il en ajoutait encore une cinquième sous le nom de *monstrueuse*, et qui résultait de toutes les défectuosités des autres. Cette division, entièrement arbitraire, et qui rapprochait des homme très-différens entre eux, par cela seul qu'ils appartenaient à la même division territoriale, n'a pas reçu long-temps l'assentiment des naturalistes. Les travaux de Buffon, fondés sur l'ensemble des observations receuillies par les voyageurs de son temps, lui firent distinguer comme autant d'importantes variétés de l'espèce humaine, la *lapone*, la *tartare*, la *chinoise*, la *malaise*, l'*éthiopienne*, l'*hottentote*, l'*européenne*, et l'*américaine*. Lacépède, dans un des brillans discours d'ouverture de ses cours de zoologie au jardin du Roi (année 1803), établit nettement cinq grandes divisions du genre humain, qu'il fonde non-seulement sur des attributs physiques distincts, mais encore d'après les différences de leurs facultés morales et intellectuelles, et leur degré d'avancement dans les arts, les sciences et la littérature. Il désigna ces races sous les dénominations de *caucasique* ou arabe-européenne, de *lapone* ou hyperboréenne, de *mongole*, de *nègre* ou éthiopienne, et d'*américaine*. Depuis, M. Duméril a ajouté à celle-ci la race *malaise*. Cependant M. Cuvier, qui a consacré un chapitre de son ouvrage sur le règne animal aux races humaines, a cru les devoir réduire à trois races principales, qui sont la blanche ou *caucasique*, la jaune ou *mongolique*, la race nègre ou *éthiopique*. Nous croyons ne pouvoir mieux faire que de suivre ici les divisions de ce savant.

1° *Race caucasique.*—Cette race, à laquelle nous appartenons, a été ainsi nommée, parce que les traditions et les filiations des peuples semblent la faire remonter jusqu'au groupe de montagnes situé entre la mer Caspienne et la mer Noire, d'où elle s'est répandue comme en rayonnant dans les lieux qu'elle occupe. Les peuples du Caucase, les Géorgiens et les Circassiens, en offrent comme le type. Elle se distingue entre toutes les races par la beauté de l'ovale qui forme sa tête, la belle proportion de son corps, la grandeur de l'angle facial plus ou moins rapproché de l'angle droit. Son nez long et pointu, la longueur de ses cheveux flexibles et plats, variant pour la coloration du blond au noir foncé; sa peau blanche, ses joues colorées et ses lèvres vermeilles, ne permettent pas, d'ailleurs encore, de la confondre avec aucune autre. La race caucasique a donné naissance aux peuples les plus éclairés, et qui ont le plus dominé les autres. Ses principales branches peuvent se distinguer par l'analogie des langues. Du rameau *araméen* ou de *Syrie*, dirigé au midi, sont descendus les Assyriens, les Chaldéens, les Arabes, les Phéniciens, les Juifs, les Abyssins, colonies des arabes : il est très-probable que les Égyptiens lui appartenaient. C'est à ce rameau, enclin au mysticisme, qu'appartiennent les religions les plus étendues. Des formes bizarres, un style figuré, y ont déparé les sciences et les lettres qui ne laissent pas que d'y avoir momentanément brillé de quelque éclat.

Le rameau *indien*, *germain* et *pélagique* est beaucoup plus étendu, et malgré l'ancienneté de sa division, l'on reconnaît les plus grandes affinités entre ses quatre langues principales : le *sanscrit*, langue aujourd'hui sacrée de l'Indostan; l'ancienne langue des *pélages*, à laquelle appartiennent le grec, le latin, toutes les langues du midi de l'Europe; le *gothique* ou *tudesque*, d'où proviennent les langues du nord et du nord-ouest, l'allemand, le hollandais, l'anglais, le danois, le suédois; la langue appelée *esclavone*, enfin, d'où descendent le russe, le polonais, le bohémien et le vende. C'est à cet important rameau de la race caucasique qu'appartient depuis trois mille ans le sceptre de la philosophie, des arts et des sciences.

Le rameau *scythe* et *tartare*, dirigé primitivement vers le nord et le nord-est, toujours errant et vagabond dans les plaines de ces contrées, n'en revint que pour dévaster les établissemens de ses frères. A ce rameau se rapportent, comme autant d'essaims, les Scythes, si anciennement connus par leurs irruptions dans la haute Asie; les Parthes, qui y détruisirent la domination grecque et romaine; et les Turcs enfin, qui y renversèrent celles des Arabes et subjuguèrent en Europe les restes de la nation grecque. Les Hongrois, les Finlandais, en paraissent, parmi les nations esclavones et tudesques, comme des peuplades égarées. L'on voit encore, au nord et à l'est de la mer Caspienne, des peuples de la même origine, qui parlent des langues semblables, et qui sont mélangés avec une infinité d'autres petits peuples d'origine et de langues différentes. Les Tartares se sont conservés plus intacts dans tout cet espace, où, après avoir menacé la Russie, ils en ont subi le joug depuis les bouches du Danube jusqu'au delà de l'*Irtich*; l'on y reconnaît toutefois le sang des Mongoles qu'y appelèrent leurs conquêtes, et dont les traces se retrouvent principalement chez les petits Tartares.

2° *Race mongolique.*—Celle-ci, la plus nombreuse et la plus étendue sur le globe, et qu'on reconnaît à ses pommettes saillantes, à son visage plat, à ses yeux étroits et obliques, à ses cheveux droits et noirs, à sa barbe grêle et à son teint olivâtre, commence à l'orient de ce rameau tartare des Caucasiens dont nous venons de parler, et de là elle domine jusqu'à l'Océan oriental. Les Calmoucks et les Kalkas, ses branches restées nomades, parcourent le grand désert, d'où trois fois leurs ancêtres portèrent au loin leurs conquêtes, sous Attila, Gengis et Tamerlan. Les Chinois en sont une des branches, la plus ancienne dans la civilisation des peuples. Les Mantchoux, conquérans de la Chine, et qui la gouvernent encore, en font une troisième branche; il faut y rapprocher d'ailleurs, du moins en très-grande partie, les Japonais, les Coréens, et les diverses hordes soumises à la Russie, qui s'étendent au nord de la Sibérie. La presque totalité de la race mongolique, quelques lettrés Chinois exceptés, appartient aux différentes sectes du culte de Fo. Son origine paraît être les monts Altaï, comme celle de la nôtre le Caucase; mais la filiation de ses différentes branches n'est pas aussi facile à suivre, ce qu'explique suffisamment d'ailleurs l'incertitude qu'offre l'histoire de ces peuples pour la plupart nomades, et l'impénétrabilité de celle des Chinois, à jamais concentrée dans leur empire. Les affinités de leurs langues sont d'ailleurs encore trop peu connues pour diriger dans ce labyrinthe.

Les langues du nord de la péninsule au delà du Gange présentent, ainsi que celle du Thibet, le caractère monosyllabique de celle des Chinois, et les traits des peuples qui les parlent ne sont pas sans ressemblance avec ceux des autres Mongoles; mais au midi de cette péninsule, et sur les côtes de toutes les îles de l'archipel indien, et les côtes de la mer du Sud, se trouvent répandus les *Malais,* peuple beaucoup plus beau, dont la race et la langue ont des caractères particuliers, et parmi lesquels existent d'autres hommes à cheveux crépus, à teint et à visage de nègre, remarquables par leur état sauvage et barbare, dont les plus connus portent le nom de *Papous.* M. Cuvier reconnaît que ni les Malais, ni les Papous ne peuvent aisément se rapporter à l'une des trois grandes races admises, mais il élève la question de savoir s'il existe des caractères distinctifs assez tranchés pour différencier les premiers de leurs voisins des deux côtés, les Indous caucasiques et les Chinois mongoliques; et pour les seconds ou les Papous, il se demande encore s'il ne peut pas être permis de les envisager comme des nègres d'Afrique anciennement égarés sur la mer des Indes. La solution de cette double question ne lui paraît pas encore possible.

Les Samoyèdes, les Lapons, les Esquimaux et les autres peuples qui habitent le nord des deux continens, et dont quelques-uns ont cru devoir faire la race *hyperboréenne,* reconnaissable à son visage plat, court, arrondi, son nez écrasé, ses cheveux courts, plats et noirs, sa peau brune, son corps trapu et sa taille courte, se rapporteraient simplement comme variétés à la race mongolique, ou ne seraient encore, suivant quelques-uns, que des rejetons dégénérés du rameau Scythe et Tartare de la race caucasique.

Les *Américains*, qui n'ont pu être ramenés clairement ni à l'une ni à l'autre des races de l'ancien continent, n'ont toutefois pas de caractères précis et constans qui en puissent faire une race à part. Leur teint rouge de cuivre, leurs cheveux noirs et leur barbe rare, les feraient rapporter aux Mongoles, tandis que leur nez saillant et leurs traits prononcés les en éloignent. Leurs langues nombreuses et diversifiées n'offrent pas entre elles d'analogie, et ne peuvent d'ailleurs être comparées avec celles des peuples de l'ancien continent. Cette variété d'hommes est très-considérable, et appartient à d'immenses peuplades.

3° *Race nègre ou éthiopique.* — Elle est confinée au midi de l'Atlas, et l'une des mieux caractérisées. Son teint noir, ses cheveux laineux et crépus, son crâne comprimé, son nez écrasé, l'acuité de son angle facial, ses grosses lèvres et son museau saillant, qui la rapprochent en quelque sorte des singes, en offrent autant de traits qui ne la peuvent faire méconnaître. Partout, cette race avilie et dégradée, courbée sous la plus odieuse tyrannie, mène une vie misérable, obéit à une foule de pratiques puériles ou superstitieuses qui forment autant de cultes monstrueux; elle se montre dépourvue d'arts, d'industrie, et manque des premiers élémens de la civilisation. La pauvreté de son langage donne la mesure de l'étroitesse de son intelligence. Les nègres, agiles, ne manquent pas d'adresse. Ils aiment la danse, et peuvent exceller dans les exercices du corps; ils se montrent sensibles à la musique. On connaît toute la violence de leur amour, les funestes effets de leur jalousie, et l'on trouve dans la nostalgie, à laquelle ils succombent si souvent, la preuve de leur attachement au sol qui les a vus naître.

Cependant, dans ces dernières années, MM. Virey, Desmoulins et Bory de Saint-Vincent, non satisfaits de ces divisions des races humaines communément admises, qui leur ont paru trop générales et trop restreintes, et s'appuyant d'ailleurs sur les découvertes récentes et les observations plus exactes d'anthropologie faites par les voyageurs modernes, se sont crus fondés à multiplier le nombre des grandes familles du genre humain : c'est en effet ainsi que M. Virey admet *deux espèces d'hommes*, qu'il établit d'après le degré d'ouverture de l'angle facial. A la la première, chez laquelle cet angle présente de 85 à 90 degrés, il rapporte trois *races* : la blanche, la basanée et la cuivreuse; rattachant, comme sous-divisions, savoir : à la première, l'arabe-indienne, la celtique et la caucasienne; à la seconde, la chinoise, la kalmouk-mongole et la lapone-ostiaque; à la troisième enfin, l'américaine ou caraïbe. A la seconde espèce, que caractérise un angle facial de 75 à 82 degrés seulement, se rapportent la race brune foncée, la race noire et la race noirâtre, qui renferment, pour la première, les variétés malaie ou indienne; pour la seconde, les Cafres et les nègres, et pour la troisième enfin, les Hottentots et les Papous. Dans son tableau sur le genre humain, M. Desmoulins porte à onze les espèces distinctes qu'il renferme : ce sont, suivant cet auteur, les *Celto-Scyth-Arabes*, les *Mongoles*, les *Éthiopiens*, les *Euro-Africains*, les *Austro-Africains*, les *Malais* ou *Océaniques*, les *Papous*, les *Nègres océaniens*, les *Australasiens*, les *Colombiens*, et enfin les *Américains*. M. Bory de Saint-Vincent enfin, tout-à-fait d'accord avec son collègue sur les fondemens d'une pareille division, adopte les mêmes erremens, et porte jusqu'à quinze le nombre des sortes d'hommes dont il fait autant d'espèces, sous les dénominations de *japhétique*, d'*arabique*, d'*hindoue*, de *scythique*, de *sinique*, d'*hyperboréenne*, de *neptunienne*, d'*australasienne*, de *colombienne*, d'*américaine*, de *patagone*, d'*éthiopienne*, de *cafre*, de *mélanienne* et de *hottentote*.

On sent qu'il serait hors de notre but d'entrer dans les développemens et les considérations sur lesquels ces auteurs se sont fondés pour admettre les divisions plus ou moins multipliées qu'ils ont cru devoir établir parmi les hommes. Nous nous contenterons donc de renvoyer, à ce sujet, à leurs propres ouvrages.

Avant de terminer cet article, nous dirons toutefois un mot des *Albinos* ou hommes blancs, et des *Crétins*. On sait que les uns et les autres ne forment point, comme on l'avait dit, de races d'hommes distinctes, mais qu'ils en offrent de simples variétés maladives. Les individus qui leur appartiennent se montrent, en effet, généralement peu propres à la génération, et ils sont loin de propager nécessairement leur affection. On sait que les *Crétins*, qui appartiennent aux gorges de la plupart des montagnes, où l'air, humide, chaud et dense, est stagnant, sont petits, comme rabougris, déformés par un goître plus ou moins volumineux, presque idiots, et ne paraissent, au fond, que des rachitiques au dernier degré, ainsi que le pense M. Fodéré. Quant aux *Albinos* d'Afrique, *Chacrelas* d'Asie, *Dariens* d'Amérique, et *Blafards* d'Europe, ces hommes, à peu près les mêmes partout, n'offrent que des individus malades ou détériorés. Leur vue est faible, leur prunelle rougeâtre, leurs cheveux laineux et blancs, leur peau décolorée, molle et flasque; leur voix est faible, ils manquent d'énergie musculaire, et, suivant Lorry, ils n'éprouvent point de commotion électrique. Leur histoire, à peine ébauchée, réclame, au reste, de nouvelles recherches de la part des médecins et des anatomistes. Il en est encore ainsi de ce que l'on a dit des nains longimanes, ou *Quinos* de Madagascar.   (RULLIER.)

RACHIALGIE, s. f., *rachialgia*; de ῥάχις, l'épine du dos, et de ἄλγος, douleur; nom donné par quelques auteurs à la *colique de plomb*, à cause de la douleur que les malades rapportent à la région de la colonne vertébrale. Cette dénomination est impropre, et doit être rejetée. *Voyez* COLIQUE DE PLOMB.

RACHIDIEN, ENNE, adj., *rachidiens*, qui appartient au RACHIS.

RACHIDIENNES (les artères) sont fournies par les vertébrales, les intercostales, les lombaires, et quelques-unes des branches de l'hypogastrique. Elles se distribuent dans l'épaisseur des membranes de la moelle épinière; celles qui proviennent des vertébrales forment les trois artères SPINALES, qui répandent des ramifications très-nombreuses sur la pie-mère, et pénètrent ensuite dans le tissu de la moelle.

RACHIDIEN (le canal) résulte du rapprochement des anneaux vertébraux. *Voyez* RACHIS.

RACHIDIENS (les nerfs) qu'on a décrits successivement suivant les régions qu'ils occupent (*voyez* CERVICAL, DORSAL, LOMBAIRE, SACRÉ); ont des caractères communs qu'on a exposés ailleurs. *Voyez* NERF.

RACHIDIEN (prolongement) de l'encéphale, nom donné par M. Chaussier à la MOELLE ÉPINIÈRE.

RACHIDIEN (le prolongement) de la méninge n'est autre chose que la continuation de la dure-mère cérébrale dans la cavité rachidienne.

RACHIDIENS (les trous), qu'on appelle aussi trous de conjugaison, sont situés de chaque côté du rachis, entre chaque vertèbre, et donnent passage aux nerfs rachidiens et à des vaisseaux.

RACHIDIENNES (les veines) sont très-nombreuses. Les unes sont plus directement en rapport avec le canal osseux du rachis et les vertèbres, tandis que les autres appartiennent à la moelle et à ses membranes. Les premières forment deux gros troncs qui remontent le long de la face pré-spinale du canal vertébral, appliquées sur les côtés du corps des vertèbres, entre les trous de conjugaison et les orifices par lesquels sortent les veines qui parcourent les corps vertébraux et qui s'ouvrent dans ces deux grandes veines qui sont le confluent de toutes celles de cette région. Elles s'étendent de l'occiput et des sinus latéraux du crâne jusqu'aux dernières vertèbres du sacrum ; réunies à la hauteur de chaque vertèbre par un rameau transversal, elles naissent des veinules qui sortent des muscles et des parties molles situées derrière le sacrum et le coccyx, et en remontant derrière le corps des vertèbres, couvertes par le surtout ligamenteux postérieur, elles reçoivent successivement les veines dorso-spinales qui forment deux plans extérieurs au rachis, décrits par M. Breschet, les ramifications du réseau veineux rachidien situé sur la face spinale du canal vertébral à l'extérieur de la dure-mère, et enfin, les rameaux qui viennent de la moelle épinière elle-même. Arrivées à la portion cervicale du canal, les grandes veines méningo-rachidiennes se dilatent singulièrement, se rétrécissent ensuite au niveau des premières vertèbres de cette région, se portent sur les parties latérales et antérieures du trou occipital, et gagnent le golfe des veines jugulaires internes dans lesquelles elles se terminent.

Quant aux veines de la moelle épinière, désignées par M. Dupuytren sous le nom de *médulli-spinales*, et sous celui de *médianes rachidiennes* par M. Chaussier, elles sont très-déliées, dépourvues de valvules, comme les précédentes, et répandues en nombre variable sur les deux faces de la moelle : elles sont longues, flexueuses, s'inclinant les unes vers les autres, se séparant et s'anastomosant alternativement. Quoique réunies souvent par des branches transversales ou obliques, elles suivent dans leur trajet une direction conforme à celle du cordon nerveux sur lequel elles se répandent; mais on les voit diminuer de grosseur à mesure qu'elles remontent davantage vers le cerveau, ce qui résulte sans doute de ce qu'elles n'ont pas de valvules, et que le sang, abandonné à son propre poids, distend à la longue leur partie inférieure. Chaque filet nerveux et chaque nerf rachidien est accompagné de rameaux veineux, dont un plus gros, parfaitement cylindrique et de même volume dans toute sa longueur, communique avec le plexus veineux qui embrasse les nerfs rachidiens dans le trou de conjugaison. Dans le haut de la région cervicale, toutes ces veines se réunissent en deux troncs postérieurement, et en un ou plusieurs antérieurement, qui pénètrent dans le crâne; les postérieurs après avoir contourné les éminences pyramidales et s'être quelquefois joints aux antérieurs, se jettent dans les sinus pétreux supérieurs.

RACHIS, s. m., ραχις, *spina dorsi*; tige osseuse formée par l'assemblage des VERTÈBRES, et qu'on nomme aussi pour cela *colonne vertébrale*.

Le rachis est situé à la partie postérieure et moyenne du tronc, entre les côtes, qui s'y attachent, au-dessous de la tête avec laquelle il forme un angle aigu et rentrant en devant, et au-dessus de la partie postérieure du bassin qui le supporte, et auquel il s'unit en formant un angle obtus en avant, et plus ou moins saillant, suivant les individus. Considérée dans son ensemble, cette portion du squelette offre des différences dans sa longueur aux diverses époques de la vie : en général, elle augmente depuis la naissance jusqu'à l'âge adulte, et diminue dans la vieillesse, soit par l'effet des courbures qu'elle forme, ou par suite de l'affaissement et de l'induration des fibro-cartilages intervertébraux, et de l'aplatissement du corps des vertèbres. Les différences qu'on observe dans la hauteur de la stature dépendent bien plutôt des membres que du rachis, qui est plus long chez les sujets de petite taille que chez ceux d'une taille élevée. En outre, l'étendue du rachis varie aux diverses époques de la journée par suite de l'élasticité et de l'affaissement des corps intervertébraux. Elle est toujours plus grande le matin, et moindre le soir. Les expériences récentes du docteur Wasse (*Philos. trans.*, t. xxxiii) ont démontré que le rachis, et, par suite, le tronc, présentent une différence de hauteur de près d'un pouce, du moment du lever à celui du coucher. L'épaisseur de cette tige osseuse augmente successivement de haut en bas, de sorte qu'elle a la forme d'une pyramide dont la base est inférieurement. Cependant cette diminution de grosseur n'est pas uniforme, de sorte qu'elle parait formée, comme Winslow l'avait fait remarquer, de trois pyramides superposées de manière que celle d'en bas a sa base qui répond à la cinquième vertèbre lombaire, et son sommet à la cinquième vertèbre dorsale; la base de la pyramide moyenne correspond à la première vertèbre dorsale, tandis que son sommet est à la quatrième; et enfin, la base de la pyramide supérieure répond à celle de la pyramide moyenne, c'est-à-dire à la septième vertèbre cervicale, et son sommet à la première ou atlas.

Le rachis, légèrement flexible, n'est pas droit; il décrit trois courbures dirigées alternativement en sens opposé, d'où résulte antérieurement une convexité au cou et aux lombes, et une concavité au dos; postérieurement on observe la disposition inverse. Ces courbures sont telles qu'une ligne verticale qui traverserait le centre de la base et du sommet du rachis passerait devant le corps des vertèbres dorsales et derrière celui des cervicales et des lombaires; elles résultent évidemment, ainsi que Bichat l'a fait remarquer, des degrés divers d'épaisseur du corps des vertèbres et des fibro-cartilages, qui déterminent une concavité là où ils sont les plus minces, et une convexité là où leur épaisseur est plus grande. Indépendamment des courbures antérieure et postérieure du rachis, il en existe aussi une latérale, dont la concavité est à gauche et la convexité à droite, au niveau des troisième et quatrième vertèbres dorsales. On attribuait généralement cette courbure latérale à la présence de l'aorte, lorsque Bichat avança qu'elle était sans doute produite par l'inclinaison répétée du corps à gauche dans les efforts et les mouvemens qui se font plus souvent avec le bras droit, qui est plus fort que le gauche. La réalité de cette opinion a été constatée par les observations de Béclard. La position du tronc nécessitée par certaines professions contribue aussi à donner diverses inflexions au rachis, et Bichat fait observer que toutes les déviations résultant d'une habitude vicieuse n'existent pas dans la portion dorsale du rachis, mais bien à la réunion de celle-ci avec la portion lombaire, point où se passent tous les grands mouvemens de flexion, d'extension et de rotation.

La face antérieure du rachis est recouverte par le grand ligament vertébral commun antérieur, et présente une série de dépressions superficielles, transversales, creusées sur le corps de chaque vertèbre, et d'autant plus marquées qu'on les examine plus inférieurement; elles sont concaves de haut en bas, convexes transversalement, et offrent plusieurs trous qui donnent passage aux vaisseaux du corps des vertèbres. Chaque dépression est séparée de la voisine par une saillie formée par les bords supérieur et inférieur du corps des vertèbres et par le fibro-cartilage intervertébral. La face postérieure est divisée en deux moitiés par la rangée des apophyses épineuses qui sont ordinairement situées directement les unes au-dessous des autres; quelques-unes sont parfois légèrement déviées latéralement. Elles sont très-écartées les unes des autres dans la région cervicale et dans la partie supérieure du dos; mais dans le reste du rachis elles sont très-rapprochées. Les parties latérales de ces apophyses bornent en dedans les gouttières vertébrales qui ont plus de profondeur au dos qu'au cou, et qui se rétrécissent dans la région lombaire : elles sont bornées en dehors par les apophyses transversales qui sont articulées au cou et aux lombes seulement; l'occipital les borne en haut, tandis qu'elles se continuent inférieurement avec celles du sacrum. Les lames vertébrales et leurs ligamens forment le fond de ces deux gouttières, qui sont remplies par différens muscles du dos et du cou. Enfin, sur les faces latérales du rachis on remarque la série des masses apophysaires, et entre chacune d'elles le trou de conjugaison. Les particularités de structure seront indiquées avec détail dans la description des vertèbres et des ligamens qui unissent ces os. La base du rachis répond à celle du sacrum, avec laquelle elle s'articule au moyen d'un fibro-cartilage semblable à ceux qui existent entre chaque vertèbre; le sommet est terminé par l'atlas, qui s'articule avec les condyles de l'occipital.

Le rachis est creusé d'un canal qui règne dans toute son étendue et qui renferme la moelle épinière et ses membranes; il communique d'une part avec la cavité crânienne par l'intermédiaire du trou occipital, et en bas il se continue avec le canal sacré. Il est formé en avant par le corps des vertèbres et les ligamens qui les unissent, latéralement et postérieurement, par les masses apophysaires et les lames de ces mêmes os, ainsi que leurs ligamens. Il présente, suivant sa longueur, trois courbures qui correspondent à celles du rachis; sa largeur est plus considérable dans la région cervicale et dans le haut de la région dorsale que dans la portion inférieure de cette dernière région : il s'élargit de nouveau vers la onzième ou la douzième vertèbre dorsale et dans les lombes. Sa cavité est triangulaire supérieurement, ovalaire d'avant en arrière dans son milieu, et inférieurement elle redevient triangulaire.

Le docteur Earl a démontré (*Philos. trans.* 1822) par des faits nombreux d'anatomie comparative, qu'il existe un rapport direct et exact entre l'étendue des mouvemens des vertèbres, et la grandeur et la forme du canal rachidien. Ainsi, il est arrondi et rétréci dans la portion dorsale, dont la mobilité est presque nulle; la partie supérieure de la région cervicale, qui est au contraire d'une mobilité très-grande, présente un canal triangulaire d'un diamètre très-considérable relativement à la grosseur du cordon nerveux qu'il renferme. Enfin, on retrouve une disposition analogue dans la région lombaire, dans laquelle se passent tous les mouvemens étendus du tronc. L'étroitesse de la portion dorsale de ce canal hâte toujours les progrès de l'inflammation de la moelle épinière qui a son siége dans cette partie de l'organe, parce qu'elle s'oppose à l'expansion de son tissu. Les observations que j'ai recueillies, et celles du docteur Earl, confirment cette opinion.

Nous avons vu que les veines méningo-rachidiennes et le réseau veineux rachidien sont situés le long des parois du canal vertébral, qui sont en outre revêtues d'un tissu filamenteux peu abondant sur la face postérieure du corps des vertèbres, et beaucoup plus en arrière, où on le trouve tantôt infiltré de sérosité, quelquefois jaune ou incolore, d'autres fois rougeâtre, semblable à de la gelée de groseilles, surtout chez les enfans; tantôt il contient du tissu adipeux qui forme une couche plus ou moins épaisse à la surface de la dure-mère chez les individus très-gras. Le canal rachidien, qui entoure et protége la moelle épinière, contribue aussi à accroître la grosseur du rachis sans en augmenter la pesanteur.

Le rachis est formé par la réunion de vingt-quatre os courts, épais, légers, celluleux, d'une figure assez complexe, qu'on nomme VERTÈBRES, et sur les articulations desquelles on reviendra dans un autre article en donnant leur description. Ces os présentent dans leur conformation des caractères différens, suivant qu'on les examine dans les régions cervicale, dorsale et lombaire. Le rachis, qui sert à la fois de moyen d'union, d'axe et de point d'appui aux trois parties du tronc, qui constitue dans l'homme adulte environ les deux cinquièmes de la hauteur totale du corps, présente des différences remarquables avant et après la naissance. Il résulte des recherches de Béclard, qu'à trois semaines de la vie intrà-utérine, époque à laquelle l'embryon présente la première ébauche des membres sous l'apparence de bourgeons, et où il a environ quatre lignes, le rachis est au corps entier dans la proportion de 3 à 4; de trente à trente-cinq jours, époque où il a de 12 à 18 lignes, la longueur du rachis est à la hauteur totale du corps environ comme 3 est à 5; de quarante à quarante-cinq jours, âge où il a de 24 à 30 lignes, le rachis fait environ la moitié de la hauteur totale.

Vers deux mois, le fœtus a environ quatre pouces et trois lignes, et le rachis, deux pouces. A trois mois, le fœtus a environ six pouces de longueur, et le rachis est au corps entier comme 2 $\frac{1}{3}$ est à 6; à quatre mois et demi, le fœtus ayant environ neuf pouces, le rachis est au corps comme 4 est à 9; à six mois, le fœtus ayant environ douze pouces, le rachis est dans la proportion de 5 à 12; à sept mois et demi, le fœtus a environ quinze pouces de longueur, et le rachis est comme 6 $\frac{1}{2}$ est à 15; enfin, à neuf mois, ou à l'époque de la naissance, le fœtus a ordinairement de seize à vingt pouces, ou, terme moyen, dix-huit pouces de longueur, et le rachis est dans la proportion de 7 $\frac{1}{4}$ à 18. J'ajouterai, que suivant quelques auteurs, le développement de la colonne vertébrale est dépendant de celui de la moelle épinière, de sorte que l'arrêt de développement de ce centre nerveux détermine une imperfection analogue dans le rachis. Mais des faits nombreux prouvent contre cette assertion, et j'ai fait voir ailleurs (*Traité de la Moelle épinière et de ses maladies*, deuxième édit.) que dans le spina bifida plus ou moins étendu, il n'existe ordinairement aucun vice de conformation de la moelle épinière, dont la formation est au contraire très-régulière avec cette imperfection des vertèbres.

Comme dans le premier âge la longueur de la colonne vertébrale est proportionnellement plus grande que celle des autres parties du corps, et particulièrement des membres inférieurs, il en résulte que le tronc est alors relativement bien plus long qu'il ne le sera à une époque plus avancée de la vie; et cette différence influe d'une manière spéciale sur la stature générale des enfans nouveau-nés. Ainsi, les plus grands sont ceux dont le rachis a le plus de longueur, tandis que chez l'adulte, quand l'accroissement est complétement terminé, les différences de hauteur dépendent bien plus de celle des membres que de celle du tronc. Disons, en passant, que la longueur du rachis est moindre chez la femme que chez l'homme, d'où il suit que chez elle le milieu du corps tombe au-dessous du pubis, tandis qu'il correspond à cette région chez l'homme adulte, et qu'il est intermédiaire au pubis et à l'ombilic chez le fœtus. La hauteur du rachis du fœtus, proportionnellement plus considérable que celle des autres parties, est proportionnée à celle du crâne, dont les dimensions relatives sont également plus grandes chez le fœtus que chez l'adulte. Le rachis offre plus de largeur dans l'enfance que dans l'âge adulte parce que son canal est plus élargi, circonstance qui est la principale cause de cette différence. Mais en même temps toutes les parties de cette tige osseuse qui servent directement à la station et à la progression, ne sont pas développées. Ainsi, le corps des vertèbres est arrondi, peu volumineux, les apophyses peu développées, de même que les apophyses transverses, surtout celles des lombes, qui ont pour usage spécial de donner attache à des muscles dont l'action est indispensable pour le maintien de la station et l'exécution des mouvemens de progression. De l'imperfection du développement des corps vertébraux, il résulte que le rachis est droit chez le fœtus, puisque les inflexions qu'il présente plus tard dépendent des différences d'épaisseur de ces os (*Voyez* VERTÈBRE) : ces différentes causes concourent à rendre la station impossible chez l'enfant. Enfin, considéré dans son ensemble, le rachis n'a pas non plus la forme d'une pyramide dont la base est en bas et le sommet en haut; la portion cervicale est manifestement plus grosse que la portion lombaire qui est d'une grosseur égale à celle de la portion dorsale. Ce développement disproportionné de la région lombaire coïncide avec celui du bassin, qui est alors très-imparfait, et dont les usages se confondent avec ceux de cette partie du rachis.

Avec l'âge, les caractères généraux des vertèbres se prononcent davantage, et le rachis présente la conformation que nous avons décrite précédemment; par suite des progrès de l'ossification, les trois pièces de ces os se réunissent, le corps s'aplatit, les apophyses deviennent saillantes, et l'enfant, qui jusque-là n'avait pu se soutenir sur ses jambes, et maintenir la colonne vertébrale dans une rectitude parfaite, peut marcher et conserver une station verticale. Chez le vieillard, les vertèbres semblent s'affaisser, les fibro-cartilages s'atrophient, deviennent durs; souvent leurs bords antérieurs et latéraux sont recouverts d'aspérités osseuses plus ou moins saillantes; les muscles postérieurs du tronc perdent de leur force, le rachis s'infléchit en avant, et comme le bassin se trouve successivement porté de plus en plus en arrière, les jambes et les genoux se portent en avant pour maintenir le centre de gravité, de sorte que cette saillie des genoux antérieurement est d'autant plus prononcée, que le rachis est plus courbé dans le même sens.

Quant aux usages du rachis, nous avons déjà dit qu'il sert d'étui protecteur à la moelle épinière, et tout est disposé dans les connexions multipliées des vertèbres entre elles pour ajouter à la solidité de ce canal osseux, car elles sont unies par des ligamens très-résistans qui ne laissent à chacune que peu de mobilité, tandis que la réunion de ces mouvemens partiels produit un mouvement général très-marqué qui augmente la résistance que cette portion du tronc oppose aux violences extérieures. Pour apprécier l'équilibre du rachis dans la station et la progression, on peut considérer ce qui se passe dans chaque vertèbre en particulier et dans la colonne vertébrale en totalité; chaque vertèbre est un levier du troisième genre dont le point d'appui est très-près de la face postérieure de son corps, la résistance représentée par les organes placés au-devant du rachis et par les membres thoraciques, la puissance par les muscles postérieurs du tronc : d'où il suit que le centre de gravité passe très-près de la partie antérieure du corps de la vertèbre. D'un autre côté, il est reconnu en statique que de deux colonnes égales en épaisseur et en hauteur, celle qui est formée de plusieurs pièces superposées résiste plus à l'écrasement que celle qui est formée d'une seule pièce; la disposition anatomique du rachis est donc très-favorable à sa solidité, et sa forme pyramidale ajoute encore à sa force de résistance. Dans son ensemble, la colonne vertébrale présente aussi un levier du troisième genre dont le point d'appui est au bassin, la résistance à la partie supérieure, et la puissance dans les muscles du bassin qui s'attachent à des points plus ou moins élevés du rachis. Ses trois courbures permettent des mouvemens d'oscillation assez étendus, pendant lesquels le centre de gravité ne se trouve pas hors de la base de sustentation; cette disposition n'existe que dans les animaux chez lesquels la station droite est possible, et particulièrement chez l'homme; le rachis est ainsi analogue à un ressort infléchi diversement suivant sa longueur. Enfin, si l'on étudie le mécanisme de cette portion du squelette, on voit qu'elle peut exécuter des mouvemens de flexion, d'extension, d'inclinaison latérale, de rotation et de circumduction : en outre, considérés dans les diverses régions du rachis, ces mouvemens sont très-étendus dans la région cervicale, très-bornés dans la région dorsale, surtout supérieurement; ils sont plus sensibles inférieurement, à la réunion de cette région avec la portion lombaire. Dans cette dernière, les mouvemens sont au contraire d'autant plus bornés, qu'on les examine plus inférieurement. *Voyez* PROGRESSION, STATION, etc.

Les vices de conformation du rachis sont le plus souvent bornés à une partie de sa longueur, cependant il peut manquer presque complétement, comme on le voit dans les acéphales réduits au bassin et aux membres inférieurs. Dans d'autres cas, les portions cervicale et thoracique, ou la portion cervicale seule, n'existent pas. Le nombre des vertèbres peut varier en plus ou en moins : j'en ai trouvé vingt-cinq sur plusieurs sujets, qui d'ailleurs étaient régulièrement conformés. On a vu aussi une ou plusieurs vertèbres ne manquer que partiellement : les parties qui les constituent peuvent s'écarter de la direction qui leur est naturelle, comme on le voit dans le SPINA-BIFIDA, (*voy.* MOELLE) (pathologie)) où les lames vertébrales ne manquent pas, mais où elles sont simplement déjetées en dehors. Il y a quelques exemples d'inégalité d'épaisseur du corps d'une ou plusieurs vertèbres, dont la hauteur n'était pas la même à droite et à gauche.

Le rachis présente souvent des courbures vicieuses qui ne sont que l'exagération de celles qui existent naturellement; ces déviations peuvent dépendre de différentes causes qu'on a examinées dans un autre article (ORTHOPÉDIE); nous avons déjà dit qu'elles pouvaient résulter d'habitudes vicieuses ou de la position que certains individus sont obligés de conserver dans quelques professions. Ces difformités résultent aussi de la carie des vertèbres, de l'altération des fibro-cartilages inter-vertébraux, de la luxation ou de la fracture de ces os. Dans les inflexions latérales très-prononcées produites par le rachitis, les trous de conjugaison sont élargis du côté de la convexité, et très-rétrécis du côté de la concavité, d'où résulte quelquefois une compression des nerfs et l'atrophie ou l'affaiblissement des parties correspondantes. Enfin, les pièces du rachis sont quel-quefois soudées ensemble, c'est ce qu'on a observé chez quelques vieillards ; le canal rachidien peut être plus ou moins rétréci par une exostose ou par le gonflement du corps d'une ou plusieurs vertèbres, etc. *Voyez* RACHITISME. (C. P. OLLIVIER.)

RACHISAGRE, s. f. ; *rachisagra*, de ῥάχις, l'épine du dos, et de ἄγρα, proie, capture ; dénomination peu usitée par la-quelle quelques auteurs ont désigné l'affection rhumatismale qui a son siége dans les régions vertébrales. *Voyez* RHUMA-TISME.

RACHITIQUE, adj., *rachiticus*, qui est atteint du rachitis, ou qui est de la nature du rachitisme : *individu rachitique; af-fection rachitique.* Voyez RACHITISME.

RACHITISME ou RACHITIS, s. m., *rachitis*, de *rachis*, épine; l'étymologie de ce mot semble indiquer que les premiers auteurs qui s'en sont servis l'ont d'abord appliqué à une simple maladie du rachis; on y a rattaché ensuite plusieurs maladies de l'épine et du système osseux, et dans ces derniers temps on a fait entrer dans la description du dernier degré du rachitisme celle de toutes les maladies qui peuvent le compliquer et le rendre mor-tel. Il en résulte que l'histoire du rachitisme, tel qu'on le dé-crit maintenant, se compose d'un assemblage d'une ou plusieurs maladies du système osseux, réunies à différentes affections cérébrales, pulmonaires ou abdominales, auxquelles peuvent succomber les rachitiques comme les autres individus. M. Portal, dans son ouvrage sur ce sujet, qui contient un grand nombre d'observations et d'excellentes vues pratiques, et qui est devenu le guide de tous les médecins, a néanmoins beaucoup contribué à cette confusion du rachitis avec d'autres maladies, parce qu'il 'l'a presque toujours considéré comme un effet de causes très-différentes, vénériennes, scrofuleuses, scorbutiques, rhumatismales; de sorte que le rachitisme n'est pour lui qu'une espèce de symptôme de ces différentes maladies. Quelques auteurs cependant n'ont point partagé les idées de M. Portal sur ce sujet; M. Boyer en particulier a su, dans son excellent *Traité des maladies chirurgicales*, éloigner de la description du rachitisme tout ce que la théorie y avait introduit d'étranger, et il a parlé de cette maladie d'une manière vraiment médicale et analytique. C'est en suivant la route tracée par ce judicieux écrivain que nous essaierons de resserrer l'histoire du rachitisme dans ses véritables limites en le considérant d'abord dans son état de simplicité.

Le rachitisme n'affecte le plus ordinairement que les enfans; il commence à se manifester depuis l'âge de six à huit mois jusqu'à deux ou trois ans; quelquefois cependant il se présente pour la première fois vers l'époque de la deuxième dentition ou de la puberté. On le retrouve plus rarement chez les adultes et les vieillards, et presque toujours alors à la suite d'autres maladies. On cite aussi quelques exemples, peu nombreux à la vérité, de rachitisme chez des nouveau-nés. Les caractères de cette maladie varient suivant qu'elle affecte les os longs, les os plats ou les os courts, et que tout le système osseux ou une partie seulement en est atteint.

Les os longs sont ceux qui sont le plus souvent exposés au rachitisme; leurs extrémités se gonflent par degrés, et ce gonflement devient très-manifeste, surtout à l'endroit des articulations des membres thoraciques et pelviens. En même temps que les extrémités des os longs se gonflent, le corps de l'os s'amincit et se courbe dans la direction qui lui est naturelle, mais aussi quelquefois dans divers sens opposés à sa direction normale et primitive. Le plus ordinairement les fémurs sont arqués en dedans ou en arrière, de sorte qu'ils s'écartent de la ligne médiane, et tendent à porter le centre de gravité en dehors de cette ligne. Les individus affectés de cette difformité sont forcés en marchant de déjeter les jambes en dehors et de porter les genoux en dedans pour retrouver l'équilibre et se soutenir, de manière que les tibias forment avec les fémurs un angle très-ouvert. La courbure la plus ordinaire des os des jambes est aussi en dedans ou en avant; c'est au-dessus de la malléole interne que le tibia se courbe de dedans en dehors; il forme avec celui

XVIII.   11

du côté opposé, une espèce d'ellipse, dont la convexité est en dehors et la concavité en dedans. Il résulte de la disposition de ces diverses courbures, et du raccourcissement des extrémités inférieures qui en est la suite, que les individus rachitiques ainsi conformés décrivent en marchant des demi-cercles de rotation, et n'avancent qu'en chevauchant, ce qui leur donne une allure toute particulière.

C'est aussi dans deux sens opposés que se courbent principalement les os longs des extrémités supérieures, en dedans ou en avant; quelquefois cependant, mais plus rarement, les os sont contournés dans divers sens. Les os longs ne sont pas seulement courbés dans des directions différentes, ils sont aussi déformés dans leur contour, souvent comprimés, aplatis, et présentent des bords plus ou moins tranchans. Lorsque les os longs sont ainsi aplatis, ils perdent en épaisseur ce qu'ils gagnent en surface, comme l'observe M. Stanley.

Le rachis déformé prend deux sortes de directions ou des courbures latérales, alternativement opposées, de manière à ce que l'épine présente dans son ensemble la forme d'une S romaine, ou de simples courbures antérieures et postérieures alternatives. Les côtes sont ordinairement disposées de façon que leur convexité est en dedans, leur concavité en dehors, et forment de chaque côté du thorax une large gouttière. La moitié sternale de la côte est amincie, gonflée vers l'extrémité qui se relève et s'articule avec le sternum, et ce dernier os est communément saillant et courbé sur son plat d'avant en arrière. La moitié antérieure de la clavicule est tellement prononcée en avant, qu'elle ne représente plus qu'un petit cerceau qui fait saillie au-dessus de la première côte; de sorte que le thorax des rachitiques offre une conformation toute particulière, très-analogue à celui des oiseaux ou à la carcasse d'un navire. Cette déformation de la poitrine des rachitiques n'est d'abord qu'une conséquence toute naturelle de la manière dont s'exercent les mouvemens respiratoires : en effet, dans l'inspiration, les côtes sternales, élevées par les muscles intercostaux et par ceux qui s'attachent à la partie supérieure du thorax, tendent à se relever et à se rapprocher de la ligne droite; mais la moitié antérieure des côtes sternales étant plus molle, plus faible, cède à l'action des muscles intercostaux, qui l'entraînent d'autant plus facilement en dedans vers ce point, que leur extrémité antérieure, très-épaissie et gonflée, offre beaucoup plus de résistance, tandis que la moitié postérieure est sans cesse portée en dehors par les digitations du muscle grand dentelé. Lorsqu'une fois les côtes sternales des rachitiques sont courbées, elles rentrent en dedans à chaque inspiration, au lieu de se lever et de se porter en dehors, et diminuent ainsi le diamètre antéro-postérieur du thorax au lieu de l'agrandir, comme on l'observe dans la respiration naturelle. D'une autre part, les côtes asternales, étant toujours fortement tirées en bas par le diaphragme, tendent à élargir la partie inférieure du thorax; le poumon, comprimé dans sa partie supérieure, est refoulé vers le diaphragme, qui repousse à son tour le foie et les autres organes abdominaux. Il résulte de cette conformation du thorax chez les rachitiques, et de la manière dont s'exercent les mouvemens d'inspiration et d'expiration qui tendent sans cesse à augmenter la disposition vicieuse des côtes, que leur respiration est courte, fréquente, et toute abdominale. Si la déformation du rachis se joint à celle des côtes, la respiration est encore plus gênée, et elle réagit alors secondairement sur la circulation; celle-ci s'accélère en raison des obstacles que le sang éprouve dans les gros vaisseaux qui sont entraînés dans des directions vicieuses, ou seulement à cause de la difficulté qu'il a de pénétrer dans le poumon, qui est souvent refoulé dans une partie de la poitrine : aussi presque tous les individus dont le thorax a été très-déformé par le rachitisme ont-ils de la dyspnée, une très-grande fréquence dans le pouls, et quelquefois même des altérations organiques du cœur. On observe, par suite de ces dispositions, que la plus légère phlegmasie qui affecte les organes pulmonaires de ces individus détermine un trouble considérable dans la respiration et dans la circulation, et qu'elles deviennent quelquefois très-graves et promptement mortelles par cette seule cause, surtout chez les enfans.

Le ramollissement et la déformation des os plats n'entraînent pas ordinairement des conséquences aussi fâcheuses pour la vie; mais ils n'en réagissent pas moins sur le développement de certains appareils. Lorsque le rachitisme atteint de très-jeunes sujets, dont les fontanelles sont encore membraneuses, l'ossification complète des os du crâne est retardée, les os les plus mous cèdent à l'impulsion du cerveau, qui se développe d'une manière plus remarquable, et s'hypertrophie, pour ainsi dire, pour n'avoir pas été suffisamment contenu. Cet accroissement considérable du cerveau et de la tête chez certains rachitiques ne s'accompagne pas toujours d'un développement des facultés intellectuelles, comme on l'a prétendu, et on voit peut être autant d'enfans idiots à grosse tête que d'enfans doués d'une grande intelligence. Si le rachitisme ne se manifeste qu'à une époque où les fontanelles sont complétement ossifiées, le volume de la tête n'augmente pas sensiblement, mais les os sont alors souvent plus épais et présentent un grand nombre de bosselures inégales. La déformation des omoplates est assez rare, et leur diverse configuration, qui est presque toujours dépendante de celle du thorax, est d'ailleurs de peu d'importance pour les mouvemens de la respiration. Le ramollissement des os du bassin est d'une bien plus grande conséquence chez les femmes, surtout par rapport aux fonctions de l'utérus; ils s'inclinent souvent l'un sur l'autre et se contournent de diverses manières. Le sacrum peut être porté en avant, le pubis en arrière, et le diamètre antéro-postérieur diminuer par cette raison de moitié. D'autres fois le rétrécissement du bassin s'opère dans son diamètre transversal, et est dû à la déviation de l'un des os des îles qui forme une saillie dans la cavité même du bassin; le poids du tronc qui repose sur le bassin ajoute encore à cette disposition vicieuse, et donne souvent lieu à des déformations telles qu'elles s'opposent à la progression, et chez les femmes à l'accouchement naturel, ou au moins rendent l'un et l'autre très-difficiles.

Les os des rachitiques ne sont pas simplement déformés par suite d'un ramollissement de leur tissu, leur organisation est plus ou moins profondément altérée lorsque le rachitisme est porté au plus haut degré. Ils sont alors plus légers, le corps des os longs est aminci et plus grêle, leurs extrémités sont proportionnellement très-développées et presque entièrement composées de tissu réticulaire; mais cette disproportion ne tient pas seulement, comme le pense M. Stanley, à la diminution relative du volume du corps de l'os, les extrémités sont constamment un peu plus volumineuses que dans l'état normal. Les os longs affectés de rachitisme sont mous, très-flexibles, se courbent facilement, se rompent avec peine, et peuvent être coupés avec le scalpel comme des cartilages. Tous les os longs ou courts sont gorgés d'un liquide abondant gélatineux, sanieux, ou de couleur lie de vin; le canal médullaire des os longs est rétréci et quelquefois même effacé; la moelle n'a plus les caractères qui lui sont propres ; elle est remplacée par un liquide rougeâtre huileux, analogue à celui qu'on retrouve dans le tissu réticulaire. La substance compacte ne forme plus qu'une couche extrêmement mince, flexible, rougeâtre, quelquefois cependant sèche et cassante. Le périoste lui-même participe à l'altération de l'os ; il est gorgé de sang, et m'a paru épaissi, comme l'avait déjà observé Bichat, quoique le docteur Stanley prétende le contraire. Lorsque le rachitisme marche vers la guérison, et que les os reprennent une certaine consistance, on observe, comme l'a fait remarquer le premier M. Stanley, que les parties calcaires et solides sont reportées en plus grande abondance vers les points où l'os a cédé d'abord, et c'est vers les courbures et dans les parties les plus concaves, où la plus grande résistance devient nécessaire, que se trouve la plus grande quantité de phosphate de chaux ; quelquefois même des filets de substance compacte pénètrent jusqu'au centre médullaire, et donnent à l'os une très-grande solidité.

Les altérations du système osseux, chez les rachitiques, s'accompagnent presque toujours de symptômes généraux qui prouvent que le désordre qui a lieu dans l'ossification est lié à un trouble des autres fonctions. Les enfans rachitiques sont pâles, grêles, leurs muscles sont peu développés, leur peau est flasque, ils transpirent facilement dès qu'ils se livrent au plus petit exercice, ils suent même presque toujours de la tête en dormant, leur digestion se fait difficilement, s'accompagne de dégagement de gaz, et est suivie quelquefois d'une diarrhée séreuse ; tout annonce que chez eux la nutrition ne s'opère pas complétement ; enfin, si le thorax est très-déformé, la respiration est gênée et la circulation accélérée. Cependant cette maladie du système osseux n'entraîne pas la mort par elle-même, et le rachitisme ne devient funeste que lorsqu'il est compliqué avec d'autres maladies ; mais comme la conformation vicieuse de leur thorax ajoute beaucoup à la gravité de toutes leurs maladies, ils succombent ordinairement à des affections qui ne seraient point mortelles pour d'autres ; c'est par cette raison que la plupart des rachitiques périssent dans l'enfance, si leur conformation est très-vicieuse ou si la maladie n'a point été bornée dans ses progrès. Il y a néanmoins quelques exceptions à cet égard, mais il est très-rare de voir des rachitiques arriver à un âge fort avancé.

Il ne faut pas confondre avec le rachitisme les courbures des os déterminées par des causes extérieures; les côtes peuvent se développer irrégulièrement par suite de l'accumulation d'un liquide dans les plèvres; une tumeur qui presse sur les os longs détermine quelquefois une courbure vicieuse ; la rétraction permanente des muscles du cou ou du rachis entraîne presque constamment la déviation des vertèbres cervicales ou dorsales; mais toutes ces courbures déterminées par des causes extérieures se rétablissent le plus souvent dès que la cause qui les fait naître cesse d'agir. C'est à tort qu'on a également confondu avec le rachitisme plusieurs maladies du système osseux, telles que les caries, les abcès et les tubercules des os, qui entraînent quelquefois la déviation du rachis. Nous réservons seulement le nom de rachitisme à la déformation des os par suite d'un ramollissement spontané, avec développement du tissu réticulaire, sans carie ni production de tissus accidentels.

Le rachitisme, ainsi considéré, peut être simple ou compliqué d'autres maladies : le rachitisme simple n'est pas, à beaucoup près, aussi rare qu'on l'a prétendu; il est souvent borné aux os longs, ou n'affecte que le rachis, ou enfin envahit presque tout le système osseux. Le rachitisme est le plus souvent précédé ou accompagné d'autres maladies. On le rencontre particulièrement chez les enfans avec des bronchites, des entérites, des pneumonies chroniques ; quelquefois il est précédé de douleurs rhumatismales plus ou moins aiguës, qui affectent le périoste, et simulent des douleurs ostéocopes. On voit aussi le rachitisme succéder aux maladies éruptives, la rougeole, la variole; plus fréquemment encore il s'accompagne chez les enfans, de teigne, de scrofule, de syphilis, et de diverses éruptions cutanées chroniques, connues sous le nom de dartres; enfin plusieurs rachitiques sont atteints d'affections tuberculeuses pulmonaires ou mésentériques; mais, quoi qu'on en ait dit, il ne m'a pas paru que les affections tuberculeuses et le scrofule fussent plus communs chez les rachitiques que d'autres maladies.

La cause première du rachitisme, comme celle de la plupart des maladies, est extrêmement obscure. On a prétendu qu'elle résidait dans une espèce de virus qui altérait la substance des os; c'est une simple supposition qui n'est pas d'accord avec les faits, et qui n'explique d'ailleurs en aucune façon les différens changemens que le rachitisme imprime aux os. La seule chose évidente, c'est que dans cette maladie le tissu réticulaire est gorgé de liquide gélatineux et sanieux, que la moelle est altérée, que les sels calcaires sont en beaucoup moins grande proportion que dans l'état sain, et qu'ils y sont inégalement répartis. Il n'est pas vraisemblable que le rachitisme, qui consiste dans une altération si évidente et qui se représente toujours de la même manière, soit le résultat d'une foule de causes différentes, et qu'il dépende indistinctement des mêmes causes que plusieurs maladies qui l'accompagnent ou le précèdent. Si on admettait, d'après cette manière de raisonner, un rachitisme syphilitique, scrofuleux ou rhumatismal, il n'y aurait pas de raison pour qu'il n'y eût aussi un rhumatisme teigneux, dartreux, pneumonique, etc. Pourquoi d'ailleurs attribuerait-on la cause du rachitisme qui succède à toutes ces maladies à la maladie elle-même, plutôt qu'aux moyens qu'on emploie pour les combattre? Il ne me paraît pas, en effet, prouvé que la syphilis ramollisse les os dans toute leur étendue, plutôt que le mercure qu'on met en usage pour la guérir: laissant donc de côté les hypothèses, pour ne nous arrêter qu'aux faits, nous avouerons franchement que la cause du rachitisme nous paraît totalement inconnue. Le principe de cette maladie se développe spontanément chez certains individus qui y sont plus disposés que d'autres par leur constitution. C'est ainsi qu'on voit souvent tous les enfans d'une même famille devenir rachitiques, que cette maladie se transmet à une ou deux générations, et que cette disposition héréditaire s'affaiblit, soit par le croisement des races, soit par le changement de régime ou d'habitation. Pour les individus chez lesquels cette disposition primitive est cachée et existe déjà, plusieurs causes secondaires peuvent concourir à développer la maladie: ainsi le travail de la dentition, l'affaiblissement de la constitution à la suite de plusieurs maladies aiguës et chroniques, deviennent autant de causes occasionelles de rachitisme. L'habitation dans des pays humides paraît aussi favoriser le développement de cette maladie. C'est principaleneint en Hollande, dans le nord de la France et en Angleterre, qu'on l'observe plus fréquemment. Elle était tellement répandue dans ce pays, vers le courant du seizième siècle, qu'on lui avait donné pendant un certain temps le nom de mal anglais; c'est surtout dans les grandes villes les plus populeuses, à Londres, à Amsterdam, à

Paris, que le rachitisme s'observe plus fréquemment; il est plus rare dans les campagnes, dans les bourgs, que dans les grandes villes. Un mauvais régime alimentaire paraît contribuer à favoriser son développement. Les enfans de la classe inférieure, qui sont très-mal nourris dans les grandes villes, y sont en général plus sujets que ceux des classes élevées, quoique ceux - ci n'en soient point exempts.

Quant au traitement du rachitisme, il faut admettre une distinction essentielle entre les moyens qu'on doit employer pour s'opposer au ramollissement quand il fait des progrès, et ceux qu'il est nécessaire de mettre en usage pour remédier aux difformités qui en sont le résultat. Relativement aux agens thérapeutiques nécessaires pour combattre la maladie en elle-même, l'empirisme seul a pu conduire les médecins à les trouver, puisque la cause première de la maladie est entièrement inconnue. Ceux qui avaient attribué le rachitisme à un défaut de sécrétion du sel calcaire avaient pensé à l'introduire tout formé dans les organes de la digestion; mais l'ossification ne se fait pas par une sorte d'incrustation des matériaux que peut contenir le sang; elle est le résultat d'une véritable assimilation qui se fait dans l'os lui-même, et dans laquelle consiste tout le mystère de l'ossification; aussi a-t-on bientôt reconnu que les sels calcaires fatiguaient l'estomac, et ne remédiaient en rien au ramollissement des os. On a été également bientôt désabusé des espérances qu'on avait fondées sur la garance, à cause de l'affinité de sa matière colorante pour le tissu osseux; aucun fait n'a constaté le succès de ce médicament. Les médecins qui voyaient dans le rachitisme une dégénérescence de la syphilis n'ont pas été plus heureux en employant les antisyphilitiques. L'observation a prouvé que le rachitisme guérit de lui-même par les seuls efforts de la nature, lorsque la constitution se fortifie à mesure que le développement a lieu, et le redressement des os est d'autant plus prompt et plus complet, que les enfans jouissent d'une santé plus florissante. Puisque l'ossification est sous l'influence des mêmes lois qui président à l'assimilation et à la nutrition en général, les praticiens doivent d'abord se proposer pour but, dans le traitement du rachitisme, de favoriser toutes les fonctions vitales. Si le rachitisme est compliqué de quelques maladies aiguës ou chroniques, la première indication thérapeutique est de combattre ces maladies par les moyens que l'art indique, afin de ramener le rachitisme à son état de simplicité; mais en même temps qu'on combattra la syphilis par les mercuriaux, les affections cutanées chroniques par les bains et les préparations sulfureuses, il est essentiel de ne point perdre de vue qu'il faut surtout fortifier les rachitiques. Les toniques et les excitans sont presque constamment nécessaires dans cette maladie, à moins que quelques phlegmasies intestinales ou pulmonaires ne s'opposent à leur emploi. Aussi, dès que l'état de ces organes le permet, il faut recourir aux amers, et surtout à la gentiane et au quinquina, qu'on peut administrer sous toutes les formes.

Les toniques à l'extérieur ne doivent pas être négligés; les bains sulfureux, les bains de mer, les bains aromatiques, les frictions sèches et aromatiques sur la peau, doivent, suivant les circonstances, concourir avec les moyens internes pour fortifier les rachitiques. On doit aussi, pour tendre au même but, conseiller le séjour à la campagne, dans un air vif, chaud et sec. Les enfans rachitiques doivent éviter l'usage du lait, des fruits et des alimens farineux. S'ils sont à la mamelle, on ne les laissera pas téter trop long-temps; on leur donnera de bonne heure des alimens plus animalisés que le lait, tels que les œufs, le bouillon et les sucs de viandes. Dans un âge plus avancé, on les soumettra à un régime alimentaire très-nourrissant, composé de viandes rôties ou bouillies, et à l'usage des liquides alcoholiques. Tels sont les moyens propres à favoriser le développement des forces et à régulariser le travail de l'ossification chez les rachitiques. Quant à ceux qu'il est nécessaire d'employer pour remédier aux difformités qui sont la suite du rachitisme, il est essentiel, pour atteindre ce but, de faire attention aux deux époques différentes de la maladie. Dans la première période, tant que le ramollissement n'est pas borné, et fait plus ou moins de progrès, il faut éviter de faire marcher les enfans, parce que le poids du corps augmenterait naturellement la courbure des os. On les tiendra couchés sur des sachets de fougère ou de plantes aromatiques sèches, ou bien on les laissera jouer et rouler en plein air sur de petits matelas ou sur des tapis, ou enfin on les promènera en voiture ou dans de petits chariots. Dans la seconde période, lorsque les progrès du ramollissement sont bornés, que le phosphate calcaire s'accumule en assez grande quantité dans les courbures des os pour qu'ils puissent résister au poids du corps, on les laissera marcher; on leur fera même prendre toutes sortes d'exercices, particulièrement celui de la natation, s'ils sont assez âgés pour s'y livrer. Le redressement des os s'opère en général d'autant plus promptement que l'enfant prend plus d'exercice.

Les machines ne sont pas toujours applicables pour le redressement des os; mais faut-il les rejeter complétement dans tous les cas, comme le conseillent les chirurgiens les plus distingués, et en particulier MM. Boyer, Richerand et Astley Cooper? Cette proscription des machines me paraît trop générale. Les os longs, qui n'ont qu'une seule courbure peu considérable, se redressent presque toujours facilement à mesure que l'enfant se fortifie. Lorsque les os présentent des courbures plus ou moins fortes dans deux sens opposés, celle qui se rapproche le plus de la disposition naturelle s'efface d'abord la première, mais l'autre résiste presque constamment; la déviation des genoux en dedans, le tibia formant un angle très-ouvert en dehors avec le fémur, persiste aussi constamment; et malgré tous les efforts que peut faire la nature, jamais elle ne peut vaincre spontanément cette déformation, qui tend toujours à s'accroître par le poids du corps et par l'exercice. C'est dans ces espèces de déformations que les machines bien faites, et convenablement appliquées, peuvent être de quelque utilité, en tenant l'enfant couché et placé d'ailleurs dans les circonstances hygiéniques les plus favorables. Il faut cependant convenir qu'on n'obtient pas toujours de grands succès par l'emploi des machines dans les courbures très-prononcées des os longs. Les déviations du rachis, sans altération organique autre que le ramollissement, sont le genre de difformités auquel les machines remédient avec le plus d'avantage. Les lits mécaniques à extension, confectionnés, comme ils l'ont été dans ces derniers temps, méritent surtout, dans la plupart des cas, l'espèce de vogue qu'ils ont obtenue récemment en France. J'ai vu, depuis quelques années, plusieurs exemples des succès obtenus par ce seul moyen mécanique. *Voyez*, pour le détail des machines à employer, l'article ORTHOPÉDIE.

Quant aux moyens prophylactiques qui tendent à prévenir le développement du rachitisme chez les individus qui y sont disposés par une constitution héréditaire, on les trouvera dans l'éloignement des causes secondaires qui peuvent tendre à le favoriser, et dans l'usage de tous les agens fortifians propres à augmenter l'énergie vitale.   (GUERSENT.)

RACINE, s. f., *radix*. On donne ce nom à la portion des dents qui est contenue dans l'alvéole, et à celle de l'ongle qui est placée sous la peau. On appelle aussi *racine du nez* la portion de cet organe qui se continue immédiatement avec le front entre les deux orbites. Les racines du pénis sont formées par les deux corps caverneux, qui s'attachent aux branches des os pubis.

RACINE GIROFLÉE. On appelle ainsi la racine de la benoîte, *geum urbanum*, L. *Voyez* BENOITE.   (A. R.)

RACINE DE JEAN LOPEZ. On ignore encore quel est le végétal dont la racine est ainsi appelée du nom du navigateur qui le premier l'a apportée en Europe. Cette racine nous vient des Indes orientales, en morceaux de six à dix pouces de longueur, cylindriques, et ayant deux à trois pouces de diamètre. Le bois en est léger, d'un jaune très-pâle, fibreux et luisant; son odeur est nulle; et sa saveur, qu'on dit généralement amère, m'a paru fade et presque nulle. Son écorce, d'environ une ligne d'épaisseur, est dure, ligneuse, d'un brun foncé intérieurement et fibreuse, fongueuse à l'extérieur et d'une belle couleur jaune; sa saveur paraît plus amère que celle du bois. Cette racine fort rare et fort chère est aujourd'hui à peu près inusitée. Il paraît que c'est Gaubius qui a surtout appelé l'attention des médecins sur ce médicament. Suivant l'analyse qui en a été faite par Josse, membre du collége de pharmacie de Paris, il contient une matière jaune, un extrait salin et un extrait résineux. Suivant plusieurs médecins, cette racine serait tonique, et son usage pourrait être avantageux dans tous les cas où l'estomac a besoin d'être excité. Mais depuis très-long-temps on a renoncé à ce médicament, et nous convenons que, d'après ses qualités sensibles, on ne doit pas beaucoup regretter l'abandon dans lequel il est tombé.   (A. RICHARD.)

RADIAL, ALE, adj., s. m. et f., *radialis* ou *radicus*, qui est relatif au radius.

RADIALE (l'artère) est située à la partie antérieure et externe de l'avant-bras, s'étendant depuis le pli du bras jusqu'à la paume de la main. Quelquefois le tronc de l'artère brachiale se bifurque au-dessus du pli du bras, et même dans l'aisselle. Quoi qu'il en soit, l'artère radiale descend un peu obliquement de dedans en dehors, suivant le trajet d'une ligne qui s'étendrait de la partie moyenne du pli du bras à l'extrémité supérieure du premier os métacarpien. Elle correspond à la face antérieure du radius, dont elle est séparée supérieurement par le muscle court supinateur; plus bas, par le rond pronateur, plus bas encore, par le fléchisseur sublime, le long fléchisseur propre du pouce et le carré pronateur. Cette artère est couverte dans les deux tiers supérieurs par le muscle long supinateur, et dans son tiers inférieur par l'aponévrose de l'avant-bras et par la peau, devenant ainsi de plus en plus superficielle à mesure qu'elle s'approche davantage du poignet, où elle forme l'artère du pouls. Quelquefois on la voit passer, dès sa naissance, au-dessus de l'expansion aponévrotique du tendon du biceps, et se continuer en fournissant seulement quelques rameaux tégumenteux jusqu'au poignet, placée ainsi entre l'aponévrose antibrachiale et les tégumens. Enfin, l'artère radiale s'enfonce dans la paume de la main où elle forme l'arcade ou la crosse palmaire profonde ou radiale, qui se termine en s'anastomosant avec l'artère palmaire cubitale.

Indépendamment d'un grand nombre de rameaux dont l'existence n'est pas constante, qui n'ont pas reçu de dénomination particulière, et que M. Chaussier désigne sous le nom commun de *radio-musculaires*, l'artère radiale fournit dans son trajet plusieurs branches importantes à considérer. Aussitôt après son origine, elle fournit une branche assez considérable nommée *récurrente radiale*, qui remonte vers le bras entre le long supinateur, le court supinateur et le brachial antérieur, donne des ramifications multipliées qui se distribuent aux muscles long et court supinateur, radiaux externes, extenseur commun des doigts, grand abducteur du pouce, à ses deux extenseurs, au brachial antérieur, au long supinateur, au nerf radial, au périoste de l'humérus : ces ramifications s'anastomosent avec les branches collatérales de l'artère brachiale, et spécialement avec l'externe.

Après cette branche, l'artère radiale en fournit une autre, que je nomme *radio-carpienne transversale palmaire*, et à laquelle les anatomistes n'ont pas donné de nom particulier. Cette branche, plus ou moins volumineuse, est parallèle au bord inférieur du carré pronateur, et donne plusieurs ramuscules qui descendent sur la face palmaire du carpe. L'artère radiale donne ensuite naissance à un rameau dont la grosseur est variable chez les différens sujets, qui passe au devant du ligament annulaire antérieur du carpe pour gagner la partie supérieure et externe de la paume de la main, se distribuant aux muscles de cette région et à la peau : elle s'anastomose avec l'arcade palmaire superficielle.

Après avoir donné naissance à cette branche, l'artère radiale contourne en dehors l'articulation du poignet en passant au-dessous des tendons réunis des muscles grand abducteur, petit extenseur et grand extenseur du pouce. Elle est appliquée sur les ligamens du carpe et sur l'extrémité supérieure du premier os métacarpien. Là elle fournit des branches externes et internes. Les premières sont habituellement au nombre de trois : l'une se distribue au muscle petit abducteur du pouce; l'autre, appelée *dorsale du pouce*, s'étend le long du bord radial de l'os métacarpien du pouce, et s'anastomose avec la collatérale externe de ce doigt; la troisième côtoie le bord cubital du même os métacarpien. Les branches internes sont au nombre de deux : la première est l'artère dorsale du carpe, qui se porte transversalement vers le bord cubital de la main, s'anastomose avec une branche de la cubitale, fournit des ramifications à l'articulation du poignet, aux muscles interosseux et à la peau, en se réunissant aux artères perforantes de l'arcade palmaire profonde. Les secondes branches internes sont la dorsale du pouce et la dorsale radiale de l'index.

Enfin, l'artère radiale pénètre dans la main par le premier espace interosseux, et se partage en deux branches : la première descend entre les muscles petit fléchisseur du pouce et premier interosseux dorsal, et se divise en deux rameaux qui se portent sur le côté cubital du pouce et sur le côté radial de l'indicateur. La seconde branche se dirige transversalement en dedans jusqu'au doigt annulaire en décrivant une courbure dont la convexité est tournée en bas et la concavité en haut, courbure à laquelle on donne le nom d'arcade palmaire profonde. Elle est couverte par le muscle abducteur du pouce, par les tendons des deux fléchisseurs des doigts et par les lombricaux; en arrière elle correspond à l'extrémité supérieure des os métacarpiens et aux muscles interosseux. Elle fournit : 1° des ramuscules supérieurs qui se répandent sur le carpe; 2° cinq branches inférieures, dont les quatre premières descendent dans les espaces interosseux, tandis que la cinquième se termine entre les muscles court fléchisseur et opposant du petit doigt; 3° trois branches postérieures désignées sous le nom de *perforantes*, qui pénètrent entre les extrémités supérieures des os métacarpiens, et s'anastomosent sur le dos de la main avec les rameaux de la branche dorsale du carpe.

Enfin l'artère radiale se termine près du bord interne de la main en s'anastomosant avec une branche de l'artère cubitale.

RADIAL (bord), ou bord externe de l'avant-bras.

RADIAUX (les muscles) sont au nombre de trois : le radial antérieur, le premier radial externe et le second radial externe.

Le muscle *radial antérieur*, situé en dedans du rond pronateur, est alongé, implanté à la tubérosité interne de l'humérus par le tendon commun aux différens muscles qui s'insèrent à cette portion de l'os du bras, confondu en haut avec le petit palmaire, le rond pronateur, le fléchisseur commun des doigts et l'aponévrose anti-brachiale. De ces diverses insertions, les fibres charnues se dirigent obliquement en bas et en dehors, et s'attachent à un tendon qui passe sous le ligament annulaire du carpe dans une coulisse de l'os trapèze auquel il envoie un faisceau fibreux, et s'insère en s'élargissant au devant de l'extrémité supérieure du second os métacarpien.

Ce muscle correspond antérieurement à l'aponévrose anti-brachiale et au long supinateur; postérieurement, au fléchisseur superficiel des doigts, au long fléchisseur du pouce et à l'articulation de la main; latéralement, avec le rond pronateur et le palmaire grêle. Ce muscle fléchit la main, et la porte un peu en dedans.

Le *premier radial externe* est fixé au bord externe de l'humérus, à la partie supérieure de sa tubérosité externe; au niveau du tiers supérieur du radius, le corps charnu diminue d'épaisseur, et s'attache à un tendon qui descend le long du radius, et près de l'extrémité inférieure de cet os, il se détourne en arrière, passe au-dessous du court extenseur et du long abducteur du pouce, et s'insère à la partie postérieure et externe de l'extrémité supérieure du second os métacarpien. Ce muscle correspond, en avant, à l'aponévrose anti-brachiale, au long supinateur, au long abducteur, et au court extenseur du pouce; en arrière, à l'articulation du coude et aux muscles court supinateur et second radial externe. Il concourt aux mou-

vemens d'extension de la main sur l'avant-bras, en la portant
un peu vers son côté radial ; il peut aussi l'entraîner un peu
dans la pronation.

Le muscle *second radial externe* est situé au-dessous du
précédent, et s'insère, par l'intermédiaire du tendon commun,
à la tubérosité externe de l'humérus et à une aponévrose qui
le sépare de l'extenseur des doigts. Les fibres charnues se
portent obliquement en dedans sur un tendon qui suit le trajet
et la direction de celui du premier radial externe, s'engage
avec lui dans la même coulisse, et s'insère derrière l'extrémité
supérieure du troisième os métacarpien.

Les rapports de ce muscle sont, en dehors avec le précédent,
le long supinateur, les muscles du pouce et les tégumens ; en
dedans, avec le court supinateur, le rond pronateur, le radius,
et l'articulation du poignet. Ses usages sont analogues à ceux
du premier radial externe.

RADIAL (le nerf) naît des quatre branches inférieures du plexus
brachial. Il est d'abord situé derrière les autres nerfs du plexus,
s'engage entre les trois portions du muscle triceps brachial,
passe derrière l'humérus, descend entre le long supinateur et
le brachial antérieur jusqu'au niveau de l'extrémité supérieure
du radius. Dans ce trajet, il donne de nombreux filets aux
muscles triceps brachial, long supinateur, premier radial externe, et à la peau. Au niveau de l'extrémité supérieure du
radius, il se divise en deux branches ; 1º l'une, qui est postérieure, s'enfonce d'avant en arrière dans l'épaisseur du court
supinateur, et se répand aux différens muscles de la région antérieure de l'avant-bras et aux tégumens de la main ; 2º l'autre
est antérieure, descend au-devant du court supinateur et du
radius, jusqu'au tiers inférieur de cet os ; s'engage entre les
tendons du long supinateur et du premier radial externe, devient
sous-cutanée et se divise en deux rameaux qui se distribuent
aux tégumens du pouce, de l'indicateur, du médius, du côté
externe du doigt annulaire, et aux premiers muscles interosseux dorsaux.

RADIALE (région). On désigne ainsi quelquefois la portion
de l'AVANT-BRAS qui répond aux muscles radiaux et au radius.

RADIALES (les veines) profondes, sont au nombre de deux,
et suivent dans leur distribution le même trajet que l'ARTÈRE
RADIALE.

RADIO-CARPIEN, adj., *radio-carpianus*, qui appartient au radius et au carpe.

RADIO-CARPIENNE (l'articulation) est formée par la réunion de l'extrémité inférieure du radius avec la face supérieure des os scaphoïde, semi-lunaire et pyramidal. Les surfaces articulaires revêtues de cartilages et d'une membrane synoviale, sont maintenus en contact par quatre ligamens. L'un est latéral externe et fixé sur l'éminence malléolaire du radius et sur le scaphoïde; l'autre est également latéral, mais interne; il s'attache à l'apophyse styloïde du cubitus, et inférieurement à la partie latérale interne de l'os pyramidal. En outre, un ligament antérieur se fixe supérieurement au-devant du radius, et inférieurement sur la face antérieure des trois os de la première rangée; un autre ligament postérieur est dirigé comme le précèdent, de haut en bas, de dehors en dedans, et s'insère d'une part derrière l'extrémité inférieure du radius, de l'autre aux os semi-lunaire et pyramidal. Les surfaces articulaires des trois os carpiens sont séparées de celle du radius par un cartilage inter-articulaire, libre à sa partie externe, et fixé par l'interne au bord antérieur de la surface articulaire du radius. Cette articulation est susceptible de mouvemens d'extension, de flexion, d'inclinaison latérale et de circumduction.

RADIO-CUBITAL, adj., *radio-cubitalis*, qui est relatif au radius et au cubitus.

RADIO-CUBITALES (articulations). Les deux os de l'avant-bras sont unis immédiatement en haut et en bas par leurs extrémités, et médiatement par leur partie moyenne. L'articulation supérieure, qui résulte du contact d'une portion de la circonférence de la tête du radius et de la petite cavité sygmoïde du cubitus, est maintenue par un ligament annulaire à fibres presque circulaires, qui s'insèrent, d'une part, sur le bord antérieur de la petite cavité sygmoïde, et de l'autre, sur son bord postérieur, de sorte que cette échancrure est convertie en un trou dans lequel tourne le radius. Dans l'articulation inférieure, c'est au contraire la tête du cubitus qui est reçue dans la concavité que présente latéralement l'extrémité inférieure du radius. Quelques fibres ligamenteuses unissent en avant et en arrière ces deux os, mais leur contact est particulièrement maintenu par un ligament fibro-cartilagineux, triangulaire, fixé par son sommet à l'enfoncement qui sépare l'apophyse styloïde de la surface articulaire du cubitus, et qui est attaché par sa base au bord qui sépare les deux cavités articulaires du radius ; en avant et en arrière, ce ligament s'unit à ceux de l'articulation radio-carpienne. Une membrane synoviale se déploie sur la paroi supérieure du fibro-cartilage, tapisse la surface du radius, s'étend au cubitus, et après avoir formé trois culs-de-sac, elle se réfléchit sur la tête du cubitus pour revenir au fibro-cartilage. Enfin, l'articulation moyenne, ou celle qui réunit les corps des deux os de l'avant-bras, n'est point, à proprement parler, une articulation, puisqu'elle consiste simplement dans le rapprochement où l'un et l'autre sont maintenus par le ligament interosseux, et le ligament rond ou de Wedbrecht. Le premier est une membrane fibreuse, mince, bornée supérieurement à l'ouverture qui livre passage aux vaisseaux interosseux postérieurs, tandis qu'inférieurement elle est percée d'une ouverture que traversent les vaisseaux interosseux antérieurs. Le ligament de Wedbrecht est un faisceau fibreux, situé au-dessus du précédent : ses fibres ont une direction opposée à celles de ce dernier, et se portent obliquement de dedans en dehors, de l'apophyse coronoïde du cubitus au bas de la tubérosité bicipitale du radius. Les mouvemens de pronation et de supination sont les seuls qui se passent dans les articulations supérieure et inférieure des deux os de l'avant-bras.

RADIO-MUSCULAIRE, adj., *radio-muscularis*. On a désigné sous ce nom les ramifications de l'artère radiale et les filets du nerf de ce nom, qui se répandent dans une partie des muscles de l'avant-bras. (MARJOLIN.)

RADIS, s. m., *raphanus sativus*, L. Rich., *Bot. méd.*, t. 11, p. 668. Plante annuelle de la famille des Crucifères et de la Tétradynamie siliqueuse, que l'on croit généralement originaire de la Chine, mais qui depuis des siècles est cultivée et naturalisée dans toutes les contrées de l'Europe. Les caractères du genre auquel elle appartient consistent dans un calice formé de quatre sépales dressés et connivens ; dans des étamines accompagnées à leur base de quatre glandes ; dans les fruits qui sont des siliques coniques, pointues, torulenses, indéhiscentes, comme spongieuses intérieurement, et contenant plusieurs graines. Le *radis* ou *raifort* cultivé, que l'on cultive abondamment dans les jardins, présente trois variétés principales, savoir : 1° le *radis* proprement dit, dont la racine est globuleuse ou napiforme, terminée inférieurement par une pointe brusque très-longue. Il est tendre, charnu, blanc intérieurement, d'une teinte rose ou blanche à l'extérieur; 2° *la petite rave* se distingue du *radis* par sa racine alongée, cylindrique ou fusiforme, également tendre, charnue, cassante, et offrant les mêmes nuances de couleur que le *radis*; 3° enfin, le *radis noir*, que l'on désigne encore sous les noms de *gros radis* et de *raifort des Parisiens*. Sa racine est napiforme de la grosseur du poing, blanche intérieurement, noire et comme un peu rugueuse à l'extérieur. Sa chair est ferme, dure, beaucoup plus forte et plus piquante que dans les deux variétés précédentes. Quelques botanistes l'ont considéré comme une espèce distincte, à laquelle ils ont donné le nom de *raphanus niger*.

La racine de ces trois variétés du raifort cultivé est servie sur nos tables. Les deux premières, dont la chair est plus tendre et plus aqueuse, ont aussi une saveur beaucoup moins forte et moins piquante. Quant au *radis noir*, il est excessivement piquant et doit être considéré comme un stimulant très-énergique, dont on ne doit user qu'avec modération. Ces racines, comme au reste celle de la plupart des autres Crucifères, peuvent être utiles dans les affections scorbutiques. La chair du radis noir râpée et appliquée sur la peau en détermine la rubéfaction. Les graines du radis contiennent une très-grande quantité d'huile grasse. (A. RICHARD.)

RADIUS, s. m. Mot latin conservé dans notre langue pour désigner un des os de l'avant-bras. Il est long, irrégulier, triangulaire, et divisé en corps et en extrémités. Le corps est prismatique, et présente trois faces : l'une est antérieure; on y voit l'orifice du conduit nourricier de cet os, et elle donne attache en haut et au milieu au muscle long fléchisseur du pouce, et en bas au carré pronateur. La seconde face est postérieure, correspond en haut au court supinateur, tandis que les muscles long abducteur et extenseur du pouce s'insèrent à sa partie moyenne, et qu'elle est couverte inférieurement par l'extenseur commun des doigts, l'extenseur propre de l'indicateur, et le long extenseur du pouce; enfin, la troisième face du radius est externe, arrondie; le court supinateur s'attache à sa partie supérieure, le rond pronateur à sa partie moyenne, et les radiaux externes glissent sur sa partie inférieure. Des bords qui séparent chacune de ces faces, l'un est interne et donne insertion au ligament interosseux; l'autre est antérieur et donne attache successivement de haut en bas aux muscles fléchisseur sublime, long fléchisseur du pouce, court et long supinateurs, et carré pronateur; le troisième bord est postérieur, peu marqué, et se continue en bas avec la saillie qui sépare les deux coulisses creusées sur l'extrémité inférieure du radius.

L'extrémité supérieure de cet os offre une dépression circulaire, recouverte de cartilage, articulée avec la petite tête de l'humérus, et dont la circonférence est contiguë en dedans à la petite cavité sigmoïde du cubitus, et dans le reste de son étendue au ligament annulaire. Au-dessous de la portion articulaire, cet os présente un léger rétrécissement qu'on nomme le col du radius; au-dessous et en dedans existe la tubérosité bicipitale, à laquelle s'attache le muscle biceps. L'extrémité inférieure offre d'abord une surface qui est articulée extérieurement avec le scaphoïde, et intérieurement avec le semi-lunaire. En avant elle donne insertion aux ligamens de l'articulation du poignet; en arrière elle présente deux coulisses, dont l'interne contient les tendons de l'extenseur commun des doigts et de l'extenseur propre de l'indicateur; l'externe loge le tendon du long extenseur du pouce. En dehors, l'extrémité inférieure du radius présente aussi deux coulisses, l'antérieure pour les tendons des muscles grand abducteur et court extenseur du pouce, la postérieure, pour ceux des radiaux externes : enfin, l'apophyse styloïde, éminence verticale où s'attache le ligament latéral externe de l'articulation du poignet, et du côté opposé une cavité oblongue qui s'articule avec le radius.

Cet os commence à paraître vers le quarantième jour de la vie intra-utérine; il se développe d'abord un point osseux à la partie moyenne du corps de l'os. Plus tard on en remarque un autre dans chaque extrémité : l'épiphyse supérieure se soude à dix-huit ans environ au corps de l'os, et l'inférieure à vingt ans.   (MARJOLIN.)

RAFRAICHISSANT, adj. et subst., *refrigerans;* on désigne ainsi les médicamens qui ont la propriété de calmer la soif et de tempérer la chaleur du corps; tels sont en particulier les liquides acidules. *Voyez* ACIDULES.

RAGE, s. f., *rabies,* en grec λύσσα; rage, fureur. Maladie contagieuse, toujours communiquée à l'homme, mais susceptible de se développer spontanément chez certains animaux.

Le nom le plus anciennement donné à la rage (λύσσα) est assurément le meilleur de tous ceux qu'elle a pu recevoir. Vient ensuite *cynolusson*, (de κυνός et de λύσσα) rage de chien, lequel, bien qu'offrant une sorte de redondance, est encore préférable aux termes de *phobodipson*, d'*hydrophobie*, d'*angine spasmodique*, de *cynanthropie*, de *brachipatie*, de *toxicose rabique*, de *tetanos rabien*, et d'une foule d'autres, qu'on ne perd pas grand chose à ignorer.

On ne peut plus de nos jours, comme au temps de Cœlius-Aurelianus, demander si la rage est une maladie nouvelle; mais il n'est peut-être pas hors de propos, d'examiner si elle a été connue de toute antiquité. Sans recourir à la fable d'Actéon déchiré par ses chiens, après avoir été métamorphosé en cerf, dans laquelle, on ne sait pourquoi, Sprengel a cru trouver un exemple de rage, on voit dans Homère l'épithète de *chien enragé* donnée à Hector par Teucer. La rage des chiens était donc connue à l'époque du siége de Troie, et les effets de leurs morsures, pour n'être pas aussi bien appréciés, ne devaient pas être moins fâcheux qu'aujourd'hui. Polybe parle de la mort prompte des enragés; et Ménandre, dans une comédie, fait allusion à leur horreur pour les boissons. Il n'est pas à la vérité bien démontré que la sentence par laquelle, suivant Cœlius-Aurelianus, Hippocrate aurait désigné la rage, se rapporte vraiment à cette maladie. D'un autre côté, nous voyons Aristote affirmer que les hommes mordus par des chiens enragés n'en contractent pas la maladie; mais ce philosophe s'est tant de fois élevé contre des vérités reconnues de son temps, et souvent fort long-temps avant lui, que je suis conduit, malgré son assertion, ou plutôt à cause de son assertion contraire, à croire que les anciens Grecs connaissaient très-bien les dangers de la morsure des chiens enragés, et par conséquent la cause du développement de la rage chez l'homme.

L'étiologie dont je parle est la seule mentionnée par Celse, à qui la critique n'aurait aucun reproche à adresser, s'il n'avait pas écrit que, lorsqu'il n'était pas possible d'employer la cautérisation, de simples lotions et des topiques appliquées sur les plaies suffisaient pour prévenir le développement du mal. Au reste, son erreur semble bien légère, quand on entend Arétée dire que l'haleine d'un chien enragé *contagie* celui qui la respire. Nul doute que l'opinion du Cappadocien n'ait beaucoup

contribué à faire adopter l'horrible coutume d'étouffer les enragés entre deux matelas, coutume qui récemment s'est retrou-
vée toute vivante en France, tout comme dans les départemens
de l'ouest on continue encore, au grand scandale de l'humanité,
à charger de chaînes et à laisser pourrir dans des cachots les
malheureux aliénés.

On peut voir, par cet aperçu que, dès les premiers temps,
l'histoire de la rage a offert un déplorable mélange d'erreur et
de vérité. Mais c'est surtout à son traitement que cette remarque est applicable. Entièrement méconnu par Cœlius–Aurelia-
nus, qui, proscrivant la cautérisation, se bornait à combattre
par des moyens appropriés le *strictum* auquel il rapportait la
rage, il ne devint plus durant la barbarie du moyen âge, et
long-temps encore après, qu'un composé de recettes bizarres,
préconisées par l'ignorance et la plus ignoble crédulité. Il fallut
de longues années pour ramener les esprits dans la route de
l'observation, encore fut-elle suivie avec bien peu de succès.
On ne saurait en douter lorsqu'on voit Andry, écrivant en 1780,
compter plus de trois cents ouvrages sur la rage, sans en citer
un seul comme répondant aux besoins des praticiens. Le sien,
fort important pour l'époque où il parut, appela les mémoires
dans lesquels la Société royale de Médecine a réuni une foule
de faits précieux pour la science. Cependant, sans avoir pu puiser
à cette source abondante d'instruction, Énaux et Chaussier pu-
blièrent en 1787, sous le titre de *Méthode pour traiter la morsure des animaux vénéneux, etc.*, un opuscule qui serait encore
aujourd'hui un traité presque complet sur la rage, s'ils y avaient
fait entrer quelques-unes des recherches d'anatomie pathologique dont cette maladie avait déjà été l'objet.

Ce point de son histoire, traité par Morgagni avec cette exactitude dans l'investigation et cette supériorité de jugement qui
ne l'abandonnent jamais, a depuis été enrichi par les travaux de
Marshall, de With, de Bayle, et tout récemment, par ceux de
MM. Portal, Recamier, Dupuytren, Cayol, Magendie, Villermé,
Trolliet, Breschet, etc.; on a, de plus, essayé plusieurs nouveaux moyens curatifs. Ainsi, les matériaux ne manquent pas
à quiconque veut écrire sur la rage; et pourtant le nombre
des faits bien constatés et d'une importance réelle n'est pas
à beaucoup près aussi considérable que celui des volumes où
il faut les aller chercher. Il serait, par conséquent, facile d'en

présenter en peu de pages les résultats les plus saillans. Je
vais essayer de le faire, en traitant successivement, 1° des
causes ; 2° des symptômes ; 3° de l'anatomie pathologique ; 4° de
la thérapeutique de la rage.

§ I. *Causes de la rage.* — Pour l'homme, la rage reconnaît
toujours une cause seule et unique, l'inoculation du virus rabique, qui réside, à l'exclusion de toute autre humeur, dans la
bave formée par la salive et les mucosités buccales, dont les animaux enragés présentent ordinairement une abondante excrétion. Les faits dans lesquels on a cru la voir naître indépendamment de toute inoculation, appartiennent à l'HYDROPHOBIE
(*voyez* ce mot), maladie fort différente de la rage, quoique
quelquefois susceptible de la simuler, au point d'en imposer aux
observateurs les plus attentifs. Je n'en excepte même pas le cas
rapporté dans la thèse de M. Busnout, par la raison qu'il est
unique, et que le chien qui mourut après avoir léché la bouche
de sa maîtresse aurait fort bien pu devenir enragé sans cela. En
effet, cet animal, et tous ceux du genre *canis* et *felis*, le loup,
le renard et le chat, sont sujets à la rage spontanée, c'est-à-dire
développée sans inoculation antécédente, tandis que les autres
quadrupèdes et les oiseaux ne les contractent jamais que par
cette voie. Tous, ensuite, ne sont pas également capables de la
transmettre.

Ainsi les oiseaux, qui en général ont peu de salive, et dont
le bec, quand il est assez fort pour entamer la peau, peut difficilement introduire le principe virulent dans les blessures qu'il
fait, semblent impropres à communiquer la rage. Il serait donc
bien temps de ne plus répéter qu'un homme mordu par un coq
(Cœlius-Aurelianus), un autre, par un canard irrité de se voir
enlever sa femelle (Lecat), sont devenus tous les deux enragés,
et de rayer des ouvrages scientifiques une foule d'autres contes
semblables.

Les herbivores ne peuvent guère non plus, à cause de la disposition particulière de leur mâchoire et de la forme de leurs
dents, inoculer la bave virulente dont elles pourraient être
chargées. Les vétérinaires les plus instruits assurent même que
cette bave ne possède aucune propriété délétère ; mais M. Breschet m'a dit s'être plusieurs fois convaincu du contraire, en ino-
culant la rage avec la bave de chevaux, d'ânes et de bœufs
enragés.

Quant aux carnivores, rien n'est mieux démontré que la facilité avec laquelle l'absorption de leur bave développe cette maladie. De nombreuses inoculations pratiquées par MM. Clifton, John Hunter, Zinke, Magendie, etc., des milliers d'exemples d'animaux devenus enragés par suite des morsures d'animaux qui l'étaient déjà, ne permettent pas de penser différemment sur ce point de pathologie. Rejeter toute absorption, et prétendre avec Christ. Nugent, M. Girard de Lyon, et quelques autres, que leur maladie, comparable au tétanos traumatique, aurait été uniquement l'effet d'une sorte d'irradiation nerveuse produite par l'irritation des blessures, est une hypothèse à laisser à ceux qui ne veulent jamais voir les faits tels que la nature les présente.

Dans tous ces cas, nous voyons le virus arriver dans l'économie par une solution de continuité ; il semble aussi que ce soit là sa seule voie d'intromission. Il peut en effet être impunément déposé sur la peau recouverte de son épiderme intact, et même, assure-t-on, se trouver en contact avec une membrane muqueuse non excoriée. Cependant Enaux et Chaussier assurent que diverses personnes ont été prises de la rage pour s'être mouchées avec des linges souillés par la bave d'un animal enragé. D'autres médecins disent que des chevaux, des bœufs et des moutons l'ont contractée en mangeant de la paille sur laquelle avaient couché des cochons enragés. Bien longtemps avant, Cœlius-Aurelianus avait rapporté qu'une couturière, en se servant de ses dents pour découdre le manteau d'un homme mort de la rage, avait aussi pris cette maladie, et Schenkius, qu'elle avait été la suite d'une blessure au doigt faite par un sabre qui avait servi plusieurs années avant à tuer un chien enragé.

Ces faits et une foule d'autres, sans doute fort exagérés, pour ne rien dire de plus, porteraient à reconnaître au virus rabique une activité d'action et une sorte d'inaltérabilité qui lui semblent toutes deux étrangères. Peut-être néanmoins doivent-ils être mentionnés, malgré leur peu de vraisemblance, afin d'engager les personnes appelées auprès des enragés à prendre des précautions superflues, plutôt que d'en négliger d'utiles.

Autant les effets de l'inoculation du virus rabique sont connus et évidens, autant nous connaissons peu les autres causes de la rage. Les uns ont cru les trouver tout à la fois dans les

chaleurs et les sécheresses excessives, et dans les froids rigoureux de certaines saisons de l'année, qui privent également les
animaux d'une boisson convenable et suffisante. D'autres ont
accusé les viandes putréfiées, les eaux corrompues, auxquelles
ces mêmes animaux sont souvent forcés d'avoir recours, et
qu'ils ne peuvent même pas toujours se procurer; la privation
des plaisirs vénériens, les passions qui les agitent, les combats
qu'ils se livrent, les blessures qu'ils reçoivent dans la saison du
rut, etc. Cependant, aucune de ces causes, ni la réunion de
plusieurs d'entre elles, ne peut produire la rage, car il serait
facile, en soumettant les animaux à leur action, de la développer artificiellement. Or on n'a jamais obtenu ce résultat, quoique quelques personnes aient assuré le contraire.

On a encore mis au nombre des causes de cette maladie l'absence de la transpiration cutanée chez les individus du genre
canis, sans faire attention que ce phénomène, assurément très-
remarquable, ne saurait exercer une aussi grande influence que
la cause dont il dépend lui-même, je veux dire l'organisation
particulière des animaux qui le présentent, laquelle joue assurément un rôle très-important dans la production de la rage
spontanée, quoiqu'il ne soit pas très-facile de dire précisément
en quoi il consiste. Mais une circonstance non moins digne
d'attention, est la fréquence de la rage dans certaines régions,
et son peu de fréquence ou son absence complète dans d'autres.

Tandis qu'elle affecte une sorte de prédilection pour la portion froide des zones tempérées, elle devient très-rare dans la
zone torride, et même y est tout-à-fait inconnue dans de vastes
contrées. Il en est d'autres où, comme dans les Antilles, elle
est quelquefois vingt ou trente ans sans paraître. On sait aussi
qu'elle ne se montre jamais en Égypte, en Syrie, à Constantinople, etc. Elle paraîtrait également inconnue au delà des
cercles polaires. Mais sans recourir à ce dernier fait, qui demande peut-être confirmation, nous en trouvons assez d'autres
bien avérés, pour mettre dans tout son jour l'influence que le
climat exerce sur la production de la rage.

Dire en quoi elle consiste me paraît impossible dans l'état
actuel de nos connaissances en physique. Nous n'avons pas, et
nous n'aurons peut-être jamais les moyens d'apprécier en elle-
même une action aussi complexe que celle qui dépend de la
réunion de toutes les circonstances auxquelles un climat quel-

conque doit son caractère particulier. Nous assurer de son existence par ses effets, mesurer ainsi les degrés de son énergie, est tout ce que nous pouvons faire. De cette manière, nous nous trouvons conduits à penser que le climat concourt au développement de la rage, en agissant d'une façon continue, quoique assez inégale. La preuve s'en trouve dans un relevé, fait par M. Trolliet, des diverses époques auxquelles cent quatorze chiens sont devenus enragés, d'où il suit qu'on en voit pendant toute l'année; seulement ils sont beaucoup plus nombreux en mai et en septembre, et bien plus rares en janvier et en mars que dans aucun autre mois. Ainsi, d'une part, l'action du climat sur certains animaux, ce qui suppose chez eux une organisation spéciale; de l'autre, l'inoculation de la bave virulente sont les seules causes que l'expérience nous autorise à admettre comme capables de produire la rage.

§ II. *Symptômes de la rage.*—Il serait bien à désirer qu'on pût, dans tous les cas, reconnaître avec certitude quand un animal, un chien, par exemple, est enragé. Mais tous les signes que l'on donne comme pouvant conduire à ce résultat sont la plupart du temps infidèles. On dit, et avec raison, qu'un chien enragé est triste, morose, qu'il a la démarche chancelante, la queue serrée entre les jambes, l'œil rouge et hagard, la gueule écumante; qu'il fuit le logis de son maître, se jette, dans sa fureur, indistinctement sur tout le monde, et sur tous les animaux, parmi lesquels, assure-t-on encore, ceux de son espèce fuient d'épouvante à son approche; qu'il refuse de manger et a l'eau en horreur. Mais on a vu des chiens véritablement enragés, perdre toute fureur après l'accès, manger et boire, et même traverser des rivières à la nage; comme il se trouve aussi des chiens effarés par la foule des assaillans qui, dans leur fureur, provoquée par le sentiment d'une juste défense, se jettent sur tout le monde sans distinction.

Un moyen bien plus sûr de reconnaître si l'animal qu'on soupçonne atteint de la rage en est vraiment affecté, est de l'enfermer en lui donnant à boire et à manger. S'il est enragé, il ne tardera pas à mourir; dans le cas contraire, il continuera à se bien porter. Mais, on ne saurait trop le déplorer, il est malheureusement bien rare qu'on pense à recourir à cette épreuve. Presque toujours, au contraire, l'animal soupçonné atteint de la rage, surtout s'il a déjà mordu quelqu'un, est poursuivi et tué, avant qu'on sache à quoi s'en tenir sur son compte.

Dans ce cas, plusieurs médecins conseillent, avec Amb. Paré, d'imprégner un morceau de pain ou de viande avec le sang qui sort des plaies faites par l'animal suspecté, et de le présenter à un chien. S'il refuse de le manger, il y a, assurent-ils, inoculation du virus; dans la supposition contraire, les morsures n'ont rien de dangereux. Au lieu de cela, J. L. Petit veut, pour faire l'expérience dont il tire les mêmes conséquences, que la portion d'aliment présentée au chien soit trempée dans la bave de l'animal présumé enragé. Gruner propose d'inoculer cette bave à un chien, ajoutant que l'animal conservera sa santé, ou bien deviendra enragé, suivant que le liquide employé dans l'expérience sera ou non virulent.

Ce dernier mode d'exploration est assurément préférable aux deux autres, sur lesquels on ne peut assurément pas compter; mais il prend un temps dont la perte peut avoir les conséquences les plus funestes. Il n'y a donc vraiment qu'un parti à prendre à l'égard des morsures suspectes, c'est de les traiter comme si elles étaient d'un chien enragé. Les dangers auxquels on s'expose en agissant différemment sont trop grands pour qu'on puisse être retenu par la crainte d'employer, sans nécessité un traitement douloureux. C'est aussi un motif de moins regretter que l'animal suspect ait été tué hors de propos, puisqu'il n'y a réellement d'avantage à le laisser vivre que quand il continue à se bien porter.

Maintenant, je suppose le virus inoculé. La négligence du sujet, un mauvais traitement, ou l'insuffisance d'un traitement bien entendu permettent le libre développement du mal. Voici alors ce que l'on observe.

Quoi qu'on ait pu dire d'opposé à cet égard, les plaies se ferment, ou au moins marchent aussi promptement vers la guérison, que si elles ne contenaient aucun principe délétère. La santé du blessé n'éprouve pas de dérangement manifeste pendant un temps plus ou moins prolongé, dit d'incubation. Chez les animaux, sa durée, qui excède rarement huit ou neuf jours, suivant Énaux et Chaussier, peut, d'après M. Girard, aller jusqu'à quarante jours. Chez l'homme, où elle est généralement de trente ou quarante jours, elle va quelquefois jusqu'à deux ou trois mois, et même il y a des exemples avérés, de rage développée après deux ans de morsure. Quant au cas si souvent cité d'un marchand de Montpellier qui devint enragé au bout de dix ans, à son retour d'un long voyage, en apprenant que son frère, mordu en même temps que lui, était mort peu après de la rage, et à une foule d'autres, non moins extraordinaires, rapportés par les auteurs (Morgagni, *Epist.* VIII, n. 21), on peut, sans crainte de se tromper, élever plus d'un doute à leur égard, ou s'ils sont vrais dans leurs détails, les rapporter à l'hydrophobie. Nous attribuerons aussi à la même affection, ou bien à l'effet d'une imagination bouleversée par la frayeur, l'exemple de rage survenue en quelques heures sur un jeune homme qui, ayant été mordu le matin par un chien, passa le jour de son mariage fort gaîment; puis devenant tout à coup furieux, ouvrit le ventre de sa femme, la première nuit de ses noces (Mead). A plus forte raison, nous refuserons-nous à reconnaître une rage chronique, ou une rage intermittente, susceptible de revenir tout les sept ans, comme divers auteurs disent en avoir observé des exemples.

Malgré sa régularité à peu près habituelle, la période d'incubation peut cependant être détournée de sa marche ordinaire par une foule de circonstances, telles que l'insolation, les fatigues extrêmes, les excès de boissons spiritueuses, un coup sur les cicatrices déjà fermées, etc., les vives affections morales, et surtout une grande frayeur. Cette dernière cause a souvent produit des affections ressemblant à la rage, et quelquefois aussi elle l'a fait brusquement éclater chez des sujets mordus déjà depuis quelque temps. Mais prétendre avec Bosquillon, que seule, et sans le concours du virus rabique, elle pourrait encore produire les mêmes effets, c'est avancer une hypothèse, dont la réfutation nous forcerait à sortir du ton de gravité qui doit toujours régner dans ce Dictionnaire.

Suivant Marochetti, le virus, après avoir été absorbé dans les blessures, passe dans le torrent de la circulation, puis se concentre sous la langue, où l'on voit s'élever, sur chaque côté du frein, du troisième au neuvième jour, de petites pustules ou vésicules appelées *lysses,* dans lesquelles il se trouve renfermé. Si, à cette époque, on enlève les vésicules, et qu'on les cautérise ensuite avec soin, les progrès ultérieurs du mal sont arrêtés, et la santé reste intacte. Si, au contraire, on les abandonne à elles-mêmes, le virus est réabsorbé au bout de vingt-quatre heures, puis porté sur le cerveau, et le mal devient alors sans ressource. Cette opinion, déjà appréciée à sa juste valeur par M. Magendie (*Journ. de Phys.*, juillet 1825), et par M. Ferrus (*Rapport à l'Acadèm.*), est évidemment calquée sur une fable empruntée à Pline par Ettmuller, où l'on suppose qu'il existe, sous la langue des chiens, de petits vers, dont l'extraction faite à temps prévient constamment le développement de la rage. J'ai cru cependant ne pas devoir la passer entièrement sous silence, à cause de l'importance qu'on lui a accordée dans ces derniers temps, et de la marche bizarre que le virus est sensé suivre pendant la période d'incubation.

Quoi qu'il en soit, le calme insidieux, qui ne s'était pas démenti pendant toute la durée de cette période, finit par avoir un terme, et des accidens variés et nombreux, successivement de plus en plus graves, ouvrent et terminent la seconde période, ou celle de la rage confirmée. Le malade éprouve d'abord dans les plaies une douleur plus ou moins vive qui s'étend le long des membres, en se dirigeant vers le tronc. Quand elles sont déjà fermées, les cicatrices deviennent violettes, rougeâtres, tendues, quelquefois même se rouvrent. Si la suppuration dure encore, elle s'altère et se change en un liquide ichoreux. En même temps, il devient triste, morose, inquiet, irritable au dernier point; son sommeil est pénible et troublé par des rêves effrayans. Bientôt, la simple irritation des plaies est remplacée par des irradiations comme électriques, et de plus en plus rapprochées, qui se portent jusqu'à la gorge et dans la poitrine. Déjà on remarque quelques secousses convulsives, accompagnées d'autres accidens nerveux. Enfin commence un de ces accès qui, par leur retour inévitable, durant tout le cours de la maladie, offrent une série d'angoisses dont aucune expression ne saurait rendre la déchirante image. Ils marchent ordinairement de la manière suivante.

Tout à coup le malade éprouve une sorte de frisson, une horripilation générale intérieure, profonde, qui seule est déjà une souffrance cruelle. Il sent vers le diaphragme un resserrement douloureux, qui rend sa respiration pénible, haletante, entrecoupée, et lui arrache, de temps à autre, de profonds soupirs ou de brusques sanglots. Souvent il se plaint d'étouffer, et demande de l'air à grands cris. Sa gorge, contractée spasmo-

diquement, arrête tout-à-fait la déglutition, et tout son corps est
en même temps agité par des convulsions, ou plutôt par un frémissement général des plus violens. Dans cet état, la face se
colore, la peau devient chaude, le pouls est ordinairement
plein, fort et fréquent, la bouche aride, la soif ardente, et cependant, les boissons sont repoussées avec une horreur profonde,
qui a fait donner à la rage le nom d'hydrophobie (*miserrimum
genus morbi, in quo simul æger et siti et aquæ metu cruciatur.*
Celsus.). Leur seul aspect irrite, révolte le patient; il redouble
la violence des accès, et souvent même suffit pour les reproduire, après qu'ils ont cessé. Chez quelques sujets, un son
éclatant, une couleur vive, l'agitation de l'air, l'éclat de la
lumière, etc., produisent les mêmes effets : tout, pour ces infortunés, devient une occasion de supplice.

Tous, ou presque tous, éprouvent pendant l'accès des mouvemens de fureur qu'ils parviennent presque toujours à maîtriser.
Les uns, en les sentant venir, demandent à être attachés, pour
qu'ils leur devienne impossible de faire du mal, ou bien engagent les assistans à prendre la fuite. D'autres, au contraire, se
livrent de plein gré à leur aveugle fureur; ils jurent, crient,
et quelquefois poussent des hurlemens affreux; ils frappent,
mordent, déchirent, arrachent tout ce qui se trouve à portée
de leurs atteintes, semblables, en tout, à ces bêtes féroces enra-
gées, qu'une ardeur insatiable de carnage porte à commettre
des dévastations dont le récit seul fait frémir. Ainsi, les hommes
qui deviennent furieux pendant les accès, et c'est heureusement
le petit nombre, sont les seuls qui mordent ou cherchent à
mordre, en un mot, qui emploient, pour satisfaire leur rage,
tous les moyens offensifs que la nature a mis à leur disposition.
C'est par cette raison que les animaux carnassiers font un usage
si terrible de leurs dents, tandis que, suivant leur manière
habituelle d'attaquer et de combattre, les bœufs, les chevaux,
les moutons enragés donnent des coups de cornes, de pieds, ou
de tête.

Suivant le caractère et le tempérament des sujets, et peut-
être aussi suivant la quantité ou les qualités particulières du
virus absorbé, on observe dans quelques-uns des symptômes
de l'accès rabique des différences très-notables. Au lieu de
la fureur délirante dont Plutarque signale très-bien le caractère
(*Morale*, tom. xxi), certains malades montrent une tendresse

exaltée pour leurs proches ou leurs amis ; ils leur parlent avec l'affection la plus expansive, et leur adressent d'un cœur profondément ému de déchirans adieux. On en voit d'autres développer une force musculaire prodigieuse (Mead), rompre sans peine les liens les plus forts, s'élancer avec une agilité étonnante à de grandes distances (Trolliet); il en est qui sont pris d'un satyriasis violent, et Haller parle d'un enragé qui en vingt-quatre heures se livra trente fois à l'acte du coït. M. Portal a vu des femmes être atteintes d'une fureur utérine portée au plus haut degré, et M. Magendie a soigné un sourd de naissance, qui, pendant ses accès, entendait très-distinctement. Ainsi donc, de quelque manière qu'elle se prononce, tout indique une excitation nerveuse des plus grandes et des plus extraordinaires. Habituellement elle se calme avec les autres accidens de l'accès, et se trouve remplacée par un état d'abattement, de tristesse et de mélancolie extrêmes. Les forces manquent, le besoin du repos semble devoir appeler le sommeil, et cependant il fuit les pauvres enragés.

Après un calme plus ou moins long, souvent assez complet pour inspirer au malade l'espoir d'une prompte guérison, et quelquefois même en imposer à des médecins; calme durant lequel l'horreur pour les liquides cessant ordinairement, les boissons peuvent être prises en assez grande quantité, quoique toujours avec une répugnance qui, sans être aussi forte, existe également pour les alimens solides, on voit l'orage éclater de nouveau. Les accidens précédemment décrits reparaissent aussi violens, aussi terribles que par le passé. Mais déjà les forces s'épuisent, le pouls commence à devenir petit, fréquent et serré, une sueur visqueuse, fétide, inonde le corps; la bouche se remplit d'une bave écumeuse qui provoque une sputation continuelle; enfin, après avoir éprouvé un plus ou moins grand nombre de pareils accès, les malades succombent du troisième au cinquième jour, au plus tard. La mort survient sans agonie, en quelque sorte inopinément, et lorsqu'elle semblerait, d'après l'état des forces, devoir être encore éloignée. On dirait qu'elle résulte d'une sorte d'asphyxie provoquée par la cessation des mouvemens respiratoires, qu'entraîne la persistance de la raideur convulsive.

Tel est toujours, et dans tous les cas, la terminaison de la rage, maladie affreuse par ses symptômes, aussi douloureux que ceux d'aucune autre affection, et bien plus horrible encore par l'idée désespérante pour l'âme la plus stoïque, que la mort seule peut mettre un terme à ses cruels tourmens.

§ III. *Anatomie pathologique.*—En comparant les résultats de trois ouvertures de cadavres d'enragés faites par lui, avec huit observations de même genre précédemment publiées par divers médecins, Morgagni avait reconnu que, dans tous ces cas, aucune des lésions organiques auxquelles on avait déjà cru devoir attribuer la mort ne pouvait en être considérée comme la cause (Epist. VIII). Il ne trouvait ni l'angine pharyngienne ou trachéale, imaginée d'abord par Aromatarius, et encore admise dans ces derniers temps par beaucoup de médecins, ni l'inflammation des méninges ou du cerveau, que d'autres annonçaient toujours exister.

Depuis, M. Trolliet a trouvé les poumons dans un état d'engorgement sanguin voisin de l'inflammation; M. Dupuy a rencontré, sur des vaches mortes de la rage, un ramollissement considérable de la moelle épinière (*Bibl. méd.*, août 1821); d'autres, et de ce nombre est M. Bourgeoise, ont cru avoir constaté l'existence d'une inflammation, ou au moins d'une injection vasculaire très-prononcée de ses membranes; enfin, il en est qui parlent beaucoup de l'inflammation de la muqueuse des voies digestives, déjà signalée par Boerhaave, comme existant concurremment avec l'accumulation d'une grande quantité de bile noire dans la vésicule. Mais si l'on excepte l'engorgement pulmonaire dont M. Trolliet a le premier signalé la constante existence, il demeure certain que les désordres nombreux et variés auxquels, suivant son système, chaque auteur a attaché une importance exclusive, manquent la plupart du temps, ou bien se montrent comme complications accidentelles, et ne peuvent, par conséquent, rendre en aucune manière compte de la mort des enragés.

Au fait bien constaté de l'engorgement des poumons, il faut en joindre un autre, qui bien certainement le précède, et sans doute concourt à le produire, c'est une altération aisément appréciable à l'œil dans les qualités du sang, dont la presque totalité se trouve quelquefois, en outre, contenue dans les artères seules (Boërhaave, Haller). Signalée déjà par beaucoup d'auteurs, notamment par Boerhaave, rappelée de nouveau à l'attention des médecins par M. Trolliet, constatée plusieurs fois par M. Magendie, cette altération voit chaque jour sa réalité confirmée, par là putréfaction extrêmement prompte des cadavres d'enragés (Enaux et Chaussier), et l'horrible fétidité qu'ils exhalent.

Après avoir fourni les preuves de l'existence d'une affection générale dominante, j'hésite à parler de quelques faits particuliers de détail, tels que le gonflement des glandes salivaires, l'injection de leurs vaisseaux sanguins, etc., phénomènes assez en rapport avec les symptômes observés pendant la vie. Je passerais même entièrement sous silence l'opinion de Rossi, qui met le siége de la rage dans le système nerveux, et assure que des portions de nerfs détachées de cadavres encore chauds, et placées dans des incisions pratiquées sur des animaux vivans, suffisent pour leur donner la rage, si le fait dont il appuie son système n'était pas en opposition directe avec les expériences tentées jusqu'à ce jour. Elles tendent toutes, comme on sait, à prouver que toutes les parties du corps, toutes les humeurs, excepté la bave, sont absolument dépourvues de qualités virulentes, et peuvent être inoculées sans danger. On n'en est pas moins forcé d'attribuer à une altération de ces mêmes liquides, et à l'action délétère que dès lors ils doivent nécessairement exercer sur tous les solides, notamment sur le système nerveux, tous les symptômes de la maladie et sa terminaison toujours funeste.

L'apparente intégrité des organes ne contredit en rien cette manière de voir; elle pourrait tout au plus servir à prouver que des lésions assez graves pour occasioner la mort existent sans altération de la texture organique appréciable, dans l'état actuel de nos connaissances en anatomie. On ne serait pas non plus mieux fondé à dire que si, le sang ou tout autre liquide avait subi les altérations graves que je viens d'admettre, il devrait être virulent. Cette conséquence, en effet, est loin d'être rigoureuse. Par exemple, le sang contient bien évidemment les matériaux de la bile, et cependant la bile n'existe comme liquide particulier qu'après avoir été sécrétée par le foie. De même, les élémens du virus rabique se trouvent en assez grande masse dans le sang pour entraîner la mort du sujet, bien qu'ils ne puissent acquérir de propriétés virulentes qu'après avoir subi une élaboration particulière dans les glandes salivaires ou la muqueuse de la bouche. En résumé, l'inoculation du virus rabique, son incubation, la régularité des accidens qu'il développe, l'altération du sang, et l'infiltration des poumons qui en est la suite, nous montrent dans la rage communiquée *un empoisonnement d'une nature spéciale,* comme il arrive pour toute maladie contagieuse susceptible de devenir générale.

§ IV. *Traitement.*—La matière médicale possède peu de remèdes actifs, ou regardés comme tels, qui n'aient été employés contre la rage. Au lieu d'en reproduire ici la longue et inutile énumération, je me bornerai à dire que, depuis le bain de surprise proposé par Celse, adopté par Van-Helmont, et pourtant déjà reconnu comme nuisible, par Cœlius-Aurélianus, jusqu'à l'arcane d'Eschiron, conseillé par Galien et Oribase, jusqu'au foie brûlé de chien enragé, à la thériaque, au mithridate, aux préparations d'opium, d'étain, de plomb, de mercure; enfin, jusqu'au mouron rouge (*anagallis*), à la belladone (*atrop. belladona*), au plantin d'eau (*alisma plantago*), à la scutellaire (*scutellaria latériflora*) et au genet des peintres (*genista tinctoria*), si fortement préconisé dans ces derniers temps par Marochetti; tous, sans exception, ont toujours complétement échoué dans le traitement de la rage confirmée. L'injection de l'eau dans les veines n'a pas été suivie de plus de succès. Deux fois, à la vérité, M. Magendie est parvenu, par ce procédé, à calmer d'une manière rapide les symptômes de l'accès (*Journal de Phys.*). Le même résultat a aussi été obtenu en Angleterre (*Archiv. génér.*); mais cette surprenante amélioration, de même que celle qu'on obtient quelquefois par la saignée portée jusqu'à la défaillance, a toujours été de courte durée, et, malgré l'espoir qu'elle était bien faite pour inspirer, les malades n'en ont pas moins succombé peu de temps après l'avoir présentée.

Cependant les livres rapportent un grand nombre de guérisons de rage. Mais quand on examine avec attention ces prétendues cures, on voit qu'elles reposent toutes sur des observations d'hydrophobie, ou bien qu'on a compris parmi les guérisons des cas où les morsures n'ont pas été suivies du développement de la rage, ce dont on n'a pas manqué de faire honneur au traitement, quel qu'il fût. Or, l'hydrophobie est assurément très-curable, et toute morsure n'a pas nécessairement un résultat funeste; par conséquent, les succès obtenus en apparence contre la rage rentrent, les uns dans le domaine habituel de l'observation, les autres peuvent tout au plus être cités en preuve de l'utilité du traitement préservatif. C'est effectivement le seul à employer, tant que la thérapeutique n'en aura pas de plus efficace à offrir. Il peut arriver à son but de deux différentes manières : en prévenant les morsures, en appliquant à leur traitement les remèdes dont l'expérience a constaté les heureux effets.

Personne n'a le pouvoir d'empêcher les chiens enragés de mordre; mais une bonne police pourrait aisément parvenir à en diminuer le nombre, et à arrêter promptement leurs ravages. Il lui suffirait pour cela de faire abattre sans autre motif tout chien trouvé errant et démuselé dans les rues. Et il faut bien le dire, puisque c'est là l'unique moyen de prévenir des maux affreux, l'autorité se rend coupable partout où elle ne maintient pas rigoureusement toute l'année, comme on le fait à Paris, l'exécution des mesures qu'elle a coutume de prescrire lorsque des accidens toujours déplorables lui apprennent qu'il y a des chiens enragés. Elle devrait pourtant bien savoir qu'on en rencontre à toutes les époques de l'année. Parce qu'ils sont moins nombreux dans certaines saisons, ce n'est pas une raison pour se relâcher sur les mesures de prudence usitées dans des circonstances opposées. On ne serait autorisé à le faire que si la rage cessait entièrement à des époques fixes. Or, cela n'étant pas, les précautions du domaine de la police ne doivent jamais être suspendues un seul instant. Espérons qu'enfin la vérité obtiendra en tous lieux un triomphe malheureusement beaucoup trop différé, et que les médecins seront de moins en moins souvent appelés à prévenir les résultats fâcheux de morsures qu'il eût bien mieux valu prévenir elles-mêmes.

La cautérisation, seul secours qu'ils puissent alors offrir aux blessés, a été pratiquée par les premiers médecins. Celse, comme il a été dit, la recommande avant tout autre moyen, et son précepte a été suivi par le plus grand nombre de ses successeurs, jusques y compris les Arabes. Toutefois Cœlius-Aurelianus, puis ensuite Oribase, crurent pouvoir la remplacer par des topiques de diverses espèces et par l'usage des remèdes internes. Soit confiance en leur autorité, soit application maladroite, et par cela seul inutile, d'un procédé efficace, la cautérisation fut si bien oubliée, que le premier chirurgien de son siècle, Ambroise Paré, n'en parle même pas : il avait aussi, lui, recours à certains topiques qu'il vante comme des préservatifs assurés (livre 28 des *Venins*, p. 492). Le retour aux vrais principes du traitement des blessures faites par les animaux enragés est donc moderne. Espérons que cette fois la vérité n'aura plus rien à craindre de l'erreur.

Il ne suffit pas d'être possesseur d'un bon remède, il faut encore pouvoir l'employer dans tous les cas. Par malheur, il y a des morsures si nombreuses, si profondes, compliquées d'une telle dilacération des parties, ou occupant des organes d'une telle importance, que la cautérisation ne peut plus être appliquée avec avantage. L'amputation, proposable quand il s'agit d'un membre ou d'une de ses parties, l'excision si douloureuse, et malgré cela si infidèle dans ses résultats, se trouvent absolument dans le même cas. Il n'y a plus alors d'autre parti à prendre que d'employer les lotions fréquentes et prolongées, de faire beaucoup saigner les plaies, et peut-être d'en entretenir long-temps la suppuration au moyen des topiques irritans. Mais, je dois le dire, il est bien rare que l'on puisse arrêter ainsi les suites de l'inoculation du virus, et presque toujours le mal se développe, soit qu'avec M. Trolliet on adopte, pour les pansemens, l'usage des corps gras, soit qu'on les rejette, d'après le conseil de Celse. A plus forte raison devra-t-on s'abstenir de la cautérisation dans les blessures assez graves pour entraîner la mort par elles-mêmes et sans le secours d'aucun principe contagieux. Dans la plupart des cas, néanmoins, leur danger tient uniquement à cette cause. C'est pour cela qu'il importe beaucoup de s'assurer si les morsures ont été faites à nu, ou sur des parties recouvertes de vêtemens épais. Les dernières sont moins dangereuses, souvent même elles ne le sont pas du tout, parce que les dents de l'animal ont été essuyées et dépouillées de virus en traversant les habits. Par la même cause, de plusieurs personnes mordues coup sur coup par le même animal, les dernières ont moins à craindre que les premières. Au reste, lorsque la cautérisation est indiquée, elle se pratique comme il suit.

On commence par soumettre les blessures à de larges lotions avec l'eau simple, sur laquelle aucun liquide ne paraît mériter la préférence. Ensuite on les fait saigner pendant un temps convenable, et pour cela rien n'est mieux que d'y appliquer des ventouses en nombre suffisant. Ce serait sans doute trop compter sur une médication dont M. Barry a tout récemment confirmé les grands avantages, que de s'imaginer pouvoir par son usage *repomper* tout le virus déposé dans les morsures ;

mais c'est déjà beaucoup de parvenir à en extraire la plus ou moins grande partie, et un pareil avantage ne doit jamais être négligé. Ces dispositions faites, il ne reste plus qu'à cautériser.

De tous les procédés usités à cet effet, deux seulement peuvent être employés avec avantage, savoir, l'application du fer rouge, ou bien l'usage des forts caustiques (*voyez* ce mot). Du reste, on s'en sert comme dans toutes les autres circonstances où ils sont indiqués. Pourtant il est bon de faire remarquer que l'application du feu est préférable quand il s'agit des blessures de la face, et surtout de celles qui pénètrent dans la cavité de la bouche ou des narines, parce qu'il serait alors à peu près impossible d'empêcher les caustiques de pénétrer dans le pharynx, l'œsophage, et même l'estomac. Au contraire, ils conviennent très-bien pour les blessures des membres, dans lesquelles l'extension de leur action, pourvu qu'elle ne soit pas excessive, est plus à désirer qu'à craindre.

Quel que soit le mode de cautérisation qu'on adopte, il faut détruire profondément tout ce qui a reçu l'impression du virus. A cet effet, on soulèvera avec soin les lambeaux, ou mieux, on les emportera avec des ciseaux, ainsi que les portions de tissu cellulaire ecchymosées; on mettra à découvert le fond des plaies, on pénétrera dans toutes leurs sinuosités. Mieux vaut en pareille circonstance brûler trop que trop peu. On en sera aisément convaincu si l'on fait attention, d'une part, que le plus petit atome de virus échappé à l'action cautérisante suffit pour développer le mal; de l'autre, que dans le cas dont il s'agit on n'a pas, comme dans beaucoup d'autres, la ressource de recourir à une seconde application du remède si la première est reconnue insuffisante, car la plaie marchant d'une manière comme de l'autre également vers la guérison, rien n'indique qu'il a été bien ou mal employé, sinon l'absence ou le développement d'accidens auxquels il n'est plus possible de remédier quand ils paraissent.

Après la cautérisation, les plaies seront pansées de manière à en obtenir la guérison le plus promptement possible, comme le prescrit Sabattier : les faire longuement suppurer me semble un procédé vicieux. En effet, si tout le virus a été détruit, la suppuration n'a plus rien à faire; si au contraire il en reste encore dans la plaie, il est fort douteux que le pus puisse l'entraîner avec soi. Les morsures anciennes, ou déjà même cicatrisées, devront être traitées de la même manière et par les mêmes moyens, dont on peut toujours espérer un bon résultat tant que les accidens précurseurs de l'accès rabique, la douleur, les élancemens dans les cicatrices, etc., ne se sont pas manifestés. Seulement il faut, quand les cicatrices sont déjà formées, les rouvrir avec l'instrument tranchant, avant de cautériser.

Dans tous les cas, les malades seront soumis au régime des plaies ordinaires, qui, considérées comme lésions physiques, n'exigent l'emploi d'aucun secours médical quand elles sont légères, et peuvent, dans des conditions opposées, réclamer la diète la plus sévère, les saignées répétées, les boissons délayantes, en un mot, un traitement antiphlogistique rigoureux et suivi. Mais tous ces moyens, malgré leur utilité, pour remédier aux accidens purement traumatiques, ne peuvent absolument rien contre les suites de l'inoculation de la bave virulente. La découverte d'un spécifique, si jamais elle avait lieu, nous mettrait seule à même de les combattre avec succès; et pourtant, quoique Boërhaave ait cru à la possibilité d'une pareille découverte, il est fort à craindre que cet espoir ne se réalise pas. D'ailleurs même, en supposant qu'on trouvât une substance capable, par son mélange promptement opéré avec le virus rabique, d'en détruire les propriétés léthifères, ce que Zinke de Jéna a tenté par des expériences trop variables dans leurs résultats pour conduire à des conséquences certaines, il pourrait très-bien se faire encore que cette substance fût insuffisante pour arrêter les progrès du mal et en procurer la guérison, lorsque le principe morbifique, après être passé dans le sang, amène les accidens généraux. Certains faits une fois accomplis détruisent toute possibilité d'une marche rétrograde (.....*neque amissos colores—lana refert medicata fuco.* Horace), et l'absorption du virus rabique comptera sans doute toujours parmi eux. Heureux encore que sa lenteur à s'opérer, bien démontrée par la longue durée de l'incubation de la rage, nous laisse dans la cautérisation convenablement appliquée, lorsqu'elle peut l'être, un préservatif assuré contre la maladie la plus affreuse que l'homme puisse éprouver. (ROCHOUX.)

RAIFORT, s. m. On désigne sous ce nom plusieurs plantes de la famille des crucifères. Ainsi, on nomme *raifort cultivé*, le radis ordinaire; *raifort des Parisiens*, le radis noir; *raifort sauvage* ou *grand raifort*, le cochlearia de Bretagne. *Voyez* RADIS et COCHLEARIA. (A. RICHARD.)

RAINURE, s. f. Nom donné à des cavités alongées plus ou moins profondes, creusées à la surface des os, et qui donnent passage à certaines parties ou insertion à d'autres, comme on le voit pour la rainure mastoïdienne du temporal.

RAISIN, s. m. Fruit de la vigne. *Voyez* ce mot.

RAISIN D'OURS, s. m. Nom vulgaire de l'arbousier busserole. *Voyez* ARBOUSIER. (A. RICHARD.)

RALE, s. m., *stertor;* bruit qui se fait entendre chez les mourans dans les bronches et la trachée-artère, et qui est produit par l'air traversant les mucosités dont les voies aériennes ne peuvent plus se débarrasser (*voyez* AGONIE.)—M. Laennec a donné au mot râle une acception plus étendue, et a désigné sous cette dénomination les divers bruits qui sont produits pendant l'acte de la respiration par le passage de l'air à travers un liquide quelconque contenu dans les bronches ou dans les aréoles du tissu pulmonaire. Ce professeur avait admis par conséquent plusieurs sortes de râles, tels sont le *râle humide, crépitant* ou *crépitation*, le *râle muqueux* ou *gargouillement*, le *râle sonore sec, ronflant* ou *ronflement*, le *râle sibilant* ou *sifflement*. Voyez AUSCULTATION, RESPIRATION (séméiotique.)

RAMEAU, s. m., *ramus,* division des branches. On applique ce nom aux divisions des vaisseaux et des nerfs.

RAMIFICATION, s. f., *ramificatio.* Division d'un rameau vasculaire ou nerveux.

RAMOLLISSEMENT, s. m., diminution de la cohésion des tissus. Vaguement décrite par d'anciens anatomistes, cette espèce de lésion a particulièrement fixé l'attention des observateurs modernes, depuis les travaux de MM. Rostan et Lallemand, sur le ramollissement du cerveau, et ceux de MM. Cruveilhier et Louis, sur le ramollissement de la membrane muqueuse de l'estomac. Il n'est aujourd'hui presque aucun organe dans lequel cette remarquable altération de nutrition n'ait été constatée. D'abord elle est très-commune dans la portion sous-diaphragmatique du tube digestif, soit que la seule membrane muqueuse en soit le siége, soit qu'elle ait aussi envahi les tissus subjacens, et que, s'emparant enfin de la membrane péritonéale, elle donne lieu à la perforation des parois gastriques ou intestinales. Dans un certain nombre de cas d'anciennes diarrhées, je n'ai trouvé d'autre altération dans le tube digestif qu'un semblable ramollissement des parois du gros intestin, sans coloration de leur tissu. Dans la portion sus-diaphragmatique du canal alimentaire, l'œsophage a été quelquefois trouvé transformé, dans une certaine étendue de ses parois, en une sorte de pulpe comme inorganique, blanchâtre, grisâtre ou brunâtre, dont la traction la plus légère suffisait pour rompre la continuité; plusieurs perforations, dites *spontanées*, de l'œsophage, sont dues à une altération de ce genre. En poursuivant l'étude des autres organes de la vie nutritive, sous le rapport du ramollissement dont ils peuvent devenir le siége, nous trouvons d'abord le cœur, dont le tissu subit quelquefois une telle diminution de cohésion, qu'il suffit d'en presser légèrement les parois avec le doigt, pour les percer d'outre en outre, et de les tirailler faiblement pour en opérer la déchirure. Ce ramollissement du cœur peut exister avec un état d'atrophie et une remarquable décoloration de son tissu; c'est alors une affection essentiellement chronique; d'autres fois, en même temps qu'il est ramolli, le cœur est d'un rouge intense; son tissu est plus gorgé de sang que de coutume, et la membrane qui en tapisse les cavités est également rouge. Ce ramollissement du cœur avec congestion sanguine n'est pas toujours général : je l'ai vu, avec M. Dupuy, borné aux parois d'une seule cavité, et en particulier du ventricule gauche, dont la surface interne, en pareil cas, était aussi la seule colorée. Ce ramollissement rouge du cœur me paraît être souvent un des caractères de la cardite aiguë ou chronique, comme l'ont déjà dit MM. Dupuy, Bouillaud, et d'autres. Il n'est pas rare de trouver aussi ramollies à divers degrés les parois des artères et des veines; tantôt la diminution de cohésion n'existe que dans la membrane interne, qui peut être en même temps ou blanche, ou rouge, ou noirâtre. Dans les artères, le ramollissement de leur membrane interne m'a paru en précéder souvent l'ulcération, comme cela arrive dans le tube digestif. J'ai trouvé remarquablement molle et friable, en même temps qu'elle était rouge et parsemée de pseudo-membranes, la tunique interne de la veine-porte, dans un cas de double phlegmasie chronique du foie et du tube digestif (*Cliniq. médicale*, tom. IV). D'après les détails de l'observation, qui ne peuvent pas être rapportés ici, je suis porté à penser que, dans ce cas, l'inflammation se propagea de l'intestin au foie par le moyen des veines. A l'instar de la membrane

interne, les autres tuniques des vaisseaux peuvent aussi se ramollir : il y a long-temps que M. Dupuytren a constaté que la
facilité avec laquelle la ligature appliquée sur une portion d'artère enflammée en opérait la section complète dépendait du
ramollissement de la tunique celluleuse. Chez un individu qui
succomba par suite d'une perforation de l'aorte thoracique,
sans sac anévrysmal antécédent, je trouvai qu'en trois autres
points, occupant chacun de deux à trois pouces d'étendue, les
parois de l'aorte, dans toute leur épaisseur, avaient perdu leur
élasticité accoutumée; elles étaient molles, friables, et un liquide
blanchâtre, comme purulent, infiltrait ces points ramollis, où
plus tard se serait vraisemblablement opérée une perforation
pareille à celle qui causa la mort du sujet. On trouve assez souvent la rate tellement ramollie, qu'elle ne ressemble plus, dans
son intérieur, qu'à une sorte de pulpe rougeâtre ; et qu'en la
touchant avant de l'avoir incisée, elle présente même quelquefois une espèce de fluctuation obscure. Mais ce ramollissement
n'appartient pas au tissu même de la rate; il est uniquement
dû à la liquéfaction qu'a subie le sang ordinairement concret
épanché dans ses cellules; alors, en soumettant la rate à un filet
d'eau, et la pressant légèrement, on en exprime tout ce sang,
et on la réduit à son tissu aréolaire, qui ne paraît en aucune
manière altéré. Les différentes parties dont l'ensemble constitue
l'appareil respiratoire perdent souvent leur cohésion accoutumée : ainsi, dans le larynx, il arrive parfois qu'au-dessous de la
membrane muqueuse comme liquéfiée, on ne trouve non plus
qu'une sorte de pulpe rougeâtre ou grisâtre à la place des tissus
ligamenteux et musculaire; ainsi, on trouve dans d'autres circonstances privés de leur consistance accoutumée les cartilages
de ce même larynx, ceux de la trachée et des bronches; enfin,
un des effets les plus fréquens de l'inflammation aiguë ou chronique du poumon est d'en rendre le parenchyme extrêmement
friable, soit qu'en même temps qu'il a perdu sa cohésion, on
y trouve, à la place d'air, du sang ou du pus. Dans les appareils des sécrétions, rien de plus commun encore que la diminution de consistance de plusieurs des organes qui les composent; j'en excepte toutefois les glandes salivaires et le pancréas, dont les lésions, rares d'ailleurs, consistent plus souvent
dans l'induration que dans le ramollissement des granulations
dont elles sont composées. Dans les recherches que j'ai faites

sur les différentes altérations de texture du foie, j'ai vu souvent
cet organe singulièrement diminué de consistance; dans quelques cas, son tissu était en même temps rouge, et il y avait eu
pendant la vie différens signes d'hépatite aiguë. Ailleurs, le parenchyme hépatique, ramolli, avait sa couleur normale; ailleurs
il était grisâtre ou exsangue; tantôt ces ramollissemens occupaient tout le foie; tantôt ils étaient partiels, soit qu'ils exis-
tassent sans autre altération, soit qu'ils entourassent des collections de pus, des masses tuberculeuses, ou d'autres productions
accidentelles. Assez souvent aussi on trouve les reins ramollis,
et, comme le foie, ils sont en même temps ou décolorés et
comme vides de sang, ou d'une rougeur intense. J'ai constaté
l'existence de cette rougeur insolite du rein avec ramollissement pultacé de son tissu chez un individu qui avait depuis
long-temps tous les signes d'une inflammation chronique
des voies urinaires; du pus remplissait les calices. Dans l'appareil générateur, l'utérus et les ovaires (*voyez* ce dernier
mot) nous offrent d'assez fréquens exemples de ramollissement.
La diminution de consistance du tissu propre de la matrice peut
exister sans aucune autre lésion concomitante; alors l'utérus,
dont on retrouve la couleur et la structure normales, se déchire seulement et se coupe avec une remarquable facilité; on
le perfore en le pressant. Dans quelques cas de ce genre, il
m'a paru graisser le scalpel. Ailleurs le tissu de l'utérus, en
même temps qu'il est ramolli, est gorgé de sang, infiltré de
pus, sa surface interne est vivement injectée, etc. La plupart
des organes de la vie de relation présentent aussi, au nombre
de leurs altérations de texture, divers degrés de ramollissement.
Qui ne sait maintenant, par exemple, qu'un certain nombre de
désordres fonctionnels des centres nerveux reconnaissent pour
cause une diminution de leur consistance? Il y a des cas dans
lesquels c'est la masse encéphalique tout entière qui est ramollie, presque liquéfiée; ces cas sont rares, et ont été vus surtout
chez les enfans. Beaucoup plus fréquens, les ramollissemens partiels de la masse nerveuse cérébro-spinale peuvent être distingués sous le rapport des désordres fonctionnels plus ou moins
différens qui en résultent, en ceux qui ont leur siége, 1° dans
la substance corticale de la périphérie des hémisphères céré-
braux; 2° dans les parties plus profondes de ces mêmes hémisphères, soit antérieurement, soit postérieurement; 3° dans les

grandes commissures centrales des hémisphères; 4° dans le mésocéphale; 5° dans les lobes médian ou latéraux du cervelet; 6° dans les divers points de la moelle épinière. Un ramollissement remarquable sous le rapport des causes qui l'ont quelquefois produit, est celui qu'on a vu envahir la cornée transparente, soit chez des animaux non suffisamment alimentés (Magendie), soit chez des enfans morts dans le marasme. Les muscles perdent leur consistance lorsqu'ils sont entourés d'un tissu cellulaire infiltré de pus; mais ils se ramollissent aussi, sans cette dernière circonstance, en même temps qu'ils se décolorent, soit dans le cours de diverses maladies chroniques, soit à la suite d'une longue immobilité. Le ramollissement des os faisant l'objet d'un article spécial (*voyez* RACHITISME), je ne ferai ici que l'indiquer. Enfin, je rappellerai que la membrane fibreuse qui entoure ces os, que les cartilages qui les terminent, que les ligamens qui les unissent, sont susceptibles, dans une foule de circonstances, de perdre leur cohésion ordinaire, de se réduire en pulpe, et de disparaître.

La diminution de cohésion des parties organisées est donc un des faits les plus généraux que présente à étudier l'histoire de leurs altérations. Le ramollissement qui en résulte peut exister à trois degrés différens : dans un premier degré, le tissu ramolli est encore solide, mais il se rompt, se déchire, se perfore avec la plus grande facilité; dans un second degré, au lieu d'un solide, on ne trouve plus qu'une pulpe, qu'une substance à peu près liquide; enfin, dans un troisième degré, cette pulpe a elle-même disparu en partie, et le tissu n'existe plus qu'en débris; c'est ainsi qu'à la surface interne de certains estomacs on ne trouve plus, dans une étendue qui peut être fort grande, que quelques portions demi-liquéfiées de la membrane muqueuse, et entre elles existe à nu le tissu cellulaire. C'est de la sorte que s'accomplissent plusieurs perforations d'organes creux, lorsque le ramollissement envahit successivement toute l'épaisseur de leurs parois. On doit admettre en outre plusieurs espèces de ramollissemens, en raison des différens états de l'organe qui en est le siége. Ainsi, sous le rapport de la coloration, il faut distinguer un ramollissement avec conservation de la couleur naturelle de l'organe, et un ramollissement avec altération de cette couleur : dans ce dernier cas, l'organe peut être ou notablement plus pâle, plus exsangue que dans son état normal, ou offrir diverses nuances de rougeur; celle-ci, se fonçant de plus en plus, peut passer insensiblement au noir. Un organe ramolli peut avoir conservé son volume normal ou être plus volumineux, soit par hypertrophie réelle, ce qui est rare, soit par simple engorgement de liquides; il peut être, au contraire, diminué de volume, aminci, atrophié. Enfin, dans un organe ramolli peuvent exister, tantôt comme cause, tantôt comme effet, divers produits de sécrétion morbide, tels que sérosité, pus, tubercules, matières colorantes, etc.

Le ramollissement ne peut pas servir à distinguer les affections aiguës des chroniques; car il peut également résulter des unes et des autres, différent en cela de l'induration, qui caractérise l'état chronique. Il y a, en effet, des ramollissemens qui, en un très-court espace de temps, se produisent et arrivent à leur dernier degré. C'est ce qu'on observe pour certains ramollissemens de la cornée ou de la muqueuse gastrique irritée par des poisons.

Nous ne pouvons pas saisir ce qui se passe dans la trame des tissus qui perdent leur consistance physiologique; mais nous pouvons plus ou moins rigoureusement apprécier les circonstances sous l'influence desquelles un tissu vient à se ramollir. Et d'abord si l'on examine les autres lésions qui coïncident avec le ramollissement, ou qui l'ont précédé, on voit que parmi ces lésions il en est plusieurs dont la nature inflammatoire est reconnue de tout le monde; si l'on étudie les causes qui ont agi pour produire ce ramollissement, on découvre qu'elles sont souvent les mêmes que celles qui produisent tout travail inflammatoire; si l'on observe les symptômes auxquels il donne lieu, on remarque que souvent aussi ils sont semblables à ceux déterminés par la phlegmasie la plus évidente; si enfin l'on a égard au traitement qui paraît avoir été employé avec le moins d'inconvéniens dans la plupart des cas de ramollissemens reconnus après la mort, on voit que ce traitement est antiphlogistique. En rassemblant ces divers genres de preuves, on arrive à conclure que, dans un très-grand nombre de cas, le ramollissement est le résultat évident d'une inflammation; mais dans d'autres circonstances, ce n'est plus que d'après de simples probabilités et par analogie qu'on tire cette conclusion. Ces circonstances sont celles où le ramollissement existe sans avoir été précédé ou être actuellement accompagné d'aucune autre lésion qui puisse faire soupçonner une inflammation, et où d'ailleurs n'a agi pour le produire aucune cause stimulante manifeste. Quant aux symptômes, ils peuvent être, à la vérité, les mêmes; mais il ne faut pas oublier qu'en principe, des désordres fonctionnels identiques peuvent résulter de lésions dont la nature est différente. Qui pourrait affirmer, par exemple, autrement qu'en se fondant sur l'analogie, que plusieurs ramollissemens blancs du cerveau ou de la muqueuse gastrique, en même temps pâle et amincie, que la perforation de la cornée survenue après son ramollissement, chez les animaux soumis à un régime non suffisamment réparateur, que d'autres ramollissemens du cœur et du foie avec état exsangue et atrophie de leur tissu; qu'enfin le ramollissement des os des rachitiques, sont le résultat commun d'une seule et même cause, d'un travail de phlegmasie? Certes, en pareil cas, le doute est au moins raisonnable; et, en définitive, si l'on a besoin d'une explication, je croirais me rapprocher davantage de la vérité en disant que plusieurs ramollissemens qui surviennent, soit chez certains enfans cacochymes, soit chez des vieillards décrépits ou scorbutiques (Rostan), soit chez des adultes épuisés par des maladies chroniques, soit enfin chez des hommes ou chez des animaux dont la nutrition est détériorée, que ces ramollissemens, dis-je, ne sont qu'un degré de plus de la diminution de consistance que présentent chez ces mêmes individus, soit la fibre musculaire, soit le sang lui-même. C'est aussi raisonner physiologiquement que d'admettre que, dans le cas où les principaux agens de la vie, le sang et le système nerveux, ne nourrissent et n'excitent plus suffisamment les organes, il y a diminution de la force toute vitale d'aggrégation qui en réunit les molécules; de là leur cohésion moindre, et leur ramollissement plus ou moins considérable depuis le degré où, comme on le dit vulgairement, il y a *flaccidité des chairs,* jusqu'à celui où, perdant le caractère de l'organisation, le solide tend à redevenir liquide. Enfin, il ne faut pas oublier qu'après la mort tous les tissus diminuent de cohésion, et que quelques-uns, examinés un certain laps de temps après que la vie a cessé, offrent un notable ramollissement. Tel est le cas de la membrane muqueuse gastro-intestinale : la rapidité avec laquelle elle se ramollit après la mort est plus grande, si on la laisse exposée à l'air sous l'influence d'une température élevée. En général, ce ramollissement cadavérique ne commence à être considérable que lorsqu'il existe déjà quelques signes de putréfaction.

De ces cas où le ramollissement est l'effet de la maladie ou de la mort, rapprocherai-je un autre cas où on le voit apparaître comme accomplissement d'une loi de l'état sain ? C'est ce qui a lieu pour le fibro-cartilage interpubien, qui, chez la femme, et surtout chez certaines femelles d'animaux, se ramollit passagèrement à l'époque de chaque parturition. Là, comme dans bien d'autres circonstances, comme dans l'épaississement ou l'amincissement des os chez les vieillards, la transformation de certains cartilages en os, d'artères en cordons fibreux, etc., on voit un même changement de nutrition être, suivant les cas, ou un état morbide ou un phénomène physiologique.

(ANDRAL fils.)

RAMPE, s. f., *scala;* nom donné à des cavités qui appartiennent au limaçon. *Voyez* OREILLE.

RANCITÉ, s. f. *rancitas, rancedo;* altération de la voix dans laquelle celle-ci perd de sa netteté et devient plus grave et obscure, en quelque sorte voilée. *Voyez* VOIX (séméiotique.)

RANINE, adj. pris subst., *ranina.* On désigne sous ce nom la terminaison de l'artère *linguale;* la veine ranine suit le même trajet, et s'ouvre dans la veine jugulaire interne ou dans la thyroïdienne supérieure. *Voyez* LINGUAL.

RANULE, s. f., *ranula,* synonyme de GRENOUILLETTE.

RAPHÉ, s. m., de ραφη, suture. On donne ce nom en anatomie à des lignes plus ou moins saillantes, assez analogues par leur aspect à celles qui résultent d'une suture. Tel est le raphé du scrotum. On appelle aussi raphé deux lignes saillantes longitudinales qu'on observe à la face supérieure du corps calleux suivant sa longueur.

RAPPORT (*Méd. lég.*), s. m. Un rapport médico-légal est un acte rédigé par un ou plusieurs médecins ou chirurgiens auxquels on adjoint quelquefois des chimistes, renfermant l'exposition ainsi que l'appréciation de faits que, sur la demande de l'autorité judiciaire, ils ont été chargés de constater, afin d'indiquer à la justice les conséquences qu'on doit en déduire.

Cette définition embrasse non-seulement les rapports médico-judiciaires proprement dits, c'est-à-dire ceux que provoquent les magistrats dans les cas de procédure civile et criminelle qui peuvent être éclairés par le secours des connaissances médicales, mais encore ceux que réclame l'autorité administrative dans l'intérêt de l'hygiène publique, et qu'on appelle ordinairement des rapports *de commodo et incommodo.*

Le rapport médico-légal diffère de la consultation médico-légale, en ce que le premier est, ainsi que nous venons de le dire, provoqué judiciairement, c'est-à-dire qu'il est requis par le ministère public, tandis que la consultation médico-légale est un acte extrajudiciaire réclamé ordinairement dans l'intérêt de la défense. Cependant on entend aussi par consultation médico-légale l'examen de pièces faisant partie de l'instruction d'un procès, et qui ont été soumises par les magistrats à des hommes de l'art pour connaître leur opinion sur la validité du rapport dressé par les premiers experts; c'est en quelque sorte une expertise contradictoire.

On divisait, dans l'ancienne jurisprudence, les rapports en *dénonciatifs, provisoires* et *mixtes;* aujourd'hui on les distingue en *rapports judiciaires,* en *rapports administratifs,* en *exoines* ou *certificats d'excuse,* et en *rapports d'estimation.* Nous avons déjà parlé spécialement des deux premiers, et l'on trouve au mot EXOINE (vol. VIII) la définition des troisièmes. Quant aux rapports d'estimation, ils ont pour objet l'examen et l'évaluation, ou la taxe des frais de traitement, lorsque ces frais donnent lieu à des contestations portées devant les tribunaux. Toutefois ces distinctions importent peu à la science; on peut à la rigueur les ignorer, et être néanmoins en état de faire un excellent rapport de médecine légale.

Il a déjà été question autre part (*voyez* MÉDECINE POLITIQUE) des qualités qui doivent distinguer le médecin qui se livre à l'exercice de la médecine légale, et ce que nous avons dit alors s'applique en entier à l'art de faire des rapports en justice. D'ailleurs, lorsque nous arriverons à la manière de consigner les conclusions d'un rapport, nous serons obligés de dire encore quelques mots de la conduite de l'expert en pareille circonstance; il ne nous reste donc plus qu'à exposer sommairement quelques règles principales relatives à la confection d'un rapport.

L'attention et la circonspection du médecin doivent être d'autant plus grandes que le cas sur lequel il doit faire son rapport est grave. Aussi est-il convenable, dans les affaires importantes et qui exigent beaucoup de réflexion, de rédiger le rapport avant de le dicter à l'officier judiciaire, lorsque celui-ci exige que dans la même séance il soit inséré dans le corps du procès-verbal. Les expressions sont mieux choisies, les phrases sont plus claires quand on peut les rectifier à volonté, que lorsque, pour éviter les ratures, on est obligé de les laisser subsister sur l'acte telles qu'on les avait primitivement conçues et dictées. Cependant, toutes les fois que cela est faisable, il vaut mieux encore donner le rapport sur une feuille séparée, et procéder à sa rédaction dans le silence du cabinet. Quelle que soit l'instruction du médecin-légiste, il peut se présenter des cas où il se trouve obligé de consulter, sur tel ou tel point de doctrine, les maîtres de la science. Dans un concours où les erreurs qui échappent à l'improvisation n'entraînent jamais de conséquences bien graves, on peut avancer un principe faux ou contesté; mais il n'en est pas ainsi dans l'exercice de la médecine légale, où la moindre bévue peut compromettre les intérêts les plus sacrés de la société. Les magistrats sont aujourd'hui tellement pénétrés de cette vérité, que, dans la capitale du moins, lorsqu'il s'agit d'une affaire délicate et grave, ils accordent aisément aux médecins appelés par eux le loisir nécessaire pour la rédaction du rapport.

Il est des cas qui sont de nature à permettre que l'expert réitère son examen, à des époques diverses, avant de donner son rapport définitif : telles sont, par exemple, la plupart des opérations médico-judiciaires relatives à l'aliénation mentale, aux maladies qui peuvent être simulées ou dissimulées, etc. Dans ces circonstances il faut, pour peu qu'il subsiste le moindre doute, ne rien précipiter, et ne pas se laisser entraîner par le faux amour-propre de prétendre saisir dans un premier et unique examen toutes les données sur lesquelles le rapport définitif devra être basé. On n'oubliera pas qu'on tient en général peu compte des difficultés contre lesquelles le médecin est obligé de lutter pour établir son opinion; qu'on ne s'attache qu'à celle-ci, et qu'il est forcé d'en supporter la responsabilité; qu'il doit en conséquence exploiter tous les moyens propres à former sa conviction, moyens parmi lesquels le temps est souvent un des principaux.

Un rapport se compose de trois parties : *le préambule, la partie historique*, et *la conclusion*. Rien de bien précis n'est établi à l'égard du premier. Dans beaucoup de cas, et lorsque le rapport est inséré dans le corps du procès-verbal, l'officier de justice se charge de la rédaction du préambule. Lorsqu'au contraire le rapport constitue un acte distinct des autres pièces de la procédure, l'expert doit indiquer son nom, ses prénoms, ses titres et qualités, son domicile, le magistrat à la réquisition duquel il opère ; le jour, l'heure, et le lieu de l'opération, ainsi que l'objet de celle-ci. Enfin, lorsque des questions spéciales ont été proposées par l'autorité judiciaire, il doit leur assigner une place dans le préambule. Les règles qui viennent d'être tracées sont trop simples pour qu'il soit nécessaire de les rendre sensibles par des exemples ou des modèles que l'espace auquel nous sommes restreints nous interdit d'ailleurs d'ajouter.

La partie historique d'un rapport est, à proprement parler, ce que les jurisconsultes appelaient le *visum* et *repertum*. C'est la relation et la description de ce qu'on a pu saisir par les sens. Ainsi, par exemple, s'il s'agit de l'examen d'un cadavre, on décrit dans la partie historique sa position, les objets qui le couvraient ou l'entouraient, son état extérieur et intérieur ; en un mot, toutes les circonstances spéciales qui peuvent fournir des données, et qu'on trouve exposées en grande partie dans les traités de médecine légale. Les Allemands ont l'habitude de désigner chacune de ces circonstances par un nombre. Ainsi, par exemple, ils diront :

« *A l'ouverture de la poitrine nous avons trouvé :* 1° *le thymus très-développé ;* 2° *le péricarde entièrement découvert, etc.* »

Cette méthode présente l'avantage de pouvoir, lorsqu'on rédige les conclusions, renvoyer à ces divers nombres, qui indiquent les faits matériels sur lesquels chaque induction repose, sans qu'on soit obligé de les rapporter derechef.

Il est de la plus haute importance, lorsqu'on prévoit que la partie historique d'un rapport devra se composer d'une suite de détails, de consigner chacun d'eux au fur et à mesure qu'on les observe. Quelque certain qu'on soit de sa mémoire, elle peut être infidèle ; ou encore, s'il y a plus d'un expert, il peut arriver qu'un fait observé par l'un soit contesté par l'autre. Aussi est-il convenable, à chaque détail qu'on note, d'en donner lecture aux personnes de l'art avec lesquelles on opère.

Si la partie historique demande une grande application de toutes les facultés qui concourent à l'observation des faits isolés, la conclusion du rapport exige non-seulement une extrême rectitude de jugement, mais encore beaucoup de connaissances acquises pour établir les rapports réciproques qui existent entre ces faits, et pour arriver par leur liaison à une ou plusieurs inductions définitives. C'est sans contredit la partie la plus difficile et la plus délicate, c'est le but du rapport. En la consignant, le médecin-légiste doit non-seulement s'armer de toute l'impassibité d'un juge, et fermer l'oreille à la prévention qui accuse, à la pitié ou à l'amitié qui excusent; mais il doit en outre chercher à ignorer les circonstances morales du procès, pour ne s'attacher qu'aux circonstances matérielles, en tant qu'elles sont relatives au corps du délit. Enfin, il examinera mûrement s'il doit émettre des conclusions positives, dubitatives, ou s'il doit même déclarer que les faits ne l'ont pas assez éclairé pour qu'il puisse énoncer une opinion quelconque; faire dans ce dernier cas le sacrifice de l'amour-propre, c'est conserver l'estime de soi-même et le repos de la conscience.

Dans la confection des rapports appelés *exoines* ou certificats d'excuse, d'exemption, particulièrement lorsqu'ils sont provoqués par la partie intéressée, le médecin devra se tenir en garde contre une infinité de déceptions et de suggestions par lesquelles on cherche souvent à tromper sa religion; mais sa défiance ne devra pas non plus éteindre en lui les sentimens d'humanité. En conséquence, s'il ne doit pas par une faiblesse condamnable compromettre les intérêts de la société, il ne doit pas non plus chercher à plaire au pouvoir par une rigueur inutile ou injuste. C'est surtout dans les rapports d'excuse ou d'exemption que doit briller cette noble indépendance, quelquefois même ce courage civil qui, rendant le médecin inaccessible aux séductions ainsi qu'aux menaces, lui acquièrent la confiance des magistrats intègres et la reconnaissance des malheureux.

Ce que nous venons de dire s'applique aussi à peu près à ce genre de rapports qu'on nomme *de commodo et incommodo*, rapports qui sont provoqués dans l'intérêt de la salubrité publique, et dans lesquels il s'agit de statuer sur l'insalubrité ou l'incommodité du voisinage d'un établissement industriel. S'il faut ici se méfier des ruses que les propriétaires de semblables établissemens peuvent parfois mettre en œuvre pour cacher à l'expert les inconvéniens qui résultent de leurs opérations; il faut aussi se tenir en garde contre les préventions, le *sibaritisme*, et souvent même la jalousie des opposans, dont ni les noms, ni le nombre, ni la puissance, ne doivent l'emporter sur la vérité. Les actes du conseil de salubrité de la capitale, auquel l'auteur de cet article se glorifie d'appartenir, contiennent une infinité d'exemples de cette noble impartialité.

Quant aux *rapports d'estimation*, ils appartiennent aux travaux les plus ingrats qui puissent être dévolus au médecin-légiste. En effet, statuer sur des contestations d'intérêt pécuniaire, c'est sortir du domaine d'une science libérale pour entrer dans celui d'une profession mercantile; c'est prendre part à un genre de procès qu'un homme d'esprit a comparé avec raison à un ruisseau fangeux, dans lequel on ne peut placer le pied sans être éclaboussé. Cependant, comme l'ingratitude et la cupidité ne rendent que trop souvent les rapports d'estimation indispensables, il faut au moins connaître les principales règles d'après lesquelles ils doivent être dressés. Elles consistent : 1° à marquer en marge du mémoire soumis aux experts le jugement qu'ils portent sur chaque article de ce mémoire, à additionner au bas la somme à laquelle se monte leur évaluation, et à la certifier en peu de mots; 2° à avoir égard, dans cette évaluation, à l'importance ainsi qu'à la difficulté du service rendu par l'homme de l'art; 3° à avoir égard à la qualité des personnes traitées. On sera, par exemple, en droit d'exiger des honoraires plus considérables d'un riche capitaliste que d'un artisan; 4° à faire entrer en ligne de compte la distance entre le domicile du malade et celui de son médecin ou chirurgien.

L'estimation des médicamens est de la compétence des pharmaciens, qui devront la baser principalement sur le cours des drogues à l'époque où elles ont été fournies.

Quel que soit l'objet d'un rapport, son style devra être clair et précis; on évitera toute afféterie d'ancien style du palais (*stylus curiæ*), toute digression et toute érudition inutiles. Cependant, lorsqu'il sera nécessaire de confirmer la réalité d'un fait peu ordinaire par des exemples analogues, ou d'étayer d'autorités respectables une conclusion quelconque, il ne faudra pas négliger de faire valoir avec sobriété les ressources de la littérature médicale. (MARC.)

RARE, adj., *rarus*, se dit du pouls et de la respiration, lorsque les contractions du cœur, et par suite, les pulsations des artères, de même que les mouvemens d'inspiration et d'expiration, sont ralentis. *Voyez* POULS, RESPIRATION (séméiotique).

RATANHIA, s. f. Nom que porte au Pérou, et qui a été conservé par les Européens, la racine du *krameria triandra*, arbuste qui appartient à la famille des Polygalées. Telle qu'on la trouve dans le commerce, cette racine se compose de ramifications cylindriques de la grosseur d'une plume à celle du petit doigt, d'un brun rougeâtre extérieurement. Elle est formée de deux parties : l'une corticale plus foncée, un peu fibreuse, d'une saveur fort astringente, sans mélange d'amertume; l'autre, centrale, est plus dure, d'un jaune rougeâtre, d'une saveur plus faible. C'est seulement la partie externe ou corticale que l'on emploie en thérapeutique. Il est important de choisir les racines de ratanhia de grosseur moyenne, car celles qui sont trop grosses ont la partie corticale plus mince et moins active. Cette racine a été analysée par plusieurs chimistes. Ainsi, M. Vogel y a trouvé sur cent parties : 40 de tannin modifié; 1,50 de gomme; 0,50 de fécule; 48 de matières ligneuses; des traces d'acide gallique; 10 d'eau et perte. M. Peschier, pharmacien à Genève, y a découvert un acide qu'il regarde comme nouveau, et qu'il nomme acide *kramerique*. Cet acide forme avec les alcalis des sels cristallisables qui, en général, ne s'altèrent point à l'air.

M. Ruiz, l'un des auteurs de la *Flore du Chili et du Pérou*, est le premier Européen qui nous ait fait connaître les propriétés médicales de l'écorce de racine de ratanhia. Pendant son séjour au Pérou, il vit que les dames avaient l'usage de s'en frotter les dents et les gencives afin de se les raffermir; mais les habitans de cette partie du nouveau continent ne se bornent pas à cet usage. L'extrême astringence de la ratanhia en fait un tonique très-énergique. M. Ruiz l'a vu expérimenter au Pérou; il en a fait aussi usage pour lui-même, et s'est convaincu de son efficacité. C'est surtout contre les diarrhées chroniques et les hémorrhagies dites *passives*, c'est-à-dire celles qui ne sont pas accompagnées de phénomènes d'excitation générale, que la décoction et l'extrait de cette racine ont été utiles. Les essais que plusieurs praticiens européens ont faits à cet égard justifient pleinement la confiance que les Péruviens lui accordent dans ces différens cas. M. Bourdois de La Motte, qui a donné une traduction française de la *Dissertation* espagnole de Ruiz sur la ratanhia; M. Hurtado, médecin espagnol, qui a long-temps résidé à Paris, ont publié des observations qui tendent à constater l'efficacité de ce médicament. Son usage peut aussi être avantageux dans l'aménorrhée, la blénorrhagie urétrale et la leucorrhée chroniques, en un mot, dans toutes les maladies où l'emploi des toniques, et en particulier des astringens, est indiqué.

C'est généralement en décoction que l'on administre la racine de ratanhia. Une demi-once à une once, bouillie dans une livre d'eau, forme une boisson astringente fort énergique, que l'on prend par demi-verrées dans la journée. Son extrait, que nous recevons tout préparé du Nouveau-Monde, se donne à la dose d'un à deux scrupules.

Il existe encore une seconde espèce de ratanhia fournie par le *krameria ixina*, L. Cette espèce, qui croît aussi sur le continent de l'Amérique méridionale, et particulièrement aux Antilles, jouit des mêmes propriétés que la ratanhia du Pérou; aussi est-elle employée aux mêmes usages à Saint-Domingue et dans les autres Antilles.   (A. RICHARD.)

RATE, s. f., *lien*, *splen*; viscère essentiellement vasculaire, oblong, d'un tissu mou, compressible, extensible, ayant l'apparence spongieuse et d'une couleur rouge obscure tirant sur le noir; situé dans l'hypocondre gauche au-dessous du diaphragme, au-dessus de la portion gauche du colon, entre la grosse extrémité de l'estomac et les dernières côtes asternales droites, au devant de la capsule surrénale et de la partie supérieure du rein gauche. Selon M. Assolant, le terme moyen de la longueur de cet organe est de quatre pouces et demi, celui de son épaisseur de deux et demi; mais il est à remarquer que son volume est susceptible de variétés nombreuses dépendant de plusieurs causes : les unes sont en rapport, comme Lieutand l'a fait remarquer, avec divers changemens qui ont lieu dans la circulation abdominale aux différentes époques de la digestion; les autres résultent de certaines altérations aiguës ou chroniques, et d'autres enfin dépendent du genre de mort auquel ont succombé les sujets sur lesquels on fait ces recherches.

Le poids de la rate ne varie pas moins que son volume; il est de huit à dix onces chez les sujets bien portans, et sa pesanteur est à celle de l'eau comme 1,160 est à 1,000, ou, suivant Sœmmering, comme 1,060, à 1,000. D'ailleurs, le volume et le poids de cet organe ne sont point nécessairement en raison inverse de la distension de l'estomac, ainsi que les recherches de M. Assolant l'ont prouvé.

On ne trouve ordinairement qu'une seule rate, mais on en voit quelquefois plusieurs, comme nous le dirons plus bas, et toujours il y en a une principale située dans l'hypocondre gauche. Dans l'état normal, cet organe ne dépasse pas les limites de cette région, tandis qu'on l'a vu envahir une partie de l'abdomen dans certaines maladies. Sa direction et ses connexions varient suivant l'état de l'estomac, de sorte que lorsqu'il est distendu par des gaz ou des alimens, la rate touche presque immédiatement la grosse extrémité de l'estomac, et devient très-oblique de haut en bas et d'arrière en avant : au contraire, quand l'estomac est vide, la rate s'en trouve plus éloignée, et prend une direction presque verticale.

La forme de cet organe est assez difficile à déterminer; elle se rapproche de celle d'un segment longitudinal d'ovoïde, auquel on peut distinguer une face externe convexe, une face interne concave, divisée en deux portions par une scissure profonde; deux bords plus ou moins sinueux, deux extrémités, dont une est supérieure, arrondie et volumineuse, tandis que l'autre est inférieure, plus alongée et moins grosse. La consistance de la rate est très-variable : elle est en général d'autant plus grande que l'organe contient moins de sang, et qu'il est moins volumineux; quelquefois il est tellement mou, qu'il se déchire entre les doigts par la plus légère pression.

La rate est maintenue dans la situation indiquée plus haut par plusieurs vaisseaux, par l'épiploon gastro-splénique (*voyez* PÉRITOINE), et deux autres replis péritonéaux qu'on peut nommer d'après leurs insertions splénico-phrénique et splénico-colique. En outre, elle est recouverte dans tous les points de sa surface, à l'exception du fond de sa scissure, par une membrane séreuse, fournie par le péritoine, continue avec ces trois replis, demi-transparente, adhérente à une seconde membrane, dont l'existence, chez l'homme, a été long-temps niée ou révoquée en doute. Cette membrane, de nature fibro-celluleuse, indiquée par Delasône sous le nom de tunique propre, fournit par sa surface interne un grand nombre de prolongemens, ainsi que l'ont décrit MM. Dupuytren et Assolant; dans le fond de la scissure, elle correspond à du tissu adipeux, et fournit des prolongemens qui accompagnent les vaisseaux spléniques dans tout leur trajet : elle est d'un blanc grisâtre, épaisse, extensible, élastique et très-vasculaire. Nous allons revenir sur cette membrane en parlant de l'organisation intérieure de la rate.

Les vaisseaux de la rate sont très-nombreux : indépendamment de l'artère splénique, branche du tronc cœliaque, cet organe reçoit aussi des ramifications des artères capsulaires, de l'artère phrénique, de la première lombaire et de la spermatique. L'artère splénique présente cette particularité dans son trajet que chacune de ses branches a une distribution isolée, ne donne du sang qu'à une portion déterminée de la rate, de sorte que les rameaux et les ramifications du même tronc communiquent fréquemment ensemble, mais sans s'anastomoser avec les troncs voisins. Il paraît que les derniers ramuscules se continuent avec les radicules de la veine correspondante. Les veines sortent de la scissure en formant des branches dont le nombre varie de trois à huit, et qui se réunissent à un tronc commun qui porte le nom de veine splénique. Ce tronc reçoit plusieurs rameaux veineux de l'estomac, de l'épiploon, la veine mésentérique inférieure, la plupart des veines du pancréas, dont il côtoie la partie supérieure et postérieure, et se réunit à la mésentérique supérieure pour donner naissance au tronc de la veine porte. Les veines spléniques sont remarquables par la ténuité et l'extensibilité de leurs parois; elles sont d'ailleurs comme toutes les autres divisions de la veine porte, entièrement dépourvues de valvules. La rate renferme un très-grand nombre de vaisseaux lymphatiques, surtout de profonds, quoique Haller n'en ait pas vus; leurs troncs se réunissent à la scissure de la rate, accompagnent les vaisseaux sanguins, et après avoir formé plusieurs plexus et traversé plusieurs glandes, ils se joignent derrière le pancréas aux lymphatiques de cet organe, et à ceux de l'estomac, des intestins et du foie. Les nerfs proviennent du grand sympathique et des pneumo-gastriques : ils se séparent du plexus solaire, et forment autour de l'artère splénique et de ses divisions un plexus très-serré. Il est à remarquer que ces nerfs augmentent de volume en pénétrant dans la rate, et cependant on sait combien cet organe est peu sensible.

En outre, la rate contient encore, suivant plusieurs anatomistes, et en particulier, d'après les recherches de Malpighi, Hewson, MM. Dupuytren, Home, Heusinger et Meckel, une infinité de corpuscules arrondis, blanchâtres, probablement creux, ou du moins fort mous, variables par leur situation et leur grosseur, et qui, suivant les observations de Home, Heusinger et Meckel, se gonflent beaucoup chez les animaux qui viennent de boire. Malpighi les considérait comme des glandes; Ruisch et différens anatomistes en ont nié l'existence. Quant à la matière rouge brunâtre qu'on retire de la rate par l'expression ou les lavages, elle paraît n'être autre chose que le sang qu'elle contient, et qui y a subi des changemens particuliers.

Quant à l'arrangement intime des parties qui entrent dans la composition de la rate, on a admis il y a long-temps que son tissu était celluleux, analogue aux organes spongieux; Malpighi, Delasóne, l'ont prouvé par des expériences directes; plusieurs anatomistes ont pensé que les cellules qu'on y avait décrites n'étaient que le résultat de la déchirure des vaisseaux et des prolongemens de la membrane fibreuse qu'on déterminait, soit en poussant l'injection ou en insufflant les vaisseaux avec beaucoup de force. Cependant ces objections ne semblent pas très-fondées, surtout si l'on examine le tissu de la rate chez le cheval. Les remarques de M. Andral fils sur ce sujet semblent, en effet, démontrer que le tissu de cet organe est fort analogue à celui des tissus caverneux ou érectiles. Voici le résultat de ses observations :

Lorsqu'à l'aide de lavages répétés, on a vidé la rate du sang qu'elle contient, et qui en dérobe véritablement la structure, on trouve que cet organe est constitué par l'assemblage d'un nombre infini de cellules qui, d'une part, communiquent les unes avec les autres, et qui, d'autre part, communiquent directement avec les veines spléniques. Pour qu'une semblable communication ait lieu, voici comment se comportent ces dernières : examinées à leur surface interne, les grosses branches qui résultent immédiatement de la division de la veine splénique paraissent comme criblées d'un grand nombre d'orifices par lesquels un stylet introduit pénètre directement, et sans intermédiaire, dans les cellules qui forment le parenchyme de la rate. A mesure qu'on examine les veines plus loin de leur tronc, on voit s'agrandir les orifices dont leurs parois sont percées; un peu plus loin encore, ces parois cessent de former un tout continu; elles se séparent en filamens qui ne diffèrent pas de ceux par lesquels sont formées les parois des cellules, et qui se continuent avec eux. Quant à l'artère, à peine est-elle entrée

dans la rate, qu'elle diminue rapidement de volume, et se sub-
divise en petits rameaux qu'on cesse bientôt de pouvoir suivre,
et qui paraissent se distribuer sur les parois des cellules. Nulle
part on ne voit que l'artère soit percée de trous comme la veine.
Enfin, les cellules sont formées de la manière suivante : de la
surface interne de la membrane extérieure de la rate se détachent un très-grand nombre de filamens, fibreux comme cette
membrane, et dont quelques-uns, s'élargissant, ressemblent à
.des lames; ce sont celles-ci qui paraissent surtout destinées à
soutenir les divisions de l'artère. En s'entrecroisant, ces prolongemens fibreux laissent entre eux des intervalles qui sont
les cellules de la rate; ils se terminent en s'insérant aux parois
mêmes de la veine, ou en se continuant avec les filamens qui
résultent de la division des parois de cette veine. Ces prolongemens jouissent d'une grande contractilité de tissu; ils se rétractent assez fortement, lorsqu'on les coupe; on les trouve
notablement hypertrophiés dans certains cas ; M. Andral les a
vus quelquefois tendre à l'ossification. Les granulations que
l'on a dit constituer une partie du parenchyme de la rate ne
paraissent être autre chose que le résultat purement accidentel
des points de jonction de plusieurs filamens, lorsque surtout
ceux-ci sont hypertrophiés.

En définitive, outre des vaisseaux lymphatiques et quelques
nerfs, on ne trouve dans la rate que les élémens suivans : 1° un
tissu fibreux disposé extérieurement en capsule, et divisé intérieurement en filamens multipliés entre lesquels le sang est
épanché; 2° une veine qui, dans toute son étendue, communique avec les cellules, par de larges ouvertures qui criblent ses
parois, et dont la cavité finit par se confondre extérieurement
avec les cavités mêmes des cellules; 3° une artère qui se distribue
sur les parois fibreuses de ces dernières, mais dont il reste
encore à connaître le mode de terminaison.

La structure de la rate, telle qu'elle vient d'être indiquée,
peut être très-facilement vérifiée sur le cheval. Il suffit pour
cela de débarrasser par le lavage la rate du sang qu'elle contient, et d'en ouvrir les veines. Lorsqu'on insuffle par celles-ci
une rate préliminairement vidée de sang, on ne voit plus que ses
cellules, qui restent fortement distendues. La rate, dans cet état,
a la plus grande ressemblance avec les poumons à larges cellules de la plupart des vieillards..

Le tissu de cet organe a donc, dans sa disposition, la plus grande ressemblance avec celui des tissus caverneux, étant aussi particulièrement composé de veines. Desault rejetait l'existence de grains glanduleux dans la rate, dont il comparait l'intérieur au corps caverneux de la verge; les recherches de M. Ribes ont également conduit cet anatomiste distingué à la même opinion, et une semblable organisation explique très-bien les mouvemens de dilatation et de resserrement qu'on observe dans cet organe chez les animaux vivans, dans certaines circonstances. On ne connaît point encore d'une manière positive les fonctions de cet organe, et les opinions qu'on a émises à ce sujet sont aussi nombreuses que différentes les unes des autres; néanmoins ce qui paraît le plus probable, c'est qu'elles sont relatives à la sécrétion de la bile. Cette opinion, soupçonnée par Malpighi et Keil, est admise par la plupart des physiologistes modernes : elle offre en effet beaucoup de vraisemblance quand on considère que, chez tous les animaux pourvus de rate, la veine splénique concourt à former la veine porte, qui répand nécessairement dans le foie tout le sang provenant de la rate. Ruisch pensait que le sang était élaboré par cet organe, comme la lymphe l'est par les lymphatiques, ce qui rentre dans l'idée de M. Chaussier, qui considère la rate comme un corps glandiforme. Suivant MM. Tiedemann et Gmelin, la rate ferait subir une élaboration au chyle par son mélange avec le sang : en effet, cet organe n'existe que chez les animaux pourvus de vaisseaux chylifères; plus les vaisseaux chylifères sont développés, plus la rate l'est aussi, et le chyle est d'autant plus rouge et coagulable, qu'il a traversé plus de ganglions recevant du sang : or, le chyle revenant de la rate est très-rouge; il est donc plus animalisé; chez les animaux auxquels on a enlevé la rate, le chyle est moins animalisé, et les glandes lymphatiques augmentent de volume, de même qu'on voit un rein augmenter quand l'autre n'existe pas. Selon M. Broussais, cet organe est un déviateur du sang qui se porte au foie, à l'estomac, aux intestins et au pancréas; il reçoit une grande partie de ce liquide par l'intermédiaire de l'artère splénique après la digestion, lorsque la secrétion du foie et l'action de l'estomac se ralentissent, et c'est pour cela que la rate est moins grosse pendant l'exercice de cette fonction, époque où l'un et l'autre organes, doués alors d'un surcroît d'activité, attirent à eux plus de sang qu'auparavant. Le docteur Hodgkin a émis une opinion analogue. Enfin, d'après M. Schmid, la rate préside à la préparation et à l'assimilation des élémens constituans de la masse du sang, et elle a, relativement au foie, la même utilité que le poumon par rapport au cœur. Quoi qu'il en soit, l'existence de cet organe n'est pas d'une nécessité absolue pour l'entretien de la vie, car on peut l'enlever chez les animaux, et ils continuent de vivre. Il existe un cas analogue observé chez l'homme.

La rate existe chez tous les vertébrés : les invertébrés n'en ont pas ; elle est ordinairement unique dans le plus grand nombre des mammifères, mais plusieurs cétacés en ont habituellement cinq ou six. Elle n'est pas formée dans les premiers temps de la conception ; on ne la trouve chez l'embryon que dans le cours du deuxième mois. Elle est alors bien plus petite, proportionnellement au corps, et surtout au foie, qu'elle ne l'est aux autres époques de la vie : les granulations décrites précédemment sont plus distinctes que dans les derniers temps de la vie intra-utérine, et dans l'enfance, que dans les périodes suivantes.

L'absence congénitale de la rate est très-rare chez les sujets régulièrement conformés, tandis qu'il est à peu près constant de ne pas la rencontrer quand il y a acéphalie. Elle peut être d'une petitesse extrême, ou offrir un volume considérable : dans ce dernier cas, l'accroissement de la rate est le plus souvent le résultat d'altérations postérieures à la naissance. Elle offre quelquefois des scissions plus ou moins nombreuses qui la divisent en un nombre variable de rates secondaires : on trouve aussi de petites rates isolées, en quelque sorte rudimentaires, dans le voisinage de la rate principale, situées ordinairement à sa face interne ou à son extrémité inférieure : leur nombre varie de une à vingt-trois, et quand elles sont aussi multipliées, il y a souvent en même temps d'autres vices de conformation. La rate est susceptible de quelques variations dans sa situation ; on l'a vue dans la cavité thoracique chez certains fœtus monstrueux, et quelquefois au-dessus de l'estomac, quoique contenue dans l'abdomen ; de plus, il n'est pas très-rare de la trouver immédiatement appliquée contre l'estomac. Quant à sa forme, elle est parfois très-alongée et peu large, comme dans la plupart des mammifères : dans un cas de cette espèce observé par Sœmmering, elle était placée entre l'estomac et le canal intestinal, comme chez beaucoup d'animaux inférieurs en organisation.

La rate peut être blessée par des instrumens piquans, tranchans ou contondans. Si la plaie est profonde, étendue, qu'elle ne se trouve pas en rapport avec la plaie extérieure, il en résulte une hémorrhagie rapidement mortelle. La situation de la blessure, la direction de l'instrument en pénétrant dans l'abdomen, la sortie d'un sang très-noir par la plaie, le gonflement et la douleur de l'hypocondre gauche, une soif ardente, une douleur à la partie antérieure du cou, tels sont ordinairement les divers symptômes qu'on observe alors, et qui indiquent assez un traitement antiphlogistique énergique. On a vu des malades guérir complétement dans des cas de plaies par instrument tranchant intéressant profondément la rate, mais avec libre écoulement du sang au dehors. Ferguson a même rapporté l'observation d'un homme chez lequel l'ablation d'une portion de la rate, qui était étranglée par une plaie étroite, fut suivie de guérison. Quant aux lésions de la rate par instrumens contondans, elles sont ordinairement mortelles, parce qu'elles consistent dans une déchirure plus ou moins étendue qui donne lieu à une hémorrhagie funeste.

Dans le nombre des altérations que présente la rate, il en est une qui n'est pas très-rare, résultant probablement d'irritations ou de congestions répétées, et qui consiste dans un accroissement excessif de volume, accompagné d'une induration remarquable de son tissu qui offre à la coupe quelque analogie avec le foie. J'ai vu ainsi différentes fois cet organe plus gros que la tête d'un adulte. On ne possède pas encore de données bien positives sur les causes de cette sorte d'hypertrophie; cependant on l'a observée assez fréquemment chez des individus qui avaient été affectés pendant long-temps de fièvres intermittentes, à la suite desquelles on a cité aussi, de nombreux exemples d'inflammation de la rate : il existe quelques observations d'hémorrhagies mortelles survenues à la suite d'ulcérations de son tissu; enfin, la SPLÉNITE peut être suivie d'abcès et de gangrène. L'accroissement de densité du parenchyme splénique peut exister sans qu'il y ait hypertrophie : cette induration rouge n'est pas très-rare dans la péritonite.

La rate ne contient alors que très-peu de sang : il semble que celui qu'elle renfermait se soit concrété, solidifié, qu'il soit identifié avec le tissu de l'organe. Dans d'autres circonstances elle offre, au contraire, un ramollissement pultacé qu'on rencontre peu chez les enfans ; on ne l'observe que chez les adultes et les vieillards. La cause de cette altération n'est pas connue d'une manière précise : on l'a remarquée chez des individus morts scorbutiques, chez des nostalgiques, des mélancoliques, chez des sujets qui avaient offert les symptômes d'une gastro-entérite intense. Le tissu de cet organe est alors diffluent, rougeâtre ou noirâtre ; les viscères avec lesquels il est en contact sont colorés plus ou moins fortement par suite de la transsudation de la matière ramollie au travers de l'enveloppe de la rate.

La membrane fibreuse présente assez souvent, surtout chez les vieillards, des ossifications plus ou moins étendues : les prolongemens qu'elle envoie dans l'intérieur au milieu des vaisseaux sont aussi susceptibles d'éprouver cette transformation, de sorte que la rate semble ossifiée dans toute son épaisseur : on en a, consigné un exemple remarquable dans les *Archives générales de Médecine*, t. IX : la rate était convertie en un os blanc, léger, celluleux, traversé par les vaisseaux courts, et au centre on trouva une petite masse d'apparence charnue qui semblait être le reste du tissu de la rate. On observe rarement des productions encéphaloïdes et tuberculeuses dans l'épaisseur de cet organe. M. Assolant y a rencontré plusieurs fois de petites concrétions sphéroïdales, à surface inégale, bosselée, ayant ordinairement une ligne à une ligne et demie de diamètre, adhérentes au tissu splénique dans tous les points de leur circonférence, et spécialement dans les points où l'on voit s'implanter un prolongement fibreux appartenant au tissu de la rate. La consistance de ces concrétions est variable ; tantôt elles s'écrasent facilement entre les doigts, tantôt elles ont toute la dureté et l'aspect du tissu osseux. L'analyse chimique a fait reconnaître qu'elles sont formées d'une quantité assez grande de matière animale facilement réductible en gélatine, et de phosphate de chaux avec excès de base. Ces concrétions semblent avoir pour noyau primitif les granulations dont nous avons parlé. M. Meckel fait mention d'une production particulière d'un blanc jaunâtre, solide et inégale, qui se développe aussi, dit-il, assez fréquemment dans cet organe, et qui paraît, malgré ces caractères, se rapprocher beaucoup du fongus hématode; enfin, on trouve quelquefois à la surface de la rate ou entre ses membranes des kystes hydatiformes de diverses grosseurs, et plus ou moins volumineux. J'ai dû me borner à indiquer ici les altérations dont la rate peut être le siége; car, à part l'inflammation de son tissu, la pathologie de cet organe est encore trop peu connue, et les faits concluans sont en trop petit nombre pour qu'on puisse présenter à ce sujet une histoire complète. *Voy.* SPLÉNITE.   (C. P. OLLIVIER.)

RAYON, s. m., *radius*; quelques auteurs ont traduit le nom latin par lequel on désigne l'un des os de l'avant-bras, le radius, qu'ils ont appelé l'*os du rayon. Voyez* RADIUS.

RAYONNÉ, adj., *radiatus*, disposé en rayons. On nomme ainsi divers ligamens dont les fibres s'étendent en divergeant d'un centre commun; tels sont ceux qui unissent le sternum aux côtes, l'extrémité inférieure du tibia à celle du péroné, etc. etc.

RÉACTION, s. f., *reactio*; mouvement en sens contraire de celui qui est imprimé. Ce mot, tiré du langage des sciences physiques, a été introduit dans celui de la physiologie et de la pathologie, pour exprimer l'action organique par laquelle nos tissus sont supposés tendre à repousser certains agens morbifiques : explication tout-à-fait hypothétique et qui serait avantageusement remplacée par l'expression nue des faits. Dans ces derniers temps, on a entendu par *réaction* le rapport qui existe entre l'action morbide ou physiologique d'un organe et celle d'un ou de plusieurs autres organes qui s'affectent à l'occasion de l'état du premier. *Voyez* SYMPATHIE, SYNERGIE, etc.

RÉALGAR ou RÉALGAL, s. m. Nom du sulfure rouge d'arsenic. *Voyez* ARSENIC.

REBONDISSANT, adj. On désigne ainsi le pouls lorsque le doigt posé sur l'artère reçoit comme l'impression de deux pulsations, au lieu d'une seule qui doit constituer la diastole. *Voyez* POULS.

RECETTE, s. f. Ce nom est synonyme de formule, mais n'est plus guère pris qu'en mauvaise part dans le langage médical; il exprime alors le mode de préparation d'un remède plus ou moins composé, et plus ou moins ridicule, que l'ignorance ou le charlatanisme applique au hasard, et par conséquent presque toujours mal à propos.

RECHUTE, s. f. On nomme ainsi le retour d'une maladie pendant la convalescence. La rechute diffère de la récidive en ce que dans celle-ci la maladie reparaît après l'entier rétablissement du malade. Les causes qui produisent une rechute sont toutes celles qui sont susceptibles d'occasioner la maladie, et qui se renouvellent ou continuent d'agir. Le plus souvent les rechutes sont dues à des causes occasionelles, c'est-à-dire qui n'agissent qu'en vertu d'une certaine prédisposition morbide, et qui peuvent donner lieu également au développement de diverses sortes de maladies : telles sont l'exposition au froid, une erreur de régime, un excès dans l'exercice, une contention d'esprit, une émotion vive, l'administration d'un médicament intempestif. Ces causes ont d'autant plus de puissance, que la convalescence est moins avancée. Les organes, n'ayant pas repris entièrement leur état normal, sont plus facilement affectés; il y a plus : les organes qui n'ont pas été le siége de la maladie, mais qui ont subi nécessairement des modifications pendant le cours de celle-ci, sont souvent frappés par les causes morbifiques qui agissent pendant la convalescence. Il y a bien ici rechute, pris dans un sens général, comme on le fait vulgairement, mais non dans l'acception qu'on donne à ce mot en pathologie, puisqu'il y a développement d'une maladie nouvelle, à laquelle, il est vrai, l'existence de la maladie antérieure et l'état de convalescence ont formé une prédisposition. Il est des maladies qui n'ont jamais de rechutes, ce mot pris dans le sens rigoureux que nous lui avons donné; telles sont les fièvres éruptives contagieuses. Dans d'autres affections, les rechutes peuvent avoir lieu, sans être très-fréquentes; c'est ce qui s'observe à l'égard de la pneumonie et de la pleurésie. Il est enfin des maladies où les rechutes ont lieu assez souvent, comme les phlegmasies des voies digestives, qui sont plus exposées que tout autre organe dans la convalescence à des causes morbifiques à cause des erreurs fréquentes de régime alimentaire et de l'administration de médicamens intempestifs appliqués à leur surface; les rechutes s'observent surtout très-communément dans les fièvres intermittentes, sans que le convalescent se soit exposé à la cause spécifique qui la produit

ordinairement, mais probablement parce que la répétition des
accès dont ces fièvres se composent a imprimé à l'économie
une tendance puissante aux mêmes mouvemens morbides, de la
même manière que se produisent les habitudes dans l'état physiologique. Aussi, a-t-on remarqué que les rechutes des fièvres
intermittentes avaient presque toujours lieu au jour et à l'heure
où la fièvre aurait paru, si les accès n'eussent pas été sus-
pendus.

Les symptômes qui annoncent et constituent les rechutes
sont à peu près les mêmes que ceux de l'affection première ;
seulement à raison de l'état où les malades sont surpris, il s'y
joint une faiblesse qui ajoute beaucoup au danger. La maladie
a aussi une durée plus longue, et plus de tendance à l'état chronique. Ces modifications de la maladie en apportent nécessairement dans le pronostic, qui est généralement plus grave,
ainsi que dans le traitement, qui est plus difficile. En exposant
les causes qui donnent lieu aux rechutes, il est aisé de déduire
les préceptes à observer pour les prévenir. Ainsi, il est indispensable de faire cesser les causes qui ont déterminé la maladie
première, d'empêcher qu'elles ne se reproduisent; il faut combattre activement toutes les irritations d'organes que celle-ci
a pu laisser après elle pendant la convalescence, écarter avec
soin toutes les causes morbifiques pendant le cours de celle-ci,
enfin recommander au convalescent de ne revenir que graduellement au régime ordinaire de la santé.   (R. D.)

RÉCIDIVE, s. f. Retour d'une maladie dont on était entièrement guéri. Il est des affections qui, ne survenant ordinairement qu'une seule fois, n'ont presque jamais de récidive. Les
récidives de maladies sont dues le plus souvent à une prédisposition particulière dont est doué l'individu : ainsi, le rhumatisme attaque rarement une seule fois pendant la vie. Certaines personnes ont tels ou tels organes si susceptibles, que la
moindre cause en occasione l'inflammation; on en a vu qui
avaient été atteints plusieurs fois de pneumonie; d'autres fois,
les récidives ont lieu parce qu'on s'est exposé de nouveau à la
cause spéciale qui détermine le développement de certaines
maladies. C'est ainsi que l'exposition aux effluves marécageux
ramène chaque fois les fièvres intermittentes; il en est de même
pour plusieurs maladies contagieuses, dont le principe s'ino-
cule chaque fois qu'on y est exposé : toutefois, on remarque

souvent, relativement à ces maladies, qu'il existe certaine disposition qui fait que tels individus les contractent aussitôt qu'ils se sont exposés aux causes spécifiques qui les produisent, tandis que ces mêmes causes en provoquent rarement le retour ou la récidive chez d'autres personnes.

On ne peut rien établir de fixe relativement au pronostic des récidives. En effet, les symptômes ne sont pas constamment ou plus légers ou plus intenses que ceux de la première affection. Ils varient suivant les circonstances dans lesquelles se trouve le malade pris de récidive.   (R. D.)

RÉCRÉMENTITIEL ou RECRÉMENTEUX, adj., *recrementitius*. On a désigné ainsi les humeurs qui, séparées du sang par un organe sécréteur, y est reportée par la voie de l'absorption; telle est, en particulier, l'humeur exhalée à la surface des membranes séreuses.

RECRÉMENTO-EXCRÉMENTITIELLE, adj., se dit des humeurs secrétées qui sont en partie reportées dans le sang par voie d'absorption et en partie excrétée; telles sont la salive, la bile, etc.

RÉCRUDESCENCE, s. f., *recrudescentia*. On désigne ainsi le retour des symptômes d'une maladie, avec une nouvelle intensité, après une rémission momentanée.

RECTO-VAGINAL, adj., *recto-vaginalis*, qui a rapport au rectum et au vagin.

RECTO-VAGINALE (la cloison) est formée par l'adossement d'une partie de la paroi antérieure du rectum et de la paroi postérieure du vagin : elle sépare ces deux conduits; son épaisseur et sa densité sont assez grandes ; beaucoup de vaisseaux s'y distribuent.

RECTO-VÉSICAL, adj., *recto-vesicalis*, qui est relatif au rectum et à la vessie.

RECTO-VÉSICALE (la cloison) résulte aussi du rapprochement et de l'adhérence des parois correspondantes de la vessie et du rectum. Cet adossement existe particulièrement avec la portion du bas-fond de la vessie et de la prostate. Un repli du péritoine s'enfonce entre la vessie et le rectum, de manière que le cul-de-sac qu'il forme se trouve à deux ou trois lignes de la face postérieure de la prostate. Ce repli séreux pénètre profondément le long du raphé entre l'un et l'autre organes, auxquels il est uni par un tissu cellulaire assez dense pour que ses rapports ne changent pas, quelle que soit la distension du rectum ou de la vessie. Il en résulte que la cloison recto-vésicale, proprement dite, est très-peu étendue, puisqu'elle ne s'étend pas au delà du repli péritonéal. Cette disposition doit être surtout prise en considération, lorsqu'on veut pratiquer la *taille recto-vésicale* (*voyez* LITHOTOMIE). On conçoit aisément que l'instrument ouvrira la cavité du péritoine pour peu qu'on prolonge trop l'incision en arrière et en haut.

RECTUM, s. m. Mot latin qui signifie *droit*, et qu'on a conservé dans notre langue pour désigner la troisième et dernière portion du gros intestin.

Le rectum, dont l'origine correspond à la partie inférieure et latérale gauche du corps de la cinquième vertèbre lombaire, se dirige de haut en bas et de gauche à droite, jusque vers le tiers inférieur du sacrum; parvenu là, il cesse d'être oblique, s'infléchit en devant, en continuant à descendre au devant du sacrum, du coccyx, au-dessus des fibres postérieures des muscles releveurs de l'anus, et un pouce environ au delà du coccyx, il se termine à l'anus. Il peut offrir dans ce trajet des inflexions latérales très-prononcées : il occupe ordinairement la partie moyenne et gauche de l'excavation du bassin, mais quelquefois il est directement au devant de la partie moyenne du sacrum, et même parfois un peu à droite.

Cet intestin est ordinairement cylindrique dans la plus grande partie de son étendue, et près de son extrémité inférieure, il présente chez la plupart des sujets une dilatation plus ou moins considérable : son volume est toujours moindre que celui du colon, lorsqu'il n'est pas distendu par les fèces, à moins que la paralysie de ses fibres n'ait déterminé une accumulation prolongée de ces matières dans son intérieur, et consécutivement sa distension; on l'a vu dans ce cas remplir toute l'excavation pelvienne.

La partie antérieure et supérieure du rectum est recouverte par le péritoine, et contiguë avec l'intestin grêle et la partie supérieure et postérieure de la vessie. Le tiers inférieur de cet intestin n'est plus recouvert par le péritoine, et correspond chez l'homme au bas-fond de la vessie, aux vésicules séminales, à la prostate, à la portion membraneuse de l'urètre, parties auxquelles il adhère assez lâchement. Chez la femme, le rectum est libre antérieurement, également recouvert par le péritoine, et se trouve derrière l'utérus et une petite portion de la face postérieure du vagin : plus bas, le péritoine ne le recouvre plus, et il adhère immédiatement et très-intimement au vagin. L'adossement de ces parois forme une cloison assez épaisse, très-vasculaire, connue sous le nom de cloison RECTO-VAGINALE.

Ordinairement la partie postérieure de cet intestin n'est point tapissée par le péritoine ; cependant elle est quelquefois liée au sacrum par un mésentère qu'on nomme *méso-rectum ;* elle reçoit les dernières ramifications de l'artère mésentérique inférieure, et correspond successivement au sacrum, au coccyx, aux muscles releveurs de l'anus, et à la partie postérieure du sphincter externe. Latéralement le péritoine recouvre le rectum dans ses parties supérieures, et inférieurement il est environné par une assez grande quantité de tissu cellulaire graisseux.

La face externe de cet intestin offre sur toute sa longueur, et particulièrement dans sa moitié supérieure, des stries verticales, parallèles, formées par des fibres musculaires longitudinales, recouvertes de ramifications vasculaires, et près de la base du sacrum, quelques appendices graisseuses. La face interne du rectum est le plus souvent lisse dans sa portion supérieure ; inférieurement elle présente un grand nombre de plis longitudinaux parallèles, formés par la membrane muqueuse et le tissu cellulaire sous-jacent. Ces replis, auxquels on a donné le nom de *colonnes du rectum*, s'effacent quand cet intestin est dilaté. Entre chacun d'eux existent presque constamment des bandes membraneuses obliques ou transverses qui forment des espèces de lacunes. M. Ribes dit qu'il n'a jamais vu de rides longitudinales dans le rectum, mais seulement des plis transversaux qui s'effacent pendant la dilatation de cet organe ; il n'a point rencontré non plus les lacunes dont il est question, mais seulement trois ou quatre dépressions dirigées un peu en haut, situées à quatre ou cinq lignes au-dessus de la marge de l'anus, et qui n'offrent aucune ouverture particulière. L'ouverture inférieure du rectum est étroite, son contour sillonné de stries divergentes, habituellement resserré par le muscle sphincter externe, se continue avec l'ANUS.

Le rectum est maintenu dans sa situation par les adhérences qui l'unissent aux organes génito-urinaires, et par le péritoine, qui, après lui avoir fourni une enveloppe en avant, latéralement, et dans sa moitié ou ses deux tiers supérieurs, se dirige ensuite vers le sacrum, en formant quelquefois un mésentère étroit, mais le plus ordinairement en laissant entre ses deux lames un espace occupé par les vaisseaux mésentériques. Pendant la grossesse, le péritoine, soulevé par l'utérus, abandonne de bas en haut une partie du rectum : quelque chose d'analogue peut avoir lieu chez l'homme quand la vessie est fortement distendue par l'urine.

Les parois de l'intestin sont fort épaisses. La membrane muqueuse contribue beaucoup à augmenter cette épaisseur, et présente les orifices de cryptes muqueux très-développés. La membrane musculaire est également très-épaisse et composée de fibres longitudinales et circulaires. Les premières sont très-nombreuses et très-rapprochées les unes des autres supérieurement, mais dans le quart inférieur de l'intestin elles sont fort peu nombreuses et peu apparentes. Les secondes sont situées plus profondément, forment un plan épais et continu au niveau du bas-fond de la vessie ou de la paroi postérieure du vagin; vis-à-vis la moitié supérieure du sacrum on trouve entre ces fibres, des intervalles bien distincts; elles sont pâles comme celles du reste du canal intestinal; mais inférieurement, où elles concourrent à former le sphincter interne, elles ont une couleur presque aussi vive que celle des muscles des membres. Le tissu cellulaire sous-muqueux forme une couche très-épaisse.

Les artères du rectum sont très-nombreuses, et sont désignées collectivement sous le nom d'*artères hémorrhoïdales*, qu'on distingue en supérieures, moyennes, et inférieures. Les premières viennent de la mésentérique inférieure; les secondes, de l'hypogastrique; et les troisièmes, de la honteuse interne. Les veines sont aussi très-multipliées et forment à la partie inférieure du rectum, entre la membrane muqueuse et les fibres musculaires longitudinales, un plexus qu'on nomme *hémorrhoïdal,* qui se continue et s'anastomose en haut avec les veines hémorrhoïdales internes, en bas avec les externes, et dans le milieu avec les veines hémorrhoïdales moyennes. C'est à ce plexus veineux, qui est recouvert immédiatement par la membrane muqueuse, que sont dues les tumeurs hémorrhoïdales bleuâtres qui font saillie dans le rectum, et qui semblent dépourvues d'enveloppe muqueuse parce que cette est très-amincie à leur surface. En dehors, le dal est appliqué sur le muscle sphincter inter

quer que d'assez grosses branches s'en détachent, traversent ce
muscle, se dirigent en dehors, descendent ensuite sur la face
externe de ce muscle, jusqu'à son bord inférieur, et viennent
s'anastomoser avec la partie inférieure du même plexus, de
sorte que chez les individus hémorrhoïdaires, les fibres du
muscle sphincter interne sont entremêlées de grosses veines qui
lui donnent l'aspect d'un tissu caverneux. Les veines qui forment
ce plexus, et ce plexus lui-même offrent habituellement des
dilatations variqueuses dans le voisinage des tumeurs hémorrhoïdales. M. Ribes a reconnu que la veine mésentérique inférieure communique directement avec le plexus hémorrhoïdal;
quelques rameaux s'ouvrent dans la veine hypogastrique. Les
nerfs du rectum sont fournis à la fois par le grand sympathique
et les nerfs sacrés.

Les fonctions du rectum ont été exposées en parlant de la
DIGESTION; quant aux vices de conformation de cet intestin,
on a indiqué ailleurs ceux qu'il importe de connaître. Indépendamment des plaies, des déchirures dont il peut être le
siége, comme dans certains accouchemens, on voit aussi ses
parois disséquées et perforées par des abcès plus ou moins étendues; sa membrane muqueuse offre quelquefois un relâchement
considérable, des excroissances polypeuses, des poils plus ou
moins longs; sa cavité peut être rétrécie, renfermer des corps
étrangers de grosseur et de forme variables, etc.

(MARJOLIN.)

RECTUM (pathologie). La plupart des maladies dont cet intestin peut être le siége ayant déjà été décrites dans plusieurs
articles de ce Dictionnaire (*voyez* les mots CANCER, FISTULES,
FISSURES, IMPERFORATION CHUTE DU RECTUM, etc.), je ne trai-
terai ici que de la rectite et des hémorrhoïdes.

L'inflammation aiguë ou chronique du rectum a rarement
été décrite d'une manière spéciale. Le plus ordinairement on
l'a confondue avec la colite, et souvent aussi l'on a décrit comme
des lésions d'une nature spéciale certaines altérations du rectum, qui ne sont que des nuances ou des formes de sa phlegmasie.

L'anatomie pathologique démontre que le rectum peut s'enflammer indépendamment du reste du gros intestin, soit dans
toute son étendue, soit seulement dans une portion plus ou
moins limitée. Les altérations de texture que produit cette inflammation sont d'ailleurs les mêmes que celles qui ont lieu

dans le reste du tube digestif. Ainsi, la membrane muqueuse peut être, ou simplement congestionnée à divers degrés, ou ramollie, ou épaissie, ou indurée, ou enfin ulcérée; des végétations s'élèvent quelquefois de sa surface, et peuvent plus ou moins oblitérer la cavité de l'intestin. J'ai trouvé récemment, vers la partie supérieure du rectum, une semblable végétation; elle était portée sur un pédicule formé par la muqueuse, et qui avait plus d'un pouce de longueur. Le corps irrégulièrement arrondi que soutenait ce pédicule, avait le volume d'une noix; il était constitué par une masse cellulo-vasculaire, recouverte par une expansion de la muqueuse; de grosses veines variqueuses, semblables à des paquets d'hémorrhoïdes, se ramifiaient au-dessous d'elle, et auraient pu devenir la source d'hémorrhagies plus ou moins abondantes.

Comme altérations consécutives aux diverses lésions de la muqueuse qui viennent d'être indiquées, on trouve souvent, soit une induration plus ou moins considérable de la membrane lamineuse subjacente, d'où peut résulter un notable rétrécissement de la cavité du rectum, soit une hypertrophie de sa tunique charnue. De plus, et quelle qu'ait été l'altération primitive, il peut arriver que les parois du rectum s'ulcèrent assez profondément pour qu'il en résulte une perforation de cet intestin; alors, suivant les cas, une communication s'établit entre le rectum, d'une part, et d'autre part, le péritoine, le tissu cellulaire sous-péritonéal, l'utérus, la vessie, etc.

La rectite se développe souvent sans cause connue; d'autres fois elle est produite par l'introduction d'agens irritans, qui tantôt sont mis en contact immédiat avec la muqueuse rectale par le moyen des lavemens, et qui tantôt, portés d'abord dans l'estomac, ou placés sur une surface absorbante quelconque, semblent aller exercer sur le rectum une sorte d'action irritante élective; on attribue en particulier cette propriété à l'aloës, et je puis affirmer avoir vu le rectum s'enflammer chez des animaux dans les veines desquels de la vératrine avait été injectée. Je connais un individu qui ne peut pas boire de bierre, pendant quelques jours de suite, sans être pris de tous les symptômes d'une rectite aiguë. L'accumulation prolongée des matières fécales, l'affection désignée sous le nom de *chute du rectum*, de volumineuses tumeurs hémorrhoïdales, certaines inflammations aiguës ou chroniques des organes voisins, surtout de l'utérus et de la vessie, doivent encore être mises au nombre des causes de la rectite.

La rectite aiguë s'annonce par les symptômes suivans : simple pesanteur, ou douleur plus ou moins vive au-dessus de l'anus, vers le sacrum. Irradiation de cette douleur aux parties voisines, soit à la vessie, soit à l'utérus, soit dans les lombes et dans les cuisses. Au début de la maladie, constipation; plus tard, épreintes plus ou moins violentes, fausses envies d'aller à la selle; issue, à travers l'anus, d'une certaine étendue de la membrane muqueuse rectale, qui se présente sous forme d'un bourrelet rouge, quelquefois saignant, et douloureux au moindre attouchement; en pareil cas, les lavemens sont quelquefois impossibles à prendre. Chez plusieurs individus, ces symptômes sont remplacés par une diarrhée abondante, séreuse ou muqueuse, que n'accompagne aucune douleur. Quelquefois l'on observe en même temps des difficultés d'uriner, et de plus, chez la femme, des pertes utérines. Dans son état aigu, la rectite peut être accompagnée d'un mouvement fébrile; si d'ailleurs elle n'est compliquée d'aucune autre affection, elle donne généralement lieu à peu de symptômes généraux.

Les symptômes de la rectite chronique diffèrent suivant son intensité, et la nature des lésions qui existent. Sous le rapport de ces dernières, elle doit être distinguée en rectite sans obstacle au cours des matières, et en rectite avec obstacle. Les symptômes qui ont lieu dans ce dernier cas sont les mêmes que ceux qui appartiennent au cancer du rectum (*voyez* ce mot). Dans le premier cas, on voit tantôt la rectite chronique n'être annoncée que par une légère douleur vers la région anale; tantôt signaler son existence par un écoulement muqueux, séreux, ou puriforme, qui chez les uns n'a lieu qu'à la suite des efforts pour aller à la selle, et qui chez d'autres est continuel; tantôt enfin l'on observe des alternatives de constipation et de diarrhée. L'inspection de l'anus fait souvent découvrir sur la muqueuse des tumeurs, des végétations, qui peuvent être confondues avec des hémorrhoïdes, ou avec des produits de l'infection syphilitique. Susceptible de se terminer par guérison, la rectite chronique est sujette à récidiver; elle peut tendre à s'aggraver de plus en plus, et amener enfin une désorganisation funeste, soit de l'intestin lui-même, soit des parties voisines.

Le diagnostic de la rectite ne peut présenter de difficultés que dans quelque cas où, par suite de l'irritation sympathique-ment transmise aux organes environnans, les désordres fonc-tionnels de ceux-ci, ou la douleur dont ils deviennent le siége, masquent ou rendent moins saillans les symptômes locaux de la rectite. D'un autre côté, il y a des cas où certaines affections des parties qui entourent le rectum irritent sympathiquement celui-ci, de telle sorte qu'on pourrait croire à la présence d'une rectite, qui n'existe réellement pas. C'est ainsi, par exemple, qu'il est bien peu de cancers utérins pendant la durée desquels les malades n'accusent, vers le rectum, une sensation de pesan-teur ou de douleur plus ou moins vive.

Des applications de sangsues à la marge de l'anus, des lave-mens émolliens, des demi-bains et des fumigations de même nature, des boissons adoucissantes, une diète dont la sévérité est en raison directe de la gravité des accidens, tels sont les principaux moyens à mettre en usage pour combattre l'inflam-mation du rectum. S'il y avait de fortes épreintes, les narco-tiques devraient être employés. Si une constipation opiniâtre existait, il ne faudrait pas hésiter à prescrire des laxatifs dont l'action irritante serait moins à redouter que le séjour prolongé des matières fécales et la distension qu'en éprouve l'intestin.

Les *hémorrhoïdes* sont une expression générique par laquelle on a désigné des tumeurs variées, ayant leur siége dans le rec-tum, et dont le caractère commun est de fournir du sang par intervalles. Parmi ces tumeurs, les unes ne consistent qu'en une simple dilatation d'une portion de veine, dont les parois, dans le point dilaté, sont ou amincies ou épaissies. D'autres de ces tumeurs sont constituées par des cavités creusées dans le tissu cellulaire sous-muqueux, circonscrites par celui-ci, qui en forme les parois, présentant à leur intérieur une surface lisse et polie comme celle des vaisseaux, et dans lesquelles une veine plus ou moins volumineuse vient s'ouvrir et verse du sang. Dans d'autres tumeurs hémorrhoïdales, on trouve une disposition différente : elles offrent un tissu spongieux, assez semblable à celui des tissus érectiles, paraissant formé, comme ceux-ci, par des fila-mens fibro-celluleux entrecroisés en divers sens, entre lesquels du sang est épanché habituellement en quantité plus ou moins grande.

Les tumeurs hémorrhoïdales ont été divisées, suivant leur siége, en externes et en internes. Les premières occupent le pourtour de l'anus; tantôt on n'en trouve qu'une en ce point; tantôt il y en a un grand nombre qui restent isolées les unes des autres ; elles sont globuleuses, ovoïdes, oblongues, alongées, pédiculées ou non. Tantôt enfin ces tumeurs se confondent, se réunissent, et forment autour de l'anus une sorte d'anneau ou de bourrelet bosselé. En pareil cas, il serait quelquefois facile de les confondre avec un prolapsus de la membrane muqueuse rectale. Soit qu'elles restent isolées ou qu'elles tendent plus ou moins à se confondre, les tumeurs hémorrhoïdales externes présentent deux états, suivant les époques où on les examine : 1° un état de plénitude ou de turgescence, pendant lequel elles sont gonflées, tendues, rouges ou bleuâtres ; 2° un état de vacuité ou d'affaissement, pendant lequel elles sont flasques, décolorées, et souvent peu visibles.

Les tumeurs hémorrhoïdales internes occupent, ainsi que leur nom l'indique, l'intérieur du rectum, le plus souvent sa partie inférieure. Assez fréquemment elles ne consistent qu'en un simple boursoufflement général de la membrane muqueuse ; ce n'est quelquefois qu'une variété de rectite chronique. Lorsque les malades vont à la selle, la membrane muqueuse est poussée au dehors ; ainsi tuméfiée et comprimée par le muscle sphincter, qui se contracte, elle ne peut plus rentrer qu'au bout d'un temps assez long, après qu'a cessé la contraction du sphincter, laquelle à son tour se prolonge d'autant plus que l'irritation de la muqueuse, qui se trouve comme momentanément étranglée, se propage au muscle. Lorsque les hémorrhoïdes internes sont devenues très-volumineuses, il arrive une époque où elles ne sortent, par suite des efforts pour aller à la selle, que lorsque ces efforts sont très-considérables ; lorsque cette sortie a eu lieu, elles ne rentrent plus que très-difficilement, quelquefois même cette rentrée est impossible.

Au nombre des causes qui favorisent la production des hémorrhoïdes, se trouvent toutes les circonstances qui font affluer ou stagner habituellement vers la partie inférieure du rectum, une grande quantité de sang. Tels sont les violens efforts souvent répétés pour aller à la selle ou pour rendre les urines, diverses tumeurs qui compriment le rectum, l'introduction fréquente dans cet intestin de substances qui l'irritent, le simple contact de ces mêmes substances avec l'anus. De plus, on observe que chez les individus qui ont déjà eu des hémorrhoïdes, tout ce qui tend à exciter l'économie, à augmenter la masse du sang, reproduit ces hémorrhoïdes avec une grande facilité; alors, par exemple, le moindre écart de régime suffit pour les rappeler. D'un autre côté, il est des individus chez lesquels on cherche vainement à faire naître toutes les circonstances qui semblent propres à produire les hémorrhoïdes; celles-ci ne se montrent pas : d'où il suit que l'indication banale de solliciter, dans un certain nombre de maladies, l'apparition du flux hémorrhoïdal est plus aisée à signaler qu'à remplir. Rarement les hémorrhoïdes commencent-elles à apparaître avant l'époque de la puberté; cependant on a des exemples d'enfans qui en ont été atteints peu de temps après leur naissance. Lors de la puberté, il arrive quelquefois que des tumeurs hémorrhoïdales apparaissent; liées à l'état pléthorique de cette époque, elles sont peu considérables, n'ont ordinairement qu'une existence momentanée, et ne sont guère sujettes à récidive, comme celles qui surviennent de trente à soixante ans; c'est en effet dans cette période de la vie que les hémorrhoïdes sont les plus communes; on ne les voit qu'assez rarement se montrer pour la première fois dans la vieillesse avancée. Les hommes sont plus exposés que les femmes aux hémorrhoïdes; elles surviennent quelquefois chez celles-ci à l'époque de la cessation des règles.

Les symptômes qui accompagnent les hémorrhoïdes doivent être distingués en ceux qui en précèdent l'apparition, et en ceux qui se manifestent, une fois que le flux sanguin s'établit. Les premiers de ces symptômes peuvent manquer; lorsqu'ils existent, ce sont spécialement les suivans : douleurs, tension, pesanteur dans les lombes et en divers points de l'abdomen, constipation, malaise général, signes de congestion sanguine vers les organes crâniens ou thoraciques; et de plus, chaleur, prurit, pesanteur, ou douleur vers l'anus, quelquefois écoulement séreux par cet orifice, et enfin apparition, dans les points ci-dessus indiqués, d'une ou plusieurs tumeurs fortement tendues et d'un rouge violet. Plus ou moins long-temps après leur apparition, du sang s'échappe de ces tumeurs, soit spontanément, soit au milieu des efforts pour aller à la selle. A mesure que l'écoulement de sang a lieu, les tumeurs ou disparaissent complétement, ou s'affaissent. Quelquefois, cependant, cela a lieu sans qu'il y ait évacuation sanguine. Rien de plus variable que la durée de cette évacuation et sa quantité; elle peut être très-considérable, et se répéter très-souvent, sans que les individus en soient notablement affaiblis. Chez les personnes qui y sont sujettes, sa suspension prolongée peut coïncider avec la manifestation d'un certain nombre d'accidens plus ou moins graves, que l'on voit cesser en même temps que reparait le flux hémorrhoïdal. Celui-ci parait aussi quelquefois servir de crise à quelques maladies aiguës.

Les hémorrhoïdes, dans leur état de simplicité, et si la perte de sang qu'elles occasionent n'est pas excessive, ne sont pas une affection grave; loin de là, leur existence semble être, chez plus d'un individu, une condition de la conservation de la santé. Toutes choses étant égales d'ailleurs, les hémorrhoïdes internes sont plus fâcheuses que les externes; les unes et les autres peuvent devenir une maladie grave par plusieurs de leurs complications. Ainsi, par exemple, l'inflammation peut s'emparer, soit des tumeurs elles-mêmes, soit du tissu qui les environne : de là, vives douleurs à la région du rectum, irritation de la vessie, rétention d'urine, etc. Si l'inflammation est légère, elle se termine par résolution, et tout rentre dans l'ordre; si elle est plus grave, si elle a déterminé un gonflement considérable de la membrane muqueuse poussée au dehors par l'acte de la défécation, il peut arriver que cette membrane ne puisse pas rentrer, et que, véritablement étranglée, elle vienne à être frappée de gangrène. D'autres fois, un travail de suppuration s'établit; mais alors, suivant la remarque de M. Boyer, ce sont rarement les tumeurs elles-mêmes qui suppurent; c'est bien plus souvent le tissu cellulaire voisin; de là peuvent naître des fistules. Enfin, persistant sous forme chronique dans les tumeurs hémorrhoïdales ou autour d'elles, l'inflammation peut y déterminer une induration squirrheuse, et les diverses lésions que l'on connait sous le nom *de cancer du rectum*. Il ne faut pas d'ailleurs oublier que certains écoulemens sanguins par l'anus, que l'on regarde comme le résultat de simples hémorrhoïdes internes ou externes, ne sont, en réalité, qu'un symptôme d'une lésion organique du rectum.

Les hémorrhoïdes n'exigent, dans un grand nombre de circonstances, aucun traitement spécial. C'est une infirmité qui tourne quelquefois à l'avantage de l'individu qui la porte, et que souvent d'ailleurs il ne serait pas au pouvoir de l'art de faire cesser. Ce sont donc surtout les accidens des hémorrhoïdes qu'il faut chercher à combattre. Ainsi, dans les cas où il y a tension douloureuse des tumeurs hémorrhoïdales, il faut la diminuer par la situation horizontale, la diète, les lavemens émolliens, les fomentations, et diverses applications topiques également adoucissantes ; enfin il faut hâter le moment du flux sanguin par une application de sangsues à l'anus. Si l'écoulement de sang est excessif, on a recours aux divers moyens par lesquels on combat toute hémorrhagie (*voyez* ce mot); si au contraire il y avait suppression du flux hémorrhoïdal, on chercherait à le rappeler, par l'application de sangsues à l'anus, par des lavemens chauds stimulans, des suppositoires irritans aloëtiques, etc.

Enfin, le volume considérable des tumeurs hémorrhoïdales qui gênent la défécation, leur état habituel d'inflammation, les hémorrhagies trop abondantes auxquelles elles donnent lieu, leur sortie permanente à travers l'anus, et leur irréductibilité, sont autant de circonstances qui peuvent obliger d'en opérer l'ablation. Pour cela, on a proposé tour à tour : 1° la ligature, à laquelle on a renoncé, parce qu'elle est très-douloureuse, souvent fort difficile, et suivie quelquefois des mêmes symptômes qui accompagnent un étranglement intestinal; 2° les caustiques, qu'on n'emploie plus, parce que leur action ne se borne pas à la partie qu'on veut détruire par eux ; 3° le cautère actuel, auquel on n'a plus guère recours que pour réprimer un flux hémorrhoïdal excessif, fourni par des hémorrhoïdes extérieures, ou, quelquefois, pour arrêter l'hémorrhagie qui résulte de l'ablation de ces tumeurs; 4° enfin, l'excision, qui peut être également pratiquée dans les cas d'hémorrhoïdes externes et internes; pour ces dernières seulement, il faut saisir le moment où elles sont sorties. Simple par elle-même, puisqu'il suffit pour l'exécuter de saisir les tumeurs avec une pince, et de les couper à leur base, cette opération peut être très-grave par l'hémorrhagie qu'elle entraîne souvent à sa suite, lorsque ce sont des hémorrhoïdes internes qui ont été excisées ; on la prévient ou on l'arrête par un tamponnement méthodiquement exercé. Si l'appareil n'est pas convenablement appliqué, ou s'il se dérange, le sang continue à s'accumuler dans l'intestin, et le malade peut périr d'hémorrhagie, bien qu'il n'y ait par l'anus aucun écoulement de sang.

(ANDRAL fils.)

RÉCURRENT, TE, adj., *recurrens*. On donne ce nom à des vaisseaux et à des nerfs dont le trajet est dans une direction tout-à-fait opposée à celle du tronc qui leur a donné naissance.

RÉCURRENTES (les artères) sont assez nombreuses et sont des branches qui appartiennent aux artères CUBITALE, RADIALE et TIBIALE.

RÉCURRENS (les nerfs) sont au nombre de deux. *Voyez* PNEUMO-GASTRIQUE. (MARJOLIN.)

REDOUBLEMENT, s. m. Augmentation dans l'intensité des symptômes d'une maladie; ce mot est surtout appliqué dans le cas d'augmentation des symptômes fébriles. *Voyez* EXACERBATION, PAROXYSME.

RÉDUCTION, s. f., *reductio, repositio, restitutio.* On donne ce nom à la manœuvre au moyen de laquelle on remet à leur place les parties déplacées : ainsi, l'on fait la réduction d'une luxation, d'une fracture, d'une hernie. La réduction d'une hernie a plus particulièrement reçu le nom de *taxis.* Voyez FRACTURE, LUXATION, HERNIE.

RÉFRIGÉRANT, adj., qui produit le refroidissement. On indique sous ce nom, en thérapeutique, les substances qui, appliquées à l'extérieur du corps ou introduites à l'intérieur, abaissent la température des tissus avec lesquels elles sont en contact. Les effets de ce genre de substances ont été exposés au mot GLACE.

RÉGÉNÉRATION, s. f., *regeneratio.* Reproduction d'une partie du corps qui a été détruite. Aux articles CICATRICE, CICATRISATION, et à ceux où il est traité de chaque tissu de l'économie humaine, on a examiné si les parties organiques étaient susceptibles de se reproduire et de quelle manière la nature suppléait aux portions détruites; nous devons renvoyer à chacun de ces articles.

RÉGIME, s. m. Dans sa plus grande extension, ce mot est rigoureusement synonyme d'hygiène, il veut dire *manière de vivre.* Or, il est impossible de ne pas comprendre sous cette dénomination tous les agens qui exercent quelque influence sur l'organisme. On a cependant borné la signification du mot *régime* à ce qui concerne les alimens et les boissons, et alors on entend par régime les règles qui président au choix de ces modificateurs hygiéniques, relativement à certain état de l'individu. A l'article DIÈTE nous avons exposé les principes généraux qui doivent diriger dans le choix des alimens, dans l'état de santé, et nous avons fait connaître les différences que la constitution, l'âge, le sexe, les habitudes, les idiosyncrasies, etc.,

devaient apporter dans ce choix. Il nous reste à jeter un coup
d'œil rapide sur le régime considéré dans l'état de maladie.
On peut consulter comme complément de cet article les mots
ABSTINENCE, ALIMENS, ALIMENTATION, BOISSONS, etc.; si l'on
prend le terme de régime dans sa plus grande extension, tous
les articles consacrés à l'hygiène : tels que AIR, BAIN, CALO-
RIQUE, ÉLECTRICITÉ, EXERCICE, LUMIÈRE, etc.

Les anciens faisaient consister le traitement des maladies dans
le régime qu'ils prescrivaient à leurs malades; les médicamens,
proprement dits, étaient peu nombreux et rarement mis en
usage. Ce ne fut que dans les temps de préjugés et d'erreurs,
sous le règne de l'astrologie judiciaire et de l'alchimie, qu'on
s'imagina avoir découvert dans une multitude de substances des
propriétés merveilleuses contre les maladies. Ce fut alors qu'on
inventa ces formules bizarres, assemblage monstrueux de substances inertes, dégoûtantes ou nuisibles, auxquelles on attribua
des vertus infaillibles contre la plupart des affections. Cet héri-
tage est précieusement conservé par ces esprits étroits, pour
qui la crédulité et l'amour du merveilleux sont les premiers
besoins, et qui croiraient commettre un attentat s'ils se permettaient d'examiner ce que leurs prédécesseurs leur ont transmis.
Ce sont ces formules que les médicastres, les charlatans, les
ignorans, les esprits faibles, considèrent encore comme des
richesses médicales, faute de pouvoir ou de ne vouloir pas s'é-
lever à quelques considérations philosophiques. Ils s'imaginent
que le traitement des maladies consiste dans une longue série
de médicamens qu'on peut tour à tour mettre en usage contre
elles; ils ne croiraient pas pouvoir traiter une maladie s'ils ne
voyaient, à la suite de cette maladie, l'énumération de tous les
moyens préconisés pour la guérir. Ils ne peuvent concevoir que
la véritable thérapeutique ne peut être fondée que sur la connaissance exacte et précise de toutes les circonstances des maladies; qu'un petit nombre d'agens dirigés d'après ces indications
suffisent au médecin habile pour traiter et guérir toutes les
maladies; que le succès du traitement ne dépend pas du nombre
des moyens, mais de leur opportunité, et que cette opportunité ne peut être déduite que de la juste appréciation des phénomènes morbides; ils ne peuvent concevoir qu'un conseil
d'hygiène est souvent bien plus efficace qu'une drogue savam-
ment préparée; qu'il y a plus de véritable médecine dans le bil-

let de Bouvart, *bon pour trente mille francs à prendre chez mon notaire*, que dans toutes les formules des *Codex*; qu'il est souvent bien plus efficace de rassurer le malade sur son état, que de lui faire avaler des potions *antispasmodiques* ; qu'il vaut mieux enfin le soustraire à la cause qui a dérangé sa santé, que de le gorger de drogues.

Il est cependant juste de le dire, à mesure que la médecine clinique est mieux étudiée, à mesure que les maladies sont mieux connues, le crédit des médicamens diminue; et aujourd'hui il n'est plus que quelques vieux conservateurs des préjugés antiques qui prodiguent les remèdes dans les traitemens des maladies. C'est une chose vraiment digne de remarque, que les hommes supérieurs de tous les temps ont professé pour les vertus des médicamens un scepticisme profond. Les médecins des hôpitaux ou ceux qui, dans les villes, donnent leurs soins à un grand nombre de malades, et n'exercent pas notre noble profession comme un vil métier, finissent par devenir très-avares de remèdes. Boerhaave avait coutume de dire qu'avec de l'eau, du vinaigre, du vin, de l'orge, du nitre, du miel, de la rhubarbe, de l'opium, du feu et une lancette, on pouvait faire toute la médecine. Hippocrate en employait moins, et n'avait pas moins de succès. Le désir si naturel de guérir, la confiance du public dans les drogues, et de la part du médecin, le désir non moins prononcé de gagner la confiance de ses cliens, entretiennent cette malheureuse affection pour les médicamens.

Mais en blâmant l'excès, nous ne prétendons pas proscrire l'usage. Il est sans doute des substances, et même en assez grand nombre, dont une saine expérience a démontré l'efficacité; il serait aussi anti-philosophique, aussi absurde de rejeter ces ressources précieuses, que d'admettre comme des moyens héroïques toutes les formules vermoulues du moyen âge. Certes, les nombreux moyens antiphlogistiques, les révulsifs, les toniques, les excitans, les narcotiques, les purgatifs, les émétiques, quelques moyens spécifiques, sont loin de devoir être rejetés, et constituent véritablement nos ressources thérapeutiques. Le plus habile médecin est celui qui les met en usage avec le plus de discernement, c'est-à-dire qui saisit mieux les indications qui les exigent.

Mais ces moyens resteraient sans succès, et pourraient même devenir une arme dangereuse et meurtrière, s'ils n'étaient secondés par un régime convenable. Bien que les médecins de l'antiquité eussent médité d'une manière spéciale sur l'utilité du régime, il faut convenir que la plupart d'entre eux se dirigeaient encore dans l'administration de ces moyens par des vues purement spéculatives. Ainsi, les uns ne donnaient aucun aliment, et souvent même aucune boisson, jusqu'au quatrième jour, après quoi ils abandonnaient les malades à leur appétit; d'autres ordonnaient l'abstinence jusqu'au sixième jour, quelques-uns nourrissaient les malades les jours pairs, etc. Hippocrate seul se bornant à observer les effets que le régime produisait sur la marche des maladies, s'est approché de la perfection en ce genre, et ses préceptes sont encore respectés de nos jours. Une chose bien consolante pour les vrais observateurs, pour les ennemis des spéculations, c'est de voir comment les choses vraiment utiles ont traversé sans naufrage tous les siècles, tous les systèmes, toutes les discussions. Les hypothèses, les explications seules sont tombées, mais les fruits de l'observation demeurent; ainsi, l'utilité de l'abstinence dans les maladies aiguës a été reconnue par les médecins de tous les temps, et quelles que soient les explications qu'on ait données de sa manière d'agir, on la regarde encore aujourd'hui comme un des meilleurs moyens de favoriser la résolution des maladies.

Le régime doit varier suivant un foule de circonstances. La nature de la maladie, son intensité, ses périodes, sa marche, sa durée, ses terminaisons, ses causes, doivent fournir les premières indications; la constitution, l'âge, le sexe, les forces, les habitudes, les goûts, les répugnances du sujet, etc., fourniront les secondes; les circonstances accessoires, telles que le climat, les saisons, l'habitation, etc., devront aussi être pris en considération. Nous ferions un volume, si nous voulions donner à chacun de ces points le développement dont il est susceptible; nous allons nous borner à quelques idées sommaires.

Quoi qu'en ait dit Hippocrate, de la nécessité de nourrir les malades dans le commencement des maladies, afin de leur donner la force de supporter les crises, nous ne saurions partager l'avis de ce grand homme. L'abstinence doit être prescrite dans le commencement des maladies aiguës, et avec d'autant plus de rigueur, qu'on ignore encore quel degré de violence doit revêtir la maladie qui débute. Lorsque cette maladie s'annonce par des symptômes très-intenses, il ne saurait y avoir la moindre excuse pour le médecin imprudent qui permettrait la plus légère substance nutritive. On éviterait bien des maladies graves, si dès le principe des maladies on s'abstenait de toute espèce de substance réparatrice; il est très-vraisemblable que la plupart des maladies ne revêtent un caractère fâcheux, et souvent n'occasionent la mort, que par l'oubli de ce précepte. Tel n'eût eu qu'une indisposition, qui, pour vouloir la vaincre en continuant son régime ordinaire, s'est procuré une affection qui a pu compromettre son existence. Ainsi, dans la première période des maladies aiguës quelles qu'elles soient, on doit s'abstenir de tout aliment : la crainte d'un affaiblissement ultérieur est une crainte chimérique.

Dans toutes les maladies aiguës avec des phénomènes violens de réaction, on doit prescrire l'abstinence. Ce moyen seconde merveilleusement l'action des remèdes dits antiplogistiques. D'abord, il empêche qu'on ne porte sur les intestins, et, par la voie de la circulation, dans tous les organes, de nouveaux moyens de nutrition, de réparation, et conséquemment d'irritation; en second lieu, il favorise l'action des absorbans interstitiels, et par-là concourt à opérer la résolution. L'abstinence est donc non-seulement un moyen négatif, passif, mais encore un moyen très-actif. Tant que la maladie croît, quel que soit son siége, mais à plus forte raison, si l'estomac et les intestins sont les organes affectés, il faut que le médecin reste inflexible aux sollicitations importunes des malades et des gens qui les entourent; et qu'il persiste dans la prescription de la *diète* la plus sévère. En vain les malades l'accuseront-ils de les faire mourir de faim, en vain répéteront-ils qu'on ne peut vivre qu'en mangeant; ces besoins trompeurs, ou plutôt ces instances mensongères excitées par les préjugés bien plus que par un sentiment réel, devront être méprisées par lui. Ce n'est que lorsque les phénomènes locaux et généraux d'irritation seront tombés, lorsque la résolution commencera à s'opérer, que le médecin devra se relâcher, toutefois avec la plus extrême prudence, de la sévérité du régime. Alors, seulement alors, il permettra quelque boisson très-légèrement nutritive; l'eau de gruau, l'eau de poulet, un lait de poule très-légers, pris en très-petite quantité, devront d'abord être permis. On devra surveiller avec la plus grande attention les effets de ces premières substances nutritives; pour peu que les douleurs locales, quelques phénomènes fébriles se reproduisissent, il faudrait en suspendre l'usage pour n'y revenir que plus tard.

Il faut cependant prendre garde de laisser mourir ses malades d'inanition, et de laisser éteindre le flambeau de la vie faute de l'alimenter. Depuis l'introduction de la doctrine dite *physiologique*, j'ai eu plusieurs exemples déplorables de cet accident. Il faut prendre garde de s'en laisser imposer par une espèce de fréquence du pouls qui persiste encore long-temps après que la résolution est opérée, et qui n'est vraisemblablement due qu'à l'affaiblissement du malade ou à son extrême excitabilité. De plus, lorsque la diète a été long-temps très-sévère, l'estomac a perdu pour ainsi dire la faculté de supporter les alimens; il éprouve la plus grande peine pour digérer les plus légers, et quelquefois même il les rejette par le vomissement. Il faut alors les varier, chercher quel est celui qui peut convenir, en fractionner les doses, jusqu'à ce qu'on soit parvenu à ramener le ventricule au point de pouvoir remplir de nouveau ses fonctions. Si on se laissait imposer par cette répugnance apparente, il n'est pas douteux que le malade ne pût périr faute d'alimentation.

Mais que l'excès contraire est bien plus redoutable! combien de malades ne voit-on pas mourir d'indigestion! Les médecins qui pratiquent dans les hôpitaux observent souvent des cas de ce genre, et c'est principalement dans les hôpitaux de vieillards que ces malheurs se multiplient. Pour eux, vivre c'est manger, c'est boire du vin. Avec de tels préjugés, répandus aussi parmi les gens de service qui les entourent, que d'infortunés ne doivent pas en devenir victimes!

Les avis les plus positifs, les ordres les plus exprès, les menaces même les plus capables de les arrêter, rien ne peut les retenir. J'ai vu une femme affectée de pneumonie se donner trois indigestions consécutives avec les substances les plus difficiles à digérer, et se tuer à la troisième!

L'abstinence est nécessaire dans la première et dans la deuxième période des maladies; ce n'est que dans la troisième qu'on peut commencer à permettre quelques légers alimens aux malades. Des bouillons maigres, des bouillons de poulet, des bouillons de bœuf coupés et non salés, des laits de poule, seront les premières substances qu'on pourra permettre; au bout de deux ou trois jours, on administrera ces substances plus concentrées, à des intervalles plus rapprochés, et à des doses plus fortes; bientôt on y ajoutera des fécules d'araw-root, de tapioca, de gruau, de salep, de sagou, etc., qu'on variera suivant les circonstances; le lait pourra être permis ensuite; puis la gelée de viande; puis des confitures, des légumes herbacés, des œufs frais, des poissons bouillis; enfin, le régime ordinaire du malade, mais en y arrivant avec les plus grandes précautions, et en évitant toute substance évidemment contraire à l'état actuel et aux circonstances antécédentes.

L'art de diriger ce régime alimentaire est extrêmement difficile, exige les plus grands soins; les fautes que l'on commet dans l'ordonnance de ce régime peuvent entraîner la perte des malades échappés aux dangers de la maladie aiguë dont ils viennent d'être affectés.

Ainsi, l'abstinence doit être proportionnée à l'intensité des phénomènes aigus, locaux et généraux, et varier suivant les périodes des maladies. Mais la marche de ces maladies apporte quelques modifications dans le régime alimentaire. Dans une fièvre intermittente, on peut, dans l'intervalle des accès, permettre des alimens. Ils doivent en général être peu excitans et peu abondans, mais il est impossible d'exiger ici une abstinence complète. Des malades ont même guéri par des excès dans le boire et dans le manger, en se donnant de véritables indigestions. Mais ces essais imprudens comptent plus de revers que de succès, et le médecin qui les tolérerait serait digne de blâme.— Il est des médecins qui permettent des alimens dans les fièvres rémittentes. Je pense qu'on ne peut être trop réservé dans ces cas. Il n'est pas sans danger de nourrir les malades frappés de ce genre d'affection; le moindre inconvénient qui puisse en résulter, c'est de perpétuer la maladie. Dans tous les cas, on doit toujours choisir le moment du plus grand calme pour administrer les alimens : le moment où l'apyrexie est complète, dans les fièvres intermittentes, et celles où la fièvre est le plus légère dans les rémittentes. Si la maladie est chronique, si déjà elle dure depuis long-temps, il est indispensable de se relâcher sur la sévérité du régime, le malade serait exposé à mourir de faiblesse réelle et d'inanition. Hippocrate en a fait un précepte, et les médecins de tous les âges se sont empressés de l'accueillir et de s'y conformer.

Si les règles du régime sont utiles dans les maladies aiguës, combien ne le sont-elles pas davantage encore dans les maladies chroniques; c'est ici surtout, où elles forment la base du traitement. L'hygiène seule peut prétendre à user, à détruire ces engorgemens chroniques, ces altérations viscérales profondes, hélas! presque toujours rebelles à nos moyens médicamenteux.

Il est indubitable qu'une alimentation de même nature long-temps continuée ne porte dans l'organisme des mutations sensibles; qu'elle ne puisse même le modifier, le changer presque complétement. On ne saurait donc contester que l'influence de ce régime ne puisse être du plus grand secours dans les maladies chroniques. Malheureusement nous ne connaissons pas assez la nature de ces affections, et le mode d'agir d'une alimentation toujours la même, pour rattacher les cas particuliers à des règles déterminées. Par exemple, nous ignorons la nature intime du cancer, des tubercules, des fongus, etc. Quelle alimentation conviendra-t-il de leur opposer? L'expérience semble avoir confirmé les avantages du régime lacté dans les affections chroniques du poumon; mais combien sont encore illusoires les espérances fondées sur son efficacité! combien ne voyons-nous pas succomber de malheureux qui se sont soumis à ce régime! combien sont peu nombreux les succès incontestables!

Quoi qu'il en soit, il paraît assez prouvé qu'un régime fortement réparateur, des viandes succulentes, l'usage de vins généreux, les aromates, etc., sont éminemment utiles dans la disposition scrofuleuse; qu'il peut être avantageux aussi dans le rachitisme et dans le scorbut de terre, tandis que le régime herbacé convient au scorbut de mer; qu'une alimentation relâchante est convenable dans les maladies chroniques de la peau, etc.; bien entendu que ces moyens doivent être secondés par l'usage bien combiné des autres agens de l'hygiène. Enfin, si l'individu est disposé à quelque affection par une organisation primitive, c'est moins par l'action des remèdes qu'on peut espérer de la changer, que par l'influence sans cesse agissante de toutes les puissances de l'hygiène.

Les causes des maladies doivent être principalement consultées dans la prescription du régime. Si la maladie peut être attribuée à une espèce d'alimentation, nul doute qu'il ne faille recourir à une alimentation opposée; si l'individu a été en proie à la misère, à la faim, il sera utile de le soumettre, avec précaution toutefois, à un régime restaurant ; s'il a fait usage de viandes salées, d'eaux croupies, de lui donner des végétaux frais, de l'eau nouvelle ; si des alimens trop nourrissans, trop excitans, ont fait la base de son régime alimentaire, on lui prescrira avec avantage un régime sévère et ténu ; l'alimention rafraîchissante lui conviendra.

Relativement à l'individu on devra aussi avoir égard à plusieurs circonstances intéressantes. Ainsi la constitution plus ou moins forte du sujet pourra jeter quelques variétés dans le régime. Une diète sévère sera plus convenable aux malades d'une forte constitution, quoique peut-être plus difficilement supportée par eux. Les personnes faibles exigeront qu'on ne les traite pas avec la même rigueur.

On a prétendu que les enfans ne pouvaient pas supporter l'abstinence ; qu'ayant besoin non-seulement de se réparer, mais encore de s'accroître, étant doués d'organes digestifs pleins d'activité, la diète absolue leur était insupportable, et que l'on compromettait leur existence en insistant sur l'abstinence. Mais ces craintes sont illusoires ; on doit persister dans ce régime tant qu'il existe des symptômes d'irritation locale et de réaction. Quant à la vieillesse, elle importune par ses cris le médecin qui lui prescrit l'abstinence ; mais on doit peu se laisser toucher par ses plaintes ; il n'existe aucun danger de laisser les vieillards à la diète, il pourrait y en avoir beaucoup à leur permettre des alimens et des boissons.

Ce qu'on a dit de la différence des sexes ne nous paraît pas très-fondé, si nous nous en rapportons à nos observations faites dans notre hospice ; mais les femmes qui le peuplent peuvent en quelque manière être considérées comme des hommes ; de sorte qu'il ne faut pas les prendre au pied de la lettre. Dans le monde, il est vrai de dire que les femmes sont douées d'une moindre énergie gastrique que les hommes ; faisant moins d'exercice, éprouvant moins de pertes, elles ressentent moins aussi le besoin de réparer ; d'après cela on peut les regarder comme plus propres à soutenir l'abstinence.

Ce que nous avons dit de la constitution s'applique également aux forces des malades ; mais les habitudes doivent être prises en grande considération. M. le professeur Chomel rapporte qu'un malade accoutumé à boire plusieurs bouteilles de vin et deux bouteilles d'eau-de-vie par jour, fut frappé d'une violente inflammation, et qu'au lieu de le mettre à une abstinence absolue, on se contenta de diminuer beaucoup ses boissons ; on le réduisit à deux bouteilles de vin et à une demi bouteille d'eau-de-vie. Nous avons vu les Tartares affectés de phlegmasies intenses guérir entre les mains de leurs médecins, qui leur permettaient, même pendant la plus grande intensité des symptômes, une certaine quantité de liqueurs alcoholiques, tandis qu'ils succombaient presque tous entre les mains des médecins français, qui les soumettaient à une abstinence complète.

Les goûts des sujets doivent être consultés dans le choix des substances que l'on permet ; il n'est pas douteux qu'un aliment désiré par le malade ne réussisse infiniment mieux qu'un autre qui lui sera indifférent, à plus forte raison que celui pour lequel il aura de la répugnance. Cependant le goût du malade ne devra jamais passer qu'après la convenance de l'aliment ; si cet aliment possédait en effet quelques propriétés essentiellement nuisibles, il n'est pas besoin de dire qu'on devrait s'en abstenir. Ceci doit principalement s'entendre de la convalescence des maladies aiguës, car, pour ce qui regarde les maladies incurables, on peut tout permettre, hors les substances qui, en aggravant beaucoup le mal, peuvent incontestablement hâter la perte des malades.

Hippocrate, qui a tracé les règles les plus précises pour le régime des malades, a pensé que les saisons devaient lui imprimer quelques modifications ; il dit que les malades supportent mieux l'abstinence dans l'été et dans l'automne que dans l'hiver et dans le printemps. Il est bien vrai de dire qu'en général l'appétit est peu prononcé dans les temps chauds, et plus vif dans les temps froids ; il est vrai d'ajouter que les intestins sont principalement affectés dans les premiers temps, et les autres organes dans les seconds ; mais ces différences ne sauraient apporter que de légères variétés dans le régime des malades. Noùs devons en dire autant des climats et des localités : toutefois un médecin prudent devra s'enquérir des données que l'expérience locale aura établies, et s'y conformer dans l'exercice de son art sous peine d'insuccès nombreux et funestes.

Le régime alimentaire devra être secondé par la bonne direction donnée aux autres modificateurs de l'organisme. L'air, la chaleur, la lumière, les bains, le sommeil et la veille, l'exercice des sens, de l'intelligence, le moral ; l'exercice et le repos, enfin jusqu'aux plaisirs de l'amour, tout devra être réglé par le médecin judicieux suivant les indications que nous venons d'exposer pour le régime alimentaire. On sent bien qu'entrer dans tous ces détails nous entraînerait au delà des bornes qui nous sont imposées ; il suffit d'indiquer ces circonstances.   (ROSTAN.)

RÉGION, s. f., regio. Espace déterminé de la surface du corps ou de divers organes, dont l'étendue est variable, et dont les limites sont circonscrites d'une manière plus ou moins exacte et plus ou moins naturelle. Les anatomistes ont assez généralement divisé la surface du corps entier en un nombre considérable de régions, parce qu'ils ont multiplié les divisions et les subdivisions dans certaines parties du corps en les limitant par des lignes fictives ; mais elles sont bien moins multipliées quand on prend pour base de cet examen les points naturellement déterminés par des reliefs osseux, et des saillies ou des dépressions musculaires. De cette manière, l'étude de l'anatomie topographique est plus simple, et fournit matière à des considérations pratiques fort utiles sous le double rapport de l'action des organes dans chaque région, et des applications qui en résultent pour la médecine opératoire. Néanmoins, si l'on voulait toujours prendre pour base des limites de chaque région celles que la nature a tracées, on comprendrait souvent une infinité de parties dont il serait difficile d'exposer clairement les rapports ; c'est alors qu'il est nécessaire de faire dans une région des coupes artificielles qui en facilitent l'étude : de là des régions naturelles et artificielles ; mais, nous le répétons, ces subdivisions ne doivent être faites que lorsqu'elles sont nécessitées, car si elles étaient trop multipliées, il en résulterait de la confusion. En général, lorsqu'on étudie une région quelconque, on doit l'envisager sous le rapport de sa forme extérieure, de sa direction, de ses dimensions en largeur, en profondeur, de sa structure, des différences qu'elle offre dans les diverses périodes du développement du corps, des variétés dans la forme, la position et les connexions des parties qui la composent, et enfin de ses usages. On peut voir l'application de ces principes aux articles consacrés dans cet ouvrage à la description des principales régions du corps.   (C. P. OLLIVIER.)

RÈGLES, s. f. plur. Nom vulgaire de l'écoulement menstruel. Voyez MENSTRUATION.

RÉGLISSE, s. f., racine du glycyrrhiza glabra, L. Rich.,

Bot. méd., t. II, p. 557, plante vivace, légèrement sousfrutescente à sa base, originaire de l'Italie, des contrées méridionales de la France, et de l'Espagne, etc. Sa racine est traçante, très-longue, cylindrique, presque charnue, brune extérieurement, jaune à l'intérieur. De cette racine s'élèvent des tiges cylindriques, glabres, presque simples, de trois à quatre pieds de hauteur, portant des feuilles imparipennées, composées généralement de treize folioles. Les fleurs sont violettes et disposées en épis axillaires.

La racine de réglisse est la seule partie de la plante dont on fasse usage; elle a une saveur douce, sucrée et mucilagineuse; on l'emploie, soit fraîche, soit sèche. La première est toujours préférable; celle qui vient d'Espagne et d'Italie est plus estimée que celle de nos départemens méridionaux, parce que le principe sucré y est plus abondant. D'après l'analyse qui en a été faite par M. Robiquet, la racine de réglisse se compose : 1° d'amidon, 2° d'albumine, 3° de ligneux, 4° d'une matière résineuse un peu âcre, 5° de phosphate et de malate de chaux et de magnésie, 6° d'un principe sucré fort différent du sucre, à peine soluble dans l'eau froide, très-soluble dans l'eau chaude et dans l'alcohol, infermenscescible; 7° enfin, d'une substance particulière susceptible de cristalliser en octaèdres, et différant par ce caractère de l'asparagine, dont elle se rapproche beaucoup.

Cette racine est adoucissante; on l'emploie rarement seule, mais on la fait entrer fréquemment dans une foule de tisanes pour leur donner une saveur douce et agréable. Séchée et réduite en poudre fine, on s'en sert comme d'une poudre inerte, soit pour rouler des pilules, soit pour leur donner une consistance convenable. C'est aussi avec cette racine que l'on prépare l'extrait connu sous les noms de *suc* ou *jus de réglisse*. Pour faire cette préparation, on fait bouillir, dans de grandes chaudières en cuivre, de la racine de réglisse bien lavée et coupée par fragmens; on l'exprime ensuite très-fortement, et on fait évaporer jusqu'à consistance d'extrait sec. On enlève ensuite cette masse avec de grandes spatules de fer, on la roule ensuite en bâtons de cinq à six pouces, que l'on enveloppe dans des feuilles de laurier. L'extrait de réglisse se prépare surtout en Espagne et dans les Calabres. Tel qu'il est dans le commerce, outre plusieurs autres impuretés, il contient toujours des parcelles de cuivre, que l'on a enlevées en le retirant des chaudières avec les spatules en fer. Il est donc nécessaire de le purifier avant de l'employer, et pour cela il suffit de le dissoudre et de l'évaporer convenablement. Il a alors une saveur sucrée et qui rappelle un peu celle du caramel. On l'emploie comme adoucissant dans les rhumes; en y mêlant de la gomme, du sucre, etc., on en fait des tablettes fort agréables.

(A. RICHARD.)

RÉGULE, s. m., *regulus*, diminutif de *rex*; nom donné par les anciens chimistes aux métaux purs, qu'ils regardaient comme se rapprochant de l'or, appelé par ces mêmes chimistes *le roi des métaux : régule d'antimoine, d'arsenic.* Voyez ANTI-MOINE, ARSENIC.

RÉGULIER, adj., *regularis*, se dit du pouls quand les pulsations sont séparées par des intervalles semblables. *Voyez* POULS.

RÉGURGITATION, s. f., *regurgitatio.* On désigne ainsi l'acte par lequel certaines substances liquides ou solides remontent de l'estomac ou de l'œsophage dans la bouche, sans être accompagné des efforts du vomissement. Ce phénomène est dû à la contraction antipéristaltique de l'estomac et de l'œsophage. Il s'observe fréquemment chez les enfans dont l'estomac est surchargé de lait. La régurgitation peut avoir également lieu lorsque l'estomac est vide ou presque vide : ainsi, il est des individus qui chaque matin rejettent une ou deux gorgées d'un liquide insipide. C'est surtout dans le cas d'affection organique de l'estomac ou d'inflammation chronique de cet organe, que l'on voit la régurgitation déterminer l'expulsion de liquides de nature diverse. Cet état étant symptomatique, nous ne devons pas nous en occuper ici. *Voyez* les articles où les différentes maladies de l'estomac sont exposées.

REIN, s. m., *ren, renis,* νεφρος. Tel est le nom de deux organes glanduleux, destinés à sécréter l'urine, d'un tissu dense, de couleur rouge obscure, tirant sur le brun, situés profondément derrière le péritoine au milieu d'une assez grande quantité de tissu cellulaire et adipeux, sur les parties latérales du rachis et des muscles psoas, à la hauteur des deux dernières vertèbres dorsales et des deux premières lombaires ; cependant le rein gauche est ordinairement un peu plus élevé que le rein droit.

Leur forme, qui est celle d'un ovoïde comprimé sur ses deux faces, et échancré à son bord interne, est très-analogue à celle d'un haricot.

Le nombre des reins est sujet à varier; quelquefois il n'y en a qu'un, et d'autres fois on en a trouvé trois. Quant à leur volume, il est proportionnellement plus considérable chez l'enfant que chez l'adulte, chez la femme que chez l'homme, chez les individus d'un tempérament lymphatique que chez ceux d'un tempérament bilieux ou sanguin.

La face antérieure de chaque rein est très-convexe : celle du rein droit est couverte par la portion verticale du duodénum par le foie et le colon ascendant; celle du gauche correspond au colon descendant et à la rate. Leur face postérieure est moins convexe, avoisine le diaphragme, le psoas, le carré des lombes et le transverse abdominal. Leur bord externe est épais, convexe, tourné en arrière, tandis que le bord interne est incliné en avant et creusé d'une scissure profonde, plus marquée en avant qu'en arrière, par laquelle les vaisseaux du rein pénètrent ou sortent, et où s'insère le conduit excréteur. Leur extrémité supérieure est inclinée vers le rachis, épaisse, arrondie, et recouverte par la capsule surrénale; leur extrémité inférieure est plus mince et éloignée du rachis.

Les reins reçoivent de l'aorte une artère volumineuse (*voy.* RÉNAL) qui se divise près de leur scissure en plusieurs branches, lesquelles pénètrent dans le rein entourées de tissu cellulaire et adipeux, et se subdivisent en ramuscules, dont les uns s'abouchent immédiatement avec les veines rénales, les autres se continuent avec les radicules du canal excréteur, et les autres se terminent dans le tissu même de l'organe. Quelquefois il y a deux artères rénales de chaque côté. Les veines correspondent à ces artères, sortent du rein par sa scissure, et s'ouvrent dans la veine cave. Les vaisseaux lymphatiques sont nombreux et naissent dans les reins; les uns sont superficiels, s'anastomosent avec les profonds dans la scissure après avoir déjà communiqué avec eux par plusieurs branches perforantes; les lymphatiques profonds, à leur sortie de la scissure du rein, s'anastomosent avec les superficiels, accompagnent les vaisseaux sanguins, reçoivent quelques ramifications de ceux des uretères, traversent plusieurs glandes lymphatiques, se réunisent à ceux des parties génitales, et se terminent dans le plexus lombaire. Quant aux nerfs des reins, ils proviennent du plexus solaire et du petit splanchnique, et forment un plexus serré autour des artères rénales.

Les reins sont enveloppés d'une membrane assez dense, de nature fibreuse, peu extensible, demi-transparente, moins épaisse que celle de la rate et plus épaisse que celle du foie, unie au tissu de ces organes par des filamens nombreux, ténus, cellulo-fibreux, et par quelques ramifications vasculaires ; elle pénètre profondément dans la scissure du rein, se réfléchit sur le bassinet, semble être perforée pour le passage des vaisseaux sur lesquels elle envoie des prolongemens minces et assez nombreux.

Examiné à l'intérieur, le tissu des reins paraît composé de deux substances ; l'une, extérieure, à laquelle on donne le nom de *corticale*, est immédiatement au-dessous de la membrane d'enveloppe, à laquelle elle adhère : elle forme une couche d'une ligne et demie à deux lignes d'épaisseur, fournit profondément un grand nombre de prolongemens analogues à des cloisons entre lesquelles sont placés les faisceaux conoïdes d'une autre substance dont l'aspect est radié. La substance corticale est d'un rouge obscur, et se déchire avec facilité. Vue au microscope, elle paraît composée de granulations solides d'un très-petit volume, formées par les extrémités capillaires des artères et des veines rénales, comme le démontrent les injections ténues qui les pénètrent avec facilité. Indépendamment de ces corpuscules glandiformes et des ramifications vasculaires qui les accompagnent, il existe encore une multitude de petits canaux blancs et très-flexueux, nommés *conduits de Ferrein*, qui forment une grande partie de la substance corticale, et sembleraient être les conduits excréteurs des grains glanduleux. Cette substance corticale en recouvre une autre qu'on a nommée, à cause de sa disposition, *tubulée, médullaire, striée* ; elle se présente sous la forme de faisceaux conoïdes, tronqués, enveloppés de toutes parts, si ce n'est à leur sommet, par la substance corticale. La réunion de tous ces faisceaux forme des cônes dont la base est tournée vers la périphérie du rein, tandis que leurs sommets convergent vers la scissure. La substance tubulée est d'un rouge pâle ; son tissu est dense, résistant, mais facile à diviser dans le sens des faisceaux : il consiste en un grand nombre de canaux déliés, convergens, très-rapprochés les uns des autres près du sommet des cônes, et immédia-

tement continus avec les vaisseaux de la substance corticale :
ils ne paraissent destinés qu'à donner passage à l'urine sécrétée
dans cette dernière substance. Suivant les observations de Ferrein et de Schumlansky, ces canaux ne sont pas simples, mais
formés par un faisceau de plusieurs centaines de canalicules :
en un mot, ce sont les conduits de Ferrein qui, flexueux et
entortillés dans la substance corticale, deviennent droits dans la
substance tubulée. Quelques anatomistes désignent sous le nom
de substance *mamelonnée* les tubercules qui forment les cônes
de la substance tubulée. Ces mamelons ont la même texture que
les cônes dont ils sont la terminaison, seulement leur couleur
est un peu plus pâle ; leur nombre varie de douze à dix-huit,
comme celui des cônes ; cependant quelquefois deux cônes aboutissent à un seul mamelon, ou bien deux mamelons terminent
un seul cône. Ces mamelons sont séparés les uns des autres par
des intervalles remplis de tissu adipeux : tantôt ils sont coniques,
tantôt cylindroïdes, irrégulièrement tuberculeux. Leur surface
est lisse et présente les orifices des canaux urinifères, qui transmettent l'urine des calices ou entonnoirs dans le bassinet du rein.

Les calices ou entonnoirs sont de petits conduits membraneux qui s'étendent de la circonférence des mamelons qu'ils
embrassent jusqu'au bassinet dans lequel ils s'ouvrent profondément. Leur nombre varie de six à treize, parce que souvent
un seul d'entre eux enveloppe plusieurs mamelons ; quelquefois
même ils se réunissent en trois troncs principaux avant de se
terminer dans le bassinet. Les calices sont entourés de tissu adipeux, et formés de deux membranes, dont une est extérieure
et cellulense, et l'autre interne ou muqueuse est très-mince et
paraît se réfléchir sur la surface des mamelons ; peut être même
s'engage-t-elle dans les orifices des canaux urinifères. Le bassinet
occupe la partie postérieure de la scissure du rein, recouvert
par l'artère et la veine rénale. Ce réservoir membraneux est
irrégulièrement ovale, alongé de haut en bas, aplati d'avant en
arrière, et sa cavité diminue insensiblement dans sa partie inférieure. C'est ordinairement le long de son bord externe et
plus en arrière qu'en avant que s'ouvrent les calices. Le bassinet est aussi formé de deux membranes semblables à celles
des calices, mais plus épaisses ; inférieurement il se rétrécit
comme on vient de le dire.

Ce conduit, qui est, à proprement parler, le canal excréteur du rein, est membraneux, cylindroïde, du volume d'une plume à écrire, situé obliquement entre le bassinet, avec lequel nous venons de voir qu'il est continu, et la partie moyenne du bas-fond de la vessie dans laquelle il se termine. L'uretère correspond en arrière au muscle psoas, aux vaisseaux iliaques et hypogastriques, en avant au péritoine et à l'artère spermatique; dans l'excavation pelvienne il croise le canal déférent, derrière lequel il se trouve situé. Les deux uretères parvenus sous la partie latérale inférieure de la vessie, s'engagent obliquement dans l'épaisseur de ses parois en se resserrant sur eux-mêmes, et après un trajet de huit à dix lignes, ils s'ouvrent dans sa cavité vers les angles postérieurs du trigone vésical. Là, les orifices des uretères sont obliques, étroits, dépourvus de valvules et dirigés en devant et en dedans. Ils sont composés, comme le bassinet, de deux membranes; ils sont très-extensibles et contractiles. Leur sensibilité, à peu près nulle dans l'état normal, devient très-exquise dans plusieurs maladies.

Les reins sont d'autant plus volumineux proportionnellement, que le fœtus est plus rapproché du commencement de la gestation, et à la fin du neuvième mois, leur poids relativement à celui du corps est dans le rapport de 1 : 80, tandis que chez l'adulte, il est comme 1 : 240. Dans le fœtus, les reins sont plus alongés, et le bassinet plus rapproché de la face antérieure, de sorte que la scissure rénale est moins développée. Leur surface est lobulée, et ils semblent formés par l'adossement de lobes partiels de grosseur variable, dont le nombre et le volume sont d'autant plus grands, que le fœtus est plus jeune. Au neuvième mois de la vie intra-utérine, les lobules, d'abord distincts les uns des autres, sont réunis en lobes plus volumineux, dont on reconnaît encore les traces chez l'adulte, mais qui sont alors adhérens les uns aux autres par un tissu cellulaire très-lâche; leurs bases sont séparées par des scissures plus ou moins profondes. Chez le fœtus à terme, la substance tubulée est plus abondante proportionnellement que la corticale : les faisceaux des conduits urinifères sont plus faciles à séparer les uns des autres, et sensiblement composés de globules comme toutes les parties du corps. Les bosselures de la surface des reins correspondent en général aux cônes de la substance tubuleuse, mais ces divisions s'effacent à mesure qu'on s'éloigne du moment de la naissance; enfin, le bassinet est très-large chez le fœtus, de même que l'uretère.

Les vices de conformation des reins sont très-nombreux. L'un d'eux ou tous les deux peuvent manquer; quelquefois ils sont très-petits, mais ordinairement cette diminution de volume n'existe que d'un côté, et se trouve compensée par la grosseur plus considérable de celui du côté opposé : il peut y avoir aussi simplement une inégalité plus ou moins grande entre le volume de l'un et de l'autre : on les a vus tous les deux d'une grosseur considérable. Tantôt il n'y a qu'un seul rein, tantôt les deux sont réunis en un seul, et forment au devant du rachis une courbure à concavité supérieure ou inférieure; dans ce cas, le bassinet est unique, ou bien il y en a plusieurs donnant naissance à autant d'uretères. La réunion des deux reins a lieu de telle sorte qu'on ne peut distinguer quelquefois le point où les deux organes se sont réunis, alors il peut n'y avoir qu'une capsule surrénale. D'autres fois un rétrécissement plus ou moins marqué indique l'endroit de leur jonction, qui a lieu le plus souvent par leur extrémité inférieure : il est rare que la réunion s'étende à toute leur hauteur, cas dans lequel ils forment une masse arrondie ou irrégulièrement quadrilatère (Haller, *Op. min.*). On possède plusieurs exemples de trois reins chez le même sujet; dans les cas rapportés par Blasius et Fallope, il y en avait un seul à droite et deux à gauche; Gavard en a vu aussi trois sur le même individu : deux étaient latéraux et occupaient leur place ordinaire, tandis que le troisième était couché transversalement au devant du rachis; habituellement, dans cette circonstance, deux des uretères s'unissent avant d'arriver à la vessie, de sorte que cet organe ne reçoit également que deux canaux excréteurs des reins. La forme de ces organes peut être plus alongée, le bassinet situé sur leur face antérieure; enfin, la structure lobuleuse peut persister, et dans ce cas, le bassinet présente autant d'embranchemens qu'il y a de lobules. Quant à leur situation, elle est aussi susceptible de varier; on les a vus placés dans le bassin. Les reins sont sujets à différentes altérations qui ont été examinées ailleurs (*Voyez* DIABÈTES, NÉPHRITE). Ils sont assez fréquemment le siége de kystes hydatiformes qui semblent résulter de l'ampliation de quelques-uns de leurs lobules. Rarement on y trouve des productions morbides sans analogues avec les tissus de l'économie, comme des tubercules, des tumeurs encéphaloïdes, mélaniques, etc. On a trouvé une petite masse osseuse dans le bassinet adhérente à ses parois : des calculs analogues à ceux de la vessie s'y rencontrent quelquefois.

Les vices de conformation du bassinet dépendent ordinairement de ceux du rein, mais ceux de l'uretère ne coïncident pas nécessairement avec les monstruosités de cet organe. Tantôt ces canaux n'existent pas, tantôt ils sont interrompus ou oblitérés dans un ou plusieurs points de leur étendue. Souvent ils sont multiples, disposition qui dépend de celle du bassinet; quelquefois, enfin, ils sont énormément dilatés, consécutivement à un obstacle au cours de l'urine.   (MARJOLIN.)

RELACHANT, adj., *relaxans* ; on désigne ainsi tous les médicamens internes ou externes qui ont la propriété de diminuer la tension, l'éréthisme des tissus. Ils sont compris dans la classe des *émolliens*. *Voyez* ce mot.

RELACHEMENT, s. m.; état opposé à la contraction : relâchement des muscles.——On a encore désigné sous le nom de *relâchement*, en pathologie, l'abaissement, la laxité excessive de certaines parties : relâchement de la luette, de l'utérus, du rectum; ce n'est que le premier degré d'un déplacement plus étendu, plus complet de ces parties. *Voyez* CHUTE.

RELEVEUR, adj., *elevator*. Nom donné à différens muscles qui ont principalement pour fonction d'élever les parties auxquelles ils s'insèrent.

RELEVEUR *de l'aile du nez* ; nom sous lequel Cowper a désigné les muscles PYRAMIDAL et TRANSVERSAL du nez.

RELEVEUR *commun de l'aile du nez et de la lèvre supérieure*. *Voyez* ÉLÉVATEUR.

RELEVEUR *de l'anus* ; muscle aplati, formé de fibres demi-circulaires, formant une cloison qui ferme en bas la cavité pelvienne, et complète ainsi la cavité abdominale. En devant et en haut, il se fixe à la partie inférieure de la symphyse pubienne, à la branche horizontale du pubis, à la face interne du corps de l'ischion jusqu'à l'épine sciatique, au-dessus et en dedans du bord supérieur du muscle obturateur interne, et enfin à une aponévrose qui recouvre le même muscle. De ces différens points, les fibres charnues se portent en dedans, en bas et en arrière, derrière la partie inférieure du rectum qu'elles enveloppent, et viennent se fixer par de courtes fibres aponévrotiques sur les parties latérales du coccyx. Quelques fibres se perdent sur les parties latérales de la prostate et sur le rectum, et la plupart se confondent avec celles du muscle opposé.

Le releveur de l'anus correspond en dedans à la vessie, au rectum et à la prostate; en dehors à l'obturateur interne, au grand fessier, au transverse, et à une grande quantité de tissu cellulaire et adipeux. Il soutient le rectum, le relève, le porte en haut pendant la défécation, il peut aussi comprimer la vessie et les vésicules séminales, et favoriser ainsi l'expulsion de l'urine et du sperme.

Riolan a nommé ce muscle *grand releveur de l'anus*, et le TRANSVERSE du périnée *petit releveur de l'anus*.

RELEVEUR *du coccyx.* Voyez ISCHIO-COCCYGIEN.

RELEVEURS *des côtes.* Nom donné par Morgagni, Stenon, Douglas, Albinus et Sœmmerring, aux muscles SUR-COSTAUX.

RELEVEUR *commun des lèvres ou de l'angle des lèvres.* Voyez CANIN.

RELEVEUR *de la lèvre inférieure;* c'est ainsi que Cowper, Douglas et Santorini nomment le muscle suivant.

RELEVEUR *du menton* (le muscle), qu'on appelle aussi HOUPPE du menton, est court, épais, conoïde; il s'attache à la face antérieure de l'os maxillaire inférieur, au-dessous des alvéoles des dents incisives, dans une fossette creusée sur le côté de la symphyse de l'os maxillaire. De là ses fibres se portent en avant en divergeant, et s'épanouissent dans l'épaisseur de la peau en formant comme une houppe. Ce muscle correspond en avant avec les tégumens, en arrière avec l'os maxillaire inférieur; en haut avec la membrane de la bouche, en dedans avec le muscle du côté opposé. Il élève le menton, et pousse en haut la lèvre inférieure, que ses fibres supérieures concourent aussi à renverser.

RELEVEUR *de la luette* ou *palato-staphylin.*

RELEVEUR *de l'omoplate.* Voyez ANGULAIRE.

RELEVEUR *de la prostate.* Santorini a donné ce nom aux fibres les plus antérieures du muscle releveur de l'anus qui entourent la prostate.

RELEVEUR *de l'urètre.* Le même anatomiste a décrit sous ce nom une portion du muscle transverse du périnée. (MARJOLIN.)

REMÈDE, s. m., *remedium.* Ce nom, qui souvent est pris

comme synonyme de médicament, a généralement une acception plus étendue et s'applique à tout moyen plus ou moins
composé employé pour guérir ou pallier une maladie. Plusieurs
médicamens, parmi lesquels il en est dont la composition est
tenue secrète, sont indiqués en pharmacologie sous le nom
spécial de *remède*, avec la désignation de la personne qui les a
inventés ou qui les a fait connaître. On a aussi désigné sous ce
même nom des modes particuliers de traitement de certaines
maladies : tels sont le *remède du Capucin* ou *du duc d'Antin*,
qui est le nitrate de mercure; le *remède du Durande*, composition prétendue efficace dans le cas de calculs biliaires ; le
remède de madame Nouffer, contre le tænia; le *remède de
Stéphens*, contre les calculs; le *remède de Pradier*, contre la
goutte; le *remède de la Charité*, contre la colique des peintres, etc.
En général, ces moyens particuliers auxquels leurs auteurs ont
uni leurs noms par des motifs d'amour-propre ou de charlatanisme, ne méritent pas grande confiance. Ceux qui sont réellement efficaces sont indiqués aux articles des maladies dans le
traitement desquelles on les emploie. Nous n'avons donc pas
besoin de nous occuper ici de la foule de médicamens composés
qui ont été désignés sous le nom de *remèdes*.

RÉMISSION, s. f., *remissio*. Ce mot est souvent employé
d'une manière générale pour désigner l'amendement, la diminution qui survient dans les symptômes d'une maladie; mais
on s'en sert aussi dans une acception plus restreinte, et on
entend par cette même dénomination l'intervalle qui sépare les
paroxysmes, les accès des fièvres dites rémittentes. *Voyez*
RÉMITTENT.

RÉMITTENT, adj., *remittens*. On donne l'épithète de *rémittentes* à toutes les maladies qui, dans leur cours, présentent des
rémissions ou une diminution plus ou moins considérable des
phénomènes qui les caractérisent. Quoique presque toutes les
maladies puissent être rémittentes, les névroses offrent plus
souvent des *rémissions* et des *exacerbations*, que les inflammations et les hémorrhagies (*Voyez* TYPE).

RÉMITTENTE (fièvre). Je me suis attaché à prouver (art.
FIÈVRE) que parmi les observations particulières publiées sous
les noms de *fièvres continues, inflammatoire, bilieuse, muqueuse,
adynamique* et *ataxique*, les unes étaient incomplètes et de nulle
valeur, et que les autres étaient des exemples non équivoques

de *gastrite*, d'*entérite*, de *métrite*, de *pneumonie*, de *pleurésie*, d'*encéphalite*, etc., ou des cas complexes constitués par l'existence simultanée ou successive de ces lésions; que les descriptions générales des *fièvres inflammatoire, bilieuse, muqueuse, adynamique* et *ataxique*, nées du rapprochement de faits dissemblables ou dont la nature était restée indéterminée, étaient nécessairement inexactes, fausses et arbitraires. Plus tard (art. INTERMITTENT), j'ai cherché à établir que la fièvre intermittente était une névrose cérébro-spinale, bien distincte des inflammations simples ou compliquées qu'on avait désignées sous le nom de *fièvres continues*. Pour compléter l'examen de l'ancienne doctrine des fièvres, je crois devoir ajouter ici que les maladies que l'on a désignées, et que quelques personnes désignent encore sous le nom de *fièvres rémittentes*, ne sont pas des affections simples, susceptibles d'être classées dans un cadre nosologique, mais bien des exemples variés de complications de la fièvre intermittente avec d'autres maladies. Du moins ai-je été conduit à cette opinion après avoir lu attentivement les observations publiées sous le nom de *fièvres rémittentes*, dans les recueils périodiques ou dans les ouvrages de Dumas (*Diss. sur la nature et le traitement des fièvres rémittentes qui compliquent les grandes plaies, etc.* — Mém. soc. méd. d'émul.), de Bell (*Traité de la gonorrhée virulente*, traduct. de Bosquillon), de Pinel (*Médecine clinique*, in-8°, Paris), de M. Baumes (*Traité des fièvres rémittentes*, 2 vol. in-8°, Montpellier, 1821), et de MM. Andral et Lerminier (*Clinique médicale*, tom. 1; *fièvres*, in-8°, Paris, 1823).

Dans toutes les observations de fièvres rémittentes, il est fait mention d'*accès* et de *rémissions*. Tous les accès sont marqués par des symptômes communs, fondamentaux, caractéristiques des trois stades de la fièvre intermittente (*frisson, chaleur, sueur*), et qui, comme dans cette dernière maladie, peuvent se reproduire sous les types quotidien, tierce, double tierce, etc. Les phénomènes *des rémissions* sont, au contraire, inconstans et aussi variables que les conditions morbides qui produisent des fièvres d'accès symptomatiques. En effet, selon la nature des causes qui ont donné lieu au développement de la fièvre rémittente, les symptômes qui persistent dans la rémission peuvent être des plaies simples ou contuses, des rétentions d'urine avec inflammation de l'urètre, des phlegmasies gastro-intestinales,

XVIII.   17

pulmonaires, etc. Pour me borner à un exemple, si on faisait abstraction des phénomènes des accès dans les deux observations suivantes, intitulées *fièvres rémittentes*, quelle analogie resterait-il entre ces deux faits particuliers? Un jeune homme de vingt-deux ans reçut à la tête une grosse balle, qui divisa les tégumens et fractura le pariétal droit. La plaie fut dilatée et découvrit une fracture très-bornée, qui ne pénétrait point dans la cavité du crâne. Il n'y avait aucun signe d'épanchement, mais la tête était d'une pesanteur douloureuse; le onzième jour il eut un accès de fièvre qui fut suivi d'un second le lendemain. J'administrai le kina comme aux malades dont je viens de parler, et ce remède emporta la fièvre après cinq paroxysmes alarmans. (Dumas, *Mémoires de la Société médicale d'émulation*, t. IV, in-8°, p. 36). Un charpentier, âgé de dix-neuf ans, n'habitant Paris que depuis deux mois, fut pris de diarrhée sans cause connue, le 18 juillet; elle continua jusques au 23, sans que le malade en fût incommodé. Il allait quatre ou cinq fois à la selle en vingt-quatre heures, avec de légères coliques avant chaque évacuation. Le 23 juillet, il ressentit, entre midi et une heure, du frisson, qui, au bout de trois quarts d'heure environ, fut remplacé par une vive chaleur; il sua très-peu. Le lendemain, dans la matinée, il éprouva un grand malaise. Un médecin consulté trouva de la fièvre, et fit appliquer huit sangsues sur l'épigastre. Cette application n'empêcha pas le frisson de revenir à midi, et d'être suivi, comme la veille, de chaleur et d'une sueur légère. Cet accès se reproduisit ainsi tous les jours jusqu'au 1er août; le malaise qui existait dans l'intervalle des accès semblait indiquer que la fièvre ne cessait pas; le dévoiement, pendant tout ce temps, n'augmenta ni ne diminua. Nous vîmes le malade, pour la première fois, dans la matinée du 1er août; il avait alors de la fièvre, sa face était rouge, sa langue un peu animée; trois ou quatre selles avaient eu lieu depuis vingt-quatre heures; le ventre était indolent (*tisane d'orge gommée, diète*); à midi, frisson, chaleur et sueur comme les jours précédens. — 2 et 3 août, même état. — Le 4, fièvre le matin comme à l'ordinaire; chaleur ressentie par le malade à une heure après midi, sans frisson initial, suivie d'une très-légère moiteur. — Le 5, aucun redoublement n'eut lieu; même nombre de selles; état naturel de la langue. — Le 6, le pouls avait perdu de sa fréquence, et la peau de sa chaleur; le nombre des selles n'avait pas diminué; la partie inférieure du thorax et la partie supérieure de l'abdomen étaient couvertes par huit ou dix petites taches rosées saillantes, la plupart au-dessus du niveau de la peau; le toucher seul faisait reconnaître cette saillie. Les pétéchies persistèrent jusqu'au 8, puis elles s'effacèrent peu à peu. Le malade quitta l'hôpital le 10, étant parfaitement rétabli. (Lerminier et Andral fils, *Clinique médicale*, in-8°, Paris, 1823, t. 1, p. 81).

Au reste, l'idée de considérer la fièvre rémittente comme une fièvre intermittente compliquée d'une ou plusieurs autres lésions, n'est pas nouvelle. Déjà Stoll et d'autres observateurs éclairés avaient pensé que les symptômes de la fièvre rémittente avaient une double origine, et que cette maladie était formée par la réunion d'une fièvre continue et d'une fièvre intermittente.

D'après ce qui précède, il me paraît superflu d'exposer ici les causes, les symptômes et le traitement des *fièvres rémittentes* ou plutôt des *fièvres intermittentes compliquées de lésions plus ou moins graves*, ces détails ayant déjà été présentés à l'article INTERMITTENT. (P. RAYER.)

RÉNAL, ALE, adj., *renalis*, qui a rapport au REIN.

RÉNALES (les artères), ou émulgentes, sont ordinairement au nombre de deux, quelquefois on n'en trouve qu'une, d'autres fois trois d'un côté, etc.; elles naissent des parties latérales de l'aorte au-dessous des capsulaires moyennes et de la mésentérique supérieure, se dirigent transversalement sur les côtés du corps des vertèbres, derrière la veine rénale correspondante et le péritoine, se portent d'avant en arrière dans la scissure du rein, où elles se partagent en deux, trois ou quatre branches, qui s'enfoncent entre le bassinet et la veine rénale, et se distribuent dans l'épaisseur du REIN, formant assez souvent des arcades qui circonscrivent les portions de la substance tubuleuse. Dans ce trajet, les artères rénales fournissent les artères capsulaires moyennes, qui sont quelquefois au nombre de deux de chaque côté, et plusieurs ramuscules à l'enveloppe des reins et aux uretères. Quelquefois, mais rarement, elles donnent naissance, surtout la gauche, à l'artère spermatique.

Les artères rénales sont constamment différentes l'une de l'autre sous le rapport de leur longueur qui est plus considérable dans celle du côté droit, et de leur insertion à l'aorte, qui est communément plus basse dans l'artère rénale droite. Elles présentent d'ailleurs beaucoup de variétés. J'ai déjà dit que leur nombre n'était pas toujours le même : ainsi, les différens vices de conformation des reins, leur accroissement de volume ou de longueur, leur situation très-rapprochée du bassin, le font varier. Le plus souvent, lorsque les artères rénales sont doubles, on en trouve deux de chaque côté, mais quand elles sont plus multipliées, elles ne se présentent pas en nombre égal de l'un et l'autre côté. Cette anomalie n'est pas plus fréquente à droite qu'à gauche. Quant à leur origine, on les voit naître quelquefois de l'iliaque primitive, et même de l'hypogastrique. Leur insertion à l'aorte s'éloigne d'autant plus de l'état normal qu'elle a lieu plus bas, et que les reins sont eux-mêmes moins régulièrement formés; elles peuvent ne pas pénétrer dans la scissure, mais dans l'extrémité inférieure du rein.

RÉNAUX (plexus); ils sont au nombre de deux, et proviennent des plexus solaire et cœliaque, de la partie externe des ganglions semi-lunaires, et de l'épanouissement des petits nerfs splanchniques. Ces plexus commencent par trois ou quatre ganglions placés à la naissance de l'artère rénale, fournissent beaucoup de filets ténus, rectilignes, non anastomosés entre eux, et qui pénètrent dans le rein avec les artères qu'ils accompagnent.

RÉNALES (les veines), qu'on appelle aussi émulgentes, sont formées par la réunion des veinules répandues dans l'épaisseur du rein; elles sont bien moins souvent multiples que les artères, lors même que le nombre de ces dernières excède celui qui est normal. Les veines rénales sont placées au devant des artères; la gauche est beaucoup plus longue que la droite, naît plus haut que cette dernière, s'ouvre dans la veine cave sous un angle plus droit, en passant le plus souvent au devant de l'aorte, quoiqu'il ne soit pas très-rare de la voir aussi passer derrière ce vaisseau.

RÉNIFORME, adj., *reniformis*, qui a la forme d'un rein.

(MARJOLIN.)

RÉNITENT, adj., *renitens*, qui résiste; on caractérise ainsi les parties tuméfiées qui paraissent dures au toucher et comme classiques : *tumeur rénitente*.

RENONCULACÉES, s. f. pl., *ranunculacea*, famille naturelle de plantes dicotylédones polypétales, à étamines hypogynes, empruntant son nom des renoncules, qui en sont le genre principal. Les caractères de cette famille peuvent être exprimés de la manière suivante : ce sont en général des plantes herbacées, très-rarement frutescentes, portant des feuilles alternes simples, ou plus ou moins profondément découpées en lobes, quelquefois très-nombreux, opposées dans toutes les espèces de clématite. Les fleurs ont une inflorescence très-variée, mais terminale. Le calice est polysépale, coloré et souvent pétaloïde, régulier ou irrégulier. La corolle se compose d'un nombre variable de pétales, tantôt planes, tantôt diversement configurés en cornets, en cornes d'abondance, et dans ce cas, ces pétales ont été décrits comme des nectaires, et le calice coloré comme la corolle. Les étamines sont fort nombreuses, insérées, ainsi que la corolle, au-dessous des pistils; ceux-ci sont en nombre variable, tantôt réunis et soudés de manière à représenter une capsule à plusieurs loges, d'autres fois ils restent distincts; tantôt l'ovaire contient une seule graine, tantôt il en renferme plusieurs. Le style et le stigmate sont toujours latéraux; les fruits sont ou des akènes réunis en capitule, ou des capsules polyspermes.

La famille des Renonculacées est fort naturelle quant à ses caractères botaniques, c'est-à-dire que toutes les plantes qui la composent ont entre elles une très-grande analogie dans leurs caractères intérieurs et dans leur port. Cette analogie se retrouve aussi dans leurs qualités sensibles et leur mode d'action; tous les végétaux de ce groupe sont remarquables par une très-grande âcreté, qui existe dans toutes leurs parties, mais surtout dans leur racine; aussi, les plantes sont-elles plus ou moins vénéneuses. Le plus généralement ce principe âcre et délétère est très-fugace et se perd par la simple dessiccation ou par l'ébullition dans l'eau. C'est ce qu'on observe, par exemple, pour les diverses espèces de renoncule, qui, fraîches, sont âcres et vénéneuses pour l'homme et les animaux, tandis qu'elles perdent cette âcreté quand elles ont été desséchées ou bouillies, car dans cet état, elles peuvent servir d'aliment aux bestiaux; mais d'autres fois ce principe est d'une nature particulière et quelquefois alcaline, comme dans les aconits par exemple.

Appliquées sur la peau, les renonculacées fraîches en déterminent la rubéfaction, et si cette application dure assez longtemps, il se forme des phlyctènes qui soulèvent l'épiderme.

Aussi peut-on se servir de l'application de ces végétaux pour remplacer les cantharides et former des vésicatoires, quand on a lieu de redouter l'action irritante de ces dernières sur les reins et la vessie.

Cette âcreté, avons-nous dit, se perd par l'action de la chaleur, et alors quelques renonculacées sont assez douces pour pouvoir servir d'aliment à l'homme. Ainsi, en Piémont on mange les jeunes pousses de la clématite blanche, ailleurs les feuilles de la ficaire et de quelques autres renoncules. Leurs graines ont aussi une saveur âcre et plus ou moins amère, mais qui paraît résider dans leur tégument et nullement dans leur amande, qui généralement est douce et oléagineuse. Dans quelques espèces (la staphysaigre, par exemple) elles sont employées contre la vermine et les vers intestinaux.   (A. RICHARD.)

RENONCULE, s. m., *ranunculus*. Genre qui a donné son nom à la famille des Renonculacées, dont nous venons de tracer les caractères, et dont presque toutes les espèces sont âcres et vénéneuses. Nous allons faire connaître ici quelques-unes des plus communes et des plus actives.

RENONCULE BULBEUSE, *ranunculus bulbosus*, L. Rich., *Bot. méd.*, t. II, p. 615. Sa racine, composée d'une touffe de fibres blanches, cylindriques, rameuses, est surmontée d'un renflement bulbiforme arrondi, charnu, occupant la base de la tige et formant un des caractères distinctifs de cette espèce. La tige, haute d'un pied, ou environ, est dressée, velue, cylindrique, marquée de stries longitudinales dans la partie supérieure des rameaux. Les feuilles radicales sont pétiolées, à pétiole membraneux, dilaté et velu. Ces feuilles sont velues, tripartites; chaque division est elle-même partagée en trois lobes cunéiformes, trilobés et dentés; la division moyenne est souvent pétiolée. Les fleurs jaunes ont leur calice brusquement réfléchi; cette espèce est très-commune dans les bois, sur les pelouses un peu humides, où elle fleurit pendant une partie de la belle saison.

RENONCULE ACRE, *ranunculus acris*, L. Rich., *Bot. méd.*, t. II, p. 616. Orfila, *Méd. lég.*, t. III. C'est une variété à fleurs doubles de cette espèce que l'on cultive dans les jardins sous le nom de *bouton d'or*. L'espèce elle-même est commune dans les bois et les prés. Sa racine est fibreuse, sa tige haute d'un pied et demi, simple inférieurement, cylindrique, glauque, divisée en rameaux non striés. Les fleurs sont jaunes, ayant leur calice poilu et étalé.

RENONCULE SCÉLÉRATE, *ranunculus sceleratus*. L. Rich, *Bot. méd.*, t. 11, p. 617. Cette espèce est annuelle, tandis que les deux autres sont vivaces; elle croît dans les lieux humides, sur le bord des mares. Sa tige est dressée, cylindrique, striée, très-rameuse; ses feuilles radicales sont glabres, pétiolées, orbiculaires, à cinq lobes cunéiformes obtus, à dents arrondies et obtuses. Les feuilles de la tige sont sessiles, lancéolées, irrégulièrement incisées sur leurs bords; les supérieures sont tout-à-fait entières. Les fleurs, également jaunes, sont nombreuses et très-petites.

RENONCULE FLAMMULE OU PETITE DOUVE, *ranunculus flammula*, L. Rich., *Bot. méd.*, t. 11, p. 617. Cette espèce vivace offre une racine fibreuse, des tiges un peu couchées et quelquefois même traçantes à leur partie inférieure, légèrement pubescente. Les feuilles sont lancéolées aiguës, très-rétrécies à leur base, et formant un pétiole membraneux et amplexicaule; ces feuilles sont glabres et dentées sur leur bord; les fleurs sont jaunes et terminales. Cette espèce est fort commune sur le bord des mares et des ruisseaux.

Toutes ces espèces de renoncule, et en général toutes les autres du même genre sont âcres et brûlantes. Nous ne répéterons pas ce que nous avons dit dans l'article précédent de leur mode d'action, qui est le même que celui des autres renonculacées en général, ni de la nature de leur principe délétère, qui est d'une telle fugacité, que la chaleur et la simple dessiccation le font disparaître entièrement. M. le professeur Orfila a rangé les renoncules parmi les poisons âcres, parce qu'en effet leur suc récent ou sous forme d'extrait occasione tous les symptômes de cette classe de poisons. On s'est quelquefois servi des feuilles de renoncules fraîches, pour les appliquer sur les articulations affectées de goutte chronique; d'autres fois on les place sur les poignets, pour arrêter le cours d'une fièvre intermittente. Mais ces différens moyens sont assez rarement employés aujourd'hui.
(A. RICHARD.)

RENVERSEMENT DE MATRICE, *uteri inversio, perversio*. Il arrive quelquefois que la matrice se renverse sur elle-même, se retourne, si je puis ainsi parler, à la manière d'un doigt de gant, d'une bourse, d'un bonnet; sa surface interne devient externe; sa surface externe forme une cavité, tapissée par le péritoine, dont l'orifice, tourné en haut, communique avec la cavité abdominale. C'est cet état de la matrice que l'on trouve désigné dans les auteurs, sous le nom de *chute* ou *déplacement avec renversement*, ou simplement *de renversement de matrice*, expression qui est seule adoptée aujourd'hui. Les observations de renversement de matrice sont très-nombreuses; et leur nombre sera encore plus considérable, si on y rapporte, comme il convient de le faire, presque toutes les observations de prolapsus de l'utérus arrivé peu après l'accouchement. Le mécanisme de ce renversement est facile à comprendre. Le fond de l'utérus, tiré ou poussé par une cause quelconque, se déprime; de concave qu'il était, il devient convexe et saillant dans la cavité utérine. La dépression augmente en suivant une progression plus ou moins rapide, et le fond de l'utérus descend au niveau de l'orifice, franchit cet orifice, s'avance dans le vagin et même hors de la vulve. Les parties des parois du corps et du col de l'utérus contiguës à celles qui sont renversées, se replient vers l'intérieur et sont successivement entraînées, jusqu'à ce que l'utérus tout entier soit renversé, excepté cependant la partie qui fait saillie dans le vagin, le museau de tanche. Levret (*Observ. sur la cure radicale de plusieurs polypes, etc.*, obs. 18) rapporte avoir trouvé la portion supérieure du vagin renversée, et formant un cul-de-sac qui contenait une partie des intestins grêles, une portion du rectum et de la vessie. A mesure que la face externe de l'utérus s'abaisse, elle entraîne les ligamens larges, les cordons suspubiens, les ovaires et les trompes, qui se trouvent contenus en totalité ou en partie dans la nouvelle cavité que forme l'utérus; il paraît même que des anses d'intestin peuvent s'y engager. Le renversement n'arrive pas toujours à ce degré extrême. Il peut s'arrêter à tous les degrés de sa progression, depuis la plus légère dépression jusqu'au point où la totalité du corps de l'utérus a dépassé l'orifice. On a observé tous ces degrés; mais on a pensé avec raison que ce serait, comme le dit Levret, multiplier les êtres sans nécessité, que d'établir des distinctions entre eux; aussi cet auteur judicieux n'admet que deux variétés : le renversement complet et le renversement incomplet. Sauvages, qui en fait une espèce du genre *hysteroptosis*, distingue quatre dégrés. Leroux, de Dijon, en établit trois : la simple dépression, le renversement incomplet et le renversement complet. Sa division est généralement adoptée. Il y a simple dépression quand le fond de la matrice est un peu déprimé en dedans, *comme est le cul d'une fiole de verre*, ainsi que le dit Mauriceau, qui a constaté ce déplacement sur le cadavre. Levret (*Observat. sur les causes et les accidens de plusieurs accouch. labor.*, *obs.* 35) l'a observé sur une femme qu'il venait d'accoucher, et a sauvé la vie à cette femme en rétablissant le fond de l'utérus à sa place. On appelle *renversement incomplet* celui dans lequel le fond de l'utérus est descendu jusque vers l'orifice, et même s'est porté en partie dans le vagin ; et *renversement complet* celui dans lequel l'utérus entièrement retourné sur lui-même, pend dans le vagin ou hors de la vulve.

Le renversement de matrice peut survenir peu après l'accouchement ou à une autre époque de la vie, dans des circonstances tout-à-fait indépendantes de cette fonction. Ces deux cas présentent des considérations particulières que j'aurai soin de ne pas perdre de vue en traitant de l'étiologie, du diagnostic et des indications thérapeutiques de cette maladie.

A l'époque de l'accouchement, deux *causes* peuvent produire le renversement de l'utérus : la traction opérée sur le placenta encore adhérent aux parois de l'utérus, et l'impulsion des intestins contre ces parois. Lorsque le cordon est très-court, ou se trouve entortillé autour d'une partie du fœtus, le placenta peut être tiraillé pendant l'accouchement, et entraîner avec lui le fond de l'utérus, comme Levret l'a observé. Mais, dans ce cas, l'enfant avait été amené par le forceps, et son extraction avait été plus rapide que la contraction de l'utérus. Pour qu'un semblable accident ait lieu pendant un accouchement naturel, il faudrait que la matrice restât inerte, et que l'expulsion du fœtus fût produite uniquement par la contraction des muscles abdominaux. Le placenta peut encore être entraîné par le poids du fœtus lorsque le cordon est court, que la femme accouche debout et n'est pas convenablement secourue. Le renversement de l'utérus est le plus ordinairement le résultat de tractions peu ménagées exercées par l'accoucheur sur le cordon ombilical, dans le but d'opérer la délivrance. Cet accident était fort fréquent à l'époque où la pratique générale était de procéder à la délivrance aussitôt après l'accouchement ; il devient au contraire de plus en plus rare à présent, que les connaissances exactes sur l'art des accouchemens sont plus répandues, et que l'on est bien d'accord qu'il ne faut faire de tractions pour extraire le placenta que quand l'utérus en se contractant l'a décollé et agit pour l'expulser. Pour que l'impulsion des intestins contre les parois de l'utérus puisse produire le renversement de cet organe, il faut qu'elle soit brusque et violente, comme dans les efforts de la toux, de l'éternuement, du vomissement, et dans ces efforts inconsidérés auxquels la femme en travail se livre pour hâter l'expulsion trop lente du fœtus. L'action de ces causes n'est jamais plus efficace que lorsque l'utérus est dans un état d'inertie, car alors les parois de cet organe, toutes dilatées et flasques, n'opposent aucune résistance. Cet état doit donc être regardé comme la principale cause prédisposante du renversement. Leroux remarque en outre qu'il en forme une complication très-grave, en raison de l'hémorrhagie qui en est la suite. Sabatier met encore au nombre des causes de ce déplacement l'épaisseur et la pesanteur trop grandes du placenta; mais aucune observation ne vient à l'appui de cette opinion, et cette cause me parait tout-à-fait incapable de produire cet effet. Je pourrais presque appliquer la même réfutation à l'opinion d'Astruc, qui dit que le renversement vient le plus ordinairement des contractions convulsives qui agitent la matrice dans certains accouchemens laborieux, et qui en poussent le fond hors de l'orifice où il s'engage, comme l'on sait que dans les coliques violentes il arrive souvent que les intestins s'engagent l'un dans l'autre. Cependant il est, comme on va le voir, des cas où il faut bien admettre qu'il se passe quelque chose d'analogue.

C'est immédiatement après l'accouchement, que l'utérus est dans la condition la plus favorable pour la production du renversement; c'est alors, aussi, que ce déplacement est le plus fréquent. A mesure que l'on s'éloigne de cette époque, les parois de ce viscère perdent de leur développement et de leur flexibilité; elles augmentent progressivement d'épaisseur et de densité. Il semble que le renversement doive bientôt être impossible; cependant on l'a vu se manifester à une époque assez éloignée de l'accouchement. Une femme, parvenue au douzième jour de ses couches, fait de violens efforts pour expulser les matières fécales endurcies, et sent bientôt qu'un corps volumineux s'échappe de la vulve. Ané et Baudelocque, appelés peu après, reconnurent que ce corps, qui offrait plus de volume qu'une tête d'enfant nouveau-né, était la matrice complétement renversée. Cette femme était accouchée sans beaucoup d'efforts, et avait aussitôt après éprouvé une perte alarmante évidemment due à l'inertie de la matrice. Au troisième jour des couches, cette femme avait éprouvé des syncopes et une nouvelle hémorrhagie très-abondante. Baudelocque pensa que le déplacement avait peut-être existé d'une manière incomplète dès le moment de la délivrance, ou qu'au moins il a dû commencer le troisième jour des couches, et rester *incomplet* jusqu'au douzième jour. La même femme accoucha de nouveau trois ans après, et les suites de couches furent très-ordinaires; mais trois ans plus tard, à la suite d'un accouchement qui ne présenta rien de remarquable que la faiblesse des efforts expulsifs, la matrice se renversa; ce renversement ne se manifesta que treize jours après l'accouchement. Ané, rendu plus attentif par ce qui s'était passé précédemment, avait mis tous ses soins à prévenir cet accident, et à observer l'état de l'utérus; le sixième jour, il avait reconnu la matrice sous forme globuleuse à la région suspubienne. Il paraîtrait, d'après cela, que les parois de la matrice n'étaient alors ni renversées, ni déprimées. Ces deux observations sont extraites de l'excellente dissertation de M. Dailliez, sur le renversement de la matrice (*Thèses in-8° de la Faculté de Paris*). Sabatier cite, dans son mémoire sur les déplacemens de l'utérus, une observation qui lui a été communiquée par Leblanc, et dans laquelle le renversement de matrice eut lieu dix jours après l'accouchement. J'ai été appelé, il y a quelques années, pour une femme chez qui il existait un renversement incomplet de matrice qui n'avait été signalé que le vingt et unième jour après l'accouchement. Le fond de l'organe faisait une légère saillie à travers l'orifice; la matrice était peu volumineuse. Baudelocque pense que ces renversemens complèts qui se manifestent aussi tard ont existé long-temps auparavant d'une manière incomplète, et qu'ils ont presque toujours commencé ou dans le moment de la délivrance ou immédiatement après. Je crois bien qu'il en fut ainsi dans le cas que j'ai observé et que je viens de citer. La matrice en effet était peu volumineuse; mais dans les deux cas observés par Ané et Baudelocque, cet organe était plus volumineux qu'une tête d'enfant nouveau-né. Cette circonstance me semble importante à remarquer, et me porte à regarder le renversement comme s'étant, dans ce cas, opéré tout récemment. D'ailleurs des observations, dont je vais avoir occasion de parler, montrent que ce renversement peut se faire à une époque très-éloignée de l'accouchement, et même chez des femmes qui n'ont jamais eu d'enfant. Dans ces circonstances, le renversement est ordinairement produit par un polype volumineux, dont le pédicule est implanté au fond de l'utérus et qui, en descendant dans le vagin, entraîne avec lui la portion de matrice à laquelle il est fixé. Le renversement peut encore avoir lieu lorsque l'utérus a été distendu par une hydropisie ou par du sang épanché dans sa cavité; les parois de cet organe, amincies, affaiblies et sans ressort, cédant facilement à l'impulsion des intestins, quand ces liquides, s'échappant brusquement, cessent de les soutenir. C'est seulement ainsi que je puis expliquer une observation de Leblanc, qui a pour objet une dame qui fut attaquée, après une suppression de trois mois, de tranchées fort vives, suivies d'une perte de sang considérable. Une douleur plus forte que les autres, donna lieu à la sortie d'une masse charnue, de la grosseur de la tête d'un enfant de six à sept mois. Cette masse était le corps de la matrice renversée, dont Leblanc fit la réduction. Ces cas peuvent, jusqu'à un certain point, être comparés aux précédens, car l'utérus se trouvait accidentellement amené à un état analogue à celui où il se trouve à l'époque de l'accouchement, et disposé à céder à une traction ou à une impulsion exercée sur ses parois. Mais on a avancé que l'utérus peut aussi être renversé, même quand il est dans un état de vacuité complète, et on a attribué ce renversement à la pression produite par la graisse chez les personnes qui ont beaucoup d'embonpoint. Puzos lut, en 1744, à l'Académie de Chirurgie, un mémoire sur ce sujet, où il rapportait plusieurs cas de renversement de l'utérus observés par lui-même sur des femmes qui n'avaient jamais eu d'enfant, ou qui, depuis quinze ou vingt ans qu'elles étaient accouchées pour la dernière fois, n'avaient senti aucune incommodité. Le mémoire de Puzos n'a pas été imprimé; il n'est connu que par l'extrait qu'en a donné *le Mercure de France*, de sorte qu'on ne peut apprécier la valeur des observations qu'il cite. Malgré l'autorité d'un si grand praticien, on ne peut admettre l'action d'une semblable cause,

car rien n'est si commun que de voir des femmes d'un embonpoint excessif, et il est infiniment rare d'observer le renversement de l'utérus dans des circonstances autres que celles dont
j'ai parlé plus haut. On pourrait même douter de l'exactitude
de ses observations, si de nouvelles observations ne venaient les confirmer, et mettre hors de doute l'existence de
cette espèce de renversement. M. Boyer, dans son *Traité des
maladies chirurgicales*, cité un cas semblable observé chez une
femme qui n'avait pas eu d'enfant depuis quinze ans, et dont
la matrice ne contenait aucun corps étranger. Cette femme était
âgée de quarante-quatre à quarante-cinq ans, d'une grande
stature et d'un embonpoint considérable, sans être excessif : elle
avait toujours été bien réglée, et était mère de trois enfans.
Elle n'avait jamais eu de perte de sang, ni de fleurs blanches.
Baudelocque a observé le renversement de l'utérus chez une
jeune fille de quinze ans. L'existence de l'hymen prouvait
que ce déplacement n'était pas consécutif à un accouchement
clandestin. Il le regardait comme un vice de conformation de
l'organe, ne pouvant se persuader que l'utérus put se renverser
sans avoir été distendu préalablement.

Ces causes n'agissent pas toujours de la même manière; le
plus souvent l'utérus étant encore fort distendu et dans un état
d'inertie, le fond de cet organe est violemment entraîné ou
poussé, et le renversement a lieu subitement et complétement;
d'autres fois les causes étant moins actives, il y a d'abord simple
dépression ou un renversement incomplet. Dans ce dernier cas,
ou bien la dépression s'efface peu à peu, et l'utérus revient à
sa forme régulière, ou bien le renversement augmente progressivement, et d'incomplet devient complet. La réduction
spontanée du fond de l'utérus déprimé a lieu, parce que les
fibres longitudinales en se contractant tendent à se redresser,
et par là même à effacer la courbure qu'elles éprouvent vers le
lieu de la dépression; à quoi il faut ajouter que le resserrement
de la partie non renversée presse la portion qui a subi ce déplacement, et la pousse vers le lieu le plus évasé ou la partie
supérieure. Pour expliquer l'accroissement successif du renversement, il faut admettre que la cause qui a commencé le déplacement continue à agir, ou que les parois de la matrice sont le
siége de ces contractions spasmodiques irrégulières, comparées
par Astruc aux contractions qui déterminent les invaginations

du tube intestinal. Quant au renversement qui survient quand l'utérus est dans l'état absolu de vacuité, il me semble impossible de se former une idée un peu fondée, non-seulement de la manière d'agir de la cause qui le produit, mais encore de la nature de cette cause. Avant de terminer ce qui a rapport aux causes de ce déplacement, il convient de dire qu'on a proposé de le produire en faisant des tractions sur un polype volumineux, dans le dessein de parvenir à lier ou à couper plus facilement le pédicule de ce polype. Desault et Herbiniaux paraissent être les premiers qui aient eu cette idée, et l'aient mise à exécution. Leur exemple a depuis été suivi avec succès par plusieurs chirurgiens.

Les *symptômes* présentent quelques différences, suivant que le renversement est incomplet ou complet, suivant qu'il se fait brusquement ou lentement, et suivant les circonstances dans lesquelles il survient. Le renversement incomplet ne se manifeste quelquefois que par l'hémorrhagie, quand il survient peu après l'accouchement, ou par l'augmentation de la menstruation et un écoulement leucorrhoïque, quand il existe à une époque éloignée de l'accouchement. Le plus souvent, à ces symptômes, se joignent des tiraillemens aux aines, des douleurs à la région des lombes, un sentiment de distension, de pesanteur dans le bassin. Si le renversement ne se réduit pas de lui-même ou n'est pas réduit par le chirurgien, la portion renversée et tombée dans le vagin peut être serrée par l'orifice et se trouver pour ainsi dire étranglée, et si cet état dure long-temps, l'endroit comprimé s'affaisse peu à peu et forme une espèce de collet qui sépare le fond de la matrice en deux portions, dont l'une est en deçà de l'orifice, et l'autre est au delà. L'inflammation s'empare de cette portion renversée et étranglée, lorsqu'elle n'est pas réduite. Cette inflammation, portée à un degré considérable, peut être un obstacle à la réduction, elle peut même être suivie de la gangrène et entraîner la mort de la malade. A un degré moindre, elle peut déterminer l'adhésion des portions de la membrane péritonéale de l'utérus qui sont en contact. Le fond de l'utérus se trouve ainsi transformé en une sorte de champignon, dont le pédicule n'offre plus de cavité, et est formé par le tissu de l'utérus devenu plus compact par la compression qu'il a éprouvée. C'est à cette disposition que Leroux attribue l'impossibilité de réduire le renversement incomplet dans un grand nombre de cas, et il cite en preuve une observation qui lui a été communiquée par Hoin le père. Les mêmes symptômes se manifestent dans le renversement complet, mais à un degré bien plus marqué. L'hémorrhagie, qui quelquefois aussi est le seul symptôme, est très-forte, et peut produire la mort en peu de temps. Elle est d'autant plus abondante que l'accident est arrivé à une époque plus rapprochée de l'accouchement, et que l'inertie de l'utérus, qui d'abord est cause du renversement et est ensuite entretenue par lui, est plus complète. Les douleurs sont quelquefois déchirantes, et les tiraillemens extrêmes. Ces symptômes s'accompagnent de syncopes, de convulsions, qui ordinairement diminuent si on repousse l'utérus dans le vagin, mais qui quelquefois ne surviennent que pendant les efforts de réduction. L'inflammation et la gangrène sont encore plus à craindre, surtout si l'utérus renversé et non réduit est pendant hors de la vulve. Quand la femme échappe à ces accidens primitifs, l'utérus irrité par le contact de l'air, des vêtemens, des urines qui baignent sa surface, reste souvent dans un état permanent d'inflammation chronique, et se couvre d'ulcérations plus ou moins graves.

Le diagnostic, ordinairement facile, offre cependant quelquefois des difficultés. Dans le cas de simple dépression, le fond de l'utérus, au lieu de la forme sphéroïdale sous laquelle il se présente à la main qui le palpe au-dessus des pubis, offre une dépression sensible que l'on a comparée à un cul de lampe ou à une soucoupe, dont le bord serait plus élevé en avant ou vers un des côtés, suivant l'obliquité de l'organe, suivant aussi que la dépression aurait lieu directement au fond de la matrice ou vers une des parois. Si le placenta n'est pas détaché, il se présente, dit-on, à l'orifice de l'utérus plus volumineux et plus solide. Je crois qu'il est bien difficile de saisir cette différence; mais j'attache plus de valeur à l'autre signe que l'on donne, savoir, qu'en tirant sur le cordon ombilical comme pour amener le placenta, on sent au-dessus des pubis la dépression du fond augmenter progressivement. Si le placenta est détaché et sorti, en portant les doigts ou la main dans l'utérus, on sent la saillie formée par la dépression. Ces signes sont encore plus prononcés dans le renversement incomplet. Le fond de l'utérus appuie sur l'orifice, ou descend en partie dans le vagin, sous la forme d'une tumeur arrondie, qui, dans le renversement déjà ancien, présente quelquefois un rétrécissement, une sorte de col, à l'endroit qui est entouré par le bord de l'orifice. Quand l'utérus est renversé complétement, la tumeur remplit le vagin, ou a franchi la vulve et se montre hors des organes génitaux. Dans le renversement survenu à l'époque de l'accouchement, cette tumeur est d'abord sphéroïde, volumineuse, d'une couleur rouge-brun, d'un tissu mollasse, spongieux et peu douloureuse. Le sang ruisselle de toute sa surface, et les pressions exercées sur elle augmentent cet écoulement. Cette tumeur est encore plus volumineuse, quand le placenta est resté attaché à la surface de l'utérus; on trouve alors les caractères qui appartiennent à la surface fœtale du placenta. Quand le renversement est plus ancien, ou quand il s'est fait à une époque éloignée de l'accouchement, la tumeur est pyriforme, sa partie la plus volumineuse est en bas, et sa partie la plus étroite est en haut. Cette partie la plus élevée est entourée par un bourrelet circulaire formé par l'orifice, qui est resté en place et se trouve séparé du pédicule de la tumeur par un sillon peu profond. Dans quelques cas cependant, la partie supérieure du vagin elle-même est renversée; l'orifice forme alors sur le pédicule une saillie circulaire au-dessus de laquelle on sent la portion vaginale plus molle que le reste de la tumeur. La surface de la tumeur est le siége de la sécrétion menstruelle, pendant tout le temps de la durée de la menstruation. Outre ces signes tirés de la forme et de la situation de la tumeur, il faut faire attention à la circonstance dans laquelle elle a paru, à l'absence de la matrice à la région pubienne où l'on distingue quelquefois, quand les parois abdominales sont peu épaisses, le cercle formé par l'orifice utérin. Les signes qui viennent d'être tracés suffiront toujours pour faire reconnaître le renversement de matrice. L'ignorance la plus profonde, l'inattention ou la préoccupation les plus complètes ont seules pu faire commettre des erreurs grossières, et prendre l'utérus renversé au moment de l'accouchement pour la tête d'un second enfant ou une môle dont on a cru devoir faciliter la sortie par des tractions ou débarrasser la femme par l'excision. Ces signes, comparés à ceux de la chute de matrice (*voyez* ce mot), ne permettront pas de confondre les deux maladies. Avec de l'attention il ne sera guère plus difficile de distinguer d'un polype plus ou moins volumineux l'utérus renversé, soit lorsqu'il est encore très-volumineux peu de temps après la production du déplacement, soit lorsqu'il est progressivement revenu à son volume naturel. La forme, la consistance, l'insensibilité absolue du polype, servent déjà à établir la différence. La distinction sera plus marquée si l'on remarque que le pédicule du polype est généralement plus long, plus grêle, plus solide que celui qui est formé par le col de l'utérus ou le vagin renversés, qu'il est entouré par l'orifice de l'utérus, dont le col lui forme une gaîne dans laquelle le doigt pénètre profondément, ou que, si le pédicule est implanté sur une des lèvres du museau de tanche, on trouve l'orifice utérin à côté de ce pédicule, et enfin, que dans ces deux cas, on peut reconnaître la matrice au-dessus des pubis, si l'embonpoint de la femme n'y met pas obstacle. La matrice peut avoir été entraînée et renversée par le polype, dont elle forme comme le pédicule prolongé. Il s'agit de reconnaître les limites de ces deux parties dans le cas où le pédicule n'est pas assez grêle pour être distinct au premier coup d'œil. Alors la portion de la tumeur qui appartient à l'utérus est creuse, plus flexible sous le doigt, plus sensible, quand on la touche, d'une teinte rougeâtre, plus animée; ce qui est du polype est solide, sans cavité reconnaissable au toucher, d'une couleur brune ou blanchâtre.

Le pronostic est facile à déduire de ce qui a été dit jusqu'ici. Le renversement de matrice est une affection grave et qui peut être mortelle par les accidens qu'elle entraîne, si on n'y remédie promptement. Le danger est d'autant plus grand, que le déplacement a lieu à une époque plus rapprochée de l'accouchement. Il diminue à mesure que l'on s'éloigne de cette époque, et la femme peut traîner cette incommodité sans que sa vie en soit abrégée; quelquefois cependant on l'a vue languir, et périr enfin épuisée par la leucorrhée et des hémorrhagies réitérées. La réduction de la matrice, seule guérison à espérer, facile en général immédiatement après le renversement, devient de plus en plus difficile par le retardement, et est bientôt absolument impossible. Cependant dans quelques cas la réduction a encore été tentée avec succès après cinq jours, huit jours, et même encore plus tard. On a vu même la matrice renversée depuis long-temps reprendre spontanément sa disposition normale à la suite d'une violente commotion imprimée fortuitement au corps de la femme. Il paraît que la réduction spontanée de l'utérus a eu lieu au bout de deux mois dans un des cas rapportés par Leroux, d'après une lettre adressée à Louis, dont il est fait mention dans la dissertation de M. Dailliez que j'ai déjà citée. Cette même dissertation contient aussi deux observations, l'une d'un chirurgien, nommé de la Barre, l'autre de Baudelocque : dans la première, la réduction se fit après huit mois; dans la seconde, après huit ans. Dans les renversemens produits par des polypes, le pronostic n'offre rien de spécial; la réduction se fait spontanément, dès que l'utérus est débarrassé du poids qui l'a entraîné.

Le traitement présente deux indications : réduire l'utérus, et s'opposer à la récidive du déplacement. Le moment le plus favorable pour opérer la réduction est certainement celui qui suit le plus immédiatement le renversement. Cependant, si, lorsqu'on est appelé auprès de la femme, l'utérus est déjà enflammé et tuméfié, ou si le col de ce viscère est dans un état spasmodique qui s'oppose à la réduction, il faudra combattre d'abord ces accidens, et ne procéder à la réduction qu'après qu'ils seront dissipés. Les tentatives prématurées de réduction non-seulement seraient infructueuses, mais encore pourraient aggraver les accidens et les rendre mortels. Quand il n'y a qu'une simple dépression, il suffira le plus ordinairement de solliciter les contractions utérines, soit par des frictions sur la région hypogastrique, soit par la titillation de l'orifice utérin ; pour que le fond de l'utérus se rétablisse de lui-même ; mais si la dépression, au contraire, tendait à s'augmenter, ou s'il existait un renversement incomplet, il faudrait porter dans l'utérus la main entière ou seulement deux doigts, selon le degré de dilatation de cet organe, et repousser le fond de l'utérus, en ayant soin de soutenir la partie non renversée avec l'autre main appuyée sur la région hypogastrique. Dans le cas où le placenta serait encore adhérent à l'utérus, on se garderait bien de le détacher, et on ne procéderait à son extraction que quand cet organe serait contracté et tendrait à l'expulser. Plusieurs accoucheurs ont conseillé pour ces cas diverses espèces de repoussoir; mais on n'en a pas admis l'usage. On a craint, et avec raison, qu'ils ne produisissent la contusion et même la déchirure des parois de l'utérus, lorsque la main ne suffirait pas pour obtenir la réduction du renversement. Une observation de Baudelocque et d'Ané semble même prouver qu'alors ces instrumens n'auraient pas une action plus efficace que celle de la main. Dans le renversement complet, il faut d'abord détacher le placenta, s'il est encore adhérent. On avait conseillé de ne le détacher que dans le cas où il serait déjà séparé en partie. En le détachant, on craignait d'augmenter l'hémorrhagie; on voulait en outre, en le conservant adhérent, préserver la matrice du contact immédiat de la main et des contusions qu'on croyait devoir en résulter; mais on est généralement d'accord qu'il y a plus d'avantage à diminuer, par l'ablation du placenta, le volume et la consistance des parties à réduire. La réduction étant plus prompte et plus aisée, on obvie plus sûrement aux accidens qu'on voulait éviter en laissant le placenta. Après avoir détaché le placenta, on repousse toute la matrice dans le vagin, si elle est dehors. On peut ensuite agir de deux manières : ou bien on saisit la matrice en l'embrassant avec toute la main, et on la repousse en faisant rentrer d'abord les parties les plus élevées, celles par conséquent qui se sont renversées les dernières, imitant ainsi ce qu'on fait dans la réduction des hernies; ou bien on déprime avec la main le fond de l'utérus, on le pousse dans le globe même que forme cet organe, et on avance la main de cette manière, jusqu'à ce que la partie qu'elle repousse, et elle-même, aient franchi le col. Le premier de ces deux procédés paraît le plus rationnel et le plus efficace; je crois qu'il convient surtout dans les cas où la réduction offre des difficultés; le second est plus simple, et on trouve dans les observations beaucoup d'exemples de sa réussite. De quelque manière qu'on procède, il faut, comme il a été dit, soutenir avec une main placée sur l'hypogastre le col à travers lequel toute la portion renversée doit repasser. Le resserrement de cette partie ne doit pas toujours être attribué au spasme; il cède souvent avec facilité aux efforts modérés que l'on fait pour surmonter sa résistance. Leroux avait conseillé d'interposer un linge entre la main et la surface de l'utérus; mais Sabatier, et avec lui tous les praticiens préfèrent se servir de la main nue. Ils pensent que la peau de la main produit sur la substance de l'utérus un froissement moins rude que celui du linge même le plus doux.

Après avoir réduit la matrice, on remplit la seconde indication en laissant la main dans l'utérus pour solliciter la contraction de cet organe, et en ne la retirant qu'à mesure qu'elle

est repoussée par l'effet de cette contraction. On n'a plus généralement alors à craindre de récidive; cependant on a vu quelquefois la matrice se relâcher de nouveau, et le renversement
se reproduire après quelques jours : aussi, faut-il être très-attentif
à surveiller l'état de l'organe, et prescrire à la femme d'éviter
avec soin tout effort qui pourrait agir sur lui. Smellie rapporte
une observation, qui lui a été communiquée par Lucas, dans
laquelle le renversement fut réduit facilement, mais paraît s'être
reproduit avec la même facilité. Après la mort qui survint bientôt, on trouva les parois de l'utérus molles comme un *morceau
de tripe*. Dans un cas semblable, il ne faudrait pas craindre
d'appliquer sur la surface de l'utérus, ou d'employer à l'intérieur, les stimulans les plus actifs pour réveiller la force contractile des fibres utérines.

Si le renversement est ancien, on ne doit pas encore renoncer
à tout espoir de réduction. On pourrait faire avec précaution
des tentatives, après avoir dissipé l'engorgement inflammatoire
et ramolli les parois de l'organe par l'emploi de la saignée, des
bains, des fomentations émollientes. J'ai entendu Desault conseiller pour des cas analogues d'exercer sur la tumeur une compression méthodique propre à diminuer son volume. Les ulcérations qui existeraient sur sa surface, les dilacérations, résultat
de manœuvres exercées par des personnes ignorantes, ne devraient pas être une contre-indication à la réduction. Le renversement produit par le poids d'un polype, et celui que l'art
aurait déterminé, se réduisent spontanément lorsque la cause
efficiente cesse d'agir. Celui qui survient sans cause appréciable
à une époque éloignée de l'accouchement doit être regardé
comme absolument irréductible.

Dans quelque circonstance que le renversement soit survenu,
si l'on ne peut plus espérer d'en obtenir la réduction, on doit
au moins reporter l'utérus dans le vagin et l'y maintenir au
moyen d'un pessaire, afin de le soustraire aux effets de l'espèce
d'étranglement qu'il éprouve de la part de la vulve, et à ceux
de l'action de l'air, des frottemens et du contact des urines. Par
ce moyen on remédierait aussi aux symptômes produits par la
situation trop déclive de cet organe. Lorsque le renversement
est absolument irréductible et que la femme est menacée de
périr par suite des accidens qu'il entraîne, on a conseillé d'ex-
tirper l'utérus soit par la ligature, soit par l'amputation. Des

faits assez nombreux prouvent que cette opération a été faite avec succès, tantôt avec connaissance de cause, tantôt par des personnes ignorantes qui agissaient au hasard, soit dans des cas de simple renversement, soit dans des cas où le renversement était compliqué de la présence d'un polype. Wrisberg rapporte même dans un Mémoire spécial l'exemple d'une résection de l'utérus faite par ignorance, après un accouchement naturel, et qui ne fut pas suivie de la mort. Dans un grand nombre d'autres cas l'extirpation de l'utérus a entraîné des suites mortelles. Il est impossible de tracer ici des règles fixes à cet égard; ce point de doctrine mériterait d'être examiné à part, mais ce n'est pas ici le lieu de le faire; il me suffit de dire qu'on ne devrait avoir recours à un moyen aussi extrême que s'il n'y avait aucune autre chance de sauver les jours de la femme.

(DESORMEAUX.)

RÉPERCUSSIF, IVE (thérap.), s. m. et adj., *repercutiens*. On donne ce nom à certains topiques à l'aide desquels le médecin se propose de réprimer et de refouler vers l'intérieur des altérations morbides cutanées, ou qui, ayant leur siége plus profondément, se manifestent extérieurement à la peau. La répercussion est un effet thérapeutique qui ne réside point dans une propriété particulière propre à une classe de médicamens; elle est le résultat d'applications de corps qui jouissent de propriétés immédiates très-différentes.

On emploie comme répercussifs l'eau froide, pure ou glacée, les solutions acides, salines, alcalines, des décoctions astringentes, etc. etc. Toutes ces substances appliquées en douches ou à l'état solide, sous forme de pommades, agissent d'abord en resserrant le réseau capillaire de la peau par l'action seule du froid que la plupart d'entre elles produisent. Lorsqu'on les administre sous forme de douche, la percussion qu'elle détermine contribue à imprimer une astriction plus prononcée encore aux vaisseaux cutanés. A ce premier effet concourent ensuite puissamment les propriétés immédiates des différens agens médicamenteux. Les solutions alcalines, salines, ou astringentes, resserrent par elles-mêmes le réseau cellulaire et vasculaire de la peau, et augmentent la densité du derme. D'autres applications, telles que celles de l'acétate de plomb, du protonitrate de bismuth, agissent en outre en émoussant la sensibilité des parties contractées, et s'opposent à leur réaction. On doit encore placer

au nombre des moyens répercussifs différens moyens compres-
sifs, et particulièrement le bandage de Theden, qui, quoique
d'un ordre de moyens en apparence différent, produit cependant les mêmes effets que les répercussifs, mais d'une manière
mécanique. En résultat, les effets thérapeutiques des répercussifs se bornent aux suivans. Ils resserrent le système vasculaire
de la peau, et, en émoussant la sensibilité, à peu près à la manière des astringens, ils s'opposent par suite de cette action aux
sécrétions et aux exhalations cutanées séreuses, sébacées, odorantes, et aux sécrétions morbides qui sont le produit des phlegmasies chroniques de la peau. De proche en proche l'impression
qu'ils produisent se communique au tissu cellulaire sous-cutané,
et même aux parties qui sont situées plus profondément. C'est sur
ces effets immédiats que reposent les avantages et les inconvéniens des répercussifs.

L'eau froide et l'eau glacée ont été employées avec succès,
comme tout le monde le sait, dans quelques cas de hernies par
engouement, lorsque les émolliens étaient sans effet. L'utilité de
ces moyens thérapeutiques a été également constatée par plusieurs exemples dans les anévrysmes superficiels. J'ai vu récemment encore un anévrysme de l'artère poplité qui a été réduit,
par ce moyen, des deux tiers de son volume à une simple
tumeur indolente, dure, et comme fibreuse, dans laquelle on
percevait à peine quelques battemens artériels.

C'est principalement dans les vastes érysipèles phlegmoneux
des membres qui menacent de faire tomber en gangrène une
grande étendue de la peau, et dans certains panaris, que le
bandage compressif a été mis en usage avec des avantages
presque constans. Dans ces derniers temps M. Récamier a fait
une application heureuse de la compression méthodique dans
plusieurs cancers, particulièrement dans celui des mamelles,
et il a obtenu plusieurs guérisons complètes par ce seul moyen
de répercussion.

L'emploi thérapeutique des répercussifs dans les maladies
cutanées chroniques exige une très-grande circonspection. On
ne peut se dissimuler que leur administration sagement dirigée
concoure puissamment à la guérison de beaucoup de ces affections,
et il est même difficile d'y parvenir sans employer des lotions ou
des douches alcalines, ou chargées d'acide hydrosulfurique, ou
sans mettre en usage des pommades plus ou moins excitantes, qui

modifient l'état de la peau, et tous ces moyens ne sont en réalité pour la plupart que de véritables répercussifs; mais le médecin prudent ne se détermine à employer de pareils agens thérapeutiques qu'après s'être bien assuré de l'état de l'individu malade, et avoir pris toutes les précautions convenables pour prévenir les inconvéniens qui pourraient résulter de leur emploi. Il devra explorer avec soin tous les organes, pour bien constater si aucun d'eux ne présente des traces d'altérations de tissu; et si l'examen le plus attentif lui a prouvé qu'ils sont dans un état complet d'intégrité, et que l'individu paraisse d'ailleurs jouir d'une santé parfaite, il emploiera alors les répercussifs avec ménagement, concurremment avec les révulsifs sur le canal intestinal, ou des exutoires à la peau, pour prévenir les conséquences de la rétrocession de ces irritations cutanées, qu'il est souvent d'autant plus dangereux de réprimer ou de faire cesser, même incomplètement, qu'elles subsistent depuis plus long-temps. Malgré l'utilité des purgatifs et des exutoires dans ce cas, ces moyens ne suffisent souvent pas pour contrebalancer les inconvéniens attachés à l'usage des répercussifs et s'opposer au développement des lésions organiques qui succèdent souvent à l'emploi de ces agens thérapeutiques. Il n'est presque aucun médecin qui n'ait plusieurs fois rencontré dans sa pratique des individus affectés de cancers de l'estomac, de l'intestin, du foie, de l'utérus, ou de tubercules du poumon, développés plus ou moins rapidement après l'usage inconsidéré des répercussifs dans des acnés, des eczéma, des prurigo, des porrigo anciens et rebelles. Les pommades astringentes qu'emploient une foule de charlatans contre les dartres, beaucoup de cosmétiques dont se servent souvent les femmes dans la même intention, donnent fréquemment lieu à plusieurs maladies aiguës ou chroniques : les ouvrages de médecine sont remplis d'observations qui constatent cette vérité. Les enfans sont encore plus exposés que les adultes aux mauvais effets des répercussifs : j'en ai vu beaucoup succomber à des bronchites, des pneumonies ou des entérites chroniques avec ou sans tubercules, après la répercussion du porrigo larvalis, ou d'autres affections cutanées qui occupent la face ou le tronc, et prennent les noms vulgaires de *gourmes*. Il faut donc repousser de la thérapeutique des maladies cutanées chroniques l'emploi des répercussifs, au moins dans tous les cas où la santé des individus est douteuse, et ne les employer dans aucune circonstance sans les précautions indiquées pour en prévenir les inconvéniens. (GUERSENT.)

REPLÉTION, s. f., *repletio*; synonyme de *plénitude*, *pléthore*. *Voyez* ces mots.

REPOUSSOIR, s. m., *repulsorium*. On désigne sous ce nom un instrument de chirurgie destiné à extraire les chicots des dents. C'est une tige d'acier, longue de deux pouces, solidement fixée dans un manche d'ébène, et qui se termine par deux petits crochets.—J. L. Petit a donné le nom de *repoussoir d'arétes* à un instrument qu'il a inventé pour pousser dans l'estomac les corps étrangers arrêtés dans l'œsophage. C'est une sorte de canule qui porte une éponge à l'une de ses extrémités.

REPRISE. Nom vulgaire de l'orpin (*sedum telephium*, L.). *Voyez* ORPIN. (A. RICHARD.)

REPRODUCTION, s. f., *reproductio*; action par laquelle les êtres organisés perpétuent leur espèce. Ce mot s'applique plus spécialement aux végétaux qu'aux animaux et à l'homme. *Voyez* GÉNÉRATION.

RÉSEAU, s. m., *resiculum*. Nom donné, en anatomie, aux entrelacemens des vaisseaux ou des nerfs, dont les anastomoses forment une multitude de petites aréoles dont la configuration est variable.

RÉSECTION, s. f., de *resecare*, couper, retrancher. Toute section, tout retranchement d'une portion d'os est, à vrai dire, une résection; mais je fais abstraction, dans cet article, de tout ce qui a rapport à l'application du trépan (*voyez* ce mot), et je ne parlerai que de l'opération qui consiste à retrancher les extrémités articulaires des os, ou une portion de la continuité de ces organes. On peut en effet distinguer les résections en deux classes, suivant que les maladies pour lesquelles on les pratique affectent les os dans leur continuité ou dans leurs articulations.

PREMIÈRE CLASSE. *Résections dans les cas de maladies de la continuité des os.* — *a.* Lorsque dans une fracture, une des extrémités de l'os fait saillie à travers les chairs, si pour opérer la réduction il faut employer des effets violens afin de surmonter la contraction spasmodique des muscles, il est préférable alors d'exciser toute la portion saillante de l'os. Manget, Diemerbroeck, Gooch, parlent de cas semblables, dans lesquels, malgré la résection d'une portion d'os de deux ou trois pouces, les membres ne perdirent rien de leur longueur. Quoi qu'il en soit, l'utilité de cette opération est consacrée par tant d'observations, que je m'abstiendrai d'en rapporter qui me soient propres.

b. Quand une fracture ne peut être réduite, bien que les tégumens n'aient pas été entamés; quand elle est ancienne, que les fragmens ne se sont pas consolidés, et qu'il y a lieu de croire qu'une fausse articulation s'est formée, on a conseillé de réséquer les extrémités de l'os, et de suivre ensuite le même plan de traitement que dans une fracture récente compliquée de plaie. Cette opération, dont on ne trouve aucun exemple chez les anciens, paraît avoir été proposée en premier lieu par White, et pratiquée sous ses yeux en 1760, de la manière suivante, pour une fracture non consolidée de l'humérus : on fit une incision suivant la longueur de l'os, on fit sortir successivement les deux fragmens, dont on excisa les extrémités obliques, et on les replaça ensuite bout à bout. Le malade ne perdit pas plus d'une cuillerée de sang pendant l'opération. On pansa comme dans une fracture compliquée, et au quinzième jour la plaie était presque cicatrisée, quand un érysipèle s'empara du bras malade. Cet accident retarda un peu la guérison, mais six semaines après l'opération, le cal commença à se former, et dans peu de temps il eut pris de la solidité. Le bras était presque aussi long que l'autre, mais un peu moins gros, la nutrition y ayant été gênée par la longue application du bandage. Le membre acquit des forces de jour en jour.

Dans un cas de fracture du tibia, où la consolidation se faisait très-long-temps attendre, White pratiqua avec le même succès une opération à peu près semblable à la précédente. Il fit une incision longitudinale de quatre pouces environ dans les parties qui recouvraient la fracture, il réséqua l'extrémité supérieure de l'os, et, comme il n'était pas facile de scier l'extrémité inférieure, il se borna à la ruginer. Dans le cours du traitement, il eut ensuite à enlever avec des tenailles incisives un petit angle du tibia, à toucher la partie inférieure de l'os avec du chlorure d'antimoine, et à en introduire entre les extrémités de la fracture pour détruire une substance qui y était interposée; une légère exfoliation s'ensuivit; mais au bout de trois mois la consolidation était parfaite.

Plusieurs chirurgiens ont, depuis White, pratiqué avec succès la résection dans les cas dont il s'agit. En 1813, Langenbeck, ayant à traiter une fracture non consolidée de l'humérus située vers l'insertion du muscle deltoïde, guérit son malade par ce moyen. M. Viguerie de Toulouse a également pratiqué la résection avec succès. M. Rowlans de Chester traita ainsi une fracture du fémur, qui ne montrait aucune tendance à la réunion; et M. Dupuytren a eu également à se louer d'une opération semblable, dans laquelle cependant il n'avait réséqué que l'extrémité supérieure du fémur. D'un autre côté, la résection a été souvent pratiquée inutilement; Physic de New-Yorck, Rossi et Samuel Cooper en citent plusieurs exemples. Enfin, elle a été quelquefois ou la cause, ou du moins l'occasion de la mort des malades. Ainsi, on lit dans l'ouvrage de M. le professeur Boyer l'histoire d'un homme opéré par lui pour une fracture non consolidée de l'humérus, qui mourut le sixième jour de l'opération des suites d'un érysipèle compliqué de gangrène. MM. Richerand et Larrey rapportent aussi des observations dans lesquelles la résection a été mortelle.

Il résulte de là que, pour quelques cas de succès de la résection dans le traitement des fractures non réduites ou des fausses articulations, on connaît un plus grand nombre d'insuccès de cette méthode. Quoi qu'il en soit, voici les règles générales de son exécution : on incise longitudinalement sur l'endroit de la fracture les parties molles qui la recouvrent, du côté où celles-ci ont le moins d'épaisseur, et de manière à éviter les troncs nerveux et vasculaires. On dissèque l'extrémité du fragment inférieur, on la fait sortir par la plaie; puis, après avoir garanti les parties molles au moyen d'une compresse ou d'une plaque de carton, on scie l'extrémité de ce premier fragment; on opère de la même manière sur le fragment supérieur; on lierait les rameaux artériels qui auraient pu être ouverts dans la dissection; on fait rentrer les fragmens dans leur place naturelle, et après les avoir mis bout à bout, on s'efforce de les tenir rapprochés au moyen d'une compression convenable; après quoi la plaie est pansée mollement, et le membre placé dans un appareil de *Scultet* médiocrement serré. Il survient ordinairement un gonflement inflammatoire assez considérable, et une suppuration abondante; il faut avoir soin de prévenir le séjour du pus dans le fond de la plaie; il humecterait les surfaces des fragmens, et pourrait empêcher leur agglutination.

c. Quand le bras ou la cuisse ont été frappés par un boulet de canon, et enlevés près de leur articulation avec le tronc, doit-on chercher à conserver la partie du membre que le corps vulnérant a ménagée, plutôt que de pratiquer l'amputation dans l'article? Avec M. le professeur Roux, je penche pour l'affirmative, et comme lui je pense que, dans ce cas, les secours de l'art devraient tendre à donner à la plaie une forme moins irrégulière. Il faudrait donc alors exciser les lambeaux des parties molles, et réséquer les angles osseux. On égaliserait ainsi la plaie jusqu'à un certain point, et on en faciliterait la cicatrisation.

d. Les procédés vicieux des anciens pour les amputations des membres devaient presque constamment entraîner la dénudation de l'os, d'où résulte inévitablement une saillie plus ou moins considérable de cet organe après la cicatrisation des parties molles. Cet accident est fort rare de nos jours; cependant il est quelquefois produit par la mauvaise situation du moignon, qui favorise la rétraction secondaire des muscles; il est plus fréquemment le résultat de la fonte du tissu cellulaire, et de l'isolement des muscles, lorsque l'amputation a été faite sur des sujets très-maigres; ou bien enfin il peut résulter de la désorganisation putride des chairs de la surface du moignon. Quoi qu'il en soit, on a beaucoup disputé dans l'ancienne académie de chirurgie sur l'utilité ou l'inutilité de la résection dans ce cas, et des faits ont été invoqués par les partisans des deux opinions. Louis, après un rapprochement très-exact de tous ces faits, a pensé « qu'il faut confier à la nature la séparation du bout d'os saillant après les amputations, toutes les fois qu'on peut croire que la cause qui a produit la dénudation de l'os a agi sur celui-ci au-dessus des limites de la dénudation actuellement existante, et il propose, dans les cas contraires, la résection, qu'il croit devoir être faite seulement au niveau même de la surface du moignon, si l'on veut éviter les accidens qu'Andouillé, Garengeot et Ravaton disent avoir vus survenir après cette résection, dans les cas où les chairs déjà cicatrisées avaient été détachées de l'os, qu'on voulait retrancher au-dessus des limites de la dénudation ». Je ne puis partager en cela l'avis de Louis, et je pense que, faite au niveau de la cicatrice des parties molles, la résection est au moins inutile. Et d'abord, comment s'assurer que la nécrose est bornée à la partie saillante de l'os? Fabrice de Hilden a vu se séparer, quatre travers de doigt au-dessus de la cicatrice, une nécrose qu'il avait eu le projet de réséquer au niveau des chairs. Allouel rapporte un fait à peu près semblable. La même objection subsiste contre le procédé dans lequel, sans tenir compte des accidens observés par Andouillet, Garengeot et Ravaton, on détache les chairs adhérentes à l'os malade, pour réséquer celui-ci au-dessus de la surface du moignon; en effet, il serait possible qu'on laissât une portion nécrosée dont l'exfoliation se ferait attendre très-long-temps. Il est donc bien préférable d'attendre la chute spontanée des bouts d'os saillans à la suite des amputations. Seulement on pourrait la provoquer, soit en les cautérisant avec le cautère actuel, ainsi que l'a fait Ambroise Paré, soit en introduisant dans le canal médullaire, suivant les exemples heureux de Valpi et de Scarpa, quelque corps capable de détruire dans une certaine étendue la membrane qui le tapisse. Si l'on voulait cependant tenter la résection dans ce cas, il faudrait au moins avoir grand soin d'assujétir le moignon le mieux possible pour éviter au malade des secousses douloureuses, et surtout garantir les chairs de l'action des instrumens. On atteindrait ce but jusqu'à un certain point avec le chevalet de Bertrandi, dont on s'est servi quelquefois, et surtout avec le *rétracteur* de Percy.

e. Résection pour des maladies organiques des os. — Le grand trochanter est quelquefois affecté isolément de carie, et l'on pourrait pratiquer, dans ce cas, la résection de la partie malade. On lit dans les Mémoires de l'Institut, tom. 1, une observation de Tenon, dans laquelle cette opération a été pratiquée par lui. En 1793, M. Moreau père réséqua quatre pouces environ du tibia pour une carie et un gonflement du corps de cet os; la jambe se courba de devant en arrière, et le péroné, trop faible pour supporter le poids du corps, s'arqua de devant en arrière, et de dedans en dehors. Néanmoins le malade a pu marcher à l'aide d'un bâton, et en assurant les rapports du péroné et du tibia au moyen de quelques tours de bande.

« Nous avons souvent enlevé, disent MM. Percy et Laurent, au moyen de la scie ou du trépan, des portions de tibia de la longueur de huit à dix pouces; et nous avons un péroné tout entier que nous avons désarticulé en haut et en bas pour une

carie presque générale de cet os. » Béclard a également fait la
résection du tiers supérieur du péroné pour un spina-ventosa ;
opération qui avait été proposée par Desault contre la même
maladie existant à la partie moyenne du même os.

f. Résection des os du tronc. — On a assez souvent pratiqué
la résection d'une portion cariée du sternum ; mais presque toujours on a fait cette opération avec le trépan ; c'est pourquoi je
n'en parlerai pas ici.

La résection des côtes et de leurs cartilages de prolongement
est une opération qui remonte à une haute antiquité. Elle a été
pratiquée par Galien, beaucoup plus récemment par Josué Aymar, et plus récemment encore par Sedilier, Lecat, Ferrand de
Narbonne. Enfin, dans ces derniers temps, M. le professeur
Richerand et MM. Percy et Laurent ont fait connaître le résultat
de deux opérations semblables qui offrent un grand intérêt.
Chez le malade de MM. Percy et Laurent, la résection des côtes
eut un succès complet ; chez celui de M. Richerand, l'opération
fut suivie d'accidens assez graves, mais ils avaient été combattus
assez heureusement pour faire espérer la guérison, quand la
maladie cancéreuse pour laquelle on avait fait la résection re-
pullula avec force et enleva le malade.

Le résultat de ces opérations doit donc engager à suivre
l'exemple des chirurgiens que j'ai cités, lorsque la nécrose
affecte une ou plusieurs côtes dans toute leur épaisseur et dans
une partie plus ou moins considérable de leur longueur. La résection, dans ces cas, est d'autant moins dangereuse, que, comme
l'a très-bien vu Josué Aymar, la plèvre est toujours alors épaissie
par l'inflammation suppurative dont elle est le siége, et refoulée
à une certaine distance en dedans des côtes. Il en serait probablement de même de l'artère mammaire interne.

Quant à l'opération en elle-même, elle est fort simple : après
avoir détaché les muscles intercostaux, on couperait chacun des
os malades aux deux extrémités de la portion nécrosée, au
moyen d'une petite scie ou du nouvel instrument d'amphithéâtre
nommé *sécateur*, et on les isolerait des parties adjacentes. Cette
seconde manœuvre est presque toujours plus difficile que l'autre.

Je ne sache pas que jusqu'ici on ait jamais pratiqué la résection des apophyses épineuses des vertèbres ; quoi qu'il en soit,
cette opération serait indiquée dans un cas où ces parties seraient attaquées de carie ou de nécrose. J'en dirai autant de

quelques parties des os du bassin qui sont assez superficiellement placées pour être reséquées. Ledran rapporte que Leaulté,
chirurgien de Paris, enleva avec de petites *forces* une portion
assez considérable de la crête iliaque, pour une carie de cette
partie qui entretenait des fistules à la fesse et aux lombes. L'opération fut suivie de la guérison.

g. *Résection de l'os maxillaire inférieur.* — Lorsque des fongosités carcinomateuses rebelles naissent de l'os maxillaire inférieur, ou que des affections cancéreuses développées dans les
parties molles voisines se propagent à sa substance, on peut
procéder à la résection de la portion malade de cet os. M. Dupuytren a pratiqué plusieurs fois cette opération, et dans quelques cas avec succès. Elle a réussi également à M. Lallemant de
Montpellier sur un sujet attaqué d'un cancer qui avait détruit la
lèvre inférieure, le menton, et la partie moyenne de la mâchoire.
J'ai été moins heureux dans trois opérations semblables que j'ai
pratiquées pour des carcinomes des parties molles communi-
qués à l'os. L'un de mes malades était, il est vrai, en voie de
guérison quand il fut attaqué d'un érysipèle phlegmoneux
au bras, dont il mourut; les deux autres succombèrent à l'abondance de la suppuration. Chez l'un d'eux j'avais emporté l'os
au devant de la dernière dent molaire.

Pour pratiquer la résection de l'os maxillaire inférieur dans
les cas où les parties molles participent à l'affection carcinoma-
teuse; il faut d'abord, le malade étant assis et maintenu comme
pour l'opération de la cataracte, et les artères faciales étant comprimées par un aide sur les branches de l'os maxillaire, il faut
circonscrire le mal par deux incisions qui, partant de la lèvre
inférieure de chaque côté, viennent se réunir en bas, près de
l'hyoïde. On dissèque exactement, et on écarte les deux lambeaux latéraux; après avoir coupé le muscle mylo-hyoïdien, on
détache les muscles qui s'attachent à l'apophyse géni, et on procède ensuite à la section de l'os au moyen d'une bonne scie. Cela
fait, il faut lier toutes les artères qui ont été ouvertes, et l'on
devrait cautériser celles dont on ne pourrait faire la ligature.
On place ensuite de la charpie sur chacun des moignons de
l'os, on rapproche les lambeaux, on recouvre les parties extérieures de charpie et de compresses, après avoir eu soin de
placer une mèche dans la partie inférieure de la plaie, près de
l'hyoïde, et l'on soutient cet appareil par une mentonnière.

Quand l'os est seul malade, on peut, comme l'a fait M. Dupuytren, se borner à une seule incision moyenne et verticale, étendue également de la lèvre inférieure à l'os hyoïde, et si cette incision ne permettait pas de découvrir suffisamment les côtés de la mâchoire, on ferait partir de sa partie moyenne, audessous du menton, deux autres incisions que l'on prolongerait le long de la base de l'os. En disséquant les quatre lambeaux qui résulteraient de cette manœuvre, on arriverait facilement aux limites de la maladie.

Chez quelques sujets guéris par l'opération qui nous occupe, les deux extrémités de l'os se rapprochent et se réunissent par une sorte de cal; mais il n'en est pas toujours de même, et sur le malade opéré par M. Lallemant, il resta entre les deux moignons un écartement de deux pouces environ, qui nécessita l'application d'un menton artificiel.

DEUXIÈME CLASSE. I. *Résection dans les cas de maladies des articulations.* — On a conseillé la résection des extrémités articulaires des os, quand elles sont atteintes d'affections graves, et spécialement de carie arrivée à ce point, que l'amputation paraît indispensable, qu'il paraît urgent de débarasser le malade d'une cause permanente de dépérissement. Paul d'Egine est le premier qui ait donné ce précepte « Si extremitas ossis prope articulum fuerit affecta (carie), resecare ipsam oportet, » et il a été mis en pratique presque en même temps par White en Angleterre, et par Vigaroux et David, en France, pour une carie de l'extrémité supérieure de l'humérus. White guérit son malade par la résection, qui réussit également quelque temps après entre les mains de Bent et d'Orred. En 1789, un enfant vint offrir de la main droite, à l'Académie de chirurgie, la tête de son humérus droit qui lui avait été réséquée par le chirurgien-major du régiment de Berri. David et Moreau père, qui a pratiqué deux fois cette même opération, n'ont eu tous les deux qu'à s'en louer. Vigaroux et M. le professeur Roux ont été moins heureux; mais ce dernier avait opéré dans des circonstances fâcheuses, et le malade de Vigaroux, chez qui l'opération avait été faite également fort tard, mourut des suites d'une métastase sur les articulations et les viscères du bas-ventre. En instituant cette résection, l'art n'a fait qu'imiter la nature. Parmi plusieurs autres cas de séparation spontanée de l'extrémité supérieure de l'humérus, cariée ou nécrosée, je ne citerai que celui observé sur un chirurgien dont parle Sabatier dans son mémoire sur la résection qui nous occupe, et celui non moins remarquable que M. Chaussier a fait insérer dans les bulletins de la société philomatique. Quoi qu'on en ait dit, la tête de l'os ne se régénère pas, et l'on ne connaît que l'observation de M. Chaussier, dans laquelle il se soit formé une nouvelle articulation. L'extrémité scapulaire de l'humérus s'étant séparée spontanément à la suite d'une carie dont la nature avait ainsi opéré la guérison, il se développa sur l'omoplate une éminence arrondie, et l'humérus se creusa en forme de cavité qui recevait cette éminence, de sorte que par cette disposition le malade avait l'exercice de presque tous les mouvemens du bras. M. Moreau a vu un cas dans lequel la portion restante de l'humérus avait été entraînée contre les côtes, où elle avait formé une fausse articulation. Le plus ordinairement elle reste isolée entre les muscles, le mouvement d'élévation est perdu, mais les sujets conservent la faculté de porter leur bras en avant et en arrière, quand l'avant-bras est à demi-fléchi, et même de soulever des poids assez considérables. C'est ce qu'ont presque toujours vu MM. Percy et Laurent après la guérison des sujets assez nombreux sur lesquels ils avaient pratiqué la résection de l'extrémité supérieure de l'humérus, pour des blessures d'armes à feu. « Nous nous sommes applaudis, disent les auteurs que je viens de citer, d'avoir adapté au traitement des plaies d'armes à feu, et propagé cette pratique aux armées dans les cas de fracture comminutive de la tête de l'humérus, pour lesquels on avait autrefois recours à l'amputation du bras dans l'article; et déjà en 1795, l'un de nous avait fait voir à Sabatier neuf militaires qui n'avaient dû la conservation de leur bras qu'à cette heureuse innovation. MM. Larrey, Willaume, Bottin, et beaucoup d'autres chirurgiens militaires, doivent aussi des succès à ce procédé, qui nous était devenu très-familier. » Pour pratiquer la résection de l'articulation scapulo-humérale, White, comme Vigaroux, fit une incision, qui commençait supérieurement au voisinage de l'acromion, et finissait à la partie moyenne du bras. Il prit ensuite le coude du malade, luxa la partie supérieure de l'humérus, la fit sortir par la plaie, et la saisissant de la main gauche, en fit la résection au moyen d'une scie à amputation.

Sabatier a proposé le procédé suivant : le malade assis sur une chaise et retenu convenablement, on ferait à la partie antérieure et supérieure du bras deux incisions de cinq à six travers de doigt de longueur chacune, écartées à leur partie supérieure, et rapprochées à leur partie inférieure, de manière à représenter un V majuscule. Cela fait, Sabatier voulait qu'on extirpât ce lambeau triangulaire formé par le deltoïde; mais les nouveaux éditeurs de son ouvrage ont fait observer avec raison, qu'au lieu d'enlever ce lambeau, il faudrait se borner à le relever, de manière à ce qu'après l'opération il pût être réappliqué sur la plaie et contribuer à la cicatrice.

M. Moreau père, de Bar, pensait que, quand l'humérus est affecté de gonflement chronique, et l'angle glénoïdal de l'omoplate de carie, les deux procédés que je viens de décrire sont insuffisans. Dans des cas de ce genre, il opérait de la manière suivante : le malade assis sur une chaise, et l'artère sous-clavière étant comprimée au-dessus ou au-dessous de la clavicule par un aide sûr et intelligent, on fait élever le bras horizontalement, si cela est possible; on plonge le bistouri en avant, jusqu'à l'os, près de l'apophyse coracoïde, à la hauteur du bord supérieur de cette éminence. La peau et le muscle deltoïde sont alors divisés par une incision de trois pouces, étendue le long du bord externe de la coulisse bicipitale. En arrière, une autre incision descend parallèlement à la première, depuis l'extrémité postérieure du bord inférieur de l'apophyse acromion jusque sur le bras. Ces deux plaies doivent être enfin réunies par une incision transversale qui passe immédiatement au-dessous de l'éminence acromion. Le lambeau est alors détaché et abaissé, l'artère circonflexe postérieure liée, et, le bras étant rapproché du tronc, on coupe le ligament orbiculaire, ainsi que les tendons qui recouvrent la tête de l'humérus. La lame de l'instrument, engagée entre cet os et la fosse glénoïdale, achève de détruire les attaches tendineuses et d'isoler en dedans l'humérus, à mesure qu'en élevant le bras on le fait saillir à travers la plaie. Une compresse épaisse placée entre l'os et les chairs préserve celles-ci de l'action de la scie avec laquelle on fait la résection. Si le désordre est borné à la tête de l'os, l'opération est ainsi terminée : l'extrémité sciée de l'humérus est replacée dans les parties molles, le lambeau est maintenu relevé par deux points de suture, et le malade pansé simplement est remis au lit. Si la carie s'étend à l'angle articulaire du scapulum, on continue la plaie

antérieure sur l'extrémité humérale de la clavicule, et la postérieure vers l'épine de l'omoplate. Ce nouveau lambeau étant détaché et soulevé, on ôte avec le ciseau ou la gouge toutes les
portions cariées, après quoi on l'abaisse et on le fixe au grand
par des points de suture, comme dans le cas précédent.

Ces trois procédés opératoires ont chacun leurs avantages et
leurs inconvéniens. Celui de White, auquel M. Larrey donne la
préférence quand les chairs ont conservé leur intégrité, est sans
contredit le plus simple; mais il ne peut convenir quand l'os est
atteint d'affection chronique, et surtout de gonflement, comme
dans le spina-ventosa. Dans ce dernier cas, il faut quelquefois
recourir à celui de Moreau, quelle que soit la difficulté de
maintenir le lambeau inférieur relevé : à moins cependant qu'on
ne préfère, ainsi que le conseille Manne dans son *Traité élé-
mentaire des maladies des os*, former des chairs du moignon
de l'épaule un lambeau quadrilatère, comme dans le procédé
de Lafaye pour l'amputation du bras dans l'article. Dans les
plaies d'armes à feu, il arrive fréquemment que l'on rencontre
les ouvertures d'entrée et de sortie du projectile; alors, il suffit presque toujours de les agrandir pour terminer des résections souvent commencées par le corps vulnérant. Mais si ces
ouvertures étaient tellement situées qu'il fût dangereux de les
agrandir, ou bien qu'il fallût faire saillir l'humérus pour y porter la scie, on se servirait avec avantage du procédé de Sabatier, modifié comme il a été dit. Au reste, on voit que le sentiment des chirurgiens n'a varié que sur la forme à donner à
l'incision des parties molles. Le précepte essentiel, dans tous les
cas, est de ménager un lambeau pour diminuer l'étendue de la
plaie et abréger la guérison. Le reste de l'opération diffère ordinairement peu de ce qui a été tracé par M. Moreau.

II. *Résection de l'articulation huméro-cubitale.*—La résection
des surfaces articulaires du coude affectées de carie a été proposée par Park, en 1783, et faite pour la première fois en France
par Moreau père. M. Moreau fils, dans sa *Dissertation inaugurale*, cite cinq cas de succès de cette opération pratiquée par
son père ou par lui. Elle a également réussi entre les mains de
M. le docteur Champion, de Bar, et de M. le professeur Roux,
qui l'a pratiquée deux fois.

« L'un de nous, disent MM. Percy et Laurent, n'a eu qu'à
se louer de l'avoir préférée à l'amputation, dans un cas de

fracture comminutive de la partie inférieure de l'humérus, avec lésion de l'articulation. Les armées ont été témoins d'une multitude d'opérations semblables ou analogues, qui ont été pratiquées avec un succès presque constant sur des militaires qui avaient eu l'articulation huméro-cubitale désorganisée par un projectile. »

Dans certaines luxations compliquées de saillie à travers les parties molles d'une des extrémités articulaires, quand la réduction était difficile et pouvait entraîner du danger ; quand un temps plus ou moins long s'était écoulé depuis l'accident sans que la réduction eût été faite, et que l'os, exposé à l'air, s'était nécrosé ; on a excisé toute la portion saillante de celui-ci, à l'articulation huméro-cubitale, comme dans plusieurs autres, ainsi que nous le verrons plus bas.

Park parle d'un chirurgien nommé Wainmann, qui fit la résection de l'extrémité inférieure de l'humérus pour une luxation de l'avant-bras en arrière. Binns pratiqua la même opération sur un jeune homme ; le malade, après la guérison, conserva une assez grande liberté de mouvemens du bras. Le docteur Mazzoza a obtenu le même succès sur une jeune fille de quatorze ans.

Pour découvrir les surfaces articulaires du coude, Park voulait que l'on divisât d'abord crucialement les tégumens de la partie postérieure du membre, et qu'ensuite on emportât l'olécrâne. Les os du bras et de l'avant-bras étant séparés et sciés, on remplirait la plaie de charpie, on réappliquerait les lambeaux, le membre serait plié à angle droit, etc.

Moreau, trouvant ce procédé fort difficile, en a imaginé un autre auquel il n'a fallu que quelques additions, importantes à la vérité, pour le faire adopter assez généralement. Le malade est couché sur le ventre, sur une table garnie d'un matelas ; le garrot appliqué sur l'artère humérale, MM. Moreau font une première incision verticale et parallèle à la crête qui surmonte le condyle interne de l'humérus, depuis deux pouces au-dessus de ce condyle, jusqu'au niveau de l'articulation : une seconde est pratiquée de la même manière du côté opposé, et elle est réunie à la première par une troisième, dont la direction est transversale, et répond à la partie la plus élevée de l'olécrâne. Il en résulte un lambeau carré, dont la base tient aux chairs de la face postérieure du bras ; ce lambeau relevé laisse voir à nu la partie inférieure de l'humérus. Si l'olécrâne se trouve affecté, on commence par l'excision de cette apophyse; après quoi, détachant avec beaucoup de précautions les chairs adhérentes à l'os du bras, on conduit sur le doigt, au-dessous de cet os, une lame de bois destinée à défendre ces chairs de l'action de la scie, avec laquelle l'os est enlevé à une hauteur convenable. Il s'agit ensuite, pour enlever la portion d'humérus réséquée, de diviser les liens qui l'unissent aux os de l'avant-bras. Si ces os participent à la maladie, comme il arrive le plus ordinairement, il faut prolonger d'environ deux pouces les incisions longitudinales le long du radius et du cubitus, et former en bas un lambeau semblable au premier, et qu'on détache comme lui. Alors les os sont faciles à dégager d'avec les chairs et à scier; mais dans cette partie de l'opération, il faut ménager autant que possible les insertions des muscles brachial antérieur et biceps. Enfin, il faut avoir bien soin d'examiner si les os ne sont pas malades au delà du point où on les a coupés, et enlever avec la scie ou la gouge toutes les portions altérées. La plaie étant lavée, et le tourniquet relâché, on fait les ligatures nécessaires, et l'on rapproche les lambeaux qui doivent être maintenus en contact au moyen de quelques points de suture simple. Les plaies sont couvertes de charpie, et le membre, à demi fléchi et enveloppé d'un bandage à bandelettes, est placé sur un coussin de balle d'avoine. Le malade est mis au régime des maladies aiguës, et les soins consécutifs sont à peu près les mêmes que pour une fracture compliquée de plaie.

MM. Moreau n'ont pas vu survenir d'accidens graves après cette opération, et les résultats de la pratique militaire sont d'accord avec ceux des chirurgiens de Bar. La cicatrisation des plaies se fait assez promptement; seulement il reste quelquefois pendant assez long-temps des ouvertures fistuleuses qui fournissent une sérosité limpide. Les extrémités osseuses ne se soudent jamais; mais après un temps plus ou moins long les parties se raffermissent, et les mouvemens de flexion et d'extension, quelquefois même ceux de rotation ont eu lieu. D'autres fois, la carie s'est développée sur l'extrémité tronquée du cubitus. M. le professeur Roux a vu un cas semblable. Enfin, presque toujours l'insensibilité et l'amaigrissement des parties auxquelles se distribue le nerf cubital ont été le résultat de la section de ce nerf dans l'opération qui nous occupe.

M. Dupuytren a proposé quelques modifications au procédé de MM. Moreau. Il veut que dans tous les cas on emporte l'olécrâne, pour que l'on puisse faire saillir en arrière les surfaces articulaires. De plus, avant d'attaquer les os, il incise la gaîne fibreuse qui renferme le nerf cubital, et porte ce nerf en avant du condyle interne de l'humérus, où un aide le contient avec une spatule et le préserve de toute atteinte. On sent l'importance de cette dernière manœuvre, qui préviendra la perte du sentiment des parties qui sont animées par ce cordon nerveux.

Enfin, dans un cas de carie au condyle externe de l'humérus, M. Moreau fils fit une incision longitudinale sur ce condyle, et une autre transversale sur l'olécrâne jusqu'au milieu de sa longueur. Le lambeau triangulaire ayant été disséqué, on vit la carie qui existait sur l'humérus et le bord externe de l'olécrâne. Il l'enleva au moyen de la gouge, et avec elle une balle qui l'avait produite ; il rapprocha le lambeau, et le maintint par deux points de suture. Au bout de trois mois le militaire sujet de cette observation avait repris son service.

III. *Résection de l'articulation radio-carpienne.* — M. Moreau fils dit avoir fait la résection de l'articulation du poignet pour une carie de l'extrémité inférieure du radius. Les résultats de cette opération, pratiquée sur une couturière, furent tellement satisfaisans, que la jeune fille put reprendre son métier. Il est fâcheux que M. Moreau ne soit entré dans aucun détail sur son exécution.

Au reste, M. le professeur Roux me paraît avoir très-bien indiqué le procédé opératoire qu'il faudrait suivre en pareil cas. « On pratique, dit-il, le long du bord externe du radius et du bord interne du cubitus, le plus près possible de leur côté antérieur, sans intéresser les vaisseaux et les nerfs qui leur correspondent, deux incisions longitudinales terminées inférieurement au niveau de l'articulation, et deux autres transversales, étendues en arrière depuis la partie inférieure des premières, jusque sur les côtés du paquet des tendons extenseurs qui recouvrent en partie la face postérieure de l'articulation. Il faut ensuite découvrir, isoler et retrancher successivement la partie inférieure du radius et du cubitus, puis enlever les os du carpe affectés, soit que la carie n'attaque que ceux de la première rangée, ou qu'elle affecte tous ces petits os à la fois. »

Le cas que j'ai cité, d'après M. Moreau fils, est la seule observation que l'on connaisse de résection pratiquée aux surfaces radio-carpiennes pour une maladie chronique de cette articulation; mais il y avait long-temps déjà que Gooch, dont parle White, avait réséqué l'extrémité inférieure du radius dans une luxation avec déchirure des parties molles et saillie considérable de cet os. Le même chirurgien a également enlevé dans des cas semblables la tête d'un des os du métacarpe ou des phalanges, opération qu'on a pratiquée plusieurs fois depuis lui.

IV. *Résection de l'articulation coxo-fémorale.*—Je ne connais aucun exemple de résection de cette articulation. White avait bien proposé cette opération dans les cas de luxation spontanée du fémur; il avait même donné une idée du procédé opératoire qui pourrait être suivi; mais son conseil n'a jamais été mis à exécution, bien qu'il ait été reproduit par Vermandois et Rossi. On conçoit facilement la réserve des chirurgiens à cet égard. L'articulation du fémur, très-profondément située, est protégée par une épaisseur considérable de parties molles, et la tête de l'os est emboîtée exactement dans la cavité cotyloïde. L'opération entraînerait donc un grand délabrement et des manœuvres nécessairement très-longues et très-douloureuses. Si l'on ajoute à ces considérations que la cavité cotyloïde participe presque toujours à l'affection du fémur, et qu'il ne suffirait pas d'enlever la tête de cet os, on aura des raisons bien suffisantes pour s'abstenir de la résection qui nous occupe. Quoi qu'il en soit, je ne crois pas que la simple incision verticale, faite aux parties molles en dehors de l'articulation, permît d'arriver facilement jusqu'à la tête de l'os, ainsi que le pensaient White et Vermandois. Rossi conseille de faire un lambeau triangulaire, qui me paraît plus convenable; mais le meilleur procédé serait sans contredit le lambeau carré tel qu'on le pratique pour l'amputation dans l'article.

V. *Résection de l'articulation fémoro-tibiale.* — On ne connaît que quelques cas de résection de cette articulation; le plus ancien a été publié par Park, qui pratiqua cette opération pour une tumeur blanche. Les accidens primitifs furent graves; ils furent combattus avec succès, la plaie se cicatrisa, le cal se forma, et il devint assez solide pour permettre au malade de marcher sans bâton. Cependant le membre était plus court de plusieurs pouces, et déjeté en dehors. Moreau père, qui répéta en France l'opération de Park, ne fut pas aussi heureux que le chirurgien anglais. M. Moreau fils a fait deux fois la résection qui nous occupe. Son premier malade avait le membre consolidé trois mois après l'opération, quand il succomba à une dysenterie épidémique. Chez le second, qui fut opéré en 1811, et revu par l'opérateur en 1813, « le fémur et le tibia, l'un sur l'autre immobiles (à cette dernière époque), se rencontraient bout à bout sans être soudés. L'extrémité inférieure du premier de ces os était très-élargie et plus saillante en dehors ; le raccourcissement pouvait être évalué à cinq pouces. Le malade ne marchait qu'avec peine, aidé de deux béquilles, et portant un soulier élevé ; il n'eut ensuite besoin que d'un bâton ou d'une béquille pour assurer sa marche quand le sol était inégal. » Enfin, le dernier fait de résection de l'articulation fémoro-tibiale que je connaisse est dû à M. le professeur Roux. Le malade succomba le dix-neuvième jour de l'opération à des accidens ataxiques. L'inflammation de la plaie avait été peu intense et la suppuration médiocrement abondante. Mais une circonstance importante à noter chez le malade, c'est qu'on ne put jamais maintenir la cuisse et la jambe sur le même axe, bien qu'on les eût enveloppées avec les plus grands soins dans un appareil solide.

Park veut qu'on fasse d'abord au-devant du genou une incision longitudinale qui s'étende deux pouces au-dessus et au-dessous de l'articulation, et une incision transversale au-dessus de la rotule, laquelle comprenne la moitié de la circonférence du membre, et coupe le tendon extenseur de la jambe. Les angles de ces incisions disséqués, on enlèvera la rotule, on coupera tous les ligamens de l'articulation; un couteau large et plat sera passé à la partie postérieure du fémur, de manière à ne pas entamer les vaisseaux; on lui substituera une spatule pour mettre les chairs à l'abri de la scie, et on enlèvera la partie inférieure du fémur; après quoi on procédera de même à l'excision de l'extrémité du tibia.

A ce procédé, dont les inconvéniens sont de présenter une plaie difficile à réunir, et surtout de ne découvrir l'étendue de l'altération des os qu'après avoir pratiqué des incisions peut-être inutiles, MM. Moreau substituèrent le suivant. Après avoir appliqué le garot sur le tiers supérieur du membre, ils font deux incisions longitudinales aux deux côtés du membre, et ils les réunissent par une division transversale qui comprend le liga-

ment de la rotule et les ligamens latéraux de l'articulation.
Celle-ci étant largement ouverte, on détermine l'étendue de la
portion à retrancher; après avoir dégarni l'os des chairs qui
l'environnent, et garanti celles-ci avec le doigt ou une spatule,
comme dans le procédé de Park, on scie le fémur, et on isole
ensuite la partie osseuse. Quand la maladie s'étend aux os de
la jambe, on pratique sur la crête du tibia une incision longitudinale, on prolonge la plaie latérale externe jusque sur le péroné, et, détachant les deux lambeaux qui résultent de ces manœuvres, on emporte les portions d'os malades. La plaie bien
lavée, et les moyens hémostatiques employés, les lambeaux sont
rapprochés et assujétis par deux points de suture. On place le
membre dans un appareil de fracture compliquée, ou sur une
planche à montans latéraux, bien garnie de coussins en tous
sens.

MM. Sanson et Bégin, dans ces derniers temps, ont proposé
d'ouvrir d'abord l'articulation au moyen d'une incision transversale qui s'étende du ligament latéral interne à l'externe, et
les divise tous les deux d'un seul trait, ainsi que le ligament
rotulien. « Les surfaces articulaires du tibia et du fémur, disent-
ils, sont alors facilement découvertes, et l'on peut, suivant les
cas, en incisant latéralement le long de ces os, faire saillir l'extrémité de l'un ou de l'autre. Leurs portions articulaires se
trouvent ainsi isolées avant que la scie n'agisse sur elles, et les
parties molles ne sont jamais incisées que dans la juste mesure
indiquée par l'étendue des altérations osseuses. »

Ce dernier procédé me paraît en effet présenter des avantages
sur les deux autres. Quel que soit, au reste, celui que l'on ait
adopté, il faut, dans les soins consécutifs que l'on donne à la
plaie, s'attacher à prévenir la stagnation du pus.

VI. *Résection de l'articulation tibio-tarsienne.* — Il n'y a que
deux observations de résection de cette articulation dans le cas
de carie, et toutes deux ont été faites par MM. Moreau père et
fils. Voici le procédé opératoire suivi par Moreau père, et qu'on
devrait adopter en pareille circonstance.

On fait deux incisions au bas de la jambe, du côté externe;
l'une longitudinale, s'étendant de la partie inférieure de la malléole jusqu'à trois ou quatre pouces au-dessus de cette éminence;
l'autre transversale, qui commence au bas de la première, et se
porte jusqu'à l'insertion du péronier antérieur. On pratique

deux autres incisions du côté interne, une longitudinale, absolument semblable à celle du côté externe, et la dernière transversale, qui part de celle-ci et s'étend jusqu'au tendon du jambier antérieur. Les incisions longitudinales doivent pénétrer jusqu'aux os, et les transversales n'intéresser que la peau. Après avoir disséqué les lambeaux, on dégage le péroné des tendons qui l'entourent, on le coupe avec le ciseau, et on sépare la malléole externe du tibia et des os du tarse. Cela fait, on isole le tibia des parties molles, on passe sous sa face postérieure une spatule en bois, et, introduisant sous les chairs antérieures une lame étroite de scie, qu'on fixe ensuite à son arbre, on coupe l'os d'avant en arrière. Il faut alors séparer du tarse le fragment réséqué; pour cela on renverse le pied en dehors, et l'on facilite ainsi l'ablation d'une portion de l'astragale, quand cet os est malade. Il suffit, pour réunir, de deux points de suture appliqués au sommet de chacun des deux lambeaux angulaires. Pendant tout le traitement, le pied doit être maintenu immobile au moyen d'une semelle liée à deux attelles latérales.

Chez le malade opéré par Moreau père, les accidens inflammatoires ne furent pas très-graves. Cependant il survint des abcès, et la marche ne put avoir lieu sans appui qu'au neuvième mois. Les articulations des os du pied ont acquis une mobilité qui a suppléé jusqu'à un certain point à celle de l'articulation tibio-tarsienne.

Dans le second cas le péroné était sain; l'astragale, au contraire, était carié au point de devoir être enlevé en totalité. M. Moreau fils ne fit point d'incisions externes, mais il prolongea beaucoup les incisions internes. Après la guérison, il eut à regretter de n'avoir pas enlevé la malléole externe, qui causa le renversement du pied en dedans.

Ici, comme à plusieurs autres articulations, ainsi que je l'ai dit, on a fait la résection des surfaces articulaires dans le cas de luxation avec saillie et dénudation des os. Goock, que j'ai déjà cité d'après White, Deschamps, et beaucoup d'autres chirurgiens modernes, ont pratiqué cette opération qui compte déjà un assez grand nombre de succès. Une des observations les plus remarquables en ce genre, est celle insérée par MM. Josse et Ladent, dans les *Bulletins de la Faculté de Paris*. Il s'agit d'une jeune fille dont le pied gauche, renversé en dedans, était totalement séparé du tibia et du péroné; la capsule articulaire et les ligamens étaient complétement déchirés. La plaie était transversale; son étendue était telle qu'il semblait que le pied ne tenait plus à la jambe que par le tiers au plus des parties molles. « A deux pouces au-dessus de la malléole interne du pied droit, existait aussi une plaie transversale, mais qui n'occupait que la moitié interne de la jambe. L'extrémité inférieure du tibia sortait par cette plaie, détachée de son épiphyse articulaire qui était restée en rapport avec l'astragale. La résection fut décidée; deux pouces du tibia droit et un pouce et demi du tibia et du péroné gauches furent sciés. Les pieds furent maintenus en contact avec les os coupés, par des compresses et un bandage à dix-huit chefs. Trois mois après l'opération, la jeune fille marchait avec un bâton, qui lui devint inutile un mois plus tard, quoiqu'elle boitât encore un peu. »

Enfin, MM. Moreau ont plusieurs fois fait avec succès la résection des os du tarse et du métatarse. Ces opérations n'offrant rien de bien intéressant après celles qui ont été décrites, j'en passerai les détails sous silence.

Dans la première partie de cet article, en faisant l'histoire de la résection dans la continuité des os, j'ai dit, ou du moins, laissé voir mon sentiment sur l'utilité de cette opération, dans les divers cas pour lesquels elle a été pratiquée. Dans la seconde, je n'ai guère été qu'historien; seulement en décrivant les procédés suivis par les auteurs, j'ai tracé ceux qui me paraissent mériter la préférence. Il me reste maintenant à tirer des conclusions des faits que j'ai présentés sur l'opération de la résection des surfaces articulaires. Et d'abord, pour ce qui concerne l'articulation scapulo-humérale, parmi toutes les observations à moi connues et publiées par les auteurs de résection pratiquée sur cette articulation, nous n'avons vu que deux insuccès; encore, dans les deux cas, l'opération avait-elle été pratiquée très-tard. Si à cela j'ajoute le témoignage, on ne peut plus favorable, des chirurgiens militaires en faveur de cette opération; si l'on réfléchit qu'en retranchant l'extrémité supérieure de l'humérus on ne fait que ce que la nature médicatrice a plusieurs fois opéré par ses propres forces; si l'on pense aux difficultés et à la gravité de l'amputation dans l'article, seul moyen qui pût remplacer celui qui nous occupe; si, enfin, les résultats de ces deux opérations sont mis en parallèle, nous verrons que tout se réunit pour recommander la résection dans les cas qui ont été signalés plus haut.

L'examen du manuel de la résection de l'articulation huméro-cubitale, comparé à celui de l'amputation du bras, n'est pas favorable à la première opération : car qui ne voit que l'une est beaucoup plus difficile à exécuter que l'autre? Mais déjà la résection gagne à l'examen des suites immédiates de l'opération, comme nous l'avons vu ; enfin, les résultats éloignés de la résection, dans les cas que j'ai cités, sont véritablement incomparables avec ceux de l'amputation. Mais la difficulté d'une opération ne doit jamais être considérée que comme une circonstance secondaire ; ses suites immédiates, au contraire, et ses résultats éloignés sont toujours ce qui doit décider le praticien. Je pense donc qu'il est des maladies de l'articulation du coude pour lesquelles la résection peut être pratiquée avec avantage.

Il serait peu raisonnable en médecine de conclure d'après un seul fait; mais le résultat obtenu par M. Moreau devrait encourager à faire la résection de l'articulation radio-carpienne, dans une circonstance semblable à celle où se trouvait la malade opérée par le chirurgien de Bar, encore même qu'il fallût enlever des os du carpe. Il vaut mieux conserver une main difforme que d'en faire l'amputation; elle sera toujours utile.

Des faits rapportés par MM. Moreau et autres auteurs déposent en faveur de la résection des os du métacarpe.

J'ai dit plus haut ce que je pense de la résection de l'articulation coxo-fémorale : je n'y reviendrai pas. Mais avant de parler de celle des articulations fémoro-tibiale et tibio-tarsienne, j'ai besoin d'entrer dans quelques considérations relatives au choix que l'on doit faire entre l'amputation et la résection, pour le membre supérieur et le membre inférieur.

Après l'amputation, il n'est pas de machine, si ingénieuse qu'elle soit, qui puisse suppléer l'avant-bras et surtout la main. Les observations prouvent, d'un autre côté, que les os réséqués ne se soudent jamais, et qu'il reste ordinairement des mouvemens de flexion et d'extension, quelquefois même de rotation, puisqu'un des opérés de M. Moreau, chez qui on avait conservé les attaches inférieures des muscles brachial antérieur et biceps, put rebattre en grange. D'ailleurs, dût-il se former une ankylose, soit au coude, soit au poignet, le membre serait encore fort utile. Ainsi, les résultats de la résection sur les membres supérieurs l'emportent de beaucoup sur ceux de l'amputation.

Dans le membre inférieur, ce n'est plus la liberté des mouvemens que l'on veut obtenir, c'est la solidité d'abord, et, en second lieu, la commodité. Il faut donc que les résultats de la résection des surfaces articulaires du genou et du pied soient assez avantageux pour faire braver les difficultés et les dangers qu'elle entraîne, comparativement à l'amputation de la cuisse et de la jambe. Or, pour ce qui est de la résection de la première articulation, si nous interrogeons les faits, même abstraction faite des cas dans lesquels les opérés sont morts, nous trouvons que de deux malades sur lesquels on a pu constater les résultats de l'opération, un temps suffisamment long après la guérison, l'un, celui de Park, n'a eu pour prix de ses longues souffrances et des dangers qu'il a courus, qu'un membre incommode, déjeté en dehors, ce que l'on conçoit très-bien d'après l'impossibilité qu'on éprouve à maintenir la cuisse et la jambe sur le même axe, dans le traitement consécutif à l'opération. Chez le second malade, opéré par M. Moreau, le fémur et le tibia ne se sont pas soudés. Je pense en conséquence, et je pense avec presque tous les chirurgiens, qu'on doit renoncer à l'opération de la résection de l'articulation fémoro-tibiale. Mais il n'en est pas de même de celle de l'articulation tibio-tarsienne : ici les faits témoignent en faveur de l'opération, et les succès obtenus par MM. Moreau engageront certainement les praticiens à mettre ce moyen en usage.

J'ai dit que la pratique des chirurgiens que je viens de nommer est favorable à la résection des os du tarse et du métatarse; leur conduite doit trouver des imitateurs.

Quoi qu'il en soit de tous ces faits, il serait imprudent de tenter la résection d'une articulation quand les parties molles qui l'entourent sont dans un état de dégénérescence lardacée, comme il arrive assez fréquemment dans les caries anciennes. MM. Moreau ne pensent pas ainsi; ils croient même que cette altération disparaît avec la maladie des os, quoiqu'ils admettent d'ailleurs que quelques vices de la constitution et un état de dépérissement avancé du sujet doivent s'opposer à l'opération. Mais, au sentiment contraire de Park, de Percy et de M. le professeur Boyer, j'ajouterai que deux fois M. Dupuytren a vu, à la suite de la résection la plus complète des os du coude affectés de de carie, la maladie se continuer par les parties molles, s'étendre de nouveau aux os, et nécessiter l'amputation du membre. Il est donc bien essentiel de tenir compte de l'état des chairs dans le choix à faire entre l'amputation et la résection pour une maladie des surfaces articulaires. Il n'est pas toujours facile de distinguer si l'affection a procédé des os vers les parties molles, ou au contraire; mais on peut établir en principe général, que, quand les chairs ne sont affectées qu'à un faible degré, on doit préférer la résection; si au contraire elles étaient profondément altérées, il faudrait avoir recours à l'amputation.   (J. CLOQUET.)

RÉSERVOIR, s. m., *receptaculum*. Cavité où s'amasse un liquide. On donne ce nom à certains organes qui ont d'ailleurs des dénominations particulières; ainsi, on appelle la vessie, *réservoir de l'urine*; la vésicule biliaire, *réservoir de la bile*; la dilatation du canal thoracique dans la région lombaire, *réservoir de pecquet, etc. etc.*

RÉSINES, s. f. Les résines sont des produits végétaux, solides à froid, fusibles par la chaleur, d'une couleur variable, généralement translucides, du moins quand elles sont réduites en lames minces, à cassure brillante et comme vitreuse, d'une odeur forte et particulière à chacune d'elles, s'enflammant facilement, et brûlant avec une flamme vive qui donne une fumée noire et épaisse. Les résines sont toutes extraites de végétaux ligneux, où elles existent dans le tronc et les branches, sous la forme d'un fluide épais et visqueux : elles doivent leur fluidité à une huile essentielle dans laquelle elles sont dissoutes.

Elles offrent des caractères qui varient suivant chacune d'elles; mais elles en présentent quelques-unes qui leur sont communs. Elles sont insolubles dans l'eau, solubles dans l'alcohol, l'éther, les huiles fixes et volatiles, et les solutions alcalines; elles se dissolvent aussi dans les acides concentrés, et l'eau les précipite de ces diverses dissolutions sans les altérer. Elles paraissent composées de carbone, d'hydrogène et d'une petite quantité d'oxygène. On peut, par la distillation, retirer des résines, du gaz hydrogène carboné, qui peut être employé à l'éclairage.

Les résines, telles qu'elles découlent des végétaux, ne sont pas des corps simples. Indépendamment d'une certaine quantité d'huile volatile qu'elles retiennent, elles contiennent encore différens corps résineux solubles à des degrés différens dans l'alcohol et l'éther. M. Bonastre, par des analyses soignées, est parvenu à retirer de la plupart des résines des corps résineux susceptibles de cristalliser, et qu'il a nommés des *sous-résines*. C'est à cette espèce de corps que le même chimiste a assimilé les alcalis organiques retirés des substances végétales.

Le nombre des résines employées en médecine est assez considérable. Chacune d'elles portant un nom particulier, nous en avons parlé ou nous en parlerons à chacun de ces noms. Cependant nous allons indiquer ici celles dont il n'a pas été traité dans le cours de cet ouvrage.

RÉSINE ANIMÉ OU COURBARIL. Elle est retirée de l'*Hymenæa courbaril*, arbre de la famille des Légumineuses, qui croît naturellement en Amérique. Sous ce nom on a confondu plusieurs substances résineuses assez différentes les unes des autres ; celle qu'on trouve le plus généralement dans le commerce est en masses peu volumineuses ou en fragmens jaunâtres et demi-transparens, d'une odeur suave, ressemblant beaucoup à la résine copal, dont elle se distingue surtout par sa très-grande solubilité dans l'alcohol.

RÉSINE CARAGNE, produite par l'*icica caruna*, arbre originaire du continent de l'Amérique méridionale, et particulièrement de la Colombie, et qui fait partie de la famille des Térébinthacées ; elle est en morceaux de la grosseur d'une noix, durs, d'un vert noirâtre, opaques, se fondant facilement au feu, et entièrement solubles dans l'alcohol.

RÉSINE CHIBOU, CACHIBOU OU GOMART. Elle découle du *bursera gummifera*, arbre de la famille des Térébinthacées et de l'Hexandrie monogynie, qui croît naturellement aux Antilles et sur le continent de l'Amérique méridionale. Elle est en morceaux solides à l'extérieur, transparens, d'un jaune pâle, à cassure vitreuse, d'une odeur de térébenthine, et d'une saveur douce et agréable, qui a beaucoup de rapports avec celle du mastic. Assez souvent ces morceaux sont enveloppés dans les feuilles d'une plante de la famille des amomées (*maranta lutea* Aublet) qui, à la Guyane, porte le nom vulgaire de *cachibou*, dénomination que l'on a étendue à la résine elle-même.

Ces diverses espèces de résine, qui sont plus employées dans les arts, pour faire des vernis, que dans la thérapeutique, jouissent toutes à peu près des mêmes propriétés médicales; elles sont plus ou moins excitantes. Mais celles que nous venons d'indiquer sont fort rarement usitées. (A. RICHARD.)

RÉSOLUTIF, s. m. et adj., *resolvens*. Cette expression a reçu différentes acceptions. On donne ordinairement, en chirurgie, le nom de résolutifs à un petit nombre de moyens topiques plus ou moins excitans. On considère comme résolutives certaines infusions ou solutions, parmi lesquelles on distingue spécialement les infusions de fleurs de sureau, d'arnica, de plantes vulnéraires; les solutions d'acétate de plomb, d'alcohol camphré, de teinture de vulnéraire, l'eau d'arquebusade, l'eau de boule, etc. Ces infusions ou solutions, dites résolutives, sont ordinairement employées tièdes ou froides sur les contusions superficielles ou profondes, les fractures, les érysipèles, les phlegmons, les œdèmes; et elles appartiennent, pour la plupart, à la classe des excitans ou des diffusibles par leurs propriétés, et n'agissent qu'en stimulant d'abord la peau, et, de proche en proche, les parties plus profondes. Dans la seconde acception du mot résolution, on réunit indistinctement sous cette dénomination tous les moyens topiques qui peuvent aider la résolution dans les maladies externes. Ces maladies, étant de nature très-différente, réclament des moyens variés et quelquefois opposés. Les inflammations cutanées qui s'accompagnent de beaucoup de douleur, comme les phlegmons, les érysipèles, exigent souvent d'abord l'emploi des émolliens : les cataplasmes de fécules de farine, de fénugrec, de lupin, d'orge, de lentilles, etc., prennent alors le nom de cataplasmes résolutifs. Si au contraire les tumeurs sont indolentes, les moyens sont choisis parmi la classe nombreuses des excitans, et les emplâtres de savon, de ciguë, les sachets remplis de sel marin, de muriate d'ammoniaque, les frictions avec les onguens mercuriels, les pommades d'hydriodates, etc., sont considérés comme les seuls moyens efficaces pour parvenir à la résolution. Ainsi les agens thérapeutiques les plus opposés deviennent, suivant la nature des maladies, des moyens de résolution et de guérison. La troisième et dernière signification qu'on donne au mot résolutif est encore bien plus étendue. On désigne très-souvent sous ce nom les divers agens thérapeutiques locaux ou généraux susceptibles de favoriser la terminaison par la résolution des maladies internes circonscrites; de sorte que, d'après cette acception, toutes les médications générales ou locales, antiphlogistiques, émollientes, purgatives, diurétiques, rubéfiantes, vésicantes, etc., peuvent être, suivant les circonstances, considérées comme des médications résolutives, puisque tous ces moyens variés peuvent être employés avec succès pour arriver à la terminaison favorable de la maladie par résolution.

Il résulte de tout ce que nous venons de dire, que, puisque la plupart des moyens thérapeutiques connus peuvent, suivant les circonstances, jouir de la propriété de résoudre, il n'y a pas, à proprement parler, de résolutifs et rien de spécial dans la cause d'un résultat qu'on obtient par une foule de moyens variés.

(GUERSENT.)

RÉSOLUTION, s. f., *resolutio*. On désigne sous ce nom un des modes de terminaison de l'inflammation, dans lequel la partie enflammée revient peu à peu à son état normal sans être le siége de suppuration (*voyez* INFLAMMATION).—On a indiqué sous le nom de *résolution des membres*, la paralysie qui frappe tout à coup les membres et qui s'accompagne d'une sorte de flaccidité des tissus. C'est un des symptômes propres au ramollissement du cerveau.

RÉSORPTION, s. f., *resorptio*. Absorption d'un liquide exhalé ou sécrété qui s'est déposé dans une partie; résorption de la sérosité, du sang, du pus. *Voyez* ABSORPTION.

RESPIRATION, s. f., *respiratio*. Ce serait donner une idée bien incomplète et bien mesquine de la respiration que de la définir, comme on l'a fait, l'entrée et la sortie de l'air qui a pénétré dans les organes pulmonaires, car il est évident que ce sont là des phénomènes purement physiques qui ne font que préparer l'acte important de la respiration. Cette fonction se présente au vrai physiologiste sous un aspect plus vaste et plus imposant; elle est le moyen employé par la nature chez tous les êtres organisés pour mettre les fluides dont ils se nourrissent en contact avec l'air atmosphérique dans lequel ils sont plongés, et sans lequel ils ne sauraient vivre. Les animaux de toutes les classes *respirent* à l'aide d'un mécanisme plus ou moins compliqué et différent dans chacune d'elles. Les plantes même *respirent* par leurs trachées, et se rapprochent par là des insectes et des vers dépourvus comme elles d'un appareil spécial consacré à cet usage, mais partout pénétrés par de petits conduits aériens qui importent le fluide vivifiant dans la profondeur de leurs tissus, et le mêlent aux liquides nourriciers qui les parcourent. Dans les animaux des classes supérieures, les variétés d'organisation qu'on observe dans l'appareil de la respiration ont pour objet d'exposer au contact de l'air atmosphérique une quantité de sang plus ou moins grande relativement à la masse totale de ce liquide, et d'imprimer par-là une modification spéciale à tout l'organisme. Règle générale, la quantité de sang présentée au contact de l'atmosphère sera d'autant plus grande que l'individu est placé plus haut dans l'échelle animale.

Dans l'homme, qui seul ici doit nous occuper, la respiration ou, ce qui est la même chose, l'aération du sang fait partie d'une série de phénomènes au moyen desquels le sang veineux mêlé à la lymphe et au chyle, et parvenu dans les dernières ramifications de l'artère pulmonaire, est enfin soumis à l'action de l'air atmosphérique et converti en sang artériel. L'accomplissement de cette fonction très-complexe résulte de l'action simultanée ou successive d'un grand nombre d'organes, dont les uns tels que le larynx et la trachée-artère ne font que donner passage à l'air qui s'introduit dans la poitrine; dont les autres servent à produire l'agrandissement de cette cavité par un mécanisme que nous allons expliquer, et dont les derniers, enfin, font partie de l'appareil circulatoire et sont employés à transporter le sang dans les vésicules pulmonaires, dernier aboutissant des deux fluides qui s'y précipitent en sens inverse. Il serait superflu de décrire ici ces divers organes, puisque leur description doit se trouver aux articles correspondans de ce Dictionnaire. J'en dirai autant de l'air atmosphérique, qui est en quelque sorte la matière de la respiration dont ces organes sont les instrumens; son histoire physique et chimique ayant été traitée en détail par l'un de nos collaborateurs, nous devons la supposer connue, borner nos efforts à exposer avec le plus de clarté possible les phénomènes mécaniques et chimiques de la respiration, les nombreuses théories au moyen desquelles on a voulu les expliquer, et chercher à faire prévaloir celle qui nous paraît préférable, sans négliger toutefois aucun des faits qui se rapportent à cette grande et importante fonction.

§ Ier. *Phénomènes physiques ou mécaniques de la respiration.* — L'air, avons nous dit, entre dans les poumons, et une certaine portion de celui qui a déjà servi à la respiration en est incessamment expulsée. Cette entrée et cette sortie de l'air cons-

tituent les phénomènes physiques de la respiration, que nous
décrirons bientôt sous les noms d'*inspiration* et d'*expiration*.
Mais avant d'étudier le mécanisme de cette double fonction,
il sera convenable d'arrêter un moment nos regards sur les
sensations intérieures qui précèdent et mettent en jeu tout cet
ensemble de mouvemens organiques. Dans l'ordre habituel des
choses, l'inspiration et l'expiration, qui commencent avec la vie
extra-utérine, se succèdent alternativement pendant toute la
durée de notre existence, sans que notre sens intime soit averti
du besoin que nous en éprouvons. Mais aussitôt que les phénomènes de la respiration s'éloignent par une cause quelconque
de leur état normal, ou seulement lorsque nous observons attentivement ce qui se passe en nous-mêmes, nous ne tardons pas à
reconnaître que l'inspiration et l'expiration sont précédées d'un
sentiment de besoin semblable à toutes les autres sensations
intérieures du même genre, et qui n'échappe le plus souvent à
notre perception qu'en raison du peu d'attention que nous lui
accordons, ou plutôt par l'effet des distractions que nous pro-
curent les impressions plus distinctes et plus fortes qui résultent
sans interruption de l'exercice de nos sens externes.

Quoi qu'il en soit, on peut dire, et l'on a dit en effet, que ces
sensations intérieures, destinées à nous avertir en certaines circonstances du besoin de respirer, sont à la respiration ce que la
faim et la soif sont à la digestion. En placerons-nous le siége, à
l'exemple de certains physiologistes, dans le centre phrénique,
dans le cœur ou dans le poumon? Quoique rien ne puisse démontrer la vérité de cette dernière opinion, nous ne craignons pas
de dire qu'elle nous paraît la plus probable. Mais, si on se décide
à l'admettre, dans quelle partie de l'organe pulmonaire fera-t-on
résider la sensation? Il nous paraît encore vraisemblable qu'elle se
développe dans la membrane muqueuse bronchique. Cette membrane est en effet parcourue par un grand nombre de filets nerveux fournis en partie par le nerf pneumo-gastrique et en partie
par le trisplanchnique; elle est par conséquent douée d'une
excessive sensibilité : on sait, d'un autre côté, qu'elle est en rapport continuel avec l'air atmosphérique. Cette double considération tend à justifier l'opinion que nous venons d'énoncer.

La circonstance qui détermine le besoin de respirer, ou, ce
qui est la même chose, l'état physiologique des liquides et des
solides qui réclame un nouveau contact de l'air atmosphérique

ou une expulsion nouvelle d'une partie de l'air inspiré, est encore plus obscur que le siége de cette sensation. Ajoutons à cela que la sensation du besoin d'inspirer et celle du besoin d'expirer doivent être souvent confondues à cause de la liaison intime et de la presque simultanéité de ces deux actions organiques, ce qui accroît encore la difficulté d'en observer le mécanisme. Quoi qu'il en soit, ces deux sensations sont transmises par les cordons nerveux au cerveau, qui réagit à son tour sur les puissances inspiratrices ou expiratrices pour faire cesser ce besoin si impérieux qui, s'il ne peut être qu'imparfaitement satisfait, s'accompagne bientôt d'anxiétés, d'angoisses, de terreur même, comme si la vie se sentait menacée dans sa source et dans son principal élément.

Mécanisme de l'inspiration. — La capacité du thorax étant augmentée de la manière dont nous allons l'expliquer, l'air pénètre par son propre poids dans cette cavité, c'est-à-dire dans les poumons qui sont contigus à sa face interne et en suivent dans l'état normal tous les mouvemens. Le vide qui tend à se produire dans la poitrine et la pesanteur de l'air sont donc les premiers mobiles de tous les phénomènes de la respiration.

Il existe deux dispositions mécaniques qui ont également pour objet l'agrandissement du thorax; l'une est l'élévation des côtes, l'autre l'abaissement du diaphragme; les dimensions de la poitrine changent et se modifient suivant que l'une ou l'autre de ces puissances inspiratrices agit. C'est ainsi que cette cavité peut s'agrandir, soit dans son sens vertical, soit dans ses diamètres transverse et antéro-postérieur. Dans le premier cas, son agrandissement est l'effet de la contraction du diaphragme qui tend à devenir horizontal, de convexe qu'il était. Ce muscle s'enfonce conséquemment dans la cavité abdominale, en poussant devant lui les viscères qu'elle contient; mais il ne se déplace pas en totalité, il n'y a que ses régions latérales qui soient ainsi abaissées, et cela suffit à l'objet que la nature se proposait, puisqu'elles correspondent seules à la base du poumon qu'il fallait dilater. La partie moyenne du diaphragme ne change point ses rapports, fixée qu'elle est au sternum et au péricarde. Il suit de cette disposition des organes que les poumons, qui doivent alternativement se laisser distendre et se resserrer, correspondent aux portions musculaires et mobiles du diaphragme, tandis que le centre de ce muscle, entièrement aponévrotique et immobile, correspond au cœur qui doit éprouver le moins de variations possibles dans sa situation. Les viscères abdominaux sont refoulés en bas et en avant lors de la contraction du diaphragme, ce qui est dû à l'inclinaison oblique en dedans de ses parties latérales, et à l'inclinaison en arrière de sa partie moyenne et de ses piliers. Tel est le mécanisme de l'inspiration, quand le diaphragme seul agit. Mais il n'en est pas toujours ainsi; le plus souvent les côtes et le sternum sont soulevés et jouent un rôle plus ou moins important dans cet acte. Alors survient, comme nous l'avons fait observer, l'agrandissement des diamètres transverse et antéro-postérieur de la cavité thoracique : tel est le nouveau phénomène dont l'explication a donné naissance à plusieurs opinions que nous allons reproduire, parce qu'elles doivent être connues lors même qu'on ne les admettrait pas.

Haller, qui avait remarqué la moindre longueur de la première côte, sa largeur plus considérable, sa direction moins oblique sur la colonne vertébrale, son cartilage sternal plus court, et la solidité de sa situation au moyen des muscles de la tête, du col et de ceux de l'extrémité supérieure; Haller, disons-nous, regardait cette côte comme un point fixe vers lequel étaient successivement élevées toutes les autres. En donnant également le premier de ces os pour point fixe d'insertion aux muscles intercostaux, il devait résulter de leur contraction que la seconde côte, qui était regardée comme leur point mobile, était entraînée en haut. Parvenue à un certain degré d'élévation, cette seconde côte devenait à son tour le point fixe des seconds muscles intercostaux qui élevaient de la même manière la troisième, et ainsi de suite jusqu'à la dernière. Chacune d'elles représentait par-là un levier du troisième genre. Ce célèbre physiologiste admettait aussi que les côtes étaient d'autant plus mobiles qu'elles étaient plus inférieures, et il se fondait sur la plus grande laxité de leurs articulations vertébrales et sternales à mesure qu'elles descendaient, sur la longueur plus grande de ces os et leur plus grande obliquité, à l'exception des deux dernières qui ne sont d'aucune importance dans le mécanisme de l'inspiration. Les côtes étant posées obliquement sur la colonne vertébrale, il doit arriver que lorsqu'elles s'élèvent leur partie moyenne se porte en dehors, leur extrémité antérieure en avant et en haut, leur cartilage sternal éprouve une véritable torsion, et le sternum un mouvement de bascule tel que son extrémité inférieure s'éloigne de la colonne vertébrale.

Ainsi se trouverait effectué, d'après Haller, l'agrandissement du thorax dans ses diamètres transverse et antéro-postérieur, agrandissement moindre que celui qui est opéré au moyen de l'abaissement du diaphragme. Haller niait, par cette théorie de l'action des côtes dans l'inspiration, que le thorax s'élevât jamais par des mouvemens de totalité; il ne croyait pas davantage que les espaces intercostaux fussent élargis; et pour le prouver, il s'aidait d'une machine qu'il avait fait construire dans l'espoir d'imiter les mouvemens d'élévation et d'abaissement de la poitrine. En outre des muscles intercostaux externes et internes, il admettait comme organes actifs de l'élévation des côtes les surcostaux et tous les muscles qui, de la tête, du col et de l'extrémité supérieure s'étendent aux côtes et au sternum, où ils trouvent leur point mobile; tels sont le sterno-mastoïdien, le grand et le petit pectoral, le grand dentelé agissant principalement par ses insertions inférieures, les petits dentelés postérieur et supérieur, etc. Ces dernières puissances musculaires n'agissaient, disait-il, que dans les grands mouvemens d'une inspiration forcée.

La théorie que nous venons d'exposer fit naître de nombreux débats, dans lesquels Haller soutint son opinion avec persévérance et presque toujours avec avantage. Hamberger, l'un de ses plus redoutables adversaires, nia l'action inspiratoire des intercostaux internes. La direction de leurs fibres en arrière et en bas était une disposition mécanique sur laquelle il s'appuyait particulièrement pour établir que l'insertion de ces muscles se faisait trop près de leur point d'appui pour qu'on pût les considérer comme inspirateurs, tandis qu'elle offrait tous les avantages qu'on pouvait concevoir, si on regardait les intercostaux internes comme des agens de l'expiration. Mais Haller, tout en reconnaissant que ces muscles, par la manière dont se fait leur insertion aux côtes, perdent en effet une partie de leur force, répliquait qu'ils n'en devaient pas moins justement être considérés comme muscles inspirateurs, en raison de la fixité plus grande des côtes supérieures, qui force les inférieures à s'élever successivement. Haller ayant mis à découvert sur des animaux vivans le plan interne des intercostaux, s'assura qu'il était congénère du plan externe; ce fut aussi à cette occasion qu'il inventa la machine dont nous venons de parler. Il s'en servit dans le dessein de prouver que les espaces que laissent entre elles les côtes, ne sont point agrandis par suite des mouvemens de l'inspiration; mais il fut facile de démontrer l'erreur contenue dans cette assertion, car la longueur de ces os et leur obliquité sur la colonne vertébrale allant toujours en augmentant de haut en bas, il suit de là nécessairement que les espaces intercostaux s'agrandissent lors de l'élévation des côtes, et que cet effet est d'autant plus marqué qu'on se rapproche davantage des inférieures.

Plus tard, Sabatier ayant égard à la disposition anatomique des articulations costo-transversaires, disposition telle que les supérieures regardent en haut, les inférieures en bas, et les moyennes en dehors, s'efforça de prouver que, dans l'inspiration, les côtes de ces trois régions se portaient dans des directions différentes; les supérieures, d'après lui, devaient se diriger en haut, les inférieures en bas, et les moyennes en dehors. Ce savant anatomiste prétendait s'être assuré de ce fait par des expériences sur des animaux vivans, et par l'examen attentif des mouvemens des côtes chez les personnes très-maigres.

M. Magendie a donné du mécanisme de l'inspiration une explication qui diffère de toutes celles que nous venons d'exposer. Cet ingénieux physiologiste n'admet point que l'élévation des côtes s'opère graduellement des supérieures aux inférieures; il s'est attaché à prouver que la première côte, loin d'être immobile, comme le prétendait Haller, est au contraire celle qui jouit de la plus grande mobilité; et à l'exemple de tous ses devanciers il se fonde sur la disposition anatomique des parties, qui pourtant n'a point varié. C'est ainsi que M. Magendie fait remarquer que l'articulation vertébrale de la première côte est dépourvue de ligament inter-articulaire, ce qui permet à la tête de cet os de glisser plus facilement dans la cavité entière, dont est creusé, pour le recevoir, le corps de la première vertèbre dorsale. Dans toutes les autres articulations, la onzième et la douzième exceptées, la tête de la côte est divisée par une crête longitudinale et est reçue dans une fossette triangulaire formée par les deux bords correspondans des vertèbres voisines et le fibro-cartilage qui les unit; elles sont munies d'un ligament inter-articulaire qui doit nécessairement limiter l'étendue de leurs mouvemens. On trouve également dans l'articulation costo-transversaire de la première côte une particularité qui manque dans les autres. Elle est dépourvue des ligamens costo-transversaires supérieur et inférieur, tandis que toutes les autres en ont, à l'exception de la douzième. Il est facile de concevoir, d'après ces observations purement anatomiques, que la première côte doit être la plus mobile, et que si celles qui lui sont inférieures exercent réellement des mouvemens plus étendus, cela dépend uniquement de leur longueur beaucoup plus considérable qui compense amplement le désavantage d'une moins grande mobilité dans leurs articulations postérieures.

Il résulte de tous ces faits que, loin d'être fixe et de servir uniquement de point d'appui pour l'élévation de la seconde côte, la première côte s'élève elle-même entraînée qu'elle est par l'action des muscles scalènes, sous-claviers, et de tous ceux qui de la tête et du col viennent s'attacher au sternum. Les autres côtes sont portées dans la même direction au moyen des autres muscles reconnus par Haller pour être, dans quelques circonstances, congénères des inspirateurs spéciaux. M. Magendie prétend que le diaphragme, lors de sa contraction, élève aussi le thorax; mais si cet effet existe véritablement, il doit être borné aux deux dernières côtes asternales. Ce physiologiste soutient, en outre, que le mouvement d'ascension des côtes en général s'exécute dans toutes à la fois, et non pas successivement, comme on l'avait cru, des inférieures aux supérieures. Il tient compte aussi du mode d'articulation de la première portion du sternum avec la seconde, et pense que l'extrémité supérieure de celle-ci se porte en avant dans l'inspiration. Il fait enfin remarquer que l'influence de la pression atmosphérique exercée par l'intermédiaire des poumons sur la surface interne de la poitrine est telle, que si par une cause quelconque elle venait à cesser, le thorax ne pourrait plus être dilaté, quelle que fût la force des puissances inspiratrices. Mais cette remarque de M. Magendie nous paraît au moins superflue, puisqu'elle est de nature à s'appliquer également à toutes les cavités susceptibles de contenir de l'air en communication avec l'air extérieur. La pression atmosphérique devant nécessairement faire équilibre avec celle qui résulte de la présence de l'air qui serait contenu dans une semblable cavité, il est tout-à-fait inutile de tenir compte, dans nos théories physiologiques, de ces deux forces physiques opposées, et dont les effets se détruisent mutuellement. La cavité de la poitrine, privée d'air, serait comme le récipient d'une machine pneumatique dans laquelle on a fait plus ou moins complétement le vide, et qui, supportant alors sans contre-effort intérieur tout le poids de la colonne atmosphérique, est par-là même fortement appliqué contre le plateau, et ne peut en être détaché par la puissance ordinaire de nos bras.

Nous adopterons volontiers l'explication du mécanisme de l'inspiration, telle qu'elle est donnée par M. Magendie, car elle nous paraît reposer sur la disposition physique des parties. Nous admettrons toutefois, avec M. Bouvier, que les articulations antérieures des côtes sont d'autant moins mobiles qu'on les considère vers les parties les plus supérieures de la poitrine. Il est donc bien établi, par l'analyse de la structure des parties et de leurs mouvemens respectifs, que dans l'inspiration la cavité thoracique est agrandie dans son diamètre vertical ou dans ses diamètres transverse et antéro-postérieur, suivant que le diaphragme seul a été abaissé, ou suivant que le sternum et les côtes ont été élevés; ou enfin, que ces deux modes d'agrandissement peuvent avoir lieu en même temps, et alors la poitrine augmente de capacité dans tous les sens à la fois. Cet agrandissement de la poitrine offre trois degrés bien distincts qui sont : 1° l'*inspiration ordinaire* qui résulte de l'abaissement du diaphragme et d'un léger mouvement d'élévation du thorax ; 2° l'*inspiration grande*, dans laquelle il y a, outre l'action du diaphragme, une élévation manifeste de la cage osseuse qui renferme les poumons; 3° l'*inspiration forcée*, qui se manifeste par l'accroissement le plus étendu possible de tous les diamètres de la cavité thorachique. Il existe d'ailleurs, entre le premier degré de l'inspiration et le dernier, un grand nombre d'intermédiaires susceptibles de varier à l'infini; l'âge et le sexe, le sommeil et la veille, le repos et le travail, toutes les circonstances enfin dans lesquelles peut se trouver le même individu, sont autant de modificateurs de cet acte. Nous ne devons pas oublier de dire que les différentes puissances inspiratrices agissent le plus souvent d'une manière alternative, et paraissent destinées à se suppléer mutuellement.

Mais le thorax ne saurait éprouver les changemens dont nous venons de parler, sans y faire participer le poumon, puisqu'il n'existe point de vide entre ce viscère et la cavité qui le contient. Il résulte de là que le poumon se dilate aussi; que, par suite de la dilatation de ce tissu mou et spongieux, l'air qui est contenu dans les cellules bronchiques se raréfie, et que, ne pouvant plus alors faire équilibre à l'air extérieur, ce dernier se précipite dans les cavités pulmonaires. En effet, la glotte s'ouvre pendant l'inspiration, ainsi que l'a prouvé Legallois par des expériences sur des animaux vivans dont il avait mis le larynx à découvert; les bords de cette ouverture se rapprochent au contraire pendant l'expiration. M. Magendie, qui a confirmé les résultats de ces expériences après les avoir répétées avec le plus grand soin, pense que l'élargissement de la glotte pendant l'inspiration est dû à l'action des muscles dilatateurs du larynx, qui reçoivent leur nerf du laryngé inférieur, et que son resserrement pendant l'expiration tient au relâchement de ces derniers muscles et à la contraction de l'arythénoïdien, qu'on sait être le constricteur de l'organe de la voix, et qui reçoit ses nerfs du laryngé supérieur. Si donc, par la section de ce tronc nerveux on paralyse l'action du muscle auquel il se distribue, la glotte devra rester béante, et c'est aussi ce qui a lieu; si au contraire on le laisse intact, et qu'on coupe le nerf récurrent qui se rend dans les muscles dilatateurs, le constricteur n'ayant plus alors d'antagoniste, la glotte restera fermée; c'est encore ce que l'expérience a prouvé, et ce que le raisonnement justifie. On voit par-là comment on peut se rendre raison de l'agrandissement et du resserrement de la glotte dans les mouvemens alternatifs d'inspiration et d'expiration.

Mais avant de parvenir à l'ouverture de la glotte l'air atmosphérique est obligé de passer par la bouche ou par les fosses nasales. Dans le premier cas la bouche s'ouvre, le voile du palais est élevé et fait suite à la voûte palatine; l'air ne traverse alors qu'une petite portion du pharynx. Dans le second cas, c'est-à-dire, lorsqu'il passe dans les fosses nasales dont les orifices antérieurs sont toujours béants, le voile du palais est abaissé, et l'air parcourt une plus grande étendue du pharynx. Il faut remarquer toutefois que les narines seront plus ou moins ouvertes, suivant que le muscle triangulaire agit ou n'agit pas. L'action de ce muscle devient surtout visible lorsqu'il existe quelque obstacle à l'entrée facile de l'air dans les cavités nasales, ou lorsque nous voulons ingérer une grande masse de ce fluide dans nos poumons, comme cela s'observe pendant qu'on exécute des efforts. Quelle que soit, au reste, la voie que l'air aura suivie, il arrive à la glotte qui lui donne un libre accès; il traverse la trachée-artère, et descend dans le poumon qui paraît être passif dans ce cas.

L'introduction de l'air dans un soufflet dont on écarte les branches nous offre une véritable image du mécanisme de l'inspiration. C'est à tort que Reissessen et plusieurs autres physiologistes, ayant une fois admis l'existence des fibres musculaires dans la composition des bronches, ont été conduits à penser que le poumon agissait par lui-même dans l'inspiration. En vain ils citaient à l'appui de leur opinion les observations de Swammerdam et de Vicq d'Azyr, desquelles il serait résulté que des portions de poumons formant hernie à la suite des plaies pénétrantes de poitrine avaient continué à se dilater; des faits nombreux prouvent le contraire. Il est faux d'ailleurs que les bronches soient munies de fibres de nature musculaire; le tissu qu'on a pris pour elles est analogue à celui qui forme la tunique moyenne des artères; comme ce dernier il est fibreux, blanc et très-élastique.

L'air arrivé au poumon parvient-il instantanément aux dernières ramifications bronchiques? Il serait difficile de le supposer, puisque ces cellules, comme on les appelle, sont constamment remplies d'une certaine quantité d'air qui provient des inspirations précédentes. Ce qui a lieu dans tous les cas d'asphyxie fortifie encore cette opinion, car ce n'est qu'après un certain nombre d'inspirations qu'on voit les angoisses de l'animal cesser. Il est très-vraisemblable que l'air qui vient d'être inspiré se mêle peu à peu à celui qui était déjà contenu dans les cellules pulmonaires, et qu'il sert à l'entretenir dans un état tel, qu'il soit toujours apte à artérialiser le sang veineux.

Dans son trajet pour se rendre au poumon, l'air atmosphérique tend à se mettre en équilibre de température avec les diverses parties qu'il est obligé de parcourir; mais il n'y parvient qu'imparfaitement, à cause de la rapidité de son passage : aussi produit-il sur la membrane muqueuse des bronches une sensation dont nous avons rarement la conscience, en raison de l'habitude qui résulte de la répétition de cet acte. Nous en sommes néanmoins avertis quand l'air inspiré se trouve à une température très-basse ou très-élevée, et par conséquent plus éloignée que de coutume de la température animale. Il semble qu'en fermant la bouche dans ces deux circonstances opposées, nous employons à dessein un moyen de faire cheminer plus difficilement l'air au travers des fosses nasales, dont l'étroitesse et les sinuosités en ralentissant le passage de ce fluide concourent à rapprocher sa température de celle de la muqueuse des bronches, et à adoucir ainsi la sensation pénible que sa présence peut exciter.

Avant de terminer l'histoire de l'inspiration, nous devons faire observer qu'à diverses époques de la science on a cherché à évaluer avec plus ou moins de précision de combien la capacité du thorax et celle du poumon s'étaient accrues pendant cet acte, quelle était la quantité d'air introduite dans la poitrine, et quels changemens de forme avait subis cette cavité par l'effet des mouvemens inspiratoires. Willis, Bernouilli, Bartholin, Borelli, Boërhaave, Sénac et d'autres encore ont fait assez inutilement un grand nombre d'expériences pour parvenir à ce but. Ils ont tous obtenu des résultats différens, d'abord parce que les phénomènes de l'inspiration sont susceptibles de varier, comme nous l'avons vu; et, en second lieu, parce que ces physiologistes ont cherché la vérité par des procédés différens et en général peu exacts. Les plus modernes observateurs se sont servis d'un vase dont la capacité était connue, et au moyen duquel on pouvait par conséquent estimer avec facilité la quantité d'air qui en était retirée par l'inspiration. On a jugé ainsi, avec assez d'exactitude, que la quantité d'air la plus grande possible qui puisse pénétrer dans la poitrine d'un homme de structure commune, dans une seule inspiration *forcée*, était d'environ 70 pouces cubes. Celle qui est introduite dans une inspiration ordinaire est plus difficile à évaluer avec précision; toutefois Menzies et Goodwyn l'ont estimée à 12 pouces; Jurine à 20; M. Cuvier à 16 ou 17; Gregory à 2 seulement; Davy à 15 environ; et Thompson à 33.

Expiration.—Ce phénomène consiste dans le rétrécissement du thorax, et, par suite, dans l'expulsion d'une partie de l'air contenu dans les poumons. L'expiration est, comme on le voit, l'opposé de l'inspiration; c'est un phénomène ordinairement passif; mais dans certaines circonstances, rares à la vérité, il devient actif. Dans le premier cas, ce n'est que le retour à leur état d'inaction ou de relâchement des organes qui ont été mis en mouvement pendant l'inspiration; ainsi le diaphragme en se relâchant reprend sa forme convexe de bas en haut, et remonte dans la cavité thoracique dont il diminue le diamètre vertical. Cette nouvelle position du diaphragme est l'effet non-seulement du relâchement de ce muscle, mais aussi de la pression qu'exercent sur lui les viscères abdominaux qu'il avait refoulés en s'abaissant. On conçoit d'ailleurs que les organes gastriques doivent obéir à l'action des muscles abdominaux, qui, tiraillés pendant l'inspiration, reviennent sur eux-mêmes dans l'expiration, et repoussent les parties qui leur correspondent. Mais l'expiration s'effectuerait lors même que cette réaction n'aurait pas lieu. On le prouve directement en ouvrant l'abdomen d'un animal vivant, chez lequel on voit alors le phénomène de l'expiration se continuer par la seule élévation du diaphragme ; on doit néanmoins tenir compte de la coopération des muscles abdominaux. En second lieu, lorsque les muscles qui ont élevé le thorax cessent d'agir, les côtes et le sternum reprennent leur position première par l'effet seul de l'élasticité des cartilages sterno-costaux qui pendant l'inspiration avaient éprouvé un mouvement de torsion ; la poitrine se trouve par-là rétrécie d'avant en arrière et transversalement. Tel est le mécanisme de l'expiration qu'on nomme *passive*.

Mais lorsque l'expiration est active, outre les phénomènes que nous venons de décrire, on observe la contraction des muscles véritablement expirateurs, tels que le triangulaire du sternum, le carré des lombes, les muscles larges de l'abdomen, le grand dorsal, le sacro-lombaire et le petit dentelé postérieur et inférieur. Ces muscles prennent alors leur point mobile sur le thorax qu'ils rétrécissent en abaissant les côtes. Haller croyait qu'il se passait ici un mouvement en sens inverse de celui qui aurait eu lieu, suivant lui, pendant l'inspiration. Il supposait donc que les côtes étaient successivement abaissées de la supérieure vers l'inférieure, et que cette dernière, devenue immobile par l'action du muscle carré des lombes, était le point fixé vers lequel les derniers muscles intercostaux tendaient à ramener la côte située immédiatement au-dessus. Cette onzième côte une fois abaissée, devenait à son tour le point d'appui des intercostaux supérieurs, qui entraînaient en bas la dixième, et ainsi de suite jusqu'à la première. C'est, comme on voit, la contre-partie de la théorie hallérienne de l'inspiration. M. Magendie, qui avait combattu celle-ci, a également attaqué la seconde, et avec les mêmes armes. On devine que ce physiologiste veut que le thorax soit abaissé en totalité comme il a été élevé.

Beaucoup de personnes pensent néanmoins que les poumons ne sont pas entièrement inactifs dans l'expiration; car on a jugé que par le seul fait de leur élasticité bien connue ils tendent continuellement à revenir sur eux-mêmes quand ils ont été distendus, et à expulser l'air contenu dans leur cavité; et on a cru cette assertion prouvée par l'expérience de Carson, qui, après avoir insufflé de l'air dans le poumon d'un cadavre, a vu cet air en être expulsé par le seul effet de l'élasticité de ce tissu. Ce qui a induit en erreur sur la conséquence qu'on a cru pouvoir tirer de ce fait pour arriver à une participation active du poumon au phénomène de l'expiration, c'est qu'on a confondu ici deux circonstances physiques fort différentes. Quand on a introduit *forcément* de l'air dans un poumon détaché de la poitrine d'un cadavre, il y a eu une puissance agissant de l'intérieur à l'extérieur, par une véritable pression, pour distendre les cellules aériennes au-delà de leur capacité naturelle. Elles ont dû par conséquent se rétablir dans leur premier état aussitôt que cette puissance a cessé d'agir. Mais dans l'inspiration naturelle l'air ne s'est pas introduit forcément dans la poitrine, il n'a agi que par son propre poids, il n'a pénétré dans les cavités aériennes qu'au fur et à mesure qu'il s'y produisait un vide par l'agrandissement du thorax, il ne les a point distendues, et rien par conséquent n'a pu exciter l'élasticité de leurs parois à réagir.

De même qu'on a distingué trois degrés dans l'inspiration, on en reconnaît également trois dans l'expiration. On dit qu'elle est *ordinaire* lorsqu'elle est produite par le seul relâchement du diaphragme; *grande* lorsque ce relâchement du principal agent de la respiration est accompagné de celui des muscles qui ont servi à élever le thorax, et de l'action de quelques-uns de ceux qui sont susceptibles de concourir à cette fonction. Enfin, on dit que l'expiration est *forcée* quand, par suite de la coopération de toutes les puissances expiratrices, la cavité de la poitrine se trouve diminuée dans tous les sens autant que le permet la disposition physique des parties. L'expiration présente d'ailleurs dans la manière dont elle peut se faire une foule de variétés importantes, et certains modes spéciaux tels que le rire, l'éternument, le sanglot et la toux, qui ont été ou seront

décrits séparément aux articles correspondans de ce Dictionnaire.

Quels que soient, au reste, et la manière dont s'exécute en
certaines circonstances l'expiration et le mécanisme général de
cette fonction, ce qu'il est bien important de concevoir c'est
que son premier effet est la diminution de la cavité de la poitrine, et par suite la compression du poumon qui est immédiatement appliqué contre ses parois. Secondairement à cette
compression, et en vertu de l'élasticité de cet organe, une partie
de l'air contenu dans son intérieur en est expulsée. Cet air parcourt les bronches et la trachée-artère, parvient à la glotte dont
les lèvres sont rapprochées, ainsi que nous l'avons dit, franchit
cette ouverture, et est enfin transmis au dehors par la bouche
ou par les fosses nasales. Dans le premier cas le voile du palais
est élevé, il est abaissé dans le second.

Mais la portion d'air ainsi rejetée de la poitrine est-elle bien
la même que celle qui a été introduite dans l'inspiration précédente? cela n'est pas vraisemblable. Comment concevoir en
effet que l'air inspiré puisse dans un instant presque indivisible
parvenir jusqu'aux dernières ramifications bronchiques pour en
être immédiatement expulsé? ne savons-nous pas d'ailleurs
qu'un volume assez considérable de ce fluide reste dans le poumon dont il remplit les lobules? et s'il était vrai, comme on l'a
calculé par approximation, qu'il fallût l'équivalent de quatre
ou cinq expirations pour vider complétement les poumons de
l'air qu'ils contiennent. n'est-il pas, par cela même très-probable que chaque quart ou chaque cinquième du volume total
de cet air est expulsé à son tour après avoir séjourné un certain
temps dans ces viscères, et que le produit gazeux de chaque
expiration ne contient qu'une très-petite portion de l'air qui
vient d'être immédiatement inspiré?

On s'est beaucoup occupé à évaluer avec plus ou moins de
précision la quantité d'air expulsée à chaque expiration, et celle
qui reste dans les poumons après l'expiration. Si l'on en croit
M. Davy, lorsque l'expiration est *ordinaire,* ainsi que l'inspiration qui l'a précédée, la quantité d'air expulsée est de 1,006 centimètres cubes; quand elle est *forcée* et consécutive à une inspiration du même degré, la quantité d'air chassée du poumon est
de 3,113 centimètres. Quant à la quantité d'air que contient

encore le poumon après une expiration forcée, elle est, suivant
Goodwyn, de 1,786 centimètres cubes; Menzies la croit plus
considérable encore; il pense qu'elle est de 2,933 centimètres,
et Thompson l'élève jusqu'à 4,568.

On a voulu également estimer le nombre d'expirations, et
par conséquent d'inspirations, que chaque individu exécute par
minute. Hales porte ce nombre à vingt, et Menzies à quatorze;
Thompson respire vingt fois dans une minute, Davy de vingt-
six à vingt-sept fois, M. Magendie quinze fois. Ainsi on peut
assez exactement évaluer à vingt par minute le nombre moyen
des deux mouvemens respiratoires chez l'adulte.

Il est d'ailleurs une foule de circonstances qui peuvent faire
varier et la quantité d'air introduite dans la poitrine pendant
l'inspiration, et le nombre des inspirations et des expirations
dans un temps donné. On peut établir néanmoins d'une manière générale que la fréquence des mouvemens respiratoires
sera d'autant plus grande, et la masse d'air inspiré d'autant plus
considérable, que l'air est moins respirable et l'afflux du sang
veineux plus abondant.

§ II. *Phénomènes chimiques de la respiration.*—On doit entendre par-là les altérations ou les changemens chimiques qu'é-
prouvent les deux fluides que la respiration met en contact
presque immédiat, l'air et le sang; car ils subissent l'un et
l'autre des modifications remarquables dans leur nature et leurs
qualités.

Changemens survenus dans l'air qui a été inspiré.—On a
mis en question si l'air, avant de servir à l'hématose, subit
quelque altération préparatoire, soit dans son trajet pour arriver au poumon, soit dans cet organe lui-même. M. Chaussier est pour l'affirmative. Ce savant physiologiste pense que
l'air atmosphérique parvenu aux dernières ramifications bronchiques, et conséquemment divisé en petites masses, battu et
agité dans les mouvemens alternatifs d'expansion et de resserrement des poumons, mêlé d'ailleurs au mucus sécrété par la
membrane qui revêt leur cavité, doit éprouver un commencement d'élaboration qui rend ce fluide plus apte à artérialiser le
sang veineux. Mais nous ne saurions admettre une conjecture
qui n'est appuyée d'aucune preuve. Nous dirons seulement que
l'air arrive au poumon plus chaud, plus raréfié, et mêlé à la matière de la transpiration pulmonaire; qu'après être parvenu dans

la profondeur du viscère, il se trouve avoir perdu une partie de son oxygène et s'être chargé d'une certaine quantité de gaz acide carbonique et de vapeur aqueuse; la proportion de l'azote qu'il contenait paraît rester la même. Nous examinerons séparément chacun de ces faits.

De nombreuses expériences prouvent, en effet, qu'une partie de l'oxygène de l'air inspiré est absorbée. Si l'on fait respirer ce gaz, soit seul, soit mêlé au gaz azote, à des animaux isolés sous une cloche, on voit à chaque inspiration la quantité de l'oxygène diminuer jusqu'au point où elle cesse d'être suffisante pour entretenir la vie. Ces animaux meurent alors asphyxiés. Si on analyse ensuite l'air contenu dans la cloche, on n'y trouvera qu'une quantité d'oxygène extrêmement petite. Ces résultats seront obtenus quels que soient l'espèce des animaux sur lesquels on a expérimenté et le milieu dans lequel ils vivent. Nous sommes donc en droit de conclure que dans ce cas il y a eu absorption d'oxygène, et que ce principe est indispensable à l'acte de la respiration et à l'entretien de la vie. Il y a plus : pour que la respiration s'effectue convenablement, il faut que le gaz oxygène qui entre dans la composition de l'air atmosphérique s'y trouve mêlé à l'azote dans une proportion donnée, qui est d'environ un cinquième. Si cette proportion fixée par la nature vient à changer artificiellement en plus ou en moins, la mort de l'animal en sera la suite nécessaire, et ce résultat arrivera plus ou moins promptement, selon que la quantité d'azote contenue dans l'air inspiré s'éloigne davantage de sa proportion naturelle. Nous devons à Dumas la connaissance de ce fait curieux.

D'après Goodwyn, l'air, pendant l'acte de la respiration, perd treize parties de son oxygène sur dix-huit. La déperdition de ce gaz est évaluée par Menzies au quart, et par MM. Davy et Gay-Lussac à deux ou trois centièmes seulement du volume total de l'air atmosphérique. M. Dulong la croit très-variable et susceptible d'être influencée par les diverses circonstances dans lesquelles se trouve placé le même individu.

On a tour à tour avancé qu'une partie de l'azote de l'air atmosphérique était absorbée dans la respiration; qu'au contraire une nouvelle quantité de ce principe était exhalée par le poumon, et enfin que ses proportions restaient invariables. Les défenseurs de la première opinion, parmi lesquels il faut citer

Spallanzani, MM. de Humboldt, Provençal et Davy ont soutenu qu'on pouvait toujours observer une déperdition sensible d'azote dans l'air qui a été respiré. Berthollet, Nysten, MM. Dulong et Despretz assurent au contraire avoir constamment reconnu dans le même air une augmentation de ce principe. Allen, Pepys, Dalton et d'autres encore estiment que les proportions de l'azote atmosphérique ne sont point changées. M. Edwards, dont les expériences sur le même sujet sont les plus récentes, affirme comme pour tout concilier que tantôt il y a exhalation de ce principe dans la respiration et tantôt absorption. Ce physicien s'est assuré qu'en effet l'azote pouvait être exhalé du poumon, en faisant respirer des animaux dans une atmosphère dont ce gaz ne faisait point partie et dont l'analyse a démontré qu'il en contenait après avoir servi à leur respiration. Il paraîtrait donc que les proportions de l'azote contenu dans l'air qui a respiré sont susceptibles de varier en plus ou en moins dans certaines circonstances, et que d'autres fois elles n'éprouvent point d'altération.

L'air expiré contient une certaine quantité de gaz acide carbonique à peu près proportionnelle à la quantité disparue d'oxygène, et de plus une vapeur aqueuse. Cette vérité résulte de l'analyse de l'air qui a servi à la respiration d'un animal sous la cloche. La proportion ordinaire de gaz acide carbonique serait, d'après Goodwyn, à chaque expiration de 11 parties sur 100 du volume total du gaz, de 5 parties selon Menzies, et seulement de 3 à 4 d'après les travaux plus récens de MM. Davy et Gay-Lussac. Dans les expériences que j'ai faites en commun avec feu M. Nysten en 1806 cette proportion a été constamment de 6 à 8. Quant à la quantité de vapeur aqueuse exhalée pendant chaque minute, elle a été estimée à douze grains par Goodwyn et à deux seulement par Menzies. MM. Dulong et Despretz ont constaté qu'en général la déperdition de gaz oxygène était supérieure à la production d'acide carbonique, et ils ont reconnu que cette différence était d'un tiers pour les animaux carnivores, et d'un dixième seulement pour les herbivores.

Changemens survenus dans le sang pendant l'acte de la respiration. — Le sang avant de parvenir au poumon est-il soumis à quelque élaboration préalable qui le rende plus propre à subir les modifications apportées dans sa nature par l'air atmosphérique? Legallois le croyait, et admettait en conséquence que la quantité et la qualité particulière de la lymphe, du chyle et du sang veineux, la vitesse avec laquelle ils affluent l'un vers l'autre, étaient autant de circonstances tellement calculées, que dès le premier instant de la réunion de ces trois liquides commençait le travail de l'hématose, qui allait ensuite se perfectionnant de plus en plus jusqu'au moment où il s'achevait dans les vésicules bronchiques par le contact de l'air. Legallois se fondait d'abord sur ce que la lymphe, le chyle et le sang veineux ne pouvaient pas avoir assez acquis ou perdu dans leur trajet jusqu'au poumon, pour qu'il fût vraisemblable d'admettre que l'altération manifeste qu'ils éprouvent dans ce viscère se fait instantanément; et en second lieu, sur ce que ces trois liquides battus et mélangés dans les cavités droites du cœur et divisés en très-petites masses par les colonnes dont elles sont munies, devaient par-là se trouver préparés à être convertis en un liquide unique qui est le sang artériel. Mais ces deux assertions', loin d'être étayées d'aucune preuve, nous paraissent avoir contre elles l'observation et le raisonnement. Trouve-t-on en effet quelque organe élaborateur dans le trajet que parcourent les trois liquides réunis? Nous n'y voyons que des gros vaisseaux et les cavités droites du cœur; or, Legallois lui-même prétend que l'aorte ne modifie en rien le sang qui le parcourt. Pourquoi n'en pas dire autant de l'artère pulmonaire, de la veine sous-clavière et de la cave supérieure? reste donc le cœur; mais rien encore ne nous porte à lui accorder une propriété qui doit être refusée aux vaisseaux qui s'y rendent ou qui en partent. L'action éminemment contractile de cet organe musculeux peut tout au plus rendre plus intime le mélange des trois liquides. Si donc nous ne trouvons pas d'organe éliminateur dans le trajet que parcourt le sang veineux mêlé à à la lymphe et au chyle, nous devons rejeter l'hypothèse de Legallois, ou renoncer aux premières notions de la physiologie qui nous apprennent que toute altération de fluides suppose toujours l'action d'un organe élaborateur ou sécréteur. Mais une expérience bien connue de Bichat est encore plus décisive contre l'opinion de Legallois; nous la rapporterons bientôt. Concluons, en attendant, que le sang veineux arrive au poumon sans avoir subi d'élaboration préalable.

Mais aussitôt qu'il a traversé le tissu pulmonaire pour rétrograder vers le cœur, sa nature est changée; de noirâtre qu'il

était, il a pris une belle couleur rouge vermeil; il est devenu
écumeux, plus léger, plus concrescible; il a acquis une odeur
animale plus prononcée et des qualités nouvelles qui le rendent
exclusivement propre à nourrir, à stimuler, à vivifier toutes
les parties. De tous ces changemens survenus dans le sang veineux, sa coloration en rouge est le plus frappant, et elle a lieu
dans un instant indivisible. Bichat l'a prouvé rigoureusement
en modifiant de la manière la plus heureuse l'expérience que
Goodwyn avait exécutée dans le dessein de s'assurer que le
sang veineux rougit à l'instant même où il est mis en contact
médiat avec l'oxygène de l'air. Après avoir détaché la trachée-
artère d'un animal et l'avoir coupée en travers, Bichat intro-
duisit dans son orifice un tuyau armé d'un robinet; il était
par-là maître de permettre à l'air ou de l'empêcher de pénétrer dans le poumon. Un autre tube, semblable au précédent,
était également adapté à une ouverture qu'il pratiquait à l'une
des grosses artères, à la carotide, par exemple. L'appareil
étant ainsi disposé, Bichat a observé que s'il laissait ouvert
le robinet de la trachée, et qu'il permit par conséquent à
l'animal de respirer, le sang sortait rutilant et vermeil par le
tube placé dans la carotide; mais que s'il interceptait le passage
de l'air dans la trachée en fermant le robinet, et qu'il suspen-
dît ainsi la respiration, le sang qui jaillissait par la carotide
conservait la couleur vermeille jusqu'à ce que tout celui qui
était renfermé dans les vaisseaux compris entre l'ouverture de
l'artère et le poumon se fût écoulé, mais qu'aussitôt après ce
liquide paraissait d'une couleur noirâtre d'autant plus foncée
que l'on continuait plus long-temps l'expérience. Si le robinet
de la trachée-artère était ouvert de nouveau, après quelques
jets d'un sang noir on voyait ce liquide recouvrer sa couleur
vermeille et tous ses caractères artériels. Cette expérience a été
répétée par un grand nombre de physiologistes, et toujours
avec le même résultat. Elle prouve sans contestation que le sang
artériel acquiert *instantanément* sa couleur vermeille à son
passage dans le poumon.

§ III. *Théories de la respiration et de l'hématose.*—*Théories
des anciens.* — Quoique personne ne doute aujourd'hui que
la respiration n'ait pour but la transformation du sang veineux
en sang artériel, nous ne pouvons entièrement passer sous silence les hypothèses qui lui supposaient un autre objet. Dans

la plus ancienne, qui dans le siècle dernier a été renouvelée par Helvétius, on admettait que l'air introduit dans le poumon avait pour office de rafraîchir le sang trop échauffé par les nombreux frottemens qu'il éprouve dans son cours. On croyait le prouver en faisant observer que l'air qui est exhalé dans l'expiration est plus chaud que le même air avant qu'il ait été inspiré, et en établissant en fait que la capacité des veines pulmonaires est moindre que celle de l'artère du même nom, d'où l'on inférait que le volume du sang envoyé au poumon avait été diminué par le refroidissement de ce liquide; mais cette dernière assertion est évidemment erronée, car le calibre des quatre veines pulmonaires réunies l'emporte sensiblement sur celui de l'artère. Quant à la première, elle repose sur un fait qu'on ne saurait nier, et qui se rapporte à une loi générale en vertu de laquelle la température de l'air atmosphérique, comme celle de tous les autres corps de la nature, tend sans cesse à se mettre en équilibre avec la température des corps ambians. Si donc l'air qui sert à la respiration des animaux est, comme cela a lieu le plus ordinairement, à une température inférieure à la température animale, il devra s'échauffer dans les poumons aux dépens du calorique contenu dans ces organes. L'air inspiré se comporte à cet égard de la même manière que l'atmosphère dans laquelle nous vivons. Comme celle-ci il se charge d'une portion du calorique qui s'exhale incessamment des corps organisés (*voyez* CHALEUR ANIMALE). Ainsi on peut dire que l'opinion des anciens sur la réfrigération du sang dans l'acte de la respiration est fondée en un certain sens.

Dans la seconde hypothèse, antérieure aux travaux modernes des chimistes, on supposait que l'introduction de l'air avait pour objet de déplisser les vaisseaux qui parcourent le poumon, et d'y rendre facile le cours du sang qu'on croyait arrêté ou gêné dans la période de l'expiration. Mais cette opinion, à l'appui de laquelle Hocke et Vésale ont fait de nombreuses expériences, est encore moins admissible que la précédente. Rien ne prouve, en effet, que la circulation soit suspendue dès l'instant où la respiration cesse de se faire. Il suffit même, pour s'assurer du contraire, d'ouvrir une veine ou une artère chez un animal asphyxié : on voit alors le sang jaillir du vaisseau comme auparavant; et si par suite de l'interruption prolongée de la respiration le sang cesse de couler, cela tient uniquement au défaut d'action du cœur et du cerveau, qui n'étant plus stimulés par le sang artériel ne peuvent plus remplir leurs fonctions. D'ailleurs, si cette hypothèse mécanique était fondée, toute espèce de gaz pouvant distendre le poumon aurait également la propriété de faire cesser l'asphyxie et de rétablir simultanément la respiration et la circulation, supposition contraire à tout ce que nous savons aujourd'hui. Il faudrait admettre aussi que dans les deux mouvemens opposés d'inspiration et d'expiration le poumon se trouve alternativement rempli et vidé; or, nous avons vu déjà que même après une expiration *forcée* il reste dans ses cavités une masse d'air considérable.

Hippocrate et Galien, plus près de la vérité, pensaient que l'air contenait un principe éminemment subtil d'où émanaient la chaleur et la vie. Ils supposaient que dans l'acte de la respiration ce principe aérien était absorbé par le poumon, et que de là il était porté au cerveau et au cœur, qui par l'intermédiaire des artères le transmettait à tous les organes. Ils admettaient encore, comme une sorte de complément de la respiration, que cette fonction servait à dépouiller le sang, au moyen de l'expiration, des fuliginosités qu'il contient. Il y a loin de cette théorie, qui suppose une observation approfondie des grands phénomènes de la nature et de l'organisme, à celle des mécaniciens du temps de Boërhaave, qui croyaient expliquer la respiration et toute son influence sur l'hématose en disant que le sang veineux mêlé à la lymphe et au chyle était converti en sang artériel par suite des *attritions* et des élaborations purement mécaniques qu'éprouve soi-disant le premier de ces fluides en traversant les ramifications les plus ténues des vaisseaux pulmonaires. Il est clair que dans cette théorie on ne reconnaissait entre le sang artériel et le sang veineux que des différences de forme et d'état, tandis que nous sommes justement convaincus qu'ils diffèrent par leur nature intime. Cette altération qu'éprouve le sang dans sa nature intime à son passage dans le poumon et le mécanisme suivant lequel elle a lieu, sont des phénomènes de la plus haute importance, qui depuis une quarantaine d'années ont fixé d'une manière spéciale l'attention des chimistes et des physiologistes. Cette époque est célèbre dans l'histoire de la science, et il importe de nous y arrêter.

Théories chimiques. — Lavoisier, qu'on doit regarder comme le père de toutes les théories chimiques de la respiration, reproduit et développe en 1787 une idée entrevue long-temps auparavant par **Mayow**; il l'appuie sur les principes nouveaux de la science et sur des expériences rigoureuses, il la décore des formes systématiques les plus séduisantes, et dans un mémoire lu à l'Académie des Sciences il proclame comme une incontestable vérité la parfaite ressemblance qu'il établit entre l'acte de la respiration et le phénomène chimique de la combustion. Ce chimiste célèbre expliquait ainsi le mécanisme de cette combustion pulmonaire. L'oxygène, qui disparaît dans la respiration, arrive au sang veineux après avoir traversé la membrane muqueuse bronchique, et aussitôt il se divise en deux parts, dont l'une se combine immédiatement avec le carbone du sang, d'où résulte le gaz acide carbonique qui est mêlé à l'air expiré, tandis que l'autre portion se mêle au sang artériel et chemine avec lui dans le torrent circulatoire, tout en continuant à *brûler* le carbone qu'il rencontre dans son trajet. Remarquez que l'auteur de cette théorie, pour être conséquent avec lui-même, avait été forcé d'admettre ce partage de l'oxygène, parce que la quantité de gaz acide carbonique exhalé ne correspondait pas exactement à la quantité d'oxygène absorbé. Lavoisier voyait la cause évidente de la chaleur animale dans le dégagement de calorique produit dans la combinaison de l'oxygène de l'air avec le carbone du sang. Les expériences de Cygna, de Priestley, de Goodwyn servaient de point d'appui à sa théorie, qu'il renforçait encore de celle d'Hassenfratz qui avait prouvé la coloration du sang veineux contenu dans une vessie mouillée et plongée dans une atmosphère de gaz oxygène pur. Dans le fait constaté par cette expérience célèbre Lavoisier voyait une imitation parfaite de l'action réciproque de l'air et du sang isolés l'un de l'autre dans le poumon par la seule membrane des bronches, et la représentation la plus fidèle du phénomène le plus important de la respiration.

Mais quelque brillante que fût la nouvelle théorie et quelque succès qu'elle obtint, elle ne porta pas également la conviction dans tous les esprits. On contesta à son auteur qu'une partie de l'oxygène atmosphérique pût passer, comme il le supposait, dans le sang artériel, par la raison qu'on n'avait pu par aucun procédé chimique en constater la présence dans ce liquide. Lavoisier fut alors obligé d'aller à la recherche de ce surplus d'oxygène, et il s'y résigna d'autant plus volontiers qu'il

avait calculé lui-même que le dégagement de calorique qui devait résulter de la combinaison de l'oxygène de l'air avec le
carbone du sang n'était pas suffisant pour entretenir la chaleur
animale. Il lui chercha donc une autre source, et crut l'avoir
trouvée dans la combinaison de la seconde partie de l'oxygène
atmosphérique avec l'hydrogène du sang veineux. Par-là se
trouvait expliquée, outre la chaleur animale, la formation de
la vapeur aqueuse que l'on sait exister dans l'air expiré; et toute
l'Europe savante applaudit à cette théorie et si simple et si
belle, au moyen de laquelle tous les phénomènes de la respiration se trouvaient n'être plus que le résultat d'un échange
chimique entre les principes constituans de l'air et ceux du sang
veineux, résultat parfaitement analogue à ce que l'on observe
dans une combustion ordinaire.

Cependant Lagrange, étonné de voir que la température du
poumon n'était pas sensiblement plus élevée que celle des autres
parties du corps, tandis que dans ces combustions pulmonaires
à chaque intant répétées il aurait dû se faire un dégagement
de calorique capable de brûler le poumon lui-même, Lagrange,
dis-je, imagina que l'absorption seule de l'oxygène se faisait
dans le poumon, que sa combinaison avec le carbone et l'hydrogène du sang s'opérait lentement pendant le cours de la circulation artérielle, et qu'enfin l'acide carbonique et l'eau qui devaient
être le produit de cette combustion, mêlés au sang veineux et
circulant avec lui, étaient exhalés par les dernières ramifications
de l'artère pulmonaire. Cette théorie eut le même sort que la
précédente; elle fut à son tour modifiée. On prétendit bientôt
qu'il n'y avait qu'une portion de l'oxygène absorbé qui se com-
portât de la manière qui vient d'être dite, et que, de la combinaison de cette portion d'oxygène insuffisante pour porter l'hydrogène du sang à l'état d'eau et son carbone à celui d'acide
carbonique, résultait seulement dans le torrent circulatoire un
oxyde de carbone et un oxyde d'hydrogène qui, parvenus aux
dernières ramifications de la *veine artérieuse*, étaient exhalés
dans les vésicules bronchiques, où ils se combinaient avec une
seconde portion d'oxygène qui complétait leur oxygénation et
leur donnait la forme d'eau et de gaz acide carbonique sous
laquelle ils sont expulsés. D'autres chimistes enfin, toujours
dans le dessein de remédier à cette conflagration du poumon
qu'ils voyaient partout imminente et en admettant toutefois

que la combustion de l'hydrogène et du carbone du sang se passe dans le poumon, supposaient qu'à mesure que le calorique se dégage dans cet organe par suite de ces nouvelles combinaisons, il est absorbé par le sang artériel qui, disaient-ils, en doit être très-avide, puisque sa capacité pour le calorique est à celle du sang veineux comme 14 est à 11. *Voyez* CHALEUR ANIMALE.

Telles furent, dès le principe, et cette théorie chimique de la respiration qui a fait tant de bruit, et les modifications qui y furent apportées par ses plus fervens admirateurs. Tous, ils s'accordaient à regarder l'oxygène atmosphérique comme le principal agent de la fonction, et à faire dépendre la formation de l'acide carbonique et de la vapeur aqueuse pulmonaire de la combinaison directe de l'oxygène avec l'hydrogène et le carbone du sang. Ils ne différaient que sous le rapport du siége et du mode de la combustion, que les uns plaçaient dans le poumon lui-même, les autres dans le torrent circulatoire, que les uns voulaient vive et instantanée, les autres lente et graduelle. Les uns et les autres admettaient également que le passage de l'oxygène au travers de la membrane muqueuse bronchique se fait d'une manière toute mécanique et sans aucune participation de l'action vitale du poumon; nous verrons tout à l'heure ce qu'il faut penser de cette opinion. Bornons-nous en ce moment à leur objecter les expériences de Goodwyn et de Bichat, desquelles il résulte qu'aucun changement de couleur n'a lieu dans le sang veineux d'une anse d'intestin ou de la membrane interne de la vessie, quelque prolongé que soit le séjour du gaz oxygène mis en contact avec ces parties. Le sang ne rougit pas davantage, si on injecte avec force de l'air atmosphérique dans le poumon d'un cadavre. Les chimistes sont-ils plus dignes de confiance, quand ils avancent que la vapeur aqueuse et le gaz acide carbonique exhalés sont le produit immédiat de la combinaison directe de l'oxygène atmosphérique avec l'hydrogène et le carbone du sang? Nous ne saurions le penser, car ils ne donnent à l'appui de cette assertion que des présomptions chimiques, et nous avons des faits positifs à leur opposer. Ainsi, personne n'ignore qu'il faut l'approche d'un corps actuellement en ignition ou l'action de l'électricité pour opérer la combinaison d'oxygène et d'hydrogène d'où résulte l'eau, et que cette combinaison instantanée est toujours accompagnée de chaleur et de lumière. Rien de pareil a-t-il lieu dans le poumon? Non sans doute. Aussi M. Séguin, qui sentit la force de cette objection, disait-il, pour l'éluder, que l'hydrogène n'était pas exhalé à l'état de gaz *véritable*, mais seulement à l'état de gaz *naissant;* mieux aurait valu ne rien dire. Ce n'est pas tout encore; dans le sens de l'hypothèse que nous combattons, il ne pourrait y avoir formation et exhalation de vapeur aqueuse, que lorsqu'on a respiré un air qui, comme l'air atmosphérique, contient de l'oxygène. Or, les expériences de Nysten et de M. Edwards prouvent qu'il y a production de vapeur aqueuse, lors même que l'animal sur lequel on a opéré n'a respiré que de l'azote pur. La plupart de ces objections s'appliquent également à la formation de l'acide carbonique; et quant à la production de la chaleur animale, il est certain qu'elle ne saurait résulter de la formation de cet acide ni de celle de l'eau par la combinaison de leurs bases avec l'oxygène atmosphérique. Legallois a prouvé par des calculs très-exacts et fondés sur les principes les mieux établis de la chimie elle-même, que le calorique qui pourrait se dégager pendant la combustion de l'hydrogène et du carbone dans le poumon, serait insuffisant pour fournir à la vaporisation qui s'opère dans cet organe et à l'absorption continuelle de ce principe par le sang artériel. Il en concluait que, bien loin de pouvoir être brûlé, ainsi que le craignait Lagrange, on aurait plutôt lieu d'être surpris de ce que le poumon n'était pas congelé.

Que si nous portons le même esprit de critique dans l'examen d'une autre opinion de quelques physiologistes de la même école qui admettaient que les combinaisons chimiques entre l'oxygène de l'air, l'hydrogène et le carbone du sang, s'effectuent d'une manière progressive dans le torrent circulatoire, on verra bientôt que cette opinion n'est pas plus admissible que la précédente. Si elle était fondée, en effet, il est clair que l'hématose qui est la conséquence de ces combinaisons chimiques ne s'effectuerait, comme elles, que d'une manière graduelle et lente. Que deviendrait alors la belle expérience de Bichat, d'où résulte la preuve que cette transmutation de liquides a lieu instantanément? Enfin, quoiqu'en ait dit Girtanner, on n'a jamais pu retrouver le gaz oxygène en nature dans le sang artériel en plaçant ce liquide sous le récipient de la machine pneumatique. L'acide carbonique tout formé n'a pas été retrouvé davantage dans le sang veineux.

A ces objections que nous venons d'opposer aux théories de Lavoisier et de ses contemporains, il serait facile d'en ajouter beaucoup d'autres qui tendraient toutes à réduire au néant ces ambitieuses créations de la chimie moderne, qui ne nous auraient pas même arrêté aussi long-temps, si la grande faveur dont elles ont joui ne nous avaient imposé le devoir de les faire bien connaître. Mais la réfutation plus complète et plus détaillée que nous en pourrions faire dépasserait le but, et serait aujourd'hui superflue. Ces doctrines chimiques de la respiration, autrefois si vantées, ont déjà perdu beaucoup de leur crédit, et tout nous donne lieu d'espérer que bientôt elles auront disparu de la science qu'elles n'ont éclairé que de fausses lueurs.

Théories physiologiques. — M. Chaussier, persuadé comme nous de la futilité des explications empruntées à la chimie pour rendre compte du phénomène de l'hématose, a le premier imaginé une théorie fondée sur des analogies moins équivoques et plus en rapport avec les lois ordinaires de la vie. Ce professeur, après avoir insisté sur la prodigieuse quantité de vaisseaux lymphatiques qui entre dans la structure du poumon, établit comme une conséquence nécessaire de cette disposition anatomique, que ce viscère jouit au plus haut degré de la faculté absorbante. Il veut, dès lors, que l'air parvenu aux derniers lobules pulmonaires où il est fortement battu et agité par les mouvemens non interrompus d'inspiration et d'expiration, et mêlé par-là au mucus bronchique qu'il rend écumeux, soit saisi par les bouches inhalantes des vaisseaux lymphatiques et porté dans leur cavité. L'air atmosphérique, ou du moins sa partie la plus respirable et en quelque sorte la plus vitale, parcourt ensuite toutes les divisions du système absorbant pulmonaire, pour se rendre enfin dans le canal thoracique où il est mêlé à la lymphe et au chyle, et versé avec ces deux liquides dans la veine sous-clavière gauche. Là, il est mis en contact pour la première fois avec le sang veineux dont il suit le trajet dans la veine cave supérieure, dans les cavités droites du cœur, dans le tronc de l'artère pulmonaire et dans toutes ses divisions. Ce n'est que lorsqu'il est parvenu dans les ramifications capillaires de cette artère, que, divisé en globules infiniment petits et mis en contact par le plus grand nombre de points possible avec les molécules du sang, il peut se combiner intimement avec elles. Alors seulement le gaz oxygène est solidifié dans le sang, et ce liquide a acquis toutes ses qualités artérielles; néanmoins, une partie de l'air absorbé continue à se combiner avec le sang dans toute l'étendue des artères. Dans ce système la coloration du sang veineux en rouge serait due surtout à l'exhalation de l'acide carbonique qui existerait tout formé dans ce liquide dont il obscurcit la couleur. M. Chaussier fait en conséquence du poumon un organe sécréteur destiné à livrer passage à l'acide carbonique et à la vapeur animale contenus en nature dans le sang veineux, qui s'en débarrasserait comme de matières hétérogènes et excrémentitielles. Ce savant physiologiste pense que, si par une cause quelconque le mouvement circulatoire est augmenté, il y a une moindre production de vapeur aqueuse et d'acide carbonique, parce que le sang, traversant alors avec plus de rapidité le système capillaire général, n'a pas eu le temps de s'y saturer d'hydrogène et de carbone. D'après lui encore, si un animal meurt asphyxié, c'est par l'impossibilité où il est d'exhaler de l'acide carbonique; si l'asphyxie est produite par la respiration de ce gaz, c'est qu'après avoir été absorbé par le poumon, il est parvenu au sang veineux qu'il a noirci et comme suffoqué; si enfin elle est le résultat de l'action des autres gaz délétères, tels que le gaz hydrogène sulfuré ou carboné, il faut admettre que ces gaz ont éteint la sensibilité du poumon et lui ont ainsi fait perdre la faculté de dépouiller le sang veineux de son acide carbonique.

M. Chaussier assimile, comme on voit, la respiration à une véritable digestion de la partie respirable de l'air atmosphérique, et à une excrétion nécessaire de certains principes excrémentitiels qui seraient comme le résidu de la nutrition, et qui surchargent le sang veineux jusqu'au moment où il s'en débarrasse dans le poumon. Cette théorie, comme toutes celles qui ne sont pas l'expression rigoureuse des faits observés, n'a pas tardé à être modifiée par ceux-là même qui en ont admis les bases. C'est ainsi que M. Varin, médecin distingué à Tours, et dont nous avons eu à déplorer la perte prématurée, a regardé la coloration du sang veineux comme une circonstance tout-à-fait accessoire, et qui n'est point nécessairement liée à la conversion de ce liquide en sang artériel, conversion qui serait opérée par l'influence immédiate et inexplicable des seules forces vitales. M. Guérinet, sans nier comme M. Varin que la fixation de l'oxygène contribue à la coloration du sang artériel, le fait surtout dépendre de l'exhalation de l'acide carbonique. D'après M. Dupuy enfin la coloration du sang dépend bien de la double excrétion de vapeur aqueuse et d'acide carbonique opérée par les poumons; mais pour que cette excrétion puisse s'exécuter, il faut que l'organe soit excité par l'impression que l'air atmosphérique, ou au moins l'oxygène, produit sur la muqueuse des bronches.

Observons que toutes ces théories imitées de celle de M. Chaussier reposent, comme la sienne, sur deux assertions également dénuées de preuves. Par la première on prétend que l'oxygène, avant de se combiner avec le sang, éprouve une élaboration préparatoire, et c'est dans ce but qu'on lui fait parcourir une grande étendue du système absorbant, le canal thoracique, la veine sous-clavière gauche, la cave supérieure, les cavités droites du cœur, l'artère pulmonaire et ses divisions. Mais comment concilier ce long trajet avec l'instantanéité de son action, prouvée par l'expérience de Bichat? L'hypothèse de l'élaboration préalable n'est d'ailleurs appuyée sur aucun fait. Par la seconde assertion on fait dépendre la coloration du sang veineux de l'excrétion de l'acide carbonique. Or, nous venons de citer des expériences qui prouvent que, pendant la respiration d'un autre gaz que l'oxygène et particulièrement pendant celle de l'azote, l'exhalation de l'acide carbonique et de l'eau animale continue à s'effectuer, et que néanmoins le sang veineux reste noir : la coloration de ce fluide en rouge reconnaît donc une autre cause.

Au milieu de tant d'assertions contradictoires, de tant d'opinions hypothétiques et de faits sans résultats, où trouver la vérité, ou du moins ce qui approche le plus de la vérité? Cette recherche est sans doute difficile, elle exige par-dessus tout une exacte appréciation de tous les faits connus, et une sage réserve dans le choix des hypothèses qui doivent suppléer à ceux qu'on ignore. Nous allons toutefois nous y livrer, puisqu'elle nous est imposée.

Les premiers phénomènes qui nous frappent dans la respiration, parce qu'ils sont invariables, c'est la déperdition d'oxygène qu'éprouve l'air qu'on a respiré, et la coloration en rouge du

sang veineux. Y a-t-il entre ces deux phénomènes action réciproque, concordance, influence mutuelle? telle est, ce nous
semble, la première question à résoudre. Essayons. Aussitôt que
le sang veineux échappé de ses vaisseaux est mis en contact immédiat avec l'air atmosphérique, il rougit; la même chose
arrive lors de son passage dans les vaisseaux capillaires du poumon. Or, dans ce dernier cas, le sang veineux divisé en parcelles infiniment petites, est environné par une masse d'air correspondante, disséminée dans les lobules bronchiques, et dont
elle n'est séparée que par la membrane extrêmement déliée qui
forme ces espèces de cellules. Qui ne sent qu'entre ces deux
faits, l'analogie est si palpable, que de prime-abord nous
sommes portés à les attribuer à la même cause physique, *l'action chimique de l'air sur le sang veineux?* Mais ce que le raisonnement nous indique ici, une expérience directe va nous le
prouver d'une manière incontestable; c'est encore celle de Bichat,
que nous sommes toujours obligés de citer, parce qu'elle est décisive sur plusieurs points de doctrine. Elle nous apprend en effet
que si par un moyen quelconque nous empêchons l'air de parvenir aux poumons, le sang veineux qui traverse ces viscères ne
change plus de couleur, mais qu'il redevient vermeil et rutilant
aussitôt que la respiration recommence à se faire. Il reste donc
constant, autant que peut l'être le fait de physiologie le mieux
établi, que la coloration du sang veineux est due à l'action de l'air.
Mais ce gaz est formé de deux autres, l'azote et l'oxygène; reste
à savoir quel est celui des deux qui produit cet effet. Ici l'expérience vient encore à notre aide, et nous enseigne que c'est
l'oxygène. Ce fait est trop généralement admis, et les expériences sur lesquelles il se fonde sont trop connues pour que
nous ayons recours à la discussion pour l'établir. Satisfaits de
ce qui frappe nos yeux et persuade sans efforts notre raison,
nous affirmerons sans hésiter que *la coloration en rouge du
sang veineux dans le poumon est due à une action quelconque
de l'oxygène.*

Cherchons maintenant par quel moyen l'oxygène parvient jusqu'au sang veineux pour agir sur lui, et disons nettement que des
deux voies qui nous sont indiquées par nos prédécesseurs, nous
n'en saurions admettre aucune. La première, toute mécanique,
serait le passage direct de l'oxygène de l'air au travers de la membrane très-ténue qui le sépare du sang veineux. Cette transmis-

sion inorganique supposerait que le poumon est passif dans l'acte de la respiration; mais nous avons déjà fait pressentir qu'il jouit au contraire d'une grande activité, et exerce une influence nécessaire sur tous les phénomènes dont se compose cette fonction. On sait en effet que l'absorption de l'oxygène, par exemple, varie sensiblement d'après une multitude de circonstances propres à l'individu, et qu'en général elle est d'autant plus considérable que cet individu est plus jeune et plus vigoureux, que ses forces musculaires sont mises en jeu, que son poumon est plus actif. Nous savons, d'un autre côté, que la respiration, et par conséquent l'absorption de l'oxygène, est à l'instant paralysée par la section des nerfs qui portent la vie au poumon. Nous reviendrons tout à l'heure sur ce point important. La seconde voie est celle qui est tracée à l'oxygène dans la théorie de M. Chaussier, mais que nous sommes également forcés de rejeter pour ne pas cesser d'être conséquens avec nous-mêmes. Dans cette hypothèse, en effet, l'oxygène, obligé de parcourir lentement la longue route que nous avons décrite, ne saurait parvenir au poumon qu'après un laps de temps considérable, et ne pourrait, par conséquent, exercer sur l'état du sang veineux contenu dans ce viscère cette action instantanée et manifeste, qui est un des faits les mieux établis de la respiration. Il est un autre motif non moins décisif de rejeter cette hypothèse qui transporte à l'embouchure du canal thoracique, dans la veine sous-clavière, le premier contact de l'oxygène absorbé et du sang veineux; c'est qu'elle ferait supposer contre toute évidence que c'est dans ce point du système sanguin, et non dans le poumon, que sa coloration doit se faire.

Nous sommes donc forcés de chercher une autre voie à l'air qui va se porter sur le sang veineux pour le colorer. Cette voie, dont M. Adelon paraît avoir soupçonné plutôt la possibilité que l'existence réelle, nous croyons véritablement l'avoir trouvée dans les radicules des veines pulmonaires. Notre opinion à cet égard est fondée en grande partie sur les belles expériences de M. Magendie, qui prouvent que les rameaux veineux qui par leur réunion forment le système de la veine porte, sont, sinon les seuls, au moins les principaux agens de l'absorption des liquides pris en boisson.

Si donc il est constaté que le système veineux abdominal est chargé de cette mission, pourquoi repousserions-nous l'analogie qui nous conduit à admettre que des organes de même nature, *les radicules des veines pulmonaires*, peuvent être également les instrumens de l'absortion de l'oxygène dans le poumon? Cette hypothèse, loin d'être en rien contraire aux principes d'une saine physiologie, en tire une nouvelle force, et elle sert merveilleusement à nous expliquer la rapidité avec laquelle l'oxygène parvient au sang veineux. Quelle voie plus courte et plus directe pouvait parcourir ce gaz pour atteindre ce but? A défaut d'expériences directes, que ne comporte pas une pareille question, nous admettrons donc cette hypothèse sur le mécanisme de l'absorption de l'oxygène dans les poumons, comme la plus simple, la plus naturelle, la plus conforme à l'analogie, et partant la plus vraisemblable.

Après avoir marqué la voie que suit l'oxygène pour arriver au sang veineux, il reste à établir quel est son mode d'action sur ce fluide; c'est là, sans contredit, le point le plus obscur de l'histoire de l'hématose. L'oxygène agit-il dans cette fonction en s'unissant au sang veineux en totalité pour en modifier les propriétés physiques? ou seulement par sa combinaison partielle avec le carbone et l'hydrogène du sang, de manière à former l'acide carbonique et la vapeur aqueuse exhalés dans l'expiration? ou bien, enfin, ce fluide aérien, après s'être partagé en deux parts, se comporte-t-il à la fois des deux manières? dans la première opinion, l'addition de l'oxygène au sang veineux suffirait pour le colorer; dans la seconde, la coloration du sang dépendrait de la soustraction de l'hydrogène et du carbone, par suite de leur combinaison avec l'oxygène; selon la troisième, l'un et l'autre effet seraient produits en même temps. Les objections que nous avons déjà présentées contre le système de la double combustion pulmonaire, nous font une loi de rejeter la seconde de ces trois hypothèses, et par conséquent la troisième, dont elle fait partie. Faisons de plus observer que cette double combinaison de l'oxygène n'avait été imaginée par les chimistes que pour rendre raison de la formation de l'acide carbonique et de la vapeur aqueuse, auxquels il nous sera facile d'assigner une autre origine.

En effet, l'eau animale contenue en suspension dans l'air expiré doit être physiologiquement considérée comme le produit d'une véritable exhalation destinée à lubréfier les surfaces des poumons qui se trouvent en rapport de contiguité, et à leur donner la souplesse nécessaire à l'accomplissement des fonctions que ces viscères sont appelés à remplir. Cette exhalation est semblable, en un mot, à toute autre perspiration. N'est-elle pas d'ailleurs empreinte de tous les caractères de l'animalité, et n'y retrouve-t-on pas par l'analyse les mêmes principes que nous offrent tous les produits de la même espèce? Si elle était, au contraire, le résultat d'une véritable combustion d'hydrogène opérée sans déflagration et sans aucune des circonstances qui signalent ce genre de combinaisons, elle devrait nous offrir sans mélange les principes constituans de l'eau.

L'origine du gaz acide carbonique ne paraît pas plus difficile à trouver que celle de la vapeur aqueuse. Comme celle-ci, elle ne peut être que le produit d'une sécrétion de la membrane muqueuse pulmonaire, sécrétion entièrement semblable à celle dont la peau est le siége. Cette ressemblance est prouvée par l'analogie de structure des deux organes sécrétoires (analogie tellement frappante, que, de nos jours, M. Meckel les regarde comme une continuation l'un de l'autre), et par la ressemblance, je dirai même l'identité des deux produits. Les recherches des physiologistes et les analyses de M. Séguin ont depuis long-temps constaté la présence de l'acide carbonique dans la transpiration cutanée. Les proportions de ce gaz y varient, d'après M. Jurine, de deux à trois jusqu'à dix ou douze centièmes; il y est constamment uni à un fluide aqueux et à une matière animale en évaporation. Or, toutes ces particularités se retrouvent exactement dans l'exhalation pulmonaire. Ces deux sécrétions sont en outre si intimément unies qu'elles se suppléent mutuellement; nous en avons maint exemple. Pourquoi donc assigner des causes différentes à des effets si évidemment semblables? existe-t-il dans l'organisme deux phénomènes qui offrent entre eux des rapports plus frappans? Nous pensons, nous sommes même convaincus que l'acide carbonique qui se trouve dans l'air expiré est le produit d'une sécrétion pulmonaire, en tout semblable à la sécrétion cutanée qui fournit le même gaz. Pour nous, la formation de l'acide carbonique et de la vapeur aqueuse n'a donc rien d'extraordinaire, rien qui fasse exception aux lois connues de la physiologie; et pour nous conformer à l'esprit de cette science dont rien ne nous fait une loi de nous écarter, nous repoussons de toutes nos forces les explications chimiques qu'on a données de ce phénomène. Nous rejetons également la théorie de M. Chaussier, qui fait provenir l'eau et l'acide carbonique du sang de l'artère pulmonaire; car nous n'avons vu nulle part le sang veineux fournir les matériaux d'une sécrétion, à l'exception peut-être du système de la veine porte; mais ici il existe une disposition organique particulière qui ne se retrouve pas ailleurs. C'est donc dans le sang artériel, cette source commune de tous les fluides sécrétés, que nous irons chercher les matériaux de l'acide carbonique et de la vapeur aqueuse pulmonaire; les artères bronchiques les apportent à la membrane muqueuse du poumon, qui les travaille, les combine et les expulse au dehors par une action sécrétoire qui ressemble à toutes les autres. Ce n'est donc pas en perdant de l'hydrogène et du carbone que le sang veineux devient artériel, mais en acquérant de l'oxygène. La formation de l'acide carbonique et de la vapeur aqueuse d'une part, et de l'autre la coloration du sang veineux n'ont point une cause commune, et doivent être ainsi considérées comme deux phénomènes indépendans, quoique survenus dans le même acte fonctionnel, la respiration.

En résumant ce que nous venons de dire sur tous les phénomènes de détail dont se compose cette importante fonction, nous ramènerons à un petit nombre de faits principaux ce qu'il y a de plus constant et ce qu'il y a de plus vraisemblable dans son histoire :

1° L'air parvenu dans les poumons pendant l'acte de l'inspiration y est décomposé; une partie de son oxygène se porte sur le sang veineux et le rougit.

2° Les radicules des veines pulmonaires sont les véritables agens de l'absorption de ce gaz, et nous offrent un moyen de transmission facile qui explique très-bien la rapidité des phénomènes profonds de l'hématose.

3° On retrouve dans l'air expiré du gaz acide carbonique et une vapeur aqueuse animale, qui par leur réunion constituent la matière de la transpiration pulmonaire, dont la quantité et la nature sont susceptibles de varier suivant une multitude de circonstances.

4° Le gaz acide carbonique et la vapeur animale sont le produit d'une sécrétion opérée par la membrane muqueuse des bronches, aux dépens du sang qui lui est apporté par les artères bronchiques, sécrétion parfaitement semblable à celle dont la peau est le siége. La sécrétion bronchique analogue par son mécanisme, par les matériaux dont elle est issue et les instrumens qui l'opèrent à toutes les autres sécrétions, doit offrir une analogie semblable dans ses résultats. Elle ne saurait donc exercer aucune influence sur la coloration ou l'artérialisation du sang dans le poumon, car il est incontestable qu'après avoir servi à une sécrétion quelconque, le sang est noir et veineux.

5° Le poumon est ainsi le siége de deux fonctions opposées, l'absorption et l'exhalation. Par la première, un principe aérien, indispensable à l'entretien de la vie, est incessamment introduit dans l'économie animale, et fait de la respiration une fonction du premier ordre. Par la seconde, il ne se passe rien de spécial, rien dont l'organe cutané ne nous offre un autre exemple. Ce dernier trait établit entre la peau et le poumon une identité d'action prouvée par une multitude de faits.

Quelques éclaircissemens sont encore nécessaires; en disant que par suite de l'action exercée sur le sang veineux par l'oxygène ce sang rougit, nous ne prétendons pas avoir expliqué tout le mystère de l'artérialisation ou de l'hématose artérielle; car nous n'avons aucun moyen de déterminer si la combinaison du sang veineux avec l'oxygène de l'air est le seul changement qu'éprouve ce liquide dans sa constitution chimique, ou, si en devenant artériel il subit quelque autre modification qui pourrait être le résultat de l'action organique du poumon. Nous ne serions même pas éloignés d'admettre cette dernière hypothèse; car de même que nous voyons le sang veineux d'une femme enceinte se modifier dans le placenta, sans doute pour être mis en rapport avec la délicatesse des organes du fœtus qu'il doit nourrir, de même on peut supposer sans invraisemblance qu'un phénomène analogue a lieu dans le poumon pour la fabrication du sang artériel. Mais à cet égard nous ne pouvons former que des conjectures. Nous ne sommes pas plus instruits de ce que devient l'oxygène après qu'il est parvenu au sang; nous ignorons s'il s'y combine immédiatement et en totalité, ou si une portion de ce gaz seulement, mêlée au sang artériel, y conserve une existence individuelle et isolée, dans le but de stimuler directement tous les organes. Nous nous sommes tus sur les autres changemens qu'aurait pu éprouver le sang veineux en devenant artériel, telle serait sa *plasticité*, ce qui veut dire sa concrescibilité plus grande; l'addition de l'oxygène suffirait pour expliquer cette dernière modification. Quant à l'augmentation de chaleur qu'on a attribuée au sang artériel, plutôt comme une conséquence de ce qui, dans l'hypothèse de la combustion, devait exister, que d'après le résultat de l'observation et de l'expérience, nous sommes loin de la croire certaine. *Voyez* CHALEUR ANIMALE.

§ IV. *Rapports de la respiration avec les autres fonctions.* — De toutes les fonctions de l'économie avec lesquelles la respiration est liée d'une manière plus ou moins intime, il n'en est point qui exerce sur elle un influence plus immédiate et plus puissante que l'innervation ; car il est aujourd'hui bien prouvé que les organes respiratoires privés du concours des nerfs qui s'y distribuent et établissent leur communication avec le cerveau, seraient bientôt comme paralysés et la fonction anéantie. Déjà à diverses époques on avait tenté de déterminer quelle pouvait être la part de l'influx nerveux dans l'hématose, en faisant la section de la huitième paire de nerfs qui seule établit une communication directe entre le cerveau et les poumons. Cette expérience, faite par les anciens, a été répétée par presque tous les hommes qui, de nos jours se sont occupés de physiologie. Mais comme les nerfs pneumo-gastriques se distribuent à plusieurs organes autres que les poumons, il s'ensuit qu'il y a eu beaucoup de divergence, et dans les résultats qu'on a obtenus, et dans les conclusions qu'on en a tirées. M. Dupuytren, tenant compte le premier du mode de distribution de ces nerfs, a cherché dans une série d'expériences à établir quelle pouvait être leur influence sur les divers organes auxquels ils fournissent des rameaux, et en particulier sur le poumon. Dans cette vue, il a coupé les nerfs laryngés supérieur et inférieur, et l'aphonie seule a été la suite de cette opération pratiquée dabord ; ces résultats ont été observés sur des animaux chez lesquels les lèvres de la glotte n'étaient pas assez rapprochées pour empêcher la respiration de s'effectuer ; d'autres sont morts par suite de l'occlusion exacte de cette ouverture. Ce physiologiste essaya ensuite, mais en vain, de couper les nerfs cardiaques, et il ne pût dès lors constater quelle influence ils exerçaient sur le cœur. Il est parvenu aussi, non sans de grandes difficultés, à couper les nerfs vagues au-dessous du plexus pulmonaire. Le plus grand nombre des animaux sur lesquels il a expérimenté de cette manière sont morts des suites du désordre qu'il avait été obligé de produire ; quelques-uns seulement ont survécu quelques jours, et il a pu s'assurer, chez ces derniers, que la digestion avait été troublée.

M. Magendie a obtenu des résultats opposés en répétant cette dernière expérience.

Nous arrivons à l'influence exercée par les nerfs pneumogastriques sur la respiration. Les physiologistes qui ont opéré la section de la huitième paire, se sont bornés pendant long-temps à constater les troubles apportés par cette opération dans les phénomènes physiques de la respiration, et ont négligé les désordres beaucoup plus importans qu'elle occasione dans les phénomènes de l'hématose. Bichat lui-même, loin de tenir compte de ces derniers, a soutenu que la respiration n'était point soumise à l'influence des nerfs pneumo-gastriques et qu'elle continuait à s'effectuer après leur section. Mais M. Dupuytren s'est assuré du contraire en faisant l'expérience suivante : il ouvrit l'artère faciale d'un animal, sur lequel il coupa ensuite les nerfs vagues, et il vit alors que le sang qui jaillissait d'abord vermeil et rutilant, sortait bientôt d'autant plus noir qu'on s'éloignait davantage du moment de l'opération. Il remarqua, en outre, que le sang contenu dans les artères des autres parties du corps était également noir, et que les membranes muqueuses offraient partout la même couleur. Sur un autre animal, après avoir également ouvert l'artère faciale, il se contenta de comprimer le nerf, et il vit encore que durant la compression le sang sortait noir par l'ouverture artérielle, et qu'il devenait rouge, au contraire, quand on cessait de comprimer le nerf. M. Dupuytren répéta plusieurs fois ces expériences, soit sur des chiens, soit sur des chevaux, et il obtint toujours les mêmes résultats. De tous ces faits il se crut justement en droit de conclure que l'hématose est soumise à l'influence de la huitième paire, et que si cette fonction se continue encore quelque temps après la section de ce nerf, c'est que l'influx nerveux ne s'éteint que lentement dans le poumon de même que dans les autres organes de la vie de nutrition. La mort, en effet, n'arrive jamais d'une manière instantanée; elle se fait attendre dix à douze heures chez les chevaux, et deux ou trois jours chez les chiens. Bohn cite néanmoins une observation dans laquelle on voit que la mort arriva subitement.

M. Dupuytren, dans ses expériences, n'avait tenu compte que de ce qui arrive au sang ; mais M. Provençal, qui les a répétées, a constaté en outre les modifications apportées dans l'air respiré. Il a vu que lors de la section de la huitième paire, il y avait moins d'oxygène absorbé et moins d'acide carbonique et de vapeur aqueuse exhalés ; de plus, la température du corps de l'animal baissait graduellement. MM. Blainville et Brodie, qui ont répété les expériences de MM. Dupuytren et Provençal, assurent qu'ils n'ont point vu le sang artériel changer de couleur; mais Legallois et M. Magendie ont confirmé les premiers résultats que nous venons d'exposer. Legallois, qui a mis la plus grande précision dans tout ce qu'il a dit et fait, est parvenu, à l'aide d'une expérience très-simple, à déterminer la part que prennent les phénomènes physiques et chimiques de la respiration à la mort qui suit plus ou moins promptement la section des nerfs pneumo-gastriques. Ayant remarqué que par suite de cette section les muscles du larynx étaient paralysés, et que conséquemment les lèvres de la glotte pouvaient être assez rapprochées pour intercepter le passage de l'air, il imagina de faire à la trachée-artère une ouverture capable de laisser une libre issue à l'entrée et à la sortie de l'air, et il vit qu'alors les mouvemens d'inspiration et d'expiration s'effectuaient aisément, et que cependant le sang qui sortait de la plaie faite à une artère était constamment noir.

Les travaux plus récens de MM. Magendie, Wilson-Philipp et Breschet, ont jeté plus de jour encore sur l'influence que le nerf de la huitième paire exerce sur la respiration. Ces physiologistes ont eu soin, dans leurs essais, de distinguer les effets que produit la section de ce nerf sur les mouvemens de la respiration, de ceux qu'elle produit sur l'hématose; voici à peu près le tableau que M. Magendie trace des phénomènes que présentent les animaux soumis à cette expérience. D'abord les mouvemens de la respiration sont gênés, et plus particulièrement ceux de l'inspiration qui deviennent plus étendus et plus accélérés; la locomotion semble même fatiguer l'animal à tel point, qu'il garde un repos parfait; néanmoins, l'hématose continue encore à se faire. Mais plus tard tout ces désordres augmentent d'intensité; le sang ne s'artérialise plus qu'imparfaitement, la respiration pour être exécutée réclame le secours de toutes les puissances inspiratrices; le sang artériel devient noir, la température du corps baisse; et la mort arrive au milieu des angoisses les plus cruelles. A l'ouverture de la poitrine on trouve les cellules bronchiques, les bronches, et

quelquefois la trachée-artère, remplies d'un liquide spumeux et
sanguinolent, le tissu du poumon déchiré, et des épanchemens
séreux ou sanguins dans son parenchyme. Les animaux ne périssent point lorsqu'on n'a coupé qu'un seul nerf pneumo-
gastrique; l'hématose continue à se faire dans le poumon sain.

On a avancé que l'influence nerveuse se transmettait à travers
la cicatrice de l'un des nerfs vagues précédemment coupé; on
a dit aussi que si, après avoir fait la section des nerfs de la huitième paire, on retranchait une partie du bout inférieur, ou
seulement si on l'éloignait du supérieur, les phénomènes ci-
dessus indiqués se développaient plus vite, avec plus d'intensité,
et que la mort survenait plus tôt. Enfin, on a assuré que ces
deux nerfs étant coupés, il suffisait d'établir un courant galva-
nique dans leur trajet pour empêcher le développement des
funestes effets de la section, ou pour les faire cesser lorsqu'ils
s'étaient déjà développés. M. Magendie a vainement cherché à
constater par ses expériences propres la vérité de toutes ces
assertions.

Nous concluons de tout ce qui précède, que l'action du poumon est soumise à l'influence des nerfs pneumo-gastriques, et
qu'il en est conséquemment de même de l'hématose qui, si elle
ne cesse pas immédiatement après la section de ces nerfs, ne se
continue plus que faiblement et sous l'empire de l'influx nerveux qui s'éteint peu à peu dans les organes pulmonaires. Cette
dernière circonstance nous explique les résultats négatifs obtenus par MM. Blainville et Brodie, en même temps qu'elle permet de concevoir la coloration du sang veineux dans quelques
cas où l'on avait insufflé de l'oxygène dans les poumons, ainsi
que l'a observé Dumas sur des animaux auxquels il avait préalablement coupé les nerfs de la huitième paire.

M. Charles Bell a rassemblé dans un même groupe et sous
le nom collectif de *nerfs respirateurs* les nerfs diaphragmatique, accessoire de Willis, facial, pneumo-gastrique, glosso-
pharyngien, et une branche inférieure du plexus cervical qui
se porte à la partie antérieure de la poitrine. Cette classification,
bien qu'elle puisse paraître au premier coup d'œil systématique,
est fondée en réalité sur l'anatomie. Tous ces nerfs, en effet,
tirent leur origine d'une bandelette qui est distincte de la moelle
épinière dont elle occupe les parties latérales, se trouve logée
entre les sillons qui donnent naissance aux racines antérieure

et postérieure des nerfs spinaux, se place en montant entre les corps restiformes et les éminences pyramidales, et s'élargit en passant sous la protubérance annulaire, au-devant de laquelle elle se termine en pointe. C'est de cette bandelette que naissent successivement et de bas en haut le nerf respiratoire externe, le diaphragmatique, l'accessoire de Willis, le pneumo-gastrique, le glosso-pharyngien et le facial. Mais, par la même raison que ces nerfs proviennent d'un point unique et distinct de l'encéphale, leur influence sur les phénomènes respiratoires est toujours la même, à cela près qu'elle s'exerce sur des muscles différens, quoiqu'employés au même usage ; les expériences le prouvent. En effet, M. Ch. Bell, après avoir successivement opéré la section de ces nerfs, est parvenu à détruire dans le même ordre l'action des muscles auxquels ils se distribuent. Il s'est assuré en outre qu'en coupant ces nerfs on ne détruisait, dans les muscles auxquels ils se rendent, que la partie de leur action qui est relative à la respiration, et que ces organes conservaient l'intégrité des autres mouvemens qu'ils sont appelés à exécuter; résultat important qui tendrait à prouver que chaque nerf moteur préside à un mouvement spécial. Quoi qu'il en soit de ce principe général de physiologie sur lequel nous pourrons revenir un jour, il demeure quant à présent certain que l'action des puissances inspiratrices est placée sous l'influence immédiate des nerfs que nous venons de nommer.

Après l'innervation, il n'est aucune fonction qui se trouve dans une liaison plus intime avec la respiration que la circulation arterielle et veineuse des gros vaisseaux. En effet, pendant l'inspiration, le sang arrive facilement dans les cavités droites du cœur qui semblent exercer sur lui une véritable aspiration; mais lors de l'expiration, tous les organes contenus dans le thorax, et principalement le poumon, sont comprimés, de sorte que le sang, ne pouvant plus circuler librement dans ces viscères spongieux, stagne dans l'artère pulmonaire, dans les cavités droites du cœur, et reflue même dans les veines caves et leurs principales divisions. Il suffit, pour s'assurer de ce mouvement rétrograde du liquide, de mettre à découvert la veine jugulaire d'un animal et de l'ouvrir avec une lancette; on voit alors le jet du sang augmenter beaucoup pendant l'expiration, et être presque nul durant l'inspiration. Les travaux de Haller, de Lorry et de Lamure ne laissent rien à désirer sur ce point; ces physiolo-

gistes argumentaient de ce fait bien établi, pour prouver que
la marche rétrograde du sang veineux était la cause de la congestion sanguine qui a lieu dans diverses parties, telles que le
cerveau, la rate, la face, pendant les efforts violens auxquels,
comme nous l'avons déjà dit, les mouvemens respiratoires
prennent une part si active. Mais il n'est pas vrai que la stagnation du sang soit due uniquement à ce mouvement rétrograde
du sang veineux; elle provient aussi de ce que, par suite de la
pression exercée sur le cœur pendant l'expiration, cet organe
se contracte avec plus d'énergie, et projette avec plus de force
le sang dans l'aorte et ses divisions, et jusques aux veines qu'il
distend. M. Magendie s'est assuré de la réalité de ce dernier phénomène par une expérience très-simple : après avoir mis à découvert les jugulaires interne et externe d'un chien, et les avoir
liées, il pratiqua une ouverture au-dessus de la ligature à la
jugulaire externe, et il vit que le jet du sang, faible pendant
l'inspiration, devenait considérable pendant l'expiration. Il en
conclut avec raison que la distension des veines et la congestion sanguine de diverses parties qui se remarque lors de l'expiration, devaient être rapportées non-seulement à la rétro-
pulsion du sang veineux, mais à l'abord d'une quantité plus
grande de sang artériel.

La circulation exerce à son tour une grande influence sur la
respiration, qui en suit en quelque sorte les divers états. Si l'action du cœur vient à être augmentée par une cause quelconque,
le sang arrive en plus grande masse dans les poumons, et les
mouvemens respiratoires deviennent plus fréquens et plus étendus, afin d'établir un équilibre parfait entre la masse d'air
employée à la respiration et la quantité de sang que ce fluide
doit revivifier.

Il est encore un grand nombre de fonctions dans lesquelles les
mouvemens respiratoires jouent un rôle plus ou moins marqué.
C'est ainsi que dans l'olfaction les inspirations sont fréquentes
et lentes, afin de faire parvenir dans la partie supérieure des
fosses nasales l'air chargé des particules odorantes, de manière
à produire une impression plus forte et plus prolongée; c'est
là ce qui constitue l'action de *flairer*. L'inspiration n'est pas
moins nécessaire dans le second mode de préhension des boissons, qui se compose des actions de humer, d'aspirer, de téter
ou de sucer. L'expiration, à son tour, nous sert à repousser

des cavités nasales les corps qui nous déplaisent, et ceux dont l'action sur ces parties serait nuisible; par elle aussi nous varions à l'infini les inflexions de la voix et ses différens modes. Les phénomènes mécaniques de la respiration prennent une part active dans tous les mouvemens locomoteurs un peu intenses, surtout dans les mouvemens plus violens qui constituent les *efforts;* tels sont la course, le saut, la nage, l'action de soulever un fardeau, de le transporter d'un lieu dans un autre, etc. etc.; ils concourent encore à effectuer les diverses excrétions volontaires, comme la défécation, l'expulsion de l'urine, l'expuition, etc., ou involontaires, tels que le vomissement, l'accouchement, etc. (*Voyez* ces mots.) Ils exercent enfin une influence assez grande sur les fonctions que doivent remplir les viscères abdominaux; les ballottemens continuels de ces viscères, leur pression modérée durant l'expiration, sont autant de circonstances favorables qui ont été signalées avec soin par tous les physiologistes.

D'un autre côté les phénomènes de la respiration sont notablement influencés par le jeu de plusieurs organes. C'est ainsi qu'à la suite de tous les mouvemens locomoteurs violens, tels que le saut, la course, la nage, tous les exercices, en un mot, qui réclament l'emploi entier de nos forces, l'inspiration et l'expiration sont accélérées; elles sont ralenties au contraire dans l'état de repos. L'analyse physiologique n'est pas encore parvenue à constater si, comme cela paraît probable, les phénomènes chimiques participent à ces modifications de la fonction. Les mouvemens respiratoires sont également susceptibles d'être modifiés par les affections de l'âme, à tel point même qu'ils constituent des phénomènes expressifs très-remarquables; tels sont, pour l'inspiration, le soupir et le bâillement, et pour l'expiration, le rire, le sanglot et l'anhélation. Ces diverses modifications ont paru assez importantes aux physiologistes pour devoir être étudiées séparément. Nous ne devons que les énoncer ici, et renvoyer le lecteur aux divers articles qui les concernent. La digestion exerce une action non moins réelle sur les mouvemens de la respiration; nous voyons en effet, lors de l'accumulation des alimens dans l'estomac, ce viscère refouler en haut le diaphragme dont il gêne les mouvemens, et la respiration devenir *élevée,* ce qui veut dire qu'elle s'effectue presque entièrement sous l'influence de l'action des muscles intercostaux. La même chose arrive si la vessie et le rectum sont distendus outre mesure. Nous observons enfin le même phénomène, mais à un degré plus marqué encore, dans la grossesse, durant laquelle les mouvemens du diaphragme diminuent graduellement, et finissent par être entièrement abolis.

§ V. *Variétés de la respiration suivant les âges.* — Nous terminerons l'histoire de cette fonction en indiquant ses différentes manières d'être aux différentes époques de la vie, il est presque inutile de dire *extra-utérine*, car personne ne pense que le fœtus respire.

On a long-temps agité la question de savoir quelles étaient les causes déterminantes de la première inspiration; tous les auteurs les ont placées dans les impressions douloureuses que ressent l'enfant qui vient de naître. Ils ont dit que l'air extérieur devenait un irritant pour la peau et l'origine des membranes muqueuses du nouveau-né; que les excitans propres à chaque sens agissent de la même manière; que ces impressions diverses étaient transmises au cerveau, qui en avait la conscience et les réfléchissait en quelque sorte sur les puissances inspiratrices, par l'intermédiaire des nerfs qui les mettent en action. Sans nier entièrement l'action de ces causes purement occasionelles de la première inspiration, n'en pourrait-on pas trouver de plus directes? N'est-il pas infiniment probable, en effet, que les puissances inspiratrices sont mues par suite d'une volition née dans le cerveau sous l'influence de la sensation du besoin de respirer? et cette sensation elle-même ne serait-elle pas produite par l'abord plus grand du sang dans les poumons? Rien ne paraît aller contre cette supposition fondée sur les changemens instantanés survenus dans le cours du sang, et sur la nécessité urgente de lui faire éprouver les modifications qui le rendront apte à nourrir et à vivifier les organes du nouveau-né. Quoi qu'il en soit de cette hypothèse, dès l'instant que l'enfant voit le jour la première inspiration est produite, à moins qu'il ne soit né dans un état d'asphyxie; elle est bientôt suivie de la première expiration provoquée aussi par la sensation du besoin d'expirer. Ainsi se trouvent établis les deux mouvemens respiratoires qui se succèdent régulièrement et ne doivent cesser qu'avec la vie de l'individu; dès cet instant s'établit aussi le phénomène si important de l'hématose. Des changemens remarquables surviennent en même temps dans le tissu des poumons. Ces organes étaient denses, de couleur rouge-brun, plus pesans que l'eau; ils sont devenus rosés, mous et crépitans; ils surnagent la surface de l'eau par suite de la pénétration de l'air dans leur intérieur, leur poids s'est accru de moitié, et leur volume a aussi augmenté d'une manière notable.

Dans l'enfance, la respiration est très-fréquente et très-accélérée; il en devait être ainsi, puisqu'à cette époque de la vie toutes les fonctions s'effectuent avec une grande activité, et principalement la circulation; or, nous connaissons les connexions intimes qui lient ces deux fonctions entre elles. La masse du sang, dont les matériaux sont fournis par une digestion rapide et sans cesse répétée, s'augmente continuellement; ce fluide afflue en abondance vers les poumons où il doit s'artérialiser, et conséquemment les puissances respiratrices sont presque toujours en action afin de renouveler autant qu'il est nécessaire l'air, qui est un élément si essentiel de l'hématose. Tout d'ailleurs est favorablement disposé à cet âge pour l'accomplissement facile de la respiration; les muscles, faibles à la vérité, agissent sur des leviers doués de la mobilité la plus grande; les côtes et le sternum, à peine ébauchés, sont entièrement cartilagineux ou membraneux, et les articulations jouissent d'une laxité très-remarquable. On conçoit, d'ailleurs, qu'à cette époque de la vie presque toute remplie d'émotions de tout genre, la respiration subisse des modifications nombreuses et fugitives. Mais à mesure que les organes se développent cette fonction éprouve des changemens plus permanens; elle devient moins fréquente, quoique toujours prête à se modifier sous l'influence des moindres causes; les exercices de l'enfance, aussi variés que souvent répétés, sont une cause habituelle de ces nombreuses modifications.

Dans l'adolescence ou l'âge de puberté la respiration perd visiblement de sa fréquence; elle se régularise, devient plus étendue, et se proportionne en cela au développement survenu dans les poumons et dans la cavité thoracique qui présentent à peu près les proportions qu'ils conserveront tout le reste de la vie. Les modifications qu'éprouve alors la respiration sont moins nombreuses, moins fréquentes, mais plus marquées et plus vives que dans l'âge précédent. Arrive ensuite l'époque de la virilité, durant laquelle tout les agens de la respiration acquièrent le plus haut degré de perfectionnement possible. C'est aussi le moment où la respiration est en quelque sorte parfaite; elle se régula-

rise complétement, perd encore de sa fréquence, devient aussi
étendue qu'elle est susceptible de le devenir; elle est telle, en
un mot, que nous l'avons décrite. Mais dans la vieillesse, elle
perd de son étendue à mesure qu'on s'éloigne de plus en plus
de l'âge précédent; elle devient rare, lente, et presque entièrement diaphragmatique, ce qui est dû à la vigueur moindre des
puissances inspiratrices et à la presque immobilité du thorax. Le
sternum, en effet, ne forme plus qu'une seule pièce osseuse; les
cartilages sternaux sont également ossifiés; les ligamens des articulations postérieures des côtes sont devenus rigides, et se
prêtent difficilement au jeu de ces os. D'un autre côté, les poumons sont diminués de volume et semblent s'atrophier peu à peu;
les tuyaux bronchiques élargis sont continuellement engoués par
des mucosités qui apportent quelques troubles à l'accomplissement de l'hématose en empéchant l'air de parvenir jusqu'au sang;
les poumons ne sont plus assiégés par une aussi grande masse
de ce liquide; la faiblesse et le ralentissement progressif des
mouvemens du cœur en sont la cause; enfin, les organes pulmonaires, privés graduellement de leur force vitale, absorbent
moins d'oxygène et agissent moins puissamment sur le fluide
sanguin, ce qui rend nécessairement moins parfaits les phénomènes profonds de la respiration et de l'hématose. Ainsi, la
vie s'éteint dans sa source la plus universelle et la plus féconde.

(COUTANCEAU.)

RESPIRATION (séméïotique.) Les désordres morbides de
l'appareil respiratoire doivent être considérés sous trois rapports : 1º sous le rapport du *diagnostic*, c'est-à-dire indiquant
une maladie quelconque : 2º sous le rapport du *pronostic*, c'est-
à-dire indiquant l'issue de la maladie et les phénomènes qui
pourront signaler son cours, sa marche, sa durée : 3º enfin,
sous le rapport des *indications thérapeutiques*, c'est-à-dire
comme indiquant les moyens à mettre en usage contre la maladie existante. Nous allons examiner ces désordres morbides
sous ce triple point de vue. Mais avant d'entrer dans ces détails, nous devons examiner quels sont les changemens que la
maladie apporte dans l'appareil respiratoire.

§ 1er. — Quelques circonstances impriment à la respiration des
modifications qu'il importe de faire remarquer. Le nombre des
inspirations et des expirations et la vitesse avec laquelle elles
s'exécutent ne sont pas les mêmes dans tous les âges. Dans la

première enfance, on compte de trente à trente cinq respirations, vingt-cinq dans la seconde année, vingt à la puberté, seize à dix-huit dans l'âge adulte; mais ce nombre varie encore selon les individus; et comme cette fonction est soumise à la volonté, l'attention qu'on met à l'examiner suffit pour l'accélérer ou la ralentir. Les personnes chez lesquelles domine l'appareil de l'innervation, les femmes et les individus d'une petite stature ont la respiration plus fréquente que les autres. Les passions vives, un exercice de corps violent, les cris, les chants, la déclamation, la respiration d'un air très-chaud, etc. , accélèrent cette fonction. Dans l'état normal elle est d'ailleurs libre, égale et insonore.

Dans l'état de maladie, la respiration éprouve de nombreuses modifications. Lorsque, dans un temps donné, il se fait un plus grand nombre de respirations, on dit que la respiration est *fréquente*; qu'elle est *rare*, dans le cas contraire; *vite*, si la dilatation et le resserrement du thorax s'exécutent avec rapidité; *lente*, si le malade met beaucoup de temps à les opérer.

Lorsqu'il pénètre une grande quantité d'air dans la poitrine, la respiration est *grande*; elle est *petite* lorsque cette quantité est moindre que dans l'état ordinaire.

La respiration peut être plus ou moins *difficile*; elle peut être simplement *laborieuse*. Elle peut forcer le malade à rester assis, elle porte alors le nom d'*orthopnée*; elle peut être *suffocante*, *anhéleuse*, *douloureuse*. Si l'orthopnée est portée à un très-haut degré, la respiration est *haute*. Si les mouvemens respiratoires se succèdent avec beaucoup de rapidité et d'agitation, on dit, mais à tort, que la respiration est *convulsive*. Dans la gêne de la respiration, c'est tantôt l'inspiration qui éprouve cette gêne, et tantôt l'expiration. Dans quelques cas la respiration est complètement suspendue, c'est l'*apnée*.

La respiration est *inégale* lorsque la quantité d'air introduit n'est pas la même dans toutes les inspirations; elle est *irrégulière* lorsque le temps qui sépare les mouvemens respiratoires n'est pas égal; elle peut être *intermittente* s'il vient à manquer une ou plusieurs respirations; *entrecoupée*, lorsque l'expiration et l'inspiration se font à plusieurs reprises; *interrompue*, lorsque les mouvemens respiratoires ne s'accomplissent pas entièrement.

Nous avons dit que dans l'état physiologique la respiration

était insonore ; en effet, dans la veille elle ne fait entendre qu'un frémissement imperceptible. Chez quelques individus elle produit dans le sommeil un bruit qu'on nomme *ronflement*. Il n'en est pas de même dans l'état morbide ; alors la respiration devient souvent bruyante. Elle est *sifflante, suspirieuse, plaintive, stertoreuse, râlante, etc.* La respiration peut être sifflante dans les deux mouvemens respiratoires, ou seulement dans l'un des deux. Il est inutile de définir la respiration suspirieuse et la respiration plaintive. Il est difficile de faire connaître la respiration stertoreuse ; on l'a comparée au bruit de l'eau bouillante. Le *râle* est le bruit que produit l'air qui traverse les mucosités, ou autres liquides accumulés dans les bronches ou leurs divisions.

La respiration, examinée au moyen du cylindre inventé par M. Laennec, présente quelques caractères plus ou moins intéressans.

Dans l'état sain la respiration fait entendre un léger bruit, occasioné par l'introduction de l'air dans les cellules pulmonaires, et par sa sortie. L'intensité de ce bruit varie selon les âges ; il est plus fort dans l'enfance qu'aux autres époques de la vie ; il est plus sensible chez les sujets maigres, quoique l'embonpoint n'empêche pas de l'entendre ; l'accélération de la respiration, quelle qu'en soit la cause, le rend aussi plus intense. On ne le perçoit pas également dans toutes les régions de la poitrine : plus on s'approche de la racine du poumon, et plus ce bruit est facile à reconnaître. Il est aussi quelques idiosyncrasies chez lesquelles la force de ce bruit est plus remarquable ; ces personnes ont toute leur vie la respiration *puérile*.

Le bruit de la respiration ayant ordinairement son siége dans les fosses nasales et l'arrière-bouche, la respiration la plus bruyante n'est pas celle qu'on entend le mieux par le stéthoscope. La respiration cesse souvent de se faire entendre dans différens points de la poitrine ; cette cessation est continue ou intermittente, fixe ou mobile. Dans certains cas la respiration devient plus forte que dans l'état normal ; dans d'autres plus faible. Ces divers changemens paraissent et disparaissent avec les causes matérielles qui les produisent.

On doit mettre au nombre des symptômes fournis par la respiration, le *râle*, phénomène qui consiste dans le bruit qu'occasione le passage de l'air à travers les divers liquides accumulés dans les voies aériennes. Ce bruit s'entend mieux à l'aide du cylindre qu'à l'oreille nue. On peut en distinguer de quatre espèces, mais la nature peut offrir une multitude de variétés intermédiaires. 1° Le *râle crépitant*, ou *crépitation*; 2° le *râle muqueux*, ou *gargouillement*; 3° le *râle sec*, *sonore*, ou *ronflement*; 4° le *râle sibilant*, ou *sifflement*.

Dans le premier, il semble à l'observateur que des bulles contenant de l'air se rompent successivement et avec plus ou moins de rapidité; le second est celui qu'on entend à l'oreille nue chez les agonisans; le troisième ressemble au ronflement d'une corde de basse, au roucoulement d'une tourterelle; il est ordinairement circonscrit; le quatrième est prolongé, aigu, grave, sourd, sonore, ou de courte durée, et ressemble aux cris des petits oiseaux, au cliquetis d'une petite soupape.

Le râle est abondant ou rare, très-gros, gros, moyen, petit, menu, relativement à la grosseur et à la quantité présumées des bulles d'air qui traversent les liquides.

On peut entendre aussi un certain glouglou, une espèce de fluctuation; enfin, le *tintement métallique*, espèce de résonnance qu'on peut comparer à celle qui résulte de la percussion légère d'un verre, au bruit expirant d'une petite cloche, à celui que produiraient des grains de sable tombant dans un vase d'airain; résonnance qu'on entend à la fin de chaque parole que prononce le malade, et qui, montant dans le tube, vient expirer à une certaine hauteur.

Le *rire*, l'*éternuement*, le *bâillement*, le *hoquet*, dont nous croyons superflu de donner la définition, peuvent se manifester pendant la maladie. La *toux* et l'*expectoration* sont des phénomènes morbides qui méritent notre attention. Tout le monde sait ce que c'est que la toux; les médecins en ont distingué un grand nombre d'espèces. La toux *humide*, c'est-à-dire suivie de l'expectoration de matières liquides; la toux *sèche*, sans aucune évacuation; la toux par *quintes* ou par *accès*; efforts de toux plus ou moins considérables revenant par intervalles. On a admis des toux *idiopathiques* et des toux *symptomatiques*; nous pensons qu'on doit faire la même distinction pour la plupart des symptômes lorsqu'on veut les convertir en signes. En conséquence on a reconnu des toux *hépatiques*, *stomacales*, *utérines*, etc.

La toux est ordinairement suivie de l'expectoration, qui est l'acte par lequel on rejette au dehors les matières que la toux a détachées des poumons ou des bronches. Il ne faut pas confondre l'expectoration avec la matière expectorée, ainsi que l'observe judicieusement M. Chomel, à qui l'on doit d'ailleurs d'avoir précisé le sens des mots *expectoration*, *expuition* et *crachement*.

L'expuition est l'acte par lequel on rejette les matières entassées dans l'arrière-bouche; le crachement, celles qui s'accumulent dans la bouche. Ces divers actes peuvent être plus ou moins faciles, fréquens ou douloureux. Les matières rejetées au dehors par leur moyen portent le nom de crachats; ils sont très-variés : lorsqu'ils sont clairs et limpides, on les a improprement appelés *séreux*; *muqueux*, lorsqu'ils sont plus consistans et opaques; ils peuvent être *sanglans, sanguinolens, puriformes, purulens*, mêlés de sang et de pus, tachés, striés, intimement mélangés, ou composés de sang pur. Quant à leur *couleur*, ils sont blancs, jaunâtres, rouillés, verdâtres, rouges, bruns, noirs, gris, incolores, etc.; leur *forme* mérite aussi quelque considération; ils sont ronds, alongés, filans, étoilés, en nappe, isolés, etc.; pour leur *consistance*, ils sont aqueux, gommeux, gluans, écumeux, etc.; ils sont, quant à l'*odeur*, plus ou moins fétides, et fades la plupart du temps; pour la *saveur*, douceâtres, amers, salés, etc.; enfin, ils varient pour leur quantité, leur volume, leur température, etc. Ils peuvent contenir des matières hétérogènes venues du dehors ou formées dans les voies aériennes; des calculs, des matières tuberculeuses, des kystes, des hydatides, des vers, etc.

§ 2. *Des phénomènes morbides de l'appareil respiratoire considérés comme signes diagnostiques.* — Les désordres de la respiration sont bien plus souvent idiopathiques que ceux de la circulation. Ils indiquent fréquemment une altération primitive dans les organes respiratoires; quelquefois cette altération est consécutive, comme dans l'asthme dit nerveux; enfin, ils sont, mais bien plus rarement, généraux, sympathiques.

Quand je dis bien plus rarement généraux, sympathiques, je veux dire seulement qu'ils ne sont notables que dans quelques cas rares; car dans la plupart des maladies, on peut observer quelques changemens dans l'acte de la respiration. Nous savons qu'elle a une connexion intime avec la circulation, qu'elle n'en est, pour ainsi dire, qu'une division; nous avons vu cette dernière fonction être dérangée dans presque toutes les maladies; il est donc impossible que la respiration ne le soit aussi plus ou moins. Nous verrons qu'elle l'est d'une manière très-remarquable dans les maladies des organes de la circulation.

La respiration augmente de fréquence dans la plupart des maladies thoraciques, dans les pneumonies, la pleurésie, l'hydrothorax, les affections organiques du cœur, la péritonite, l'ascite, l'hydropisie enkystée de l'ovaire, qui envahit une partie de l'abdomen et refoule le diaphragme; enfin, pour le dire en un mot, dans toutes les affections qui diminuent la capacité de la poitrine et la *dilatabilité* du poumon. Elle est encore fréquente dans tous les cas où le cœur accélère son action; la respiration doit, dans ces circonstances, se mettre nécessairement en rapport avec ce surcroît d'activité. Ainsi, dans toutes les maladies inflammatoires, dans la pléthore, dans les hémorrhagies actives, etc., la respiration est accélérée.

Dans les maladies, la respiration un peu rare indique qu'il existe peu d'irritation et que les forces du malade sont dans un état satisfaisant; mais si cette rareté est portée très-loin, si en même temps les malades font des efforts considérables, haussent beaucoup les épaules dans l'inspiration, elle est alors le signe d'un extrême abattement; l'air ne peut plus pénétrer dans les cellules pulmonaires, ou les organes inspirateurs ont perdu leur puissance.

La vitesse et la fréquence de la respiration marchent la plupart du temps de concert, et se montrent dans les mêmes circonstances; cependant la respiration peut être vite et rare, ce qu'on observe dans la pleurésie, où la douleur précipite l'expiration. Cette espèce de respiration se montre aussi quelquefois dans l'agonie des individus robustes affectés de maladies aiguës.

La lenteur de la respiration n'a pas d'autre valeur que sa rareté.

La respiration grande dénote le bon état, l'intégrité des organes respiratoires; mais il n'en est plus ainsi si elle est en même temps accompagnée de l'élévation très-prononcée de la poitrine : on doit présumer alors qu'il existe quelque obstacle à l'introduction de l'air dans les poumons.

On prétend avoir observé dans les phlegmasies du cerveau et des méninges, qu'il se manifeste de loin à loin une grande inspiration, et que le délire survient peu de temps après. Nous ferons observer ici que tous ces signes fournis par des organes éloignés de celui qui est le siége de la maladie ne sauraient jamais être que d'une valeur très-secondaire dans le diagnostic.

La petitesse de la respiration est ordinairement le signe de quelques maladies des organes chargés de cette fonction; mais elle n'en désigne aucune d'une manière particulière.

La respiration facile ne saurait être un signe de maladie; elle indique l'état physiologique des organes chargés de l'opérer. Il n'en est pas de même lorsqu'elle est difficile.

Il est quelques degrés dans la dyspnée. La respiration peut être simplement laborieuse, pénible; elle peut être suffocante, douloureuse.

La dyspnée accompagne les affections aiguës et chroniques de la poitrine, les anévrysmes du cœur et des gros vaisseaux, quelques phlegmasies abdominales, et quelques maladies chroniques des mêmes organes; elle est un signe d'une faiblesse extrême.

La difficulté de respirer se manifeste dès le principe de la phthisie pulmonaire, et cette difficulté va toujours croissant jusqu'au terme fatal. Il est quelques malades qui ne peuvent respirer que la tête élevée, d'autres sur l'un des côtés, quelques-uns sur le dos. Quelquefois la dyspnée n'existe pas du tout dans cette maladie, ce qui doit être rangé parmi les anomalies. Enfin, chez quelques-uns, la difficulté de respirer diminue par les progrès de la maladie.

Lorsque la respiration est constamment difficile, qu'elle augmente progressivement et d'une manière plus ou moins prononcée, et qu'elle oblige le malade à se mettre sur son séant, le corps penché en avant, elle est un signe de maladie du cœur ou des gros vaisseaux, d'hydrothorax, d'hydropéricarde, etc.

L'expérience m'a prouvé qu'il n'était nullement nécessaire que la difficulté de respirer fût constante. La *dyspnée périodique, intermittente*, est aussi le signe des *lésions organiques* que nous venons de citer, et de beaucoup d'autres qui peuvent exercer quelque influence sur les organes de la respiration. C'est cette proposition, qui est pour nous entièrement hors du doute, que nous avons cherché à démontrer dans un Mémoire présenté à la Faculté de Médecine en 1817.

La respiration inégale, entrecoupée, intermittente, fournit peu de signes diagnostiques. Elle annonce une vicieuse conformation du thorax, de la gêne dans la circulation pulmonaire, des affections morales tristes; des maladies du cœur ou du poumon, ou des maladies éloignées qui exercent quelque influence sur l'acte respiratoire, mais principalement quelques maladies des organes de l'innervation, et particulièrement du cerveau; enfin, la terminaison par la mort des maladies aiguës.

L'oreille nue distingue quelquefois dans les maladies des bruits particuliers que fait entendre la respiration. C'est ainsi que la respiration est sifflante dans les maladies organiques du cœur et des gros vaisseaux. Corvisart avait observé que, dans l'anévrysme de l'aorte, lorsque ce vaisseau dilaté comprimait la trachée artère, la respiration était ordinairement sifflante; on l'observe encore dans d'autres maladies thoraciques. Dans le commencement de l'angine membraneuse des enfans, ou croup, la respiration est fréquemment sifflante, elle fait même entendre alors un bruit particulier qu'on a comparé inexactement au cri du coq, ou au bruit rendu par un tube d'airain, etc. Il paraît que, dans la plupart des cas, le sifflement est dû au rétrécissement des conduits aériens par une cause mécanique ou toute autre. Je dis tout autre, car il est incontestable que certains spasmes produisent le resserrement du larynx, le sifflement, et même l'aphonie; c'est ce que j'ai eu l'occasion d'observer souvent chez des jeunes gens très-timides.

La respiration est suspirieuse dans quelques névroses et dans les maladies de l'encéphale.

Elle est luctueuse ou plaintive, lorsque le malade souffre profondément, qu'il soit dans le délire ou qu'il jouisse de toute sa raison; mais cette espèce de respiration a le plus souvent lieu dans les maladies aiguës du poumon.

Le stertor est un signe de compression cérébrale; il a lieu dans les hémorrhagies de l'encéphale, dans les congestions violentes (coups de sang), dans les ramollissemens, dans toutes les maladies de cet organe qui entraînent l'état carotique. Il paraît être le résultat d'une contraction particulière, ou celui de la compression des voies aériennes. Il survient vers la fin des maladies aiguës qui se terminent d'une manière funeste. Le ronflement qui a son siége dans les fosses nasales, lorsqu'il est pathologique, dépend des mêmes causes, et de plus de polypes ou d'autres tumeurs développées dans les fosses nasales, de coryzas très-violens, etc.

La respiration offre différens bruits dans l'hydrothorax, le catarrhe, l'hémoptysie, etc. L'air expiré fournit quelques signes qu'on ne doit pas négliger. Il est chaud et quelquefois brûlant dans les maladies inflammatoires, et surtout dans celles qui occupent les organes de la respiration.

Il est froid lorsque dans les maladies les poumons n'exécutent plus leurs fonctions qu'avec la plus grande difficulté. C'est ce qu'on remarque dans les catarrhes, dans les pneumonies qui se terminent d'une manière fatale, et généralement dans toutes les agonies.

L'air est souvent fétide dans l'état physiologique, ou plutôt dans l'état habituel : chez les vieillards, chez les personnes qui digèrent mal, chez celles qui ont les dents gâtées.

Dans l'état pathologique, il est le signe de la suppuration du poumon, de la gangrène de cet organe, ou de celle du pharynx et du larynx ; il est tel dans les inflammations adynamiques, etc. ; il est douceâtre dans certaines gastro-entérites, et chez les enfans qui ont des vers.

Les abcès de la bouche, le scorbut, l'usage du mercure, rendent aussi l'haleine fétide. L'air expiré devient fétide et cadavéreux à l'approche de la mort dans la plupart des maladies ; il indique une prostration extrême des forces.

Les signes diagnostiques fournis par cette fonction, ainsi que par toutes les autres, doivent être réunis en un certain nombre pour acquérir quelque valeur.

Voyons maintenant les signes que l'on obtient par le nouveau mode d'exploration.

Le cylindre, évasé à son extrémité en forme d'entonnoir, est celui dont on doit se servir pour l'exploration de la respiration. Appliqué sur la poitrine d'un homme sain, il fait entendre un murmure léger très-distinct, qui indique l'introduction de l'air dans les cellules du poumon, et son expulsion. Le creux de l'aisselle et l'espace compris entre la clavicule et le trapèze sont les points où il a le plus de force ; on l'entend d'ailleurs sur tous les points du thorax. Le bruit de la respiration offre un caractère particulier à l'origine des bronches : l'air semble passer dans un conduit plus vaste que les cellules pulmonaires ; il semble quelquefois attiré du cylindre et refoulé dans ce tube. Ce n'est qu'au bout de quelques secondes qu'on peut bien juger de la respiration. Les vêtemens n'empêchent pas de l'entendre ; on peut en dire autant de l'embonpoint et de l'infiltration des parois de la poitrine, ce qui donne au stéthoscope une supériorité marquée sur la percussion. La respiration est d'autant plus sonore qu'elle est plus fréquente. Chez les enfans elle est très-sonore, elle rend même dans cet âge un bruit particulier : c'est la respiration puérile. Elle varie chez l'adulte; elle s'entend fort peu chez les sujets qui respirent lentement; ceux-là sont ordinairement peu sujets à la dyspnée. Quelques individus ont la respiration bruyante, et conservent jusqu'à la vieillesse la respiration puérile. Ce sont en général des femmes et des personnes nerveuses; elles s'essoufflent facilement.

Dans quelques cas pathologiques la respiration prend le caractère puéril : cela se remarque lorsqu'un poumon ou une partie de poumon est devenue imperméable à l'air. La respiration la plus bruyante à l'oreille nue ne se fait pas entendre pour cela plus fortement dans la poitrine, excepté lorsqu'il existe du râle, ou du sifflement, etc., le bruit de la respiration ayant ordinairement lieu dans les fosses nasales, ou l'arrière-bouche.

Lorsque la respiration s'entend distinctement et à peu près exactement dans toute la poitrine, il n'existe ni épanchement ni engorgement; si elle cesse de se faire entendre dans un point quelconque, ce point est imperméable à l'air. L'absense du son par la percussion indique la même chose et coïncide presque toujours avec l'absence de la respiration.

La pneumonie présente trois degrés. Le premier est caractérisé par une sorte d'engouement, le tissu pneumonaire est encore crépitant; dans le deuxième, l'air ne pénètre plus ce tissu : c'est l'hépatisation rouge; dans le troisième, la partie hépatisée entre en suppuration, c'est l'hépatisation grise. Ces trois degrés peuvent se rencontrer réunis. Le passage de l'un à l'autre de ces degrés peut se reconnaître par des points d'un engorgement plus avancé au milieu d'un tissu moins engorgé. La péripneumonie commence ordinairement par la partie inférieure du poumon qu'elle finit par envahir entièrement. Dans la résolution de l'inflammation, le poumon reprend sa perméabilité à l'air, le tissu est seulement plus humide que dans l'état naturel; il présente une teinte jaune et légèrement verdâtre; il ne suinte plus de pus. Les signes généraux ne suffisent pas pour caractériser la péripneumonie. La percussion même ne suffit pas dans quelques circonstances. Le cylindre indique l'engorgement dans tous les cas et ses degrés divers. Dans le premier degré, la respiration s'entend encore dans le point affecté, que le son soit mat ou non; elle est cependant moins forte que dans les autres parties de la poitrine; elle est accompagnée d'une espèce de *crépitation* qui est le signe pathognomonique de ce premier degré, c'est le *râle crépitant*. Il suffit de l'avoir entendu une fois pour le reconnaître. Le deuxième et le troisième degré se reconnaissent à l'absence totale de respiration. On entend quelquefois un *râle muqueux* plus ou moins marqué; il existe quand le catarrhe complique la péripneumonie. La respiration redevient quelquefois *puérile*. Dans la résolution, le cylindre apprécie les progrès de la guérison. Le murmure d'expiration est déjà sensible lorsque le son est encore mat. Tous les jours ce murmure devient plus marqué. La percussion ne fait reconnaître la résolution que quelques jours plus tard.

Du côté droit, la respiration est sensible malgré la présence du foie; il suffit qu'une partie même fort mince du poumon pénètre entre les côtes et le diaphragme refoulé par le foie, ce qui donne à l'auscultation la supériorité sur la percussion. Du côté gauche, si l'estomac, distendu par des gaz, refoule le diaphragme, la percussion donne un son clair; mais l'absence de respiration rectifie le jugement et fait reconnaître l'erreur. L'auscultation est encore supérieure dans les cas d'embonpoint, d'infiltration, de rachitisme et de flaccidité des tégumens, et dans beaucup d'autres qu'on pourra lire dans l'ouvrage de M. Laennec. L'auscultation ne doit pas faire négliger la percussion; leur emploi successif donne, dans les cas douteux, des certitudes que l'une des deux n'eût pu seule faire acquérir.

La gangrène du poumon est un cas fort rare; elle est circonscrite. Le tissu pulmonaire plus humide, plus facile à déchirer que dans l'état naturel, offre la densité du premier degré de la péripneumonie. Sa couleur varie depuis le blanc sale jusqu'au vert foncé, presque noir, avec un mélange de brun noirâtre ou jaune terreux; quelques points ramollis tombent en déliquium. Un liquide sanieux, trouble, d'un gris verdâtre et d'une fétidité gangréneuse insupportable, s'écoule des parties altérées qu'on incise. Le tissu pulmonaire sain se perd insensiblement dans celui qui est affecté, ou il en est séparé par un engorgement inflammatoire. La gangrène partielle peut se développer dans toutes les parties du poumon; elle doit être considérée sous l'état d'eschare, de sphacèle déliquescent, et celui d'excavation formée par le ramollissement complet et l'évacuation de la partie gangrenée. L'eschare gangréneuse peut se faire jour dans la plèvre et devient la cause d'une pleurésie ordinairement accompagnée d'un pneumothorax. Quelquefois la cavité pénètre en même temps dans la plèvre et dans les bronches. Les excavations gangréneuses produisent la pectoriloquie, comme les excavations tuberculeuses. Quand elles communiquent en même temps avec la plèvre et les bronches, et qu'elles ont déterminé la pleurésie avec pneumo-thorax, elles donnent lieu au tintement métallique.

L'emphysème du poumon est peu connu; il est assez commun; il donne lieu à l'agrandissement inégal des cellules pulmonaires; elles varient alors depuis la grosseur d'un grain de millet jusqu'à celle d'une fève de haricot; elles ne dépassent pas ordinairement la surface du poumon, mais quelquefois elles y forment une légère saillie. Dans ce dernier cas le poumon paraît vésiculeux, comme celui des batraciens. Dans un plus haut degré les vésicules aériennes se rompent, il se fait dans le tissu cellulaire un véritable épanchement d'air qui donne lieu à des phlyctènes irrégulières plus ou moins volumineuses; elles peuvent atteindre le volume d'un œuf, et se déplacent facilement sous le doigt. Les poumons ainsi emphysémateux, au lieu de s'affaisser lorsqu'on les sort de leur cavité, semblent s'échapper avec violence, ils sont moins compressibles et plus durs qu'à l'ordinaire, la crépitation est d'une nature particulière; ils sont plus légers, plus secs que dans l'état sain. Les signes généraux de cette maladie sont équivoques; l'auscultation jointe à la percussion donne des signes certains de sa présence. La respiration ne s'entend pas, et la poitrine rend cependant un son *très-clair;* si la respiration s'entend, elle est faible, et les points où elle se fait entendre varient d'un moment à l'autre. Si la maladie est légère, on entend quelquefois un râle qui ressemble au cliquetis d'une petite soupape; il est rare et non continu. Cette lésion peut être confondue avec le catarrhe pulmonaire et le pneumo-thorax; nous verrons plus tard comment on peut les distinguer.

Des productions accidentelles développées dans le poumon. —Lorsque les tumeurs sont volumineuses, le cylindre les indique par l'absence de respiration dans le lieu qu'elles occupent.

Si elles sont petites, et le poumon sain dans l'intervalle, le cylindre n'indique rien : c'est ainsi que pour les tubercules crus et disséminés, et dont les intervalles sont sains, il ne donne pas plus de signes que la percussion. Les tumeurs pourraient être reconnues sous le sternum, par l'absence de la respiration, qu'on entend parfaitement dans l'état sain. Des *kystes* volumineux se développent parfois dans le poumon : le cylindre peut les faire soupçonner. On peut en dire autant des *hydatides* ou *acéphalocystes*. Des productions *cartilagineuses*, *osseuses*, *pétrées*, *crétacées*, se rencontrent souvent dans le poumon : lorsqu'elles sont peu volumineuses, elles ne peuvent pas même être présumées par l'auscultation.

Les *mélanoses* sont une espèce de cancer des moins communs, qui se présentent sous divers états, mais que nous ne décrirons pas ici, vu que l'auscultation ne fournit aucun signe pour les reconnaître.

Les *encéphaloïdes* du poumon sont une espèce de cancer des plus communs, que le cylindre peut indiquer simplement lorsqu'elles sont volumineuses. Par cette raison, nous le passerons sous silence.

La respiration fournit quelques signes pour reconnaître les tubercules simples; et bien qu'ils soient équivoques, ils ne doivent pas être dédaignés. Si les tubercules sont accumulés dans un seul endroit, le son est mat et la respiration nulle. La respiration est sonore aux endroits qui correspondent à des excavations, même quand le son est mat par la percussion; le murmure qui existe dans l'état naturel ne se fait pas entendre dans ce dernier cas. L'expiration produit un bruit plus fort que l'inspiration, chez les individus qui ont des excavations profondes. Ce signe annonce qu'une caverne vide, existant au milieu d'un tissu crépitant, communique avec les bronches par une seule ouverture ou par un petit nombre.

La *pleurésie* peut être reconnue par les symptômes généraux et locaux; les signes que fournit la percussion ont fort peu de valeur dans cette inflammation. L'auscultation en fournit de bien plus certains pour reconnaître l'épanchement pleurétique et son abondance. Ces signes sont une grande diminution, ou l'absence totale de la respiration, la disparition et le retour de l'*égophonie*. Si l'épanchement est prompt et abondant, la respiration cesse ou ne s'entend qu'à trois travers de doigts de la colonne vertébrale, et avec moins de force que du côté opposé. C'est un signe certain (s'il survient après quelques heures de maladie) d'un épanchement abondant. Dans la péripneumonie, l'absence de la respiration est plus graduelle, plus inégale, et précédée d'un râle *crépitant*. Lorsque la cessation de la respiration est totale et absolue, c'est un mauvais signe; la pleurésie passera à l'état chronique. Chez les enfans et les individus bien constitués, cet accident a rarement lieu; la respiration continue à se faire entendre, quoique légèrement, mais mieux vers la racine du poumon. Le son reste mat, quand la respiration recommence à se faire entendre; elle est quelquefois *puérile* du côté sain, quand l'épanchement est peu considérable. L'ordre dans lequel la respiration recommence à se faire entendre est celui-ci : la partie moyenne du dos, la partie antérieure et supérieure du thorax, le sommet de l'épaule, sous l'omoplate, le côté, et les parties inférieures, antérieure et postérieure. Cet ordre est quelquefois interverti par la présence des adhérences qui permettent à la respiration de se faire entendre pendant tout le cours de la maladie, dans les endroits correspondans.

Ces signes de résolution sont souvent très-lents dans leur apparition successive. Le côté affecté est ordinairement dilaté; cette dilatation disparaît aussi avec l'épanchement. Nous verrons plus tard que l'égophonie n'est pas un signe certain d'un épanchement moyen. Il est des pleurésies dans lesquelles le côté affecté ne redevient jamais sonore, quoique la maladie soit bien terminée; la poitrine est manifestement plus étroite de ce côté, les côtes sont plus rapprochées, et l'épaule est plus basse que celle du côté opposé. La respiration n'est pas sensiblement gênée. Cet état est dû à la formation d'une fausse membrane épaisse, couenneuse, qui enveloppe le poumon et l'empêche de se dilater, et finit par devenir fibro-cartilagineuse. Le son mat par la percussion et l'absence de respiration, partout ailleurs qu'à la racine du poumon, doit faire reconnaître cet état. Dans ce cas, le poumon ressemble parfaitement à de la chair musculaire.

La *gangrène* de la plèvre est une maladie fort rare; l'auscultation ne saurait la faire reconnaître. La *pleurésie circonscrite* pourrait être présumée par ce moyen, en y joignant surtout l'étude des symptômes généraux.

L'*hydrothorax idiopathique* est beaucoup plus rare qu'on ne croit. Elle n'existe ordinairement que d'un seul côté. Les signes sont les mêmes que pour la pleurésie. Les symptômes généraux et la marche de la maladie peuvent seuls la faire distinguer de la pleurésie chronique.

L'*hydrothorax symptomatique* est très-commune, et donne lieu à ces mêmes signes, qui ne se manifestent d'ailleurs que peu de temps avant la mort.

Des *productions accidentelles* de la plèvre peuvent déterminer un épanchement; le cylindre fera reconnaître l'épanchement séreux, mais non l'altération qui l'occasione. On peut en dire autant de l'épanchement sanguin. Les corps solides développés dans la plèvre pourraient être reconnus à l'absence de la respiration survenue lentement, graduellement, et non subitement, comme dans la pleurésie et l'hydrothorax, à l'absence du *râle crépitant* qui caractérise la péripneumonie, et à la présence de la respiration à la racine du poumon.

Les *hernies intestinales diaphragmatiques* seraient fort aisées à reconnaître à l'absence de la respiration, au bruit des borborygmes. Celles du poumon à travers les muscles intercostaux pourraient aussi être reconnues au bruit occasioné par la pénétration et la sortie de l'air.

Les symptômes du *pneumo-thorax*, quelles que soient sa nature et sa cause, sont fort obscurs et peu connus. Le véritable signe de cette affection se trouve dans la comparaison des résultats obtenus par l'auscultation et la percussion. Lorsque la poitrine résonne mieux d'un côté que de l'autre, et que la respiration ne s'entend pas du côté sonore et s'entend bien de l'autre, il y a pneumo-thorax. La respiration se fait toujours entendre légèrement à la racine du poumon : ce phénomène sert à distinguer cette maladie de l'emphysème du poumon. Dans ce dernier, l'absence de la respiration n'est jamais aussi complète, elle s'entend d'une manière variable dans certains points, et s'accompagne d'un râle léger qui n'a pas lieu dans le pneumo-thorax. D'ailleurs l'épanchement d'air dans la plèvre est promptement mortel; les progrès de l'emphysème sont fort lents.

EXPLORATION DU RALE.—M. Laennec entend par *râle* tous les bruits produits par le passage de l'air à travers les liquides contenus dans les bronches ou le tissu pulmonaire; ils sont

très-variés : on peut en distinguer quatre espèces principales :
1° le râle humide ou *crépitation* ; 2° le râle muquéux ou *gargouillement*; 3° le râle sec, sonore, ou *ronflement*; 4° le râle
sibilant, ou *sifflement*. Nous avons parlé du râle *crépitant* :
on ne l'observe que dans la péripneumonie, l'œdème du poumon, et quelquefois dans l'hémoptysie. Le râle *muqueux*, ou
gargouillement, est le râle des mourans : c'est le seul qu'on
puisse entendre à l'oreille nue; le cylindre le fait entendre dans
quelque partie du poumon que ce soit. Le *râle sonore, sec,* ou
ronflement, consiste dans un son plus ou moins grave, et quelquefois extrêmement bruyant, qui ressemble au ronflement,
au son d'une corde de basse, et quelquefois au roucoulement
de la tourterelle; il est circonscrit, et n'a lieu que dans des
fistules pulmonaires ou dans des tuyaux bronchiques dilatés.
Sa cause est difficile à déterminer. Le *râle sibilant, sec,* ou *sifflement*, tantôt prolongé, aigu, grave, sourd ou sonore, tantôt
de courte durée, ressemble aux cris des petits oiseaux, au cliquetis d'une petite soupape, etc., etc. : ces diverses espèces
existent à la fois, ou se succèdent à divers intervalles. Il est dû
à une mucosité peu abondante, mais très-visqueuse. Lorsque
le cylindre est appliqué directement sur le point où le râle a
lieu, une sorte de frémissement léger se communique à l'instrument. Ce frémissement ne se fait point sentir, si le point
où le râle existe est éloigné du stéthoscope. Le râle muqueux
et le râle crépitant s'entendent moins loin que les deux autres.
Le râle offre d'ailleurs une foule de variétés impossibles à
décrire, et que l'exercice apprendra. L'ouïe apprécie le volume
des bulles d'air qui traversent les liquides contenus dans le
poumon, et sous ce rapport le râle est *très-gros, gros, moyen,
petit* ou *menu* ; il est *abondant* ou *rare* selon la quantité des
bulles, etc. Le râle muqueux est plus souvent gros, le râle
crépitant menu.

L'*œdème du poumon* est une infiltration de sérosité dans le
tissu pulmonaire, portée à un degré tel qu'elle diminue sa
perméabilité à l'air : le poumon est d'un gris pâle, exsanguin,
plus pesant, plus dense que dans l'état naturel, et ne s'affaisse
pas; il est encore crépitant, conserve un peu l'impression du
doigt; et si on l'incise, laisse écouler une *sérosité* abondante,
presque incolore, légèrement fauve, transparente, à peine
spumeuse. Les symptômes de cette maladie sont très-incertains.

Par le cylindre la respiration est obscure et le râle crépitant se fait entendre comme dans le premier degré de la péripneumonie; pour distinguer ces deux affections, il faut donc le concours des symptômes généraux. La complication de cette maladie avec l'emphysème en rend le diagnostic fort obscur; il en est de même avec la péripneumonie.

L'*apoplexie pulmonaire* est très-commune, elle est le résultat d'une exhalation sanguine dans le parenchyme pulmonaire; son symptôme principal est l'hémoptysie, et ses caractères anatomiques sont un endurcissement fortement hépatique, partiel, d'un à quatre pouces cubes, circonscrit, dur à sa circonférence comme au centre; la substance pulmonaire contiguë est pâle, saine et crépitante; la partie engorgée est d'un rouge foncé, noirâtre, d'une couleur tout-à-fait homogène, offrant des granulations plus fortes que dans l'hépatisation; quelquefois le centre est ramolli et présente un caillot de sang pur. On rencontre dans certains cas deux ou trois engorgemens semblables sur le même sujet. La percussion ne peut pas faire distinguer toujours cette lésion, qui peut être profondément située; l'absence de la respiration et le *râle muqueux*, dont les bulles paraissent très-grosses, semblent se dilater en parcourant les bronches et se rompre par excès de distension, sont deux signes non équivoques que donne le stéthoscope.

Dans l'hémoptysie bronchique, le même râle existe, mais on entend la respiration partout.

Le râle fournit plusieurs signes dans la phthisie pulmonaire. Lorsqu'il existe une excavation ulcéreuse, encore remplie en partie de matière tuberculeuse ramollie et communiquant avec les bronches, il existe un râle muqueux qui ne s'entend que dans les points correspondans de la poitrine. Ce signe précède la pectoriloquie de plusieurs jours et même de plusieurs semaines. La toux produit le même phénomène, et lorsque la matière tuberculeuse est très-ramollie, on entend la fluctuation et même une espèce de *tintement*. Dans quelques cas on entend un véritable *glouglou*, qui annonce des cavités anfractueuses, communiquant entre elles par des conduits plus longs que larges.

Le *catarrhe pulmonaire* peut être reconnu par les résultats de l'auscultation réunis à ceux de la percussion. Le râle est un des principaux signes de cette maladie; il est très-bruyant,

même dès le principe. Il est sonore, grave, parfois sibilant.
A mesure que la sécrétion bronchique devient plus abondante,
le *gargouillement* ou *râle muqueux* se fait entendre; il diffère
du râle des mourans en ce qu'il est un peu moins fort, et qu'il
permet d'entendre la respiration. Le râle peut faire apprécier
l'étendue de la partie affectée; en effet, il est circonscrit quand
la maladie est partielle, et s'entend dans toute la poitrine si
elle est générale. Ce dernier cas est fort rare. La respiration
est suspendue dans le lieu affecté, ce qui est dû à l'obstruction des rameaux bronchiques par le mucus pulmonaire. Cet
état n'est souvent que momentané. En percutant la poitrine
elle résonne dans cet endroit : ce signe distingue ce cas de la
péripneumonie; mais il est commun avec l'emphysème et le
pneumo-thorax : les caractères de ce dernier ne peuvent donner
lieu à aucune erreur. L'emphysème pourrait être confondu avec
le catarrhe, n'était que c'est une maladie sans fièvre, peu grave
et essentiellement chronique. Au reste, dans le catarrhe, la
respiration n'est suspendue que pendant un temps fort court ;
lorsqu'elle paraît, elle est plus forte, quelquefois *puérile*, ce
qui s'entend sur tous les points où la respiration peut être entendue. Il existe dans des régions diverses différentes espèces
de râle, surtout le râle muqueux. Dans l'emphysème, le râle
est rare et faible, semblable au cliquetis d'une petite soupape;
la suspension de la respiration est beaucoup plus longue; les
points où elle ne s'entend pas sont plus étendus; la respiration
est faible là où on peut l'entendre.

Le *croup* et la *coqueluche* n'ont pas été observés par
M. Laennec.

Le *catarrhe chronique*, qui ressemble tant à la phthisie,
peut être reconnu lorsqu'après avoir suivi le malade pendant
un certain temps, il ne présente ni la pectoriloquie, ni le gargouillement, ni l'absence constante de respiration, ni la respiration *trachéale*. Le catarrhe chronique peut être humide ou
sec : le premier peut être muqueux, c'est-à-dire avec crachats
épais et opaques; ou pituiteux, avec crachats filans, incolores,
transparens. Dans le *catarrhe muqueux*, le râle est muqueux
et la respiration parfois *puérile*. Dans le *pituiteux*, le râle est
sibilant ou sonore, et la respiration rarement *puérile*. Le
catarrhe sec reconnaît les mêmes signes que l'emphysème du
poumon, auquel il donne souvent naissance.

Le *râle trachéal* est celui qui se passe dans le larynx, la trachée-artère et l'origine des troncs bronchiques. Il est le seul qu'on puisse entendre à l'oreille nue : à l'aide du cylindre, il prend presque toujours le caractère *muqueux*; quelquefois pourtant il est sonore, grave; il fait d'ailleurs entendre des bruits variables, et un frémissement qui indique sa proximité; quand il est fort, il indique une hémoptysie grave, ou un paroxysme du catarrhe des vieillards. On l'observe chez les agonisans.

Le *tintement métallique*, qui ressemble parfaitement au bruit que rend une coupe de métal, de verre ou de porcelaine, que l'on frappe légèrement avec une épingle, ou dans laquelle on laisse tomber un grain de sable, se fait entendre quand le malade respire, parle ou tousse. Il dépend toujours de la résonnance de l'air agité par la respiration, la toux ou la voix, à la surface d'un liquide qui partage avec lui la capacité d'une cavité contre nature. Il ne peut exister que dans deux cas : 1º dans celui de la coexistence d'un épanchement séreux ou purulent dans la plèvre avec un pneumo-thorax; 2º lorsqu'une vaste excavation tuberculeuse est à demi pleine d'un pus très-liquide.

Les auteurs sont dans l'usage de renvoyer les signes fournis par la percussion à l'examen de l'habitude extérieure du corps; mais ces signes appartiennent d'une manière si rigoureuse aux maladies de la respiration et de la circulation, que nous croyons devoir les exposer immédiatement après ceux que nous fournit l'auscultation. D'ailleurs peu importe l'ordre dans lequel ces signes soient exposés; l'important c'est qu'ils le soient.

La percussion du thorax est un des moyens investigateurs les plus sûrs et les plus précieux entre les mains des médecins qui savent l'employer avec habileté.

Dans l'état naturel le son que donne la percussion est en général un peu plus obscur dans la région du cœur, dans celle du foie sur le trajet de la colonne vertébrale, et sur les omoplates. L'embonpoint obscurcit le son, ainsi que l'infiltration des parois thoraciques.

Si dans un des points du thorax le son obtenu est évidemment mat comme, celui que donnerait la percussion de la cuisse ou approchant, on devra conclure qu'il y a maladie dans cet endroit. La lésion est d'autant plus étendue que le son est mat dans un plus grand espace. La matité du son prouve que l'air ne pénètre plus dans le tissu pulmonaire, ou qu'un corps solide ou liquide s'est interposé entre le poumon et les parois du thorax. Pour distinguer quelle est la nature de la cause qui produit cette matité, il faut percuter le malade dans des positions diverses. Si, en changeant de position, le son mat varie de région, s'il occupe toujours les points les plus déclives et le son clair toujours les parties les plus élevées, on conclura que la cause est un liquide. Il existe cependant une exception à cette règle, c'est que le liquide peut être retenu par des adhérences anciennes, et ne peut pas suivre les lois de la pesanteur.

Cependant si le son reste constamment mat, quelle que soit la position que l'on donne au thorax, on doit conclure que l'obstacle est de nature solide.

On a dit que dans la pleurésie le son était plus ou moins obscur ; cela peut être vrai lorsqu'il se forme un épanchement, ou lorsque des couches albumineuses ont singulièrement épaissi les parois du thorax, ce qui est rare. Dans les autres cas la pleurésie ne donne pas lieu au son mat de la poitrine. Ce son mat appartient surtout à la pneumonie.

Dans les premiers jours d'une pneumonie, lorsque l'air pénètre encore dans les cellules pulmonaires, le son n'est point encore mat ; mais vers le second ou le troisième jour, le son commence à s'obscurcir. Vers le quatrième jour le son est *percussi femoris instar*. Ce phénomène se manifeste d'autant plus rapidement que la maladie marche avec plus de violence et d'intensité. Le son redevient clair à mesure que la résolution s'opère, c'est-à-dire à mesure que l'air recommence à pénétrer dans le poumon.

On a avancé qu'on obtenait les mêmes résultats de la percussion dans la cardite et dans la péricardite ; nous n'avons pas eu occasion de vérifier encore ces assertions.

On croit avoir observé que dans quelques phlegmasies aiguës de la peau, le son était obscur avant la manifestation de l'éruption. Mais à quoi raisonnablement attribuer ce phénomène ? Le son redevient clair, dit-on, après que l'éruption a paru. Ce son mat aurait-il aussi lieu après la guérison plus ou moins rapide de quelques maladies chroniques de la peau ? Cela peut être s'il est survenu quelque épanchement, ou quelque maladie aiguë ou chronique du poumon.

Ainsi le son mat a lieu quelquefois dans la pleurésie, ordinairement dans la pneumonie ; lorsqu'il existe dans le poumon une agglomération très-dure de tubercules, de granulations, un cancer de cette organe, une mélanose étendue, une tumeur accidentelle, des calculs, des kystes, un œdème, etc. ; un épanchement séreux, sanguinolent, purulent : on l'observe dans les anévrysmes du cœur, dans l'hydrothorax.

Il est quelques circonstances où le son est plus clair que dans l'état naturel. Dans l'emphysème du poumon, dans le pneumothorax, et même dans quelques phthisies qui ont produit des excavations étendues du poumon, et qui ont déterminé une émaciation considérable; lorsque l'estomac et les intestins distendus par des gaz ont refoulé le diaphragme, on observe cette anomalie.

Lorsqu'on imprime une légère secousse à la poitrine d'un malade, on entend quelquefois une espèce de fluctuation qui ressemble assez exactement au bruit que fait entendre une bouteille à demi remplie. Ce bruit indique l'existence d'un épanchement de liquide et d'air dans la cavité de la plèvre. Les deux fluides se partagent alors à peu près cette cavité. Lorsque l'un des deux prédomine beaucoup, ce son n'a pas lieu. A plus forte raison lorsqu'il existe seul. L'estomac à demi rempli de liquide et de gaz rend un bruit analogue, mais cependant facile à distinguer au moyen du cylindre, et surtout à l'aide des autres signes de la maladie.

Phénomènes accessoires de la respiration considérés comme signes diagnostiques. — Dans les maladies le rire dépend fréquemment d'une lésion cérébrale, mais difficile à déterminer ; elle est la même que celle qui produit le délire, puisque le rire, lorsqu'il n'est pas excité par une cause ordinaire, morale ou physique, est un signe du délire. Cette observation n'avait pas échappé à un homme bien remarquable, sourd-muet de naissance, et cependant doué d'une sagacité extraordinaire. On demandait à Massieu s'il avait des frères et des sœurs, il répondit qu'il en avait ; et comme on s'informait de leur caractère : « Ma sœur, dit-il, rit sans motif. » Ce qui est le type de l'idiotisme ; rien n'annonce en effet l'imbécillité d'une manière plus certaine que ce rire hébété perpétuel.

Les personnes qui se complaisent dans les détails exubérans ont distingué des rires d'un grand nombre d'espèces. Le rire à voix basse, ou ricannement, le rire bruyant, ou sonore, le rire modéré, passager, fugace, persistant, entrecoupé, continu, redoublé, véhément, gai, joyeux, franc ou affecté, malin, moqueur, etc. Nous pensons que ces distinctions n'ont rien de bien utile pour l'art.

Le rire n'est jamais un signe d'une lésion des organes qui l'exécutent, mais presque toujours celui des organes qui le commandent.

On le remarque principalement dans les névroses. On sait que les femmes hystériques éprouvent des accès de rire involontaires, comme des accès de tristesse et de larmes. Les hypocondriaques présentent aussi ce phénomène, ainsi que les maniaques.

Le bâillement est le signe précurseur de la plupart des maladies aiguës; il précède aussi presque toutes les névroses; il annonce les attaques de goutte, d'hystérie, d'épilepsie, d'hypocondrie; on l'observe fréquemment dans les premiers mois de la grossesse. Il se montre assez souvent dans les maladies aiguës du cerveau et de ses dépendances, et dans les affections sympathiques de cet organe. On a pensé que le bâillement était sollicité par la difficulté de la circulation pulmonaire, qu'il faisait cesser, au moins momentanément. Quoi qu'il en soit, le bâillement n'est point donné comme un signe direct des maladies des organes respiratoires.

L'éternument se présente assez souvent dans l'inflammation de la pituitaire, dans l'imminence de l'apoplexie, dans la congestion cérébrale, dans la période d'incubation de certaines éruptions aiguës, et principalement de la rougeole. Enfin tout ce qui détermine une irritation de la pituitaire peut occasioner l'éternument, et l'afflux du sang produit cet effet.

Comme la plupart des signes précédens, le hoquet est bien plutôt un phénomène cérébral qu'un symptôme d'une lésion de la respiration. Il est presque toujours sympathique. Les hystériques, les hypocondriaques, y sont surtout exposés; il se montre dans l'amennorrhée; il caractérise quelquefois à lui seul les accès de fièvres intermittentes; il est souvent produit par l'irritation de l'estomac, par des vers, par des substances dépravées accumulées dans ce viscère. On l'observe dans la péritonite arrivée à une période fâcheuse; dans la hernie étranglée, enfin, dans les inflammations violentes des organes digestifs. Il suit quelquefois la suppression d'un exutoire, d'un exanthème; les grandes opérations chirurgicales, les hémorrhagies abondantes peuvent être accompagnées de ce fâcheux symptôme.

La toux, avons-nous dit, a été distinguée en idiopathique et en sympathique. Si elle est quelquefois sympathique, elle est bien plus ordinairement idiopathique. Je pense même qu'on a admis la toux sympathique avec beaucoup trop de légèreté. Malgré l'autorité de Déhaën et d'un grand nombre d'autres auteurs, j'oserai dire que dans le phénomène qui nous occupe on a beaucoup trop perdu de vue les organes chargés de l'exécuter, pour aller chercher les altérations qu'on croyait le produire dans des organes très-éloignés et qui n'ont aucun rapport avec ceux de la respiration. Enfin, on a trop oublié ce premier principe de la médecine organique, c'est-à-dire que lorsqu'une fonction est lésée, c'est d'abord dans l'organe chargé de cette fonction qu'il faut chercher l'altération. Ainsi lorsqu'on nous dit qu'une toux opiniâtre et rebelle à tous les remèdes n'a cessé que lorsqu'un corps oblong et calleux est sorti de la matrice d'une jeune fille, si le fait est vrai, on doit penser que ces deux phénomènes ont coïncidé; mais il faut se garder d'avoir la bonhomie de croire que l'un est l'effet de l'autre. Une telle simplicité est bien peu philosophique.

C'est d'après le principe que nous venons d'émettre que nous avons élevé des doutes sur la toux stomacale de la coqueluche. On lui donne le caractère d'être sèche, d'augmenter par l'ingestion des alimens, de diminuer par le vomissement, etc. Persuadé que, bien qu'il existe des phénomènes évidemment sympathiques, ce n'est cependant pas ordinairement l'estomac qui fait tousser, j'ai été conduit à faire des recherches à ce sujet.

Chargé de soigner la santé de la population nombreuse du quartier Saint-Marcel, j'ai eu de fréquentes occasions d'observer des *coqueluches* chez les enfans de cette division. J'en ai envoyé un grand nombre à l'hôpital des Enfans-Malades; leur maladie a été caractérisée de *coqueluche* par les médecins de cet établissement, sans doute très-habiles à reconnaître cette affection. Quelques-uns de ces enfans sont morts; je les ai fait ouvrir avec un grand soin, et j'ai constamment trouvé chez eux des altérations des organes respiratoires. Ces altérations sont la péripneumonie tantôt simple, tantôt double, la pleurésie et le catarrhe.

La toux est sèche parce que les enfans ne peuvent pas expectorer; elle augmente par l'ingestion des alimens, parce que la distension de l'estomac empêche la dilatation du diaphragme ; si elle est soulagée par le vomissement, ce qui n'est pas démontré, ce ne peut être que momentanément, et en favorisant l'expulsion des matières contenues dans le ventricule et dans les bronches, etc. J'ai fait part à M. Guersent de mes doutes sur l'existence de cette maladie, et j'ai vu avec satisfaction que ce médecin recommandable pensait aussi que les coqueluches étaient en général des phlegmasies thoraciques et surtout bronchiques.

La toux idiopathique est occasionée par l'irritation du larynx et de la trachée-artère ; on l'a nommée *toux gutturale*. La toux proprement dite, la toux pectorale accompagne toutes les maladies aiguës et chroniques des organes renfermés dans la poitrine. Dans l'état de santé, toutes les causes qui irritent les organes de la respiration peuvent déterminer la toux. La respiration d'un air froid, des gaz irritans, de l'air chargé de poussière, de fumée, etc., causent la toux.

Dans le commencement des inflammations de la membrane muqueuse qui tapisse les voies aériennes, et dans celle du poumon lui-même, la toux est sèche ; elle présente surtout ce caractère dans la pleurésie, dans la péricardite, et dans l'hépatite, lorsque l'inflammation se propage par contiguité jusqu'à la plèvre. Dans les éruptions aiguës, la toux que l'on observe est en général sèche.

Dans la phthisie laryngée, la toux est petite et sèche. Une toux de même nature, mais opiniâtre, accompagne la phthisie pulmonaire. Il est rare qu'on ne l'observe pas dans cette maladie, où elle augmente en général d'une manière progressive jusqu'au terme fatal.

La toux est rauque dans l'angine de la trachée et dans le croup.

On a admis une toux nerveuse ; dans l'hystérie, l'hypocondrie, etc., elle est sèche et férine ; nous pensons qu'on ne saurait être trop réservé sur l'admission de semblables toux. Leur soulagement par les antispasmodiques n'est pas une raison suffisante pour les faire adopter ; nous sommes trop peu sûrs de la manière dont agissent nos remèdes.

L'expectoration, l'expuition et le crachement sont plus ou moins difficiles, plus ou moins douloureux, dans la glossite, l'amygdalite, l'angine laryngée, pharyngée, dans le catarrhe, la pneumonie, la pleurésie, la phthisie, etc. Enfin dans toutes les altérations aiguës ou chroniques des organes chargés d'exécuter ces fonctions.

Des matières chassées au dehors par les actes précédens. — Les matières expectorées, ordinairement formées dans le foyer même du mal, sont du plus grand secours dans le diagnostic des affections de la poitrine. C'est un de ces phénomènes positifs dont la nature est loin d'être prodigue, et sur lesquels nous devons fixer toute notre attention : non que ce signe seul suffise pour nous faire connaître, d'une manière invariable et sûre, l'état des organes respiratoires ; non qu'il ne soit sujet à induire quelquefois en erreur ; mais lorsqu'il est observé sévèrement, et accompagné de quelque autre signe, il nous donne sur les maladies qui nous occupent les plus vives lumières. Il est même des crachats d'une telle nature, qu'ils suffisent souvent au médecin exercé pour porter un jugement infaillible.

La couleur des matières expectorées ne sert guère qu'à faire reconnaître leur nature. Des crachats blancs opaques sont ordinairement le signe de l'inflammation des bronches. Il existe dans les bronchites chroniques primitives ou consécutives à des maladies du cœur, des crachats d'un jaune très-brillant, tantôt serin, tantôt semblable à une solution safranée, opaques, dont il est très-difficile de déterminer la nature. Nous avons à la Salpêtrière de fréquentes occasions d'observer des crachats de ce genre ; il est indubitable qu'ils appartiennent à l'inflammation des bronches ; mais quelle est la cause de cette singulière couleur ? Nous l'ignorons. Dire que c'est une perversion d'exhalation, est-ce apprendre quelque chose ? Nous présumons qu'il entre dans ces crachats une certaine quantité de sang attiré par le travail morbide. On a imprimé dans un méchant Mémoire que des crachats jaunes, transparens, visqueux, accompagnés d'une douleur au côté droit, avec teinte jaune du pourtour des lèvres et des ailes du nez, étaient le signe infaillible des inflammations du foie. Cette erreur de diagnostic est impardonnable. Ces crachats sont pour ainsi dire un signe pathognomonique de la pneumonie au premier degré, et nullement celui d'une hépatite. Dans cette dernière affection les crachats ne prennent cette couleur que lorsque la maladie est fort avancée, qu'il existe un ictère très-prononcé, que la bile a pénétré tous les tissus et tous les fluides de l'économie. Les crachats jaunes, quoi qu'en ait dit

Stoll, ne me paraissent nullement propres à caractériser une prétendue diathèse bilieuse; il faut être extrêmement réservé sur de semblables diagnostics, et principalement se garder d'en tirer des indications thérapeutiques qui pourraient devenir funestes aux malades.

Dans la pneumonie, les crachats peuvent être verdâtres, porracés, érugineux, soit dans le principe, soit vers le déclin de la maladie; cette couleur atteste la présence d'une certaine quantité de sang altéré, mêlé aux matières muqueuses.

Les crachats rouillés et rouges sont des crachats sanglans, dont nous allons parler tout à l'heure.

La couleur d'un gris cendré se montre dans la phthisie ulcéreuse, et même dans la fonte d'un tubercule. Les crachats sont quelquefois noirs dans la phthisie mélanée; on a prétendu qu'ils offraient cette couleur dans la gangrène du poumon; mais cette maladie est infiniment rare, et beaucoup plus qu'on ne le croyait autrefois. Il ne faut pas oublier que dans l'état de santé quelques personnes expectorent des matières noires. Cette couleur est due aux corpuscules répandus dans l'atmosphère qu'elles respirent. Des molécules qui se dégagent de certains corps, de la poussière, la fumée de corps gras en ignition, peuvent produire ce résultat.

La saveur des crachats ne donne que très-peu de signes; ils sont âcres dans le catarrhe, ce qui n'est pas toujours exact; ils acquièrent une saveur douceâtre dans la phthisie et l'hémoptysie. Lorsqu'ils sont âcres, l'irritation est violente.

Des crachats très-chauds annoncent la même chose; mais peu de signes décèlent l'accablement, la prostration des forces d'une manière plus incontestable que des crachats froids.

Dans quelques catarrhes, les crachats contractent une odeur forte et repoussante; mais dans aucune maladie ils ne présentent une odeur plus fétide et plus repoussante que dans la phthisie ulcéreuse et dans la gangrène du poumon et de la plèvre. Dans le scorbut les crachats deviennent fétides en se mêlant à la salive.

Leur forme a attiré l'attention de quelques médecins, mais leurs observations minutieuses, et pour ainsi dire puériles, méritent à peine d'être rapportées. Cette forme dépend, et de la manière dont ils sont détachés et rejetés au dehors, et de la matière qui les compose. Les crachats écumeux indiquent qu'il a fallu plusieurs secousses de toux pour les chasser au dehors ; l'air s'est incorporé avec les matières muqueuses ; s'ils sont filans et visqueux, ils sont aussi expectorés péniblement ; enfin s'ils sont ronds, bien isolés, ils ont été excrétés facilement, etc.

Leur consistance est plus importante à considérer. Pour quelques médecins, elle suffit pour caractériser la maladie. Séreux, ils sont en général le signe d'une simple augmentation d'exhalation des bronches sans inflammation préalable. Ces crachats sont, chez les vieillards, consécutifs à une affection organique du cœur. Ils peuvent présenter cet aspect dans la phthisie pulmonaire, dans la pleurésie chronique ; enfin dans la plupart des maladies thoraciques qui n'ont pas leur siége dans les bronches ; muqueux transparens, ils peuvent exister dans la première et la dernière période du catarrhe, dans quelques angines ; ils indiquent une très-faible irritation, et bien souvent existent sans elle comme les précédens, et sont aussi comme eux consécutifs aux mêmes maladies. On a dit avec raison que les crachats visqueux, gluans, adhérans aux parois du vase qui les reçoit, pouvaient faire fortement présumer l'existence d'une péripneumonie.

La quantité des matières expectorées ne peut donner que peu de signes diagnostiques : on peut dire cependant que leur quantité est fort peu abondante dans le commencement des inflammations, où cette exhalation subit le sort de toutes les autres, qu'elle augmente vers le milieu des maladies thoraciques, et finit par diminuer peu à peu, et cesser complétement. Lorsque la suppression des crachats est subite dans les maladies, il faut conclure que la concentration ou la prostration des forces est portée à un très-haut degré.

Les crachats sanglans ou sanguinolens réclament toute notre attention. Il est en effet de la plus haute importance de déterminer leur origine et la nature de la maladie qui les produit. Il est loin d'être indifférent pour le traitement et pour le pronostic que le sang expectoré ait telle ou telle origine.

Les crachats sanglans peuvent provenir des fosses nasales, de l'arrière-bouche, des gencives, des bronches, du poumon. Le sang qui vient du nez se reconnaît à la préexistence d'une épistaxis ; le sang est tombé goutte à goutte par l'orifice antérieur des narines ; il est pur, non écumeux, il est rejeté sans toux ; il n'existe aucun signe d'affection thoracique ; il n'y a aucun phénomène de réaction.

Il est rare que le sang vienne seulement de l'arrière-bouche ; cependant il est des personnes dont ces parties, et principalement le voile du palais et la luette sont habituellement le siége d'une exhalation sanglante. Alors ces parties sont légèrement rouges, tuméfiées, douloureuses ; le sang est expulsé en petite quantité, sans toux préalable, sans phénomènes thoraciques locaux ou généraux.

S'il procède des gencives, les crachats ressemblent à une solution d'eau de gomme dans laquelle on aurait agité et dissous une légère quantité de sang ; quelquefois les gencives sont boursoufflées ; d'autres fois c'est par la succion, et même par des piqûres, que les malades sollicitent l'issue de sang, afin de tromper le médecin. Il faut être très-attentif pour ne pas tomber dans le piége.

Le sang peut venir des bronches ; alors il est souvent mêlé à des matières muqueuses épaisses, puriformes, il indique un catarrhe intense primitif ou consécutif. Bien entendu qu'il est nécessaire pour confirmer ce diagnostic, qu'il y ait absence de péripneumonie, et signes de bronchite.

Il peut être pur et plus ou moins abondant ; alors il constitue une espèce d'hémoptysie, qui peut être *idiopathique*, c'est-à-dire le résultat d'une simple exhalation bronchique. On la reconnaît à l'absence de toute affection primitive ou consécutive du cœur et du poumon, et aux signes qui lui sont propres. Elle peut être symptomatique, consécutive, c'est-à-dire arriver chez un sujet affecté d'anévrysme du cœur ou de l'aorte ; elle est facile à reconnaître aux caractères qui établissent l'existence de ces maladies ; elle peut être supplémentaire d'une autre hémorrhagie ; ce qu'il est facile de constater par la disposition de cette autre hémorrhagie ; ce sang est ordinairement vermeil, écumeux.

Le sang venant des bronches peut être mêlé en stries avec des matières muqueuses claires et filantes ; alors ce sont des efforts de toux qui ont déterminé la déchirure de quelques petits vaisseaux. Ces crachats, qu'on remarque dans les catarrhes opiniâtres, s'observent aussi dans les affections du cœur et des gros vaisseaux, chez les prétendus asthmatiques.

Il peut encore être disposé en taches sur des crachats opaques, ce qui indique une inflammation assez profonde des bronches.

Enfin le sang peut venir du poumon, mais il peut être le

signe de plusieurs maladies différentes. Il peut aussi être idiopathique, c'est-à-dire le résultat d'une simple exhalation de la membrane qui tapisse les cellules pulmonaires; il est alors vermeil, écumeux, plus ou moins abondant, et se montre chez des sujets pléthoriques, exempts de toute affection aiguë ou chronique. Cette exhalation peut être le signe d'une inflammation du tissu pulmonaire; alors les crachats sont seulement teints de sang, rouillés, légèrement écumeux, tenaces, visqueux, et se manifestent avec les autres signes de la pneumonie. Ils peuvent devenir plus ou moins vermeils, quelquefois bruns, livides, lie de vin, etc., ce qui indique une altération profonde du poumon. Le sang est aussi le signe de l'apoplexie pulmonaire dont nous avons parlé; enfin il accompagne fréquemment la phthisie pulmonaire, ce qu'on reconnaît aux symptômes de cette affection.

L'hémorrhagie du poumon peut encore reconnaître des causes plus éloignées; elle est souvent consécutive d'une maladie du cœur, ce que l'on voit fréquemment chez les vieillards; ou bien elle est supplémentaire d'une autre hémorrhagie, par exemple, des menstrues, ce que l'on observe chez les jeunes filles.

Dans quelques maladies les crachats sont purulens. On attachait naguère encore une très-grande importance à la nature purulente des crachats. Les médecins pensaient que la présence du pus dans les matières expectorées étaient le signe pathognomonique de l'ulcère du poumon, de la phthisie. Les observations récentes ont prouvé que c'était une erreur, et par conséquent que tous les efforts tentés par nos prédécesseurs pour éclaircir ce point devaient être regardés comme non avenus. Darwin, Grasmeyer, Schwilgué, Baumes, et autres, ont entrepris des travaux plus ou moins considérables pour différencier les crachats purulens d'avec les crachats puriformes; et, chose digne de remarque, leurs recherches n'ont abouti qu'à les faire considérer comme offrant la plus parfaite ressemblance! Et pourquoi en aurait-il été différemment, puisqu'en effet les crachats qu'on regardait comme véritablement purulens viennent aussi des bronches?

L'expérience prouve que la phthisie pulmonaire peut exister long-temps sans donner naissance aux crachats purulens; que même des phthisiques peuvent succomber sans en avoir jamais rendu, ce qui arrive assez souvent; que lorsqu'ils en rendent, ces crachats peuvent provenir d'un catarrhe qui complique la phthisie, et dès-lors ils ne sont que le signe du catarrhe, ou d'une excavation tuberculeuse communiquant avec les bronches, ce qui n'arrive que dans une période très-avancée de la maladie, et ce qui est loin d'être constant.

D'autres fois, enfin, et plus souvent, la même expérience démontre que les mêmes crachats purulens surviennent dans beaucoup de bronchites.

Le pus peut exister dans les crachats, lorsqu'un abcès des parties voisines s'ouvre dans les voies aériennes; alors il est rejeté en quantité plus ou moins abondante.

Les crachats contiennent des calculs dans la phthisie calculeuse; on dit avoir observé des hydatides dans les matières expectorées. S'il en est ainsi, il faut présumer que ces hydatides sont parvenues dans le poumon par une communication qui s'est établie entre le foie et lui par la perforation du diaphragme, et l'on sait qu'il existe des faits de cette nature, ou bien que ces productions se sont formées dans le poumon : on doit en dire autant des vers, etc. Quant aux membranes tubulées qu'on y rencontre dans le croup, elles sont formées dans la trachée-artère et dans les bronches. Les kystes peuvent être produits dans le poumon lui-même.

§ 3. *Des phénomènes morbides de l'appareil respiratoire, considérés comme signes pronostiques.*—La fréquence de la respiration est généralement un mauvais signe. Dans les phlegmasies des organes respiratoires, elle annonce que la maladie est profonde, et par conséquent dangereuse. Ainsi, il est fâcheux que la respiration soit fréquente dans la pleurésie, dans la pneumonie, dans le catarrhe, dans l'hydrothorax, etc.; et le danger est proportionné à cette fréquence. La respiration fréquente, quoique peu favorable dans les maladies organiques du cœur, n'entraîne cependant pas un danger aussi imminent. On voit beaucoup de malades chez lesquels ce symptôme disparaît d'un moment à l'autre, et qui en perdent jusqu'au souvenir.

La fréquence de la respiration est d'un mauvais augure dans la péritonite, dans l'hépatite, la gastrite, et autres inflammations des viscères abdominaux. Elle est moins redoutable dans l'ascite et dans l'hydropisie enkystée, bien qu'elle soit aussi d'un fâcheux présage.

Dans la pléthore, dans la congestion pulmonaire simple, on

doit moins craindre la fréquence de la respiration : il en est de même dans les affections vermineuses, dans les maladies nerveuses, etc.

Il faut que la respiration soit très-rare pour qu'elle soit le signe d'un péril prochain; la respiration légèrement rare n'est pas un signe fâcheux; mais si le malade n'a plus que quelques inspirations éloignées, séparées par de longs intervalles, il est sur le point d'expirer.

La grandeur de la respiration est une condition avantageuse lorsqu'elle est volontaire et seule, c'est-à-dire qu'elle n'est pas accompagnée de symptômes fâcheux. Si le malade éprouve en même temps beaucoup de difficulté à respirer, si la poitrine s'élève, si les ailes du nez se dilatent, cette espèce de respiration grande est loin d'être favorable.

Je n'ai jamais observé qu'une seule respiration grande qui ne reparaît qu'après de longs intervalles fût un avant-coureur du délire, ainsi qu'on l'a prétendu. Je ne vois entre ces deux phénomènes aucune relation nécessaire : rien ne s'oppose cependant à ce que cela arrive quelquefois de la sorte.

La petitesse de la respiration annonçant en général que l'air pénètre difficilement dans les organes respiratoires est un mauvais signe. Mais le danger qui l'accompagne est plus ou moins grand, suivant que l'affection thoracique est plus profonde, que la faiblesse générale est plus prononcée, ou que les maladies éloignées qui déterminent la petitesse de la respiration sont elles-mêmes plus graves.

Le présage qu'on doit tirer de la difficulté de respirer est aussi plus ou moins fâcheux, suivant la cause organique qui l'occasione. Elle n'annonce rien de bon dans la pneumonie, la pleurésie, le catarrhe, etc.; mais comme dans ces maladies, qui affectent le principal organe de la respiration, il est naturel que cette fonction soit gênée, cette gêne ne devient d'un mauvais augure que lorsqu'elle est portée à un assez haut degré. Dans les maladies chroniques des viscères thoraciques, la difficulté de respirer est un mauvais signe, mais n'annonce pas un danger immédiat.

Lorsqu'elle est l'effet d'une faiblesse extrême, on doit craindre que le malade ne succombe prochainement.

Je ne sais quelle confiance mérite l'assertion d'Hippocrate, qui prétend qu'on peut s'attendre à une parotide considérable lorsqu'il existe une grande difficulté de respirer avec tension de l'hypocondre, fièvre aiguë et horripilation.

On doit mal augurer d'un malade qui est pris subitement d'une grande difficulté de respirer, et de ceux qui ont besoin de rester sur leur séant pour exécuter cette fonction.

Lorsque la dyspnée est continue dans les affections organiques du cœur, des gros vaisseaux ou du poumon, la maladie est alors parvenue à son dernier degré, et le péril est pressant. Lorsqu'elle n'est qu'intermittente, les progrès du mal ne sont point encore très-grands, la mort n'est pas prochaine, mais elle arrive tôt ou tard.

Lorsqu'après avoir fait une grande inspiration, le malade éprouve dans quelque point du thorax une gêne, une douleur, une titillation qui provoquent la toux, le médecin doit craindre une altération de quelque partie des organes respiratoires.

Il est inutile de dire que la respiration facile, annonçant toujours le bon état des organes qui l'exécutent, est une disposition heureuse.

Les différentes sortes d'inégalités qu'on remarque dans la respiration ne sont pas toutes également dangereuses. Elles le sont plus ou moins, suivant qu'elles s'éloignent plus ou moins aussi de l'état naturel; mais aussi suivant la maladie où elles se montrent. Elles ne sont nullement redoutables lorsqu'elles surviennent dans des spasmes ou dans des affections morales vives; lorsqu'une conformation vicieuse du thorax les produit, elles n'ont d'autre danger que celui du vice de conformation, lequel rend plus graves les maladies thoraciques. Mais lorsque les inégalités, les intermittences de la respiration sont la suite d'une maladie aiguë du cerveau et des méninges, lorsqu'elles arrivent vers le déclin des maladies aiguës, elles offrent le présage le plus sinistre.

Les divers bruits que la respiration fait entendre à l'oreille nue ne sont pas en général d'un heureux augure. Le sifflement qu'on observe dans les maladies organiques du cœur et de l'aorte est un signe grave; celui que produit le croup dans sa première période est plus redoutable encore.

Lorsque la respiration suspirieuse, luctueuse, gémissante, a lieu dans les affections tristes de l'âme, elle n'est point alarmante, quoiqu'elle ne soit pas une condition favorable dans les maladies. Mais lorsque ces phénomènes sont occasionés par une grande douleur, par une maladie cérébrale, par une faiblesse profonde, ils annoncent un état d'autant plus grave que le malade est habituellement plus courageux et qu'il a moins la conscience de sa position.

La valeur pronostique de la respiration stertoreuse est variable suivant la maladie qu'elle accompagne. Après les attaques d'épilepsie, dans le sommeil comateux qui leur succède, ce signe n'a rien de dangereux; il n'en est pas ainsi dans les affections aiguës du cerveau, telles que l'hémorrhagie, le ramollissement, etc.; et dans les phlegmasies du poumon lorsque l'expectoration ne peut plus avoir lieu; dans ces derniers cas, le stertor est presque toujours l'avant-coureur d'une mort inévitable.

Le ronflement offre à peu près les mêmes signes; il est peu à craindre lorsqu'il dépend de quelque tumeur des fosses nasales.

Dans les inflammations des poumons, lorsque la température de l'air expiré est très-élevée, la maladie est violente et par conséquent dangereuse. Le péril est plus imminent lorsque l'altération des organes respiratoires est telle que l'air ne subit plus aucun changement et qu'il est expiré à la température de l'atmosphère. On dit alors que la respiration est froide; c'est la respiration de la plupart des agonisans.

Les signes à déduire de la fétidité de l'air expiré n'ont pas tous une valeur égale, quoiqu'on puisse en général considérer cette qualité de l'air comme défavorable. Bien entendu que nous ne voulons pas parler des personnes dont la respiration est fétide dans l'état physiologique. La fétidité de l'air expiré dans la suppuration du poumon est un signe mortel; celle qui accompagne la gangrène du même organe annonce la mort d'une manière plus inévitable.

Dans les cas d'adynamie, c'est aussi un signe fâcheux; il l'est moins dans les abcès à la bouche, dans le scorbut, pendant l'usage du mercure, etc.

L'auscultation nous a fourni dans l'examen de la respiration des signes diagnostiques assez importans; nous allons voir quels signes pronostiques elle peut donner.

La respiration puérile peut être regardée comme mauvaise puisqu'elle annonce qu'une partie du poumon est imperméable à l'air; mais le danger varie suivant la nature de l'affection qui produit cette imperméabilité.

L'absence de la respiration dans un point de la poitrine est une circonstance d'autant plus fâcheuse que ce point est plus étendu ; mais elle n'est pas constamment mortelle, on voit fréquemment disparaître la maladie qui l'occasione ; ce qu'on reconnaît par le retour graduel de la respiration.

Si la respiration ne s'entend pas, et que le son rendu par la percussion soit cependant très-clair, c'est un signe fâcheux, mais moins dans l'emphysème que dans le pneumo-thorax, qui est promptement suivi de la mort.

Plus la cessation de la respiration est rapide et prompte, et plus elle est accompagnée de danger.

Le râle crépitant, qui décèle le premier degré de la pneumonie, est le symptôme d'une maladie grave, mais qui n'est pas décidément mortelle. Celui qui se fait entendre dans le catarrhe et dans l'emphysème du poumon n'offre rien de bien dangereux ; celui qui accompagne l'œdème est plus fâcheux.

Le râle muqueux ou gargouillement est bien plus redoutable ; il est souvent le précurseur immédiat de la mort, puisqu'il survient dans la plupart des agonies ; il est très-fâcheux dans l'apoplexie pulmonaire, dans l'hémoptysie bronchique, dans la suppuration qui termine la pneumonie, dans les cavités pulmonaires à moitié remplies de pus ; il l'est moins dans le catarrhe appelé muqueux.

Le râle sec, sonore, ou ronflement, n'a point encore de signification pronostique bien déterminée, puisque sa cause organique n'est pas encore bien connue. S'il annonce des fistules pulmonaires, il ne peut être que d'un mauvais présage.

Le râle sibilant est le moins grave de tous, à moins cependant qu'il ne soit produit par une exhalation bronchique augmentée consécutivement à une affection organique du cœur, ce qu'on observe fréquemment.

Le tintement métallique est toujours d'un mauvais augure.

La percussion du thorax étant un des moyens de diagnostic les plus sûrs, les signes pronostiques qu'elle fournit n'ont pas moins de certitude, et sont très-précieux.

Lorsque la percussion rend un son mat dans les régions où ce son doit être clair, c'est une preuve que l'air ne pénètre plus dans le tissu pulmonaire, ou qu'un corps étranger, tel que de l'eau ou une tumeur, est interposé entre le poumon et les parois thoraciques. Dans tous ces cas la matité du son est un signe fâcheux. Plus le son est profondément mat et plus il occupe d'espace, plus il est dangereux. Le son mat n'est cependant pas toujours un signe mortel, la pneumonie étant une maladie qui se termine souvent par résolution. Plus le son devient rapidement mat, et plus le présage est funeste.

Lorsque le son mat dépend de l'épanchement d'un fluide dans la cavité pleurale, il n'annonce rien de favorable; mais l'épanchement purulent est le plus fâcheux; l'épanchement de sang ne l'est guère moins, et l'épanchement de sérosité varie sous le rapport du pronostic suivant l'affection qui lui donne naissance.

Le son est quelquefois plus clair que dans l'état naturel; dans ce cas si cette augmentation de résonnance est due à un emphysème du poumon, elle est peu grave; elle est mortelle lorsqu'elle dépend d'une vaste et profonde excavation du poumon ou d'un pneumothorax.

Le rire de l'idiotisme n'a rien de dangereux; celui qui survient dans les maladies aiguës du cerveau ou des méninges, qui accompagne le délire idiopathique ou symptomatique, est fâcheux; il l'est infiniment moins dans l'hystérie, l'hypocondrie, la manie.

Lorsque le bâillement est le phénomène précurseur d'une maladie aiguë, il ne peut avoir que peu de valeur, puisque la maladie n'existe pas encore.

Il est peu effrayant lorsqu'il se montre dans l'accès de quelque névrose chronique; mais on doit en tirer un augure funeste dans les affections aiguës du cerveau ou des méninges, primitives ou consécutives.

Si l'éternument n'est que l'effet de l'irritation de la membrane pituitaire produite par une phlegmasie de la peau, ou par un coryza direct, c'est un signe pour ainsi dire insignifiant; il n'en est pas de même lorsqu'il est le résultat de la congestion cérébrale et de l'imminence d'une apoplexie.

Le hoquet mérite à peine notre attention dans les névroses chroniques, telles que l'hystérie, l'hypocondrie, etc. Lorsqu'il est produit par la présence de vers dans l'estomac, ou de substances dépravées, sans être dangereux, il ne doit pas être négligé. Il est très-fâcheux dans la péritonite, dans la hernie étranglée, dans les phlegmasies violentes de l'abdomen; il est souvent le sinistre avant-coureur de l'agonie.

Lorsque la toux est sympathique, ce qui arrive, avons-nous dit, bien plus rarement qu'on ne pense, elle est plus ou moins fâcheuse, suivant la maladie dont elle dépend.

Est-elle idiopathique, elle est l'effet d'altérations si variées qu'il est bien difficile de lui assigner une valeur absolue. Quoi qu'il en soit, la toux qu'on nomme gutturale est funeste lorsqu'elle est le symptôme de la phthisie laryngée ou trachéale; elle est bien moins grave dans l'angine et dans la bronchite, quoique dans ces dernières affections elle soit souvent suivie de la mort. La toux sèche n'a rien d'alarmant dans la première période de la bronchite; elle est plus fâcheuse dans la pleurésie, dans la péricardite, dans l'hépatite, dans l'hydrothorax, etc., et plus encore dans les diverses espèces de phthisies. Il faut craindre la toux rauque dans le croup et dans la phthisie pulmonaire; elle est moins dangereuse dans l'angine trachéale.

Plus la toux est opiniâtre et durable, plus elle est forte et douloureuse, plus elle est défavorable.

L'expectoration douloureuse, difficile, ou même impossible, est une circonstance fâcheuse; car si elle est douloureuse, ce ne peut être qu'à cause de l'intensité de l'inflammation des organes chargés de l'exécuter; si elle est difficile, cette difficulté peut être attribuée à la même cause ou à la faiblesse très-grande du malade; enfin, si elle est impossible, ces causes sont portées à un très-haut degré, ce qui ne peut être que d'un augure funeste. La suppression subite de l'expectoration dans la pneumonie, et même dans la phthisie pulmonaire, annonce la mort des malades.

Il est fâcheux que l'expuition et le crachement soient difficiles et douloureux; mais comme cette difficulté dépend ordinairement de l'inflammation d'organes moins essentiels à la vie que le poumon, la plèvre ou le cœur, ce signe est moins dangereux que ceux que nous venons d'exposer.

Ainsi que le plus grand nombre des phénomènes morbides, les matières expectorées n'ont qu'une valeur pronostique relative.

Des crachats blancs, opaques, homogènes, qui se détachent avec facilité, annoncent une terminaison favorable; des crachats jaunes, serins, safranés, opaques, puriformes, sont d'un mauvais augure.

Des crachats jaunes, mais diaphanes, adhérens aux parois du vase, médiocrement abondans, sont fâcheux en ce qu'ils font connaître qu'il existe une pneumonie, mais en font espérer la résolution.

Dans les ictères fort avancés, les crachats prennent cette couleur, et offrent plus de danger lorsqu'ils dépendent d'une affection organique que d'une inflammation du foie. Par cette raison ils sont plus graves chez les vieillards que chez les jeunes sujets.

Les crachats gris-cendrés, fétides et abondans, sont d'un très-funeste augure; lorsqu'ils sont noirs, ce qui est très-rare, ils sont d'un très-mauvais présage.

Toutefois il faut en excepter ceux à qui des matières répandues dans l'atmosphère peuvent communiquer cette couleur.

Des crachats d'une saveur âcre sont mauvais; des crachats douceâtres sont pires encore. Très-chauds ils décèlent la violence de l'irritation, et par conséquent qu'il existe du danger; froids, la prostration la plus profonde et l'imminence de la mort.

L'odeur fétide et repoussante des crachats ne se montre que dans des maladies qui doivent se terminer d'une manière funeste, excepté dans le scorbut et dans la salivation mercurielle; mais dans ce cas la matière bronchique se mêle avec la salive.

Les crachats écumeux indiquent qu'il existe de la difficulté à expectorer, ce qui est plus mauvais dans les maladies aiguës que dans les maladies chroniques des organes respiratoires.

Les crachats appelés *séreux* n'ont que peu de valeur par eux-mêmes. Symptômes d'une affection du cœur, ils ont la signification pronostique de cette maladie. Lorsqu'on les observe dans la phthisie, dans la pleurésie chronique, etc., on doit en dire la même chose. Lorsqu'ils sont muqueux, transparens, ils sont généralement peu fâcheux, à moins qu'ils ne soient consécutifs aux maladies dont nous venons de parler. Visqueux, gluans, adhérens aux parois du vase, ils sont loin d'être sans danger, puisqu'ils peuvent indiquer une pneumonie.

Il est fâcheux que les matières expectorées soient très-abondantes, quelle que soit leur nature. Leur suppression totale et subite est plus redoutable encore.

Toute la valeur pronostique des crachats sanglans dérive du diagnostic, c'est-à-dire de la cause organique qui les produit. Ainsi se trouvent à chaque instant confirmés nos principes de médecine organique!

Les crachats sanglans qui proviennent des fosses nasales, de l'arrière-bouche, des gencives, sont en général peu alarmans; il faut craindre davantage ceux qui viennent des bronches, et plus encore ceux qui viennent du poumon.

Les crachats sanglans qui viennent des bronches n'ont rien de bien dangereux lorsqu'ils se montrent chez un sujet fort, robuste, sanguin, phléthorique, qui n'a jamais eu d'affections thoraciques, et après une cause excitante qui peut avoir agi directement sur cette partie.

L'hémoptysie bronchique supplémentaire, quoique fâcheuse chez les femmes, où elle est fréquente, n'est cependant pas très-dangereuse.

L'hémoptysie bronchique est un phénomène critique rare et d'un mauvais caractère.

L'hémoptysie bronchique consécutive d'une affection du cœur n'est pas aussi prochainement dangereuse qu'on pourrait le croire ; j'ai souvent vu de ces hémorrhagies soulager les malades et prolonger leurs jours. Elle offre cependant toutes les chances fatales de la maladie dont elle dépend.

Le sang mêlé à des crachats muqueux, opaques, abondans, naissant en général des bronches, annoncent une bronchite violente et qui peut se terminer par la mort. Si ces crachats viennent à la suite d'une pneumonie, ils sont très-dangereux ; dans la phthisie, plus encore.

Mêlés en petite quantité, en forme de stries, avec des matières glaireuses, filantes, transparentes, ils indiquent que le malade expectore avec peine, et que des efforts réitérés de toux ont produit quelque légère déchirure dans les bronches ; ils sont peu graves.

Le sang qui vient du poumon par exhalation peut arriver par les mêmes causes que le sang des bronches. Il offre alors la même signification pronostique, toutefois avec un peu plus de danger, vu l'importance de l'organe et la délicatesse de son tissu, qui peut s'altérer avec la plus grande facilité.

Il peut aussi venir d'une altération préalable du poumon, et alors l'hémoptysie est un accident des plus redoutables. Quoiqu'on ait présumé dans ces derniers temps que la phthisie pulmonaire était susceptible de guérison, cependant l'hémoptysie symptomatique de cette affection est un signe alarmant ; celle qui résulte d'une apoplexie pulmonaire est moins grave, mais elle ne laisse pas d'entraîner la mort dans la majorité des cas.

Le sang qui provient de l'inflammation du poumon est un mauvais signe, puisqu'il décèle l'existence d'une affection grave ; mais la pneumonie étant une des maladies dans lesquelles la puissance de l'art éclate davantage, on ne doit pas se hâter d'en tirer un fâcheux augure.

Les crachats sanglans symptomatiques d'une pneumonie doivent être rouillés, jaunes-rouges, transparens, légèrement écumeux, médiocrement abondans, se détachant avec facilité. S'ils sont trop sanglans, rouges, lie de vin, opaques, s'ils se détachent difficilement, ils annoncent que la résolution sera difficile ou n'aura pas lieu.

La présence du pus dans les crachats est une circonstance très-malheureuse, même lorsque ces crachats sont purement bronchiques. Lorsque, par hasard, ils sont produits par une fonte tuberculeuse, le danger est encore plus imminent. C'est aussi un accident très-grave que le pus d'un foyer formé dans des organes plus ou moins éloignés se fasse jour dans les bronches, quoique ce soit cependant la seule voie possible de guérison.

Les corps étrangers contenus dans les matières expectorées ne sont presque jamais un signe favorable, bien qu'il soit préférable pour les malades que ces corps soient chassés au dehors que retenus au dedans ; mais ils font connaître l'existence d'une maladie grave. Il est heureux pour les enfans affectés de croup que les fausses membranes formées dans la trachée, dans les bronches ou dans le larynx, soient rejetées par l'expectoration ou les efforts du vomissement.

§ 4. *Phénomènes morbides de l'appareil respiratoire considérés comme signes thérapeutiques.* — Peut-on fonder l'administration de quelque agent thérapeutique sur les seuls dérangemens que nous offre l'appareil respiratoire ? Cette manière de procéder était pardonnable lorsque, dépourvus des lumières précieuses de l'anatomie pathologique, les médecins anciens n'avaient d'autre moyen de reconnaître les maladies que de réunir en groupe les phénomènes fonctionnels. Alors, imaginant que ces dérangemens fonctionnels dépendaient constamment des mêmes lésions d'organes ; ils dirigeaient tous leurs moyens vers ce groupe de symptômes, et quelquefois un seul dérangement de fonction était regardé comme une maladie et traité comme tel. C'est ainsi que toute difficulté de respirer reçut le nom d'*asthme*, qui dans son sens étymologique ne signifie pas autre chose, et qu'on dirigea pendant des siècles un arsenal de médicamens ridicules et souvent nuisibles contre cette affection prétendue. Cette méthode de procéder en médecine étant infiniment plus facile que la médecine organique, beaucoup de médecins trouvent plus commodes de la faire encore, et appuyés qu'ils sont sur des noms sacrés et respectables, sur l'autorité d'Hippocrate, de Galien, de Boërhaave, de Sydenham, de Baillou, etc., c'est-à-dire des princes de la médecine; ils traitent avec un superbe dédain, et appellent ignorans et novateurs ceux qui cherchent à s'éclairer par les recherches nécroscopiques, et ne s'en laissent pas imposer, tout en les révérant, par l'autorité des anciens maîtres de l'art. En effet, depuis que les ouvertures de corps ont appris que la même altération fonctionnelle dépendait d'une multitude d'altérations organiques, et que ces altérations organiques étaient évidemment l'effet de maladies différentes, il n'est plus permis de diriger son traitement sur cette simple altération fonctionnelle, il faut absolument reconnaître quelle est la modification d'organe qui la produit.

La première altération fonctionnelle qui frappe ici mon attention, c'est la fréquence de la respiration. Y a-t-il un traitement pour la fréquence de la respiration? Ceux qui ne s'embarrassent pas de la maladie qui la produit répondront par l'affirmative, et vous feront un grand étalage de leurs richesses thérapeutiques. Nous qui savons que la fréquence de la respiration reconnaît pour cause organique la pneumonie, la pleurésie, l'hydrothorax, l'hypertrophie, l'anévrisme du cœur, celui de l'aorte, l'emphysème du poumon, la dilatation des bronches, les tubercules pulmonaires, toutes les productions accidentelles du poumon, la péritonite, l'ascite, l'hydropisie enkystée de l'ovaire, etc. etc., nous répondons par la négative; nous affirmons qu'il faut déterminer à laquelle de ces maladies appartient la fréquence de la respiration, et qu'il ne peut y avoir de traitement pour ce phénomène morbide; et de ce que nous diminuons en apparence les richesses de l'art, nous ne croyons pas faire une médecine moins rationnelle ni moins utile que nos polypharmaques détracteurs. Ce sont là les vrais principes de la médecine des organes, et nous ne saurions trop les retracer, puisque, malgré leur évidence, on ne cesse de dire qu'on peut bien reconnaître les maladies, mais qu'on peut ne pas savoir les traiter; ce qui est bien plus absurde que de dire qu'on peut connaître beaucoup de drogues et de formules, et n'être qu'un pitoyable médecin. Sans diagnostic, il n'y a pas de médecine possible; avec le diagnostic, il n'y a pas d'erreur possible.

Ce que nous disons ici de la fréquence de la respiration, il faut le dire aussi de sa rareté; il faut savoir si cette rareté dépend d'un vice organique du cœur ou du poumon, ou de l'affaiblissement extrême du malade : dans le premier cas, il n'aura pas d'autre valeur que celle de la maladie à laquelle il appartient ; dans le second, il concourra à faire sentir la nécessité des toniques et des révulsifs, etc. Il en sera de même encore pour la vitesse et la lenteur de la fonction dont nous parlons; et aussi de même de la plupart des désordres qu'elle présente : l'orthopnée, la petitesse de la respiration, la dyspnée et tous ses degrés, l'asthme dit *nerveux, convulsif, périodique,* la respiration inégale, entrecoupée, intermittente, sifflante, suspirieuse, luctueuse, plaintive, stertoreuse, ne peuvent fournir aucunes données thérapeutiques par eux-mêmes, il faut savoir quelle maladie les occasione; tout traitement qui n'est pas dirigé par cette connaissance est insensé, et peut être meurtrier; mais ces désordres fonctionnels sont très-précieux pour nous faire reconnaître la maladie qui existe, et sous ce rapport leur étude est de la plus haute importance, et cela pour le traitement; ce n'est que dans ce sens qu'on peut les regarder comme des indications.

Les qualités de l'air expiré qui nous ont donné quelques lumières pour le pronostic ne sont guère abondantes en indications thérapeutiques; on peut dire pourtant que la grande chaleur de l'air expiré accompagnant ordinairement une violente inflammation du poumon, ou même quelquefois une phlegmasie éloignée très-intense, elle peut, avec d'autres signes, faire reconrir au traitement antiphlogistique.

L'air froid, au contraire, annonçant la chute totale des forces, fera non-seulement rejeter tous moyens de ce genre, mais fera recourir à des moyens inverses.

La fétidité de l'air expiré pouvant dépendre de plusieurs causes organiques, c'est à ces causes qu'il faut remonter pour faire une médecine rationnelle. C'est ainsi qu'il faut savoir si la fétidité de l'haleine dépend d'un abcès de la bouche, de l'usage du mercure, du scorbut, de la gangrène du pharynx ou du poumon, d'une caverne ulcéreuse, etc. Il est évident que, dans tous ces cas, les mêmes moyens ne sauraient convenir.

Dans l'abcès de la bouche, on fera disparaître ce symptôme par un traitement convenable; dans l'abus des mercuriaux, en supprimant ces remèdes; dans le scorbut, à l'aide de quelques gargarismes et du traitement dit antiscorbutique, etc.

Les signes fournis par le cylindre acoustique, quoique souvent précieux pour le diagnostic, sont peut-être plus pauvres encore que les précédens sous le rapport du traitement des maladies.

La respiration puérile, la respiration bruyante, et l'absence de respiration, ne deviennent des signes thérapeutiques que lorsqu'on a pu déterminer le genre d'affection qui les produit. Dans l'apnée locale, par exemple, le traitement sera-t-il le même si c'est une pneumonie, ou quelque production accidentelle qui empêche la respiration? et, dans le premier, sera-t-il le même si la pneumonie est au premier, au deuxième, ou au troisième degré?

Il faut donc recourir à d'autres signes, et l'examen des différentes espèces du râle pourra fournir des données précieuses, mais cependant point absolues. Le râle humide ou crépitation, joint à l'absence de la respiration et à quelques autres phénomènes, en décelant l'existence de la pneumonie au premier degré, indiquera l'urgence du traitement antiphlogistique.

Le râle muqueux ou gargouillement pourra indiquer les mêmes moyens s'il est le signe d'une apoplexie pulmonaire; s'il accompagne l'agonie, il ne reste plus au médecin que de déplorer l'impuissance de l'art.

Le râle sec ou sonore ne donne aucune indication de traitement, non plus que le râle sibilant et le tintement métallique.

La percussion du thorax, si fertile en signes diagnostiques, n'est utile que secondairement pour la thérapeutique. Qu'importe, en effet, que le son soit mat ou clair, si l'on ignore quelle est la maladie qui existe. Pour qu'un signe de ce genre indiquât directement la manière dont on doit traiter le malade, il faudrait qu'il caractérisât parfaitement une maladie et n'appartînt qu'à elle; mais de ces signes il en est peu.

La succussion de la poitrine, qu'on a fait revivre dans ces derniers temps, ne donne aucun signe thérapeutique.

Parmi les phénomènes accessoires, nous en trouverons peu qui exercent une grande influence sur le choix des moyens à employer; le rire, l'éternument, le bâillement, le hoquet, offrent

en effet peu d'importance sous ce rapport. Il n'en serait pas
de même de la toux, si elle n'accompagnait pas la plupart des
maladies du thorax; mais comme elle est produite par une multitude de causes, on voit bien qu'il faut encore ici chercher la
maladie ou l'agent physique qui occasione la toux; et nous savons qu'elle peut dépendre du catarrhe, de la pneumonie, de
la pleurésie, des tubercules, du cancer, de la mélanose, des tissus
accidentels de tous genres, de l'emphysème, de l'œdème, de
l'hydrothorax, de l'anévrisme du cœur et de l'aorte, de l'hypertrophie des ventricules, de l'hydropéricarde, et de bien d'autres
affections encore, sans compter l'air froid, les gaz irritans, la
poussière, la fumée, etc. Comment donc ne pas voir sans dégoût
ces remèdes prétendus *béchiques*, qui, contre leur dénomination stupide, sont dirigés avec la plus imbécile confiance contre
les toux opiniâtres!

Les matières expectorées peuvent concourir avec d'autres
phénomènes à indiquer le mode de traitement à suivre, mais ne
sauraient suffire seuls pour cela. Ainsi leur couleur, leur consistance, leur saveur, leur abondance, leur odeur, leur température, ne peuvent être utiles qu'autant qu'elles font reconnaître
l'espèce de maladie qui existe, et ceci doit même s'entendre de
leur nature. Ainsi, ce n'est pas assez que des crachats soient
sanglans pour déterminer quelle espèce de traitement est convenable; il faut encore savoir si l'hémoptysie est idiopathique,
primitive, symptomatique, critique, acritique, supplémentaire,
hypersthénique, hyposthénique ou moyenne; alors, seulement
alors, il vous sera permis de faire une médecine rationnelle.
Mais gardez-vous des formulaires, du codex, etc., qui vous
indiquent des boissons, des potions, des pilules, des emplâtres
contre l'hémoptysie : la raison n'admet pas de semblables niai-
series.

Les crachats purulens ne sauraient indiquer de traitement
particulier : on en doit dire autant des kystes, des vers, des
calculs; mais les membranes tubulées qui se forment dans le
croup exigent souvent qu'on emploie des moyens pour les faire
rejeter. Ce sont des vomitifs, la titillation de la luette, quelquefois des moyens mécaniques pour aller les retirer, telle est la
brosse de M. Bretonneau; enfin, elles exigent dans certains cas
graves l'opération de la bronchotomie, etc.

Tels sont les phénomènes morbides fournis par la respira-

. tion, à l'aide desquels on peut parvenir au diagnostic des maladies qui frappent les organes destinés à exécuter cette fonction, ou de quelques organes éloignés qui agissent sur eux ; les phénomènes à l'aide desquels on peut porter un pronostic certain, et sur lesquels on peut asseoir une thérapeutique rationnelle également éloignée de l'empirisme aveugle, et de l'esprit de système plus aveugle encore.   (ROSTAN.)

RESTIFORME, adj., *restiformis*. Les anatomistes désignent sous ce nom, d'après Ridley, la partie supérieure des cordons postérieurs de la moelle épinière, qui constituent les parois latérales du quatrième ventricule. La description des *corps restiformes* a été donnée ailleurs. *Voyez* MOELLE *alongée*.

(C. P. OLLIVIER.)

RÉTENTION, s. f., *retentio*. On donne ce nom à toute accumulation de matières ou gazeuses, ou liquides, ou plus ou moins approchant de l'état solide dans une des parties qu'elles sont destinées à parcourir pour être portées à l'extérieur, ou versées sur une membrane muqueuse.

En adoptant cette définition, on ne peut confondre avec les rétentions proprement dites, comme l'ont fait à tort quelques nosologistes, certains amas de liquides éventuellement formés dans une cavité naturelle ou accidentelle, non plus que la stase, dans leurs vaisseaux respectifs, de certains liquides habituellement en circulation. Le séjour du sang dans une veine affectée de varice, dans une artère anévrismatique, celui de la lymphe accumulée dans ses vaisseaux, ne sont pas plus de véritables rétentions que les collections dont nous venons de parler, et qui sont plus justement décrites sous les noms d'*épanchemens*, d'*abcès* ou de *dépôts*. Le sang en nature peut cependant donner lieu à une véritable rétention, mais seulement lorsque, sorti de ses vaisseaux, il est exhalé à la surface d'une membrane muqueuse : ainsi il peut y avoir rétention du sang menstruel par suite de l'obstruction du col utérin et du vagin, etc..... Mais qui n'aperçoit ici l'analogie la plus parfaite entre ce liquide, qui n'est versé à la surface interne de l'utérus que pour être porté au dehors, et les autres matières qui donnent lieu aux rétentions proprement dites ?

Les rétentions ainsi restreintes sont encore en nombre assez considérable. Toutes ou presque toutes ne sont que des affections secondaires ou symptomatiques d'autres affections : mais toutes aussi, ou presque toutes, sont remarquables comme symptôme principal de la maladie que chacune d'elles accompagne, et comme source d'indications curatives plus ou moins importantes. Les plus fréquentes et les mieux connues sont la rétention des larmes dans le sac lacrymal et le canal nasal; celle d'un mucus puriforme ou non dans le sinus maxillaire, dans la cavité tympanique; celle du cérumen dans le conduit auditif, de la salive dans les conduits parotidiens ou dans ceux de Warthon; la distension, l'ampliation des vaisseaux excréteurs de la glande mammaire par le produit de la sécrétion de cette glande, dont l'inflammation arrive si souvent à la suite de cette cause; la rétention des gaz intestinaux, des matières chymeuses ou excrémentitielles survenant dans une foule de circonstances, telles que les hernies, les étranglemens internes, etc.; celle de la bile dans les voies biliaires; la rétention d'urine; celle du sang des règles; celle du mucus utérin, qui constitue l'hydromètre; enfin, la rétention du sperme, dont jusqu'ici, à la vérité, les causes et le mode de développement ont été aussi peu étudiés que les phénomènes qui peuvent en résulter.

Il serait curieux d'envisager toutes ces rétentions d'une manière générale, de les comparer les unes aux autres sous le rapport des circonstances qui peuvent les faire naître, des phénomènes dont elles peuvent être ou accompagnées ou suivies, et enfin sous le rapport des moyens thérapeutiques qu'il convient de leur opposer. Mais comme aucune d'elles ne constitue une affection idiopathique, comme elles ne sont toutes qu'un symptôme plus ou moins important à la vérité d'un état pathologique qu'elles reconnaissent pour cause, l'usage contraire a prévalu, et leur histoire se lie à la description de l'affection qu'elles accompagnent ou qui les produit. Quelques-unes d'entre elles cependant, plus graves et plus remarquables comme rétentions que la plupart des autres, ont été considérées abstraction faite des causes qui les font naître, et cela avec d'autant plus de raison que ces causes sont souvent fort obscures, très-multipliées pour quelques espèces de rétentions, et sans aucune autre importance que celle de l'effet dont elles sont suivies. Sous tous ces rapports, il n'en est pas de plus remarquable que la rétention d'urine, qui a même conservé le nom du genre, tandis que des dénominations spéciales ont été données à la plupart des autres espèces, plus généralement connues sous les noms de grenouillette, de tumeur lacrymale, d'hydropisie du sinus maxillaire, etc. Mais il est temps de mettre fin à ces considérations générales, et d'arriver à la rétention d'urine, qui est le sujet principal de cet article.

RÉTENTION D'URINE. — Il s'agira presque exclusivement ici de celle qui a lieu dans la vessie. Ce n'est pas que l'urine ne puisse s'accumuler, et ne s'accumule en effet quelquefois, dans les autres parties des voies urinaires, dans les reins, les uretères et l'urètre : mais l'accumulation de ce liquide dans les parties des voies urinaires situées au-dessus de la vessie, quand elle coïncide avec la distension de cet organe, ne doit être envisagée que comme un phénomène tout-à-fait secondaire, et qui ne peut modifier en rien les indications thérapeutiques. D'un autre côté, la rétention d'urine qui a lieu seulement dans les uretères et le bassinet, par suite d'obstacles au cours de ce liquide, et à son arrivée dans la vessie, tels que la présence dans les uretères de petits calculs descendus des reins, d'hydatides, de caillots, ou bien la compression de ces canaux membraneux par des tumeurs développées dans les parties voisines, etc., ne peut être d'un grand intérêt pour le praticien : pouvant à peine être soupçonnés pendant la vie, la cause et l'effet ne sont ordinairement constatés qu'après la mort, quand il ne reste plus qu'à faire l'examen des désordres anatomiques, sur l'histoire desquels nous aurons du reste occasion de revenir. Cette rétention urétérale offrirait un plus grand intérêt, si elle existait, comme cela a été vu quelquefois, des deux côtés. On pourrait croire alors à une suppression des urines, tandis que le malade serait réellement en proie à tous les accidens d'une rétention complète ; ce qui ne peut avoir lieu quand l'obstacle au passage de l'urine n'existe que dans l'un des uretères : en effet, le rein du côté sain redouble alors d'activité pour suppléer à l'autre; il élabore et fournit à la vessie une quantité d'urine égale ou presque égale à celle qui est filtrée dans l'état sain par les deux à la fois.

Il est également inutile d'étudier spécialement les rétentions qu'on dit appartenir à l'urètre. N'est-il pas évident, en effet, qu'alors même que la cause de la rétention existe dans ce canal ou agit sur lui, même à sa partie antérieure, n'est-il pas évident, dis-je, que c'est du séjour de l'urine dans la vessie que dépendent la plupart des phénomènes qu'on observe alors, et les accidens auxquels le malade est en proie. L'urètre n'est distendu par l'urine que par intervalles, et seulement lorsque les contractions énergiques de la vessie, aidées de celles des muscles congénères, poussent avec force l'urine contre l'obstacle qu'elle ne peut franchir.

Il faut en convenir toutefois, certaines rétentions d'urine ont lieu autre part que dans la vessie, tout-à-fait à l'extrémité des voies urinaires, on pourrait presque dire hors des voies urinaires. N'a-t-on pas vu souvent une oblitération presque complète de l'ouverture du prépuce, donner lieu à l'accumulation de l'urine entre le gland et ce repli membraneux ? Celui-ci se transforme alors en une véritable poche accidentelle, de dimensions variables, et pouvant contenir, outre une plus ou moins grande quantité d'urine, presque toujours altérée par l'effet de son séjour, de véritables calculs dus à la précipitation des matériaux salins de cette liqueur. Au nombre des faits de ce genre, il n'en est assurément pas de plus intéressans que ceux dont Chopart et J. L. Petit nous ont laissé l'histoire. Mais arrivons à la rétention d'urine dans la vessie.

Cette affection est infiniment plus fréquente chez l'homme que chez la femme, et l'on aperçoit au premier coup d'œil dans la disposition anatomique des organes qui concourent, à l'expulsion de l'urine, chez l'un et l'autre sexe, les causes de cette remarquable différence; l'absence de la prostate chez la femme, le peu d'étendue de l'urètre, sa dilatabilité, la rareté des affections de ce canal, affections si communes, au contraire, chez l'homme, et si souvent causes chez ce dernier des rétentions d'urine, la différence même du genre de vie, etc., tout concourt à nous donner une explication facile d'un fait qui, au premier abord, aurait pu paraître surprenant. Ce n'est qu'à d'assez longs intervalles qu'on rencontre quelques cas de rétention d'urine chez la femme; et la maladie ne reconnaît guère d'autres causes que la paralysie de la vessie, la compression exercée sur l'urètre par une tumeur développée dans son voisinage, ou encore le déplacement des organes voisins, et en particulier de l'utérus. Chez l'homme, au contraire, cette maladie se fait remarquer par sa fréquence, et ses causes semblent, en quelque sorte, se multiplier à mesure qu'il avance en âge. Elle est extrèmement rare dans la jeunesse, période de la vie remarquable par la force contractile de la vessie, et pendant laquelle les affections de la prostate et de l'urètre ne se rencontrent presque jamais. A cet âge, la rétention d'urine est presque toujours due à l'obstruction du col vésical ou du canal de l'urètre par un calcul ou par un autre corps étranger venu du dehors, et à la compression exercée sur cette dernière partie par un corps étranger qui étrangle la verge. Celle qui arrive par suite de l'étroitesse excessive de l'ouverture du prépuce n'a guère été observée que sur de très-jeunes sujets, sur des enfans nouveau-nés.

Degrés divers. — Dès long-temps les chirurgiens ont distingué différens degrés de rétention d'urine. Celle de ces distinctions qui fut le plus long-temps seule admise dans les écoles en établissait trois principaux. La simple difficulté d'uriner, avec ou sans douleur pendant l'émission de l'urine, celle-ci ne se faisant que par un jet affaibli, contourné en spirale, ou même bifurqué, constitue le premier degré, auquel on avait donné le nom de *dysurie.* Dans le second, nommé *strangurie,* la maladie est portée plus loin ; les urines ne sont évacuées qu'avec peine, et ne sortent que goutte à goutte, malgré les plus grands efforts du malade. Enfin, l'impossibilité absolue de l'expulsion de l'urine forme le caractère principal du plus grave et du dernier de ces trois degrés généralement admis autrefois, troisième degré auquel on avait donné le nom d'*ischurie.* Cette distinction, que quelques chirurgiens conservent encore, a vieilli, et la plupart des pathologistes modernes l'ont remplacée par la division plus convenable et plus simple de la rétention d'urine en complète et incomplète. Il est, en effet, une infinité de circonstances dans lesquelles on remarque une véritable dysurie, sans qu'il y ait pour cela rétention, ni même tendance à la rétention d'urine dans la vessie. N'y a-t-il pas dysurie dans la blennorrhagie, dans la plupart des affections catarrhales de la vessie, et lorsque celle-ci renferme un corps étranger ? L'émission de l'urine est également difficile ou douloureuse dans un affection du col de la vessie à peine indiquée jusqu'à ce jour, pourtant assez commune, qui simule la présence d'une pierre dans la vessie, et que je crois être une névralgie de la vessie, ou seulement du col de cet organe, et aussi dans certaines maladies de l'urètre sans obstacle mécanique et physique à la sortie de l'urine. Dans tous ces cas, il y a dysurie sans qu'il y ait pour cela la moindre accumulation d'urine dans la vessie. Bien plus même, dans la plupart de ces circonstances, ce viscère, au lieu d'être distendu par le liquide auquel il sert de réservoir, est contracté sur lui-même, racorni, et présente un épaississement plus ou moins considérable de ses parois, véritablement hypertrophiées. D'un autre côté, si l'on voulait, à l'exemple de la plupart des chirurgiens, attachant à ces expressions un sens qui ne leur appartient point réellement, se servir des mots *strangurie, ischurie*, pour exprimer les tourmens, les angoisses d'un malade actuellement en proie aux accidens d'une rétention d'urine, les besoins pressans et douloureux d'uriner, les épreintes, les ténesmes vésicaux qui ont lieu dans le plus grand nombre des cas de rétention, l'on ne pourrait plus employer ces dénominations, détournées alors de leur véritable signification, comme synonymes de rétention complète ou incomplète. Ne sait-on pas en effet que, dans certaines circonstances, les phénomènes dont nous venons de parler sont portés au plus haut degré, bien qu'il n'y ait que peu d'urine dans la vessie; tandis, au contraire, qu'ils ne se montrent point dans quelques cas où la rétention est portée aussi loin que possible, par exemple, dans la rétention causée par la paralysie de la vessie. Quant à nous, rejetant la distinction des trois degrés de la rétention d'urine, de la dysurie, de la strangurie et de l'ischurie, nous ne reconnaîtrons que deux sortes, ou si l'on veut, deux espèces de rétention d'urine, l'une incomplète et l'autre complète, en faisant remarquer toutefois, eu égard aux accidens qui peuvent se développer, que chacune de ces deux espèces peut se présenter à l'observation : 1° sans ténesmes; 2° avec des ténesmes modérés ; 3° enfin avec des ténesmes excessifs et des accidens qui nécessitent les secours les plus prompts.

Causes.—Parmi les causes si nombreuses et si variées de la rétention d'urine dans la vessie, les unes consistent en une suspension plus ou moins absolue de la force contractile de cet organe; d'autres agissent en apportant à la libre sortie du liquide, vers un point quelconque du trajet qu'il doit parcourir, un obstacle qui, dans certains cas, ne peut être surmonté par les plus fortes contractions de la vessie, aidées de celles du diaphragme et des muscles abdominaux.

Au premier de ces deux ordres de causes, beaucoup moins fécond que le second, se rapportent les différens genres d'inertie de la vessie. Il faut placer ici en première ligne les paralysies de cet organe, qu'elles aient leur source dans la vessie elle-même, dans les centres nerveux d'où elle tire sa faculté contractile, ou dans les nerfs nombreux qui la lui transmettent. Viennent ensuite les déplacemens ou les hernies de la poche urinaire, et certaines altérations organiques de ce viscère dont les parois, par suite de la transformation qu'elles ont subie, de la dégénération qu'elles ont éprouvée, sont devenues impropres à la contraction nécessaire pour l'expulsion de l'urine. Les différentes inflammations de la vessie et des organes adjacens sont-elles susceptibles d'amener l'inertie de la vessie? Cette question long-temps débattue n'est pas encore suffisamment éclaircie. Suivant quelques uns, la vessie, soumise à la loi commune qui régit les muscles de la vie animale, peu propres à se contracter quand ils sont enflammés, serait comme eux, par l'effet de son inflammation, rendue inhabile à expulser le liquide qu'elle contient, et par lequel elle se laisserait alors distendre. Mais ne nous laissons pas entraîner trop loin par cette séduisante analogie; nous pourrions être facilement induits en erreur. Ne voyons-nous pas, en effet, tous les jours l'inflammation des principaux organes creux de l'économie, de l'estomac, des intestins, etc., rendre leurs contractions plus fortes et plus énergiques? pourquoi en serait-il autrement à l'égard de la vessie? n'observe-t-on pas d'ailleurs dans son inflammation catarrhale une augmentation d'énergie de sa puissance contractile, marquée pendant la vie par une suite de phénomènes qu'il est inutile de rappeler, laissant pour traces après la mort une véritable hypertrophie de la tunique muqueuse? En général, d'ailleurs, dans les inflammations de la vessie et des organes adjacens, il y a plutôt strangurie, ténesmes vésicaux, sans rétention véritable, que rétention proprement dite, à moins cependant que le col ne participe à l'inflammation ou qu'il ne soit obstrué, bouché par quelque fausse membrane, produit accidentel et d'ailleurs assez rare de l'inflammation des parois vésicales, comme Fabrice de Hilden et Morgagni en rapportent des exemples, et comme j'ai eu moi-même occasion de l'observer plusieurs fois.

Les causes nombreuses du second ordre peuvent exister et agir soit au niveau du col de la vessie, soit sur un point quelconque de la longueur si considérable de l'urètre, ou bien au delà même de l'urètre, à l'ouverture du prépuce, ainsi que nous l'avons déjà dit : mais quel que soit leur siége, elles ne peuvent déterminer la rétention d'urine que de l'une ou de l'autre des trois manières que voici, et dont la distinction peut nous servir à distribuer ces causes en trois classes principales.

1° Quelques-unes de ces causes, que l'on pourrait appeler *extérieures*, agissent en comprimant le col de la vessie ou l'urètre, en rapprochant l'une de l'autre les parois opposées de ce canal, qui devient dès lors imperméable à l'urine. Chez l'homme, cette compression peut être le résultat de la distension énorme du rectum, due à la présence de matières fécales endurcies, de pierres stercorales, de corps étrangers venus du dehors, ou au tamponnement de cet intestin ; elle peut aussi être la suite de la présence dans les bourses ou dans l'épaisseur du périnée de tumeurs nées des parties osseuses du voisinage, ou formée par des parties molles, telles qu'un sarcocèle, une hydrocèle, une hernie, parvenus à un très-grand volume, des abcès, des dépôts, des épanchemens, des pierres urinaires, etc. etc. Enfin, comme chacun le sait, cette compression est quelquefois causée par des corps étrangers de forme ordinairement annulaire, appliqués à l'extérieur de la verge, dont toutes les parties constituantes, et l'urètre en particulier, éprouvent souvent alors un véritable étranglement ; les fastes de l'art sont remplis de faits de cette nature, qu'on retrouve consignés en grand nombre dans les Mémoires de l'Académie de Chirurgie. Presque toutes les rétentions d'urine qu'on observe chez les femmes sont dues à des causes qui agissent pour les reproduire de la même manière que celles dont nous venons de faire une énumération rapide ; les divers déplacemens de l'utérus dans l'état de plénitude ou de vacuité, la distension de cet organe par un corps étranger d'une nature quelconque, son augmentation de volume dans les affections organiques dont il est si souvent le siége ; la distension du vagin par certains corps volumineux, par des pessaires, par le sang menstruel chez les filles imperforées ; toutes ces causes agissent à l'extérieur de l'urètre, toutes produisent la rétention en exerçant sur ce canal une compression plus ou moins forte.

2° D'autres causes de la rétention d'urine dans la vessie agissent en produisant l'obstruction du canal. A cette classe appartiennent les différens corps étrangers venus du dehors ou développés dans les voies urinaires, qu'ils soient placés dans l'urètre, ou bien engagés dans le col de la vessie, ou bien enfin, que, séjournant habituellement dans la cavité de cet organe, ils aient assez de mobilité pour pouvoir être portés vers l'orifice interne de l'urètre et le boucher plus ou moins complétement. A peine est-il besoin de nommer ces corps étrangers, dont les plus communs sont des calculs, des fongus de la vessie, des hydatides, des caillots, des mucosités épaissies ou des fausses membranes, des morceaux de bougies, de sondes, etc.

Qu'il me soit permis de faire, dès actuellement, à l'occasion de toutes les causes de compression ou d'obstruction de l'urètre, une remarque qui me paraît fort importante ; c'est qu'il en est dont le siége peut varier, qui sont susceptibles de changer de position, comme la plupart des corps étrangers extérieurs et intérieurs ; tandis que les autres, fixes et continues en quelque sorte aux organes, comme les fongus de la vessie, le gonflement de la luette vésicale, les tumeurs du rectum, du périnée, des bourses, etc., sont véritablement inamovibles.

3° Enfin, il est certaines causes de la rétention d'urine qui font en quelque sorte partie intégrante des organes que l'urine traverse, et qui agissent en produisant un rétrécissement, une coarctation, quelquefois même une entière oblitération de ces canaux : les différens gonflemens de la prostate, les rétrécissemens de l'urètre, les tumeurs de diverse nature développées dans l'épaisseur des parois de ce conduit, les affections cancéreuses de la verge, etc., entrent dans cette catégorie.

L'une ou l'autre de toutes ces causes suffit le plus ordinairement à la production de la maladie ; mais souvent aussi plusieurs d'elles se réunissent pour amener un effet que chacune en particulier n'eût point produit. Rien de plus fréquent que cette combinaison. A quel chirurgien, par exemple, n'est-il pas arrivé de rencontrer de nombreux cas de rétention dus en même temps à une légère faiblesse de la vessie et à un léger obstacle au cours de l'urine, tels qu'un gonflement modéré de la prostate, la présence de quelques vaisseaux variqueux au niveau du col, ou l'existence d'un léger rétrécissement de l'urètre ? Une faible coarctation de ce canal, tout-à-fait insuffisante par elle même pour produire la rétention, ne l'amènera-t-elle pas infailliblement si un corps étranger peu volumineux, dont l'expulsion eût été facile dans l'état sain, vient à être chassé de la vessie et s'arrête derrière l'endroit rétréci ? J'ai vu même un cas assez grave de rétention d'urine et des accidens assez pressans survenir par suite du séjour d'un sperme très-épais derrière une légère coarctation de l'urètre immédiatement après le coït.

Phénomènes de la rétention par rapport à la vessie et à ses annexes.—Les urines retenues dans la vessie en distendent peu à peu les parois, qui s'amincissent quand leur distension est brusque, mais dont l'épaisseur ne change pas, ou même augmente, quand l'accumulation du liquide ne s'opère que lentement. La forme de la vessie n'est pas altérée par son augmentation de volume, les différens points de ses parois s'étant à peu près également éloignés du centre de l'organe. Le bas-fond déprime le rectum ou le vagin, et le doigt introduit dans ces organes y rencontre une saillie considérable. La partie postérieure refoule en haut et en arrière le paquet intestinal, tandis que le sommet et la partie antérieure, en s'élevant, se placent entre le péritoine, suspendu au-dessus d'eux par la présence de l'ouraque et des artères ombilicales, et la face postérieure des muscles abdominaux, qu'ils touchent à nu. Ainsi distendue, la vessie occupe la région hypogastrique, s'étend jusqu'à l'anneau ombilical, dont elle dépasse même quelquefois le niveau. On l'a vue se porter assez haut pour refouler le diaphragme, et diminuer l'étendue du diamètre vertical de la poitrine. Quand la distension de la vessie est parvenue à ce degré si considérable que nous supposons actuellement, l'accumulation de l'urine se fait également dans les uretères et de proche en proche dans le bassinet, les calices et la substance du rein, dont les fonctions sont en partie suspendues par suite de la compression qu'elle éprouve. Il faut signaler ici l'erreur échappée à un homme de génie, pour l'explication de ce phénomène. J.-L. Petit attribuait cette dilatation des uretères au reflux, dans l'intérieur de ces canaux, de l'urine contenue dans la vessie; il alla même jusqu'à prétendre qu'en observant avec attention les phénomènes de toute rétention d'urine, on pouvait reconnaître, au soulagement des malades, l'instant où ce reflux avait lieu. N'est-il pas plus naturel de considérer cette dilatation des uretères comme une suite nécessaire de la difficulté que doit trouver l'urine à pénétrer dans la vessie déjà remplie et distendue outre mesure ? Quoi qu'il en soit, les uretères prennent souvent alors un volume double ou triple de celui qui leur est naturel : on leur voit acquérir la grosseur du doigt, même celle d'un intestin grêle; et ce qu'il y a surtout alors de remarquable, c'est qu'ils offrent des courbures très-prononcées, des espèces de circonvolutions. La quantité d'urine accumulée est ordinairement d'une, deux, ou trois pintes. Dans certains cas, elle est beaucoup plus considérable; on a vu la vessie contenir six, huit, dix ou douze pintes de liquide : mais cette quantité peut-elle être portée jusqu'à quarante, soixante ou quatre-vingts pintes, comme on prétend l'avoir observé? Par l'effet de son séjour prolongé dans la vessie, l'urine s'altère, ses parties les plus aqueuses sont absorbées, et cette liqueur, par le rapprochement de ses matériaux salins, devient de plus en plus irritante pour la poche qui la renferme : elle est alors d'une couleur rouge foncée; souvent aussi elle devient trouble, floconneuse, purulente, en se mêlant au produit de la sécrétion muqueuse altéré par l'effet de l'inflammation qui ne tarde point ordinairement à s'emparer des membranes distendues.

Marche et symptômes. — Comment une maladie que tant de causes, ou simples ou combinées, peuvent produire, qui naît et se développe sur des sujets si différens par leur âge, leur constitution, l'énergie vitale dont ils sont doués, pourrait-elle, dans tous les cas, offrir une seule et même physionomie? Telles sont les variétés qu'on observe chaque jour sous le rapport de l'invasion, de la marche, du caractère et de l'intensité des accidens dans les différentes espèces de rétentions d'urine, que pour faire une histoire bien complète de cette maladie, il serait nécessaire de passer toutes ces espèces en revue, et de les étudier chacune en particulier, en les considérant comme autant de maladies différentes. C'est peut-être ce qu'il conviendrait de faire dans un traité spécial de chirurgie, et plus encore dans un ouvrage *ex-professo* sur les maladies des voies urinaires : mais ici nous devons nous borner à décrire d'une manière générale la marche et les symptômes de la rétention d'urine, nous contentant de faire remarquer en passant les principales modifications qu'apportent dans les phénomènes de la maladie les causes les plus ordinaires et les plus importantes. L'invasion peut être soudaine; la maladie peut succéder à l'état de santé le plus florissant, qu'elle interrompt tout-à-coup : c'est ce qui arrive dans certains cas de paralysie de la vessie chez de jeunes sujets, et lorsque les voies de transmission de l'urine au dehors se trouvent tout-à-coup obstruées par un corps étranger. Dans d'autres circonstances, la rétention d'urine débute d'une manière lente et insensible ; obscure, inaperçue dans son principe, elle augmente peu à peu, et ne devient manifeste qu'à une époque plus ou moins éloignée de celle où elle a commencé : telle est la manière dont se développent certaines rétentions par paralysie de la vessie chez les vieillards, dans lesquelles la perte absolue de la sensibilité, de la contractibilité de cet organe, et sa distension par l'urine ne se sont développées que lentement : telles sont encore ces rétentions dues à la présence d'un obstacle qui chaque jour devient de plus en plus considérable, et empêche la vessie de se vider complétement, sans qu'on puisse dire pour cela qu'il y ait réellement rétention proprement dite, comme cela arrive dans le cas de rétrécissement de l'urètre, de gonflement de la prostate, ou de certaines tumeurs placées au voisinage des voies urinaires.

Outre que la rétention d'urine peut être complète ou incomplète, ce qui modifie singulièrement les symptômes dont nous avons maintenant à faire l'histoire, cette maladie se montre, eu égard à sa marche, aux phénomènes dont elle peut être ou accompagnée ou suivie, sous trois ou quatre formes principales, qu'il peut être utile d'envisager chacune en particulier. Supposons d'abord, pour en présenter le tableau, le cas le plus grave et le plus dangereux, celui d'une rétention tout-à-fait complète, développée brusquement sur un sujet dans la force de l'âge, par l'intervention d'une cause susceptible à la fois d'intercepter totalement le cours de l'urine et de produire une vive irritation des voies urinaires, comme serait par exemple un calcul étroitement engagé dans le col de la vessie ou dans l'urètre. La vessie se développe rapidement et ne tarde pas à proéminer dans la région hypogastrique, où elle forme une tumeur ovoïde, rénittente et douloureuse, ainsi que dans le rectum ou le vagin, dont elle déprime la paroi antérieure. La pression exercée sur cette tumeur augmente la douleur et les envies d'uriner, et permet quelquefois d'y reconnaître la fluctuation, que rend plus évidente la compression alternative de la tumeur hypogastrique, et de celle qu'on sent dans le rectum ou dans le vagin. Le malade, en proie aux ténesmes vésicaux les plus intenses, accuse un sentiment de pesanteur des plus incommodes au périnée : il éprouve à chaque instant un extrême besoin de rendre ses urines ; mais c'est en vain que pour y satisfaire il se

livre aux efforts les plus grands; l'émission rare de quelques
gouttes d'urine soulage à peine ses angoisses, qui se renouvellent
un instant après. De vives douleurs se font sentir au lieu qu'occupe la vessie, dans toute l'étendue de l'urètre, et plus tard vers
la région des reins de l'un ou de l'autre côté : elles augmentent
au moindre effort du malade ; l'action de tousser, de cracher, les
exaspère et les rend intolérables. Une fièvre intense ne tarde pas
à s'allumer; la fréquence et la force du pouls s'accompagnent de
la gêne de la respiration, d'un état général d'anxiété extrême,
de l'altération de la physionomie, de la sécheresse de la bouche,
et de celle de la langue, qui se recouvre promptement d'un enduit
fuligineux. Si, par l'évacuation de l'urine, l'on ne met promptement un terme à ces souffrances horribles, ces phénomènes deviennent plus intenses et plus graves ; il s'y joint des nausées, des
vomissemens, et autres symptômes de péritonite, des sueurs urineuses exhalant une odeur vraiment ammoniacale, du délire, du
coma, des mouvemens convulsifs, etc. En outre, les parois de la
vessie distendues outre mesure et continuellement irritées par un
liquide de plus en plus concentré, deviennent le siége d'une vive
inflammation, très-disposée à se terminer par gangrène : des crevasses se font à ces parois, et l'urine s'épanche dans la cavité
de l'abdomen ou dans le tissu cellulaire du bassin : d'autrefois,
et le plus ordinairement même, c'est l'urètre qui cède aux efforts
qui portent sur lui; il se rompt, et l'urine, en s'infiltrant dans
l'épaisseur du périnée, dans les bourses, sous la peau de la
verge, à la partie inférieure de l'abdomen, jusque sur les côtés
de la poitrine, etc., va former des dépôts dans le tissu cellulaire, qu'elle frappe de mort par son contact. C'est dans cette
espèce de rétention, suivie souvent d'une mort prompte, qu'il
faut surtout avoir recours aux moyens les plus énergiques :
chaque instant de délai ajoute au danger du malade.

Voyez, au contraire, une rétention d'urine qui n'est qu'incomplète, dans laquelle il n'y a d'autre obstacle à l'évacuation
de l'urine que l'inertie, la paralysie de la vessie, survenue lentement sur un sujet avancé en âge. L'invasion est lente, et le plus
souvent ce n'est que par degrés que la rétention arrive à être
aussi considérable qu'elle peut l'être : la distension de la vessie,
chaque jour portée plus loin, persiste pendant un temps quelquefois fort long, sans qu'on en soupçonne l'existence, et sans autre
circonstance remarquable qu'un besoin un peu fréquent d'uri-

ner : souvent même, et cette circonstance peut en imposer à des praticiens peu attentifs, les malades, dans un temps donné, rendent autant d'urine qu'ils prennent de boissons : l'hypogastre est soulevé, mais sans tension, ni douleur. Dans le degré le plus avancé de cette rétention d'urine, la sensibilité et la contractilité de la vessie étant tout-à-fait anéanties, la distension de cette poche devient énorme, et si les urines s'en échappent encore, leur émission involontaire et continue dépend de la seule élasticité des parois vésicales ; c'est ce qu'on appelle *uriner par regorgement*. On pourrait presque dire qu'en pareil cas la rétention est chronique, tandis qu'elle serait très-aiguë dans celui que nous avons décrit en premier lieu.

Entre ces deux espèces de rétention, les plus opposées par leur caractère, il est une foule de cas intermédiaires, qui tous, du reste, se rapportent à la rétention incomplète. De ce nombre sont les cas de rétention par inertie de la vessie, survenant chez de jeunes sujets ; ceux que détermine, particulièrement chez les vieillards, la même cause portée à un faible degré, mais jointe à un léger obstacle physique ou mécanique, et enfin ceux dans lesquels un obstacle de cette dernière nature existe seul pour produire la rétention, mais n'est pas assez considérable pour empêcher toute évacuation d'urine, pour rendre la rétention tout-à-fait complète, etc. etc.

Diagnostic.—Il est en général facile de reconnaître l'existence d'une rétention d'urine. Mais, au diagnostic de cette maladie se rapporte aussi celui de la cause qui l'a fait naître ; ici se présentent, dans beaucoup de cas, les plus grandes difficultés ; malheureusement, car la connaissance de cette cause importe beaucoup pour la meilleure direction à donner aux premiers soins réclamés par la nécessité d'évacuer l'urine ; elle est encore indispensable au traitement qu'il convient de mettre ensuite en usage pour s'opposer à la reproduction de la maladie par la destruction de sa cause.

Quoique, je le répète, le diagnostic de la rétention elle-même soit en général facile, il est cependant quelques exceptions, et l'on rencontre parfois des cas qui demandent toute l'attention du chirurgien. On peut, en effet, commettre une double méprise ; méconnaître une rétention qui existe réellement, ou bien croire à une rétention qui n'existe pas.

La première méprise est surtout facile à commettre dans certains cas de rétention où l'invasion a été lente, la marche peu rapide, en même-temps que l'évacuation de l'urine a lieu par regorgement. En effet, dans les circonstances que nous supposons actuellement, la tumeur hypogastrique a été prise quelquefois pour un abcès : Collot rapporte avoir plusieurs fois empêché heureusement l'incision de ces prétendues collections purulentes; pour une tumeur due au développement de l'utérus par le produit de la conception ou par un corps étranger ; pour une hydropisie enkystée de l'ovaire ou pour une ascite, etc. Citons en quelques mots l'observation intéressante rapportée par Murray d'une femme qui, voyant son ventre grossir sans éprouver aucun accident, se crut d'abord enceinte, mais fut ensuite détrompée par la rapidité avec laquelle l'abdomen continua à s'élever. Les médecins qu'elle consulta la crurent hydropique, et l'on se disposait à pratiquer la paracentèse lorsqu'une sonde ayant été introduite dans la vessie à cause d'une suppression d'urine qui durait depuis trois jours, l'on vit avec étonnement s'écouler par cet instrument le liquide qu'on croyait épanché dans la cavité du péritoine, et qui n'était autre que de l'urine accumulée dans la vessie par suite de la paralysie de cet organe. Sabatier rapporte un fait analogue; il en est une foule d'autres que nous pourrions citer : nous ne serions embarrassés que du choix.

Dans d'autres circonstances on peut croire à une rétention qui n'existe pas réellement; c'est ainsi que, malgré la facilité de distinguer l'une de l'autre deux affections qui n'ont d'autre caractère commun que le défaut d'évacuation de l'urine, l'on a pu quelquefois croire à l'existence d'une rétention lorsqu'il y avait suppression des urines. C'est une erreur, du reste, qu'il est assez facile d'éviter. Mais on peut plus aisément s'en laisser imposer par les apparences dans certains cas de tumeurs développées dans la région hypogastrique, comprimant la vessie, donnant lieu à des envies fréquentes d'uriner, à des ténesmes vésicaux, et à quelques autres phénomènes de nature à simuler ceux de la rétention. Dans tous ces cas cependant, l'examen attentif des caractères propres à cette dernière affection doit rendre l'erreur facile à éviter. Au nombre des signes les plus certains, et en quelque sorte pathognomoniques de la rétention d'urine, il en est un surtout auquel on ne saurait attacher trop d'importance : je veux parler de la tumeur qui se fait sentir en même

temps à l'hypogastre et dans le rectum ou le vagin, et du mouvement d'ondulation que peut faire naître dans le liquide accumulé une pression concertée avec art sur le sommet et le bas-
fond de la vessie distendue. L'art ne possède-t-il pas d'ailleurs
dans le cathétérisme explorateur un moyen sûr de dissiper toute
espèce d'incertitude ? L'introduction d'une sonde dans la vessie
ne doit en effet jamais être négligée dans les cas un peu douteux.

Mais c'est pour arriver à connaître la cause de la rétention
que le praticien a besoin de toute son attention. Il ne saurait
étudier avec trop de soin toutes les circonstances relatives à
l'invasion et à la marche de la maladie, ni rechercher trop mi-
nutieusement dans les phénomènes dont elle est accompagnée
les modifications que doivent nécessairement produire des causes
si nombreuses et si variées. Il est du reste un certain nombre
de ces causes qui se présentent en quelque sorte d'elles-mêmes
aux yeux de l'observateur le moins attentif : le rapport de
l'effet à la cause est assurément des plus faciles à saisir dans les
rétentions qui sont dues à l'étroitesse excessive de l'ouverture
du prépuce, à la compression de l'urètre par un corps étranger appliqué à l'extérieur de la verge, ou par une tumeur
quelconque placée dans son voisinage. Quant aux autres causes
qui peuvent amener la rétention d'urine par obstruction et
coarctation du col de la vessie ou de l'urètre, ou bien par
l'inertie de la vessie, le diagnostic ne pourrait en être établi
que par l'exposition détaillée des phénomènes particuliers à
chacune d'elles : cette histoire nous entraînerait trop loin, et
d'ailleurs ce serait empiéter sur la description de la plupart des
maladies de la vessie, de la prostate, et de l'urètre, auxquelles
nous renvoyons le lecteur. Disons seulement que pour apprécier et reconnaître les différentes causes dont il s'agit, le cathétérisme est encore de la plus grande utilité. On apprend par lui
si l'urètre est libre, si l'obstacle à l'évacuation de l'urine existe
dans la vessie ou dans ce canal, et jusqu'à un certain point
quelle est la nature de cet obstacle.

Indications curatives et traitement. — Dans toute rétention
d'urine l'indication est positive ; il faut procéder à l'évacuation
du liquide : seulement en certains cas c'est sans retard qu'il faut
vider la vessie, tandis que dans d'autres circonstances cette évacuation comporte un délai plus ou moins long. Il est au reste
différentes manières de satisfaire à cette indication, si souvent

urgente; selon les cas on a 1° à combattre par des moyens appropriés la cause de la rétention quand elle ne consiste pas en un obstacle amovible; 2° à éloigner ou détruire sur-le-champ une cause amovible; 3° à vaincre un obstacle, ou bien à suppléer à l'action de la vessie par le cathétérisme non forcé ou forcé, quand il serait trop long de chercher à éloigner ou détruire la cause de la rétention; 4° enfin, dans les cas les plus urgens, à ouvrir momentanément à l'urine une route artificielle, en pratiquant la ponction de la vessie.

La rétention d'urine n'étant jamais qu'une maladie symptomatique, il semblerait tout-à-fait convenable de ne l'attaquer jamais non plus qu'en cherchant à détruire la cause qui l'a produite : mais il n'est pas toujours possible de suivre une marche aussi rationnelle; et ce parti n'est applicable qu'aux cas où les accidens sont peu urgens, ou bien à ceux dans lesquels il est possible d'éloigner sur-le-champ la cause de la maladie; tel est celui, par exemple, où pour mettre fin au séjour de l'urine dans la vessie, il ne s'agit que de faire cesser la compression ou l'obstruction du col de la vessie et de l'urètre, en enlevant les causes de compression ou en pratiquant l'extraction des corps étrangers engagés dans les voies urinaires.

Mais dans le plus grand nombre des cas, la destruction de la cause demanderait un temps si long, les accidens auxquels le malade est en proie sont si pressans, et chaque instant de retard dans l'évacuation de l'urine ajoute tellement à leur gravité, qu'il faut de toute nécessité faire cesser d'une manière quelconque la distension de la vessie : ce n'est qu'après avoir rempli cette indication plus urgente, qu'on peut chercher à combattre et à détruire la cause de la rétention par un traitement consécutif approprié à la nature particulière de cette cause. S'agit-il, par exemple, d'une rétention d'urine produite par la paralysie de la vessie? ce qu'on doit faire en premier lieu, c'est de procéder au cathétérisme évacuatif; mais une fois qu'on a évacué l'urine, et qu'on a pourvu à la sortie de celle qui arrive incessamment dans cet organe, on doit s'occuper des moyens de redonner à la vessie la force contractile qu'elle a perdue.

Suivant donc que la rétention d'urine est due à l'une ou à l'autre des causes des différens genres dont il a été question, la conduite à tenir offre quelques différences ou modifications sur lesquelles il peut être utile de jeter un coup d'œil rapide.

L'inertie de la vessie est-elle la suite d'une distension trop forte de cet organe survenue chez un jeune sujet qui a résisté trop long-temps au besoin de rendre ses urines? l'introduction d'une sonde, premier moyen auquel on doit alors avoir recours, en permettant aux parois vésicales de revenir sur elles-mêmes, leur rend la faculté contractile, qui n'était qu'enchaînée par la distension, et met fin à la maladie qui, le plus ordinairement, ne se reproduit pas.

Mais dans l'inertie de la vessie par paralysie plus ou moins complète de cet organe, il est beaucoup plus difficile de lui faire recouvrer sa sensibilité et sa contractilité, souvent anéanties pour toujours. Il faut d'abord, comme dans le cas précédent, procéder à l'évacuation de l'urine, et s'opposer ensuite à une nouvelle distension de la vessie, soit en laissant à demeure une sonde dans cet organe, soit en répétant à des intervalles plus ou moins rapprochés le cathétérisme évacuatif. Si ces soins ne suffisent pas au rétablissement de l'action de la vessie, il faut avoir recours à une médication tonique générale et locale, employer les bains froids, les bains de mer ou ceux d'eaux minérales sulfureuses ou ferrugineuses, prescrire une alimentation choisie et succulente, les différentes préparations de quinquina, des frictions stimulantes, soit avec le baume de Fioraventi, soit avec la teinture de cantharides, etc., sur les cuisses, le ventre et l'hypogastre, appliquer sur les mêmes parties des vésicatoires volans. J'ai eu tout récemment l'idée d'opposer à la paralysie de la vessie un moyen que j'emploie depuis long-temps avec succès dans le cas de catarrhe chronique de cet organe, je veux parler d'un séton placé et entretenu à la région hypogastrique : cet essai a été des plus heureux ; quoique datant déjà d'une époque fort éloignée, la paralysie a promptement cessé, et l'expulsion de l'urine est due maintenant aux contractions de la vessie, qui a recouvré toute sa force. Enfin, il faut avoir recours à certaines injections irritantes ou stimulantes d'eaux de balaruc, de Barèges, etc., portées avec la sonde jusque dans la vessie. Si ces moyens ont un heureux effet, si le jet de l'urine augmente de force, si chaque jour une plus grande partie de ce liquide s'échappe entre la sonde et le canal, il faut insister sur leur usage, et ne le discontinuer qu'après un rétablissement complet.

S'il est douteux que l'inflammation seule de la vessie puisse en amener l'inertie, la distension de cet organe, quand le col participe à l'inflammation, est des plus faciles à concevoir; et dans l'une comme dans l'autre de ces deux circonstances, c'est à la méthode antiphlogistique la plus énergique et au cathétérisme évacuatif répété aussi souvent qu'il est nécessaire, qu'il faut s'empresser de recourir. Du reste, ce point de thérapeutique a été suffisamment exposé à l'article CYSTITE, auquel nous renvoyons.

Une compression plus ou moins forte est-elle exercée sur le col de la vessie ou sur un des points de la longueur de l'urètre; la distension de la vessie ne cédera qu'à l'éloignement de la cause, mais les causes de compressions sont si nombreuses et si variées qu'il est impossible d'entrer ici dans les détails que comporterait un si vaste sujet, et qui se trouvent du reste à l'article CORPS ÉTRANGERS, et aux articles dans lesquels sont décrites les maladies des organes voisins de l'urètre.

C'est également à l'article CORPS ÉTRANGERS que se trouve tout ce qui a rapport au traitement de la rétention d'urine produite par une telle cause d'obstruction du col de la vessie et de l'urètre. Il faut ici faire remarquer seulement qu'il arrive quelquefois dans les cas de rétention par obstruction ou compression dont il s'agit, que l'évacuation de l'urine ne se fait point après l'éloignement de la cause. Rien de plus naturel, comme rien de plus facile à expliquer : la distension de la vessie a amené l'inertie de l'organe, et l'on doit remédier à celle-ci comme il a été dit plus haut.

Enfin, les rétentions par coarctation ou rétrécissement du canal que l'urine parcourt dans son expulsion, sont de toutes les plus difficiles à traiter, celles qui demandent les soins les plus habiles et les plus prolongés. La guérison ne peut être obtenue que par le rétablissement complet ou à peu près complet du diamètre naturel des voies rétrécies; et l'histoire des moyens qu'il convient de mettre en usage pour arriver à ce but sera fait au mot RÉTRÉCISSEMENT de l'urètre. C'est, du reste, pour les cas dont il est question qu'on a si souvent recours au cathétérisme forcé : c'est pour ces cas aussi, et lorsque l'obstacle est tout-à-fait insurmontable, comme le serait, par exemple, une oblitération complète du canal, qu'il convient et qu'il peut être indispensable de pratiquer la ponction de la vessie.

Ponction de la vessie. — Cette opération consiste à pratiquer à l'urine une route artificielle à l'aide d'un trois-quarts qu'on

enfonce dans la vessie à travers les parties molles qui la recouvrent.

Les cas de rétention d'urine qui peuvent nécessiter cette importante et dernière ressource sont heureusement assez rares, et
le sont devenus de plus en plus depuis le perfectionnement du
cathétérisme par Desault; il n'est presque point de circonstance
dans laquelle un chirurgien habile et exercé à sonder ne puisse
pénétrer dans la vessie. Après dix années d'exercice comme
chirurgien en chef de l'Hôtel-Dieu de Paris, l'homme célèbre
que je viens de nommer n'avait rencontré qu'un seul cas où cette
opération lui avait paru indiquée d'une manière urgente, et ne
l'avait encore pratiquée que dans cette seule circonstance. Depuis
près de vingt années que je pratique, il ne m'est point encore
arrivé d'avoir recours à la ponction de la vessie; j'ai toujours pu
surmonter soit avec une sonde d'un très-petit volume dans toute
sa longueur, soit avec une sonde conique, les différens obstacles qui produisaient la rétention d'urine.

Il faut en convenir cependant, on n'a pas toujours à se féliciter
d'avoir eu recours au cathétérisme : assez souvent il est suivi des
accidens les plus graves; et peut-être les chirurgiens, après avoir
abusé en quelque sorte de la ponction de la vessie, sont-ils tombés dans un excès contraire, et nuisible aux malades, en la pratiquant si rarement. Sans doute le cathétérisme forcé peut la
remplacer, avec avantage même, dans une foule de cas où nos
devanciers y avaient recours; mais nul doute aussi que dans
certaines circonstances où les accidens de la rétention sont fort
urgens, lorsque l'obstacle à surmonter occupe une grande partie
du canal, lorsque le col et celui-ci sont le siége d'une vive irritation, nul doute, dis-je, que la ponction de la vessie, qui n'est,
je le sais bien, qu'un moyen palliatif, mais qui fait cesser sur-le-
champ les accidens si graves que le cathétérisme exaspère
quelquefois, ne soit une opération fort convenable. C'est surtout une ressource précieuse pour les chirurgiens qui n'ont point
encore acquis l'habitude de vaincre avec la sonde tous les obstacles qu'ils peuvent rencontrer pour parvenir dans la vessie.

Si on la compare avec le cathétérisme sous le rapport des
difficultés que peut offrir l'exécution de l'une ou de l'autre de
ces deux opérations dans les cas de coarctation du canal de
l'urètre et du col de la vessie portés aussi loin que possible, la
ponction de la vessie présente un avantage immense : rien n'est

plus facile que cette opération, surtout si, parmi les différentes méthodes, l'on choisit celle qui consiste à porter le trois-quarts vers la région hypogastrique ; tandis que le cathétérisme, dans les cas dont il s'agit, est une des opérations les plus difficiles et les plus délicates de la chirurgie. Ainsi que le cathétérisme, d'ailleurs, la ponction de la vessie procure l'évacuation de l'urine, et met fin aux tourmens, aux angoisses du malade ; peut-être même le soulagement qu'elle produit est-il plus complet que celui qui est amené par l'introduction, même heureuse, de la sonde. En effet, cette dernière exerce toujours une violence plus ou moins grande sur les parties rétrécies, et son séjour au milieu de ces parties qu'elle distend avec effort, et qu'elle irrite fortement, peut contribuer à entretenir des accidens, qui ne se montrent point après la ponction. Mais la ponction ne saurait dispenser du cathétérisme, toujours nécessaire en définitive pour rétablir les voies de l'urine dans leur état naturel ; c'est à cause de cela que la plupart des chirurgiens ont d'abord recours à ce dernier moyen ; et cependant, en assurant d'abord l'évacuation de l'urine, la ponction permettrait de ne procéder qu'avec lenteur et circonspection à la dilatation ou à la désobstruction du canal, ce qui pourrait dispenser du cathétérisme forcé, ou bien le rendrait moins dangereux.

Il y a trois manières principales de procéder à la ponction de la vessie : 1° à travers l'épaisseur si considérable des parties molles du périnée ; 2° en perforant la cloison recto-vésicale ; 3° en portant le trois-quarts dans la région hypogastrique. Les auteurs ne sont pas d'accord sur le mérite respectif de ces trois méthodes. Une exposition succincte de chacune d'elles nous suffira pour faire sentir leurs différences et pour les apprécier à leur juste valeur.

1° *Ponction par le périnée.* — C'est la méthode la plus ancienne : son invention est généralement attribuée au lithotomiste Tolet. Le premier procédé mis en usage, procédé très-défectueux, consistait à pratiquer cette opération avec un bistouri étroit, pointu, et long de quatre à cinq pouces, qu'on enfonçait d'abord au lieu où finit l'incision dans le grand appareil ; et qu'on dirigeait ensuite au hasard vers le col de la vessie. La sortie de l'urine avertissait seule qu'on avait pénétré dans cette poche : on faisait ensuite glisser, le long du bistouri, et jusque dans la vessie, une sonde droite, à l'aide de laquelle on introduisait une canule pour le libre écoulement de l'urine.

Plus tard Dionis proposa d'enfoncer l'instrument au lieu où se pratique l'incision dans la taille latéralisée, et de le faire parvenir dans la vessie en perforant la partie latérale du bas-fond, sans toucher, comme dans le procédé précédent, à l'urètre, au col de la vessie et à la prostate. Il se servait du reste des mêmes instrumens, auxquels Junckers, en 1721, proposa de substituer un trois-quarts d'une longueur convenable.

Pour pratiquer cette opération, le malade devrait être placé comme pour la lithotomie; un aide comprimerait la région hypogastrique et soulèverait les bourses, tandis que le chirurgien enfoncerait le trois-quarts au milieu d'une ligne tirée de la tubérosité de l'ischion au raphé, quelques lignes seulement au-dessus de l'anus : il donnerait d'abord à cet instrument une direction tout-à-fait parallèle à l'axe du corps, après quoi il l'inclinerait un peu en-dehors pour éviter la prostate, au-dessus de laquelle l'instrument doit pénétrer dans la vessie. Heister voulait qu'on introduisît le doigt index dans le rectum pour déprimer cet intestin et l'éloigner du trajet de l'instrument. Sabatier juge cette précaution inutile, et préfère employer ce doigt à presser sur l'endroit où l'on va enfoncer le trois-quarts, afin de tendre la peau et de rendre plus facile l'introduction de cet instrument. Peut-être l'opération serait-elle d'une exécution plus sûre, si, appliquant à la ponction de la vessie l'heureuse modification apportée par Garengeot à la méthode de tailler de Foubert, l'on commençait d'abord par inciser le périnée comme pour la taille latéralisée, et si l'on attendait pour enfoncer le trois-quarts qu'on se fût bien assuré, en portant le doigt au fond de la plaie, du lieu qu'occupe la vessie distendue. Sir A. Cooper conseille cette incision préliminaire, et veut qu'on repousse à droite, d'abord le bulbe de l'urètre, puis la prostate, à mesure que l'instrument dirigé le long de la branche de l'ischion pénètre plus avant.

La ponction périnéale a ceci d'avantageux qu'elle se pratique dans le lieu le plus déclive de la vessie et sur une partie de cet organe, dont la position fixe ne peut changer par le retour des parois vésicales sur elles-mêmes : mais ces avantages, qui sont de peu d'importance, ont été singulièrement exagérés par les partisans de cette méthode, tandis que, d'un autre côté, ils ont cherché à atténuer les inconvéniens, et l'on peut dire même les dangers qu'elle présente. Ceux-ci sont cependant incontestables : n'est-il pas très-facile, en effet, qu'un trois-quarts, enfoncé profondément sans guide, s'écarte de la direction qu'on voudrait lui donner pour éviter la blessure des parties importantes à côté desquelles il doit marcher ? Ne pourrait-il pas glisser au côté externe de la vessie, traverser la prostate, s'insinuer entre le pubis et la vessie, ou bien encore blesser en arrière les uretères, les conduits déférens et les vésicules séminales? En ne supposant d'ailleurs aucune de ces lésions, n'a-t-on pas à craindre ici, comme après la taille latéralisée, les infiltrations urineuses qui se font dans le tissu cellulaire du bassin, et qui si souvent amènent la mort à la suite de cette dernière opération? C'est à cause de ces inconvéniens et de ces dangers que la ponction par le périnée est de nos jours presque généralement abandonnée.

2° *Ponction hypogastrique.*—L'incision de la vessie au-dessus du pubis pour en extraire des calculs a fait naître l'idée de la ponction hypogastrique. Méry paraît avoir le premier pratiqué cette opération : si l'on en croit Riolan, un chirurgien italien, J. Herculanus, aurait eu, dès l'année 1460, la même idée que le célèbre chirurgien français.

Rien de plus facile et en général de moins dangereux que la ponction de la vessie au-dessus des pubis dans le cas de rétention d'urine. Placé entre le péritoine, qu'il soulève en haut et en arrière, et la face postérieure des muscles abdominaux, qu'il touche à nu, cet organe forme alors par sa présence une tumeur qui peut être facilement sentie, et dont la ponction n'offre aucun danger sous le rapport de l'épanchement de l'urine dans la cavité abdominale.

Cette opération fut d'abord exécutée avec un trois-quarts droit, le même sans doute qui servait à la paracenthèse abdominale. Son usage exposait à quelques dangers : enfoncée trop avant, la pointe de l'instrument pouvait aller blesser la paroi postérieure de la vessie, ouvrir le péritoine, ou même pénétrer dans le rectum : et les mêmes effets pouvaient aussi résulter de la pression longtemps continuée de la canule laissée à demeure dans la vessie; c'est ce qui a été vu par Sharp sur un malade qui succomba après la ponction au-dessus du pubis, et chez lequel, jusqu'au moment de la mort, les urines s'écoulèrent par le rectum, leur évacuation simulant ainsi une diarrhée séreuse très-abondante. Mais ces dangers sont facilement évités en suivant le procédé du frère Côme. Ce chirurgien conçut l'idée de substituer à l'instrument défectueux dont il vient d'être question un trois-quarts courbe; et son procédé, généralement adopté d'abord, est encore en usage de nos jours. Le trois-quarts qu'il fit construire doit avoir plus ou moins de longueur, suivant l'âge et l'embonpoint des malades : dans les circonstances ordinaires, cette longueur doit être d'environ quatre pouces et demi : sa courbure, très-régulière, afin que le poinçon puisse être facilement retiré de la canule qu'il remplit, doit être celle d'un segment de cercle d'environ sept à huit pouces de diamètre : une cannelure règne sur la partie convexe du poinçon, depuis le manche jusqu'à deux lignes de la pointe; et un petit trou existe à la canule vis-à-vis l'extrémité de cette cannelure, afin que l'urine puisse couler le long du manche quand l'instrument a pénétré dans la vessie.

Le malade étant couché ou debout, le chirurgien saisit le trois-quarts de la main droite, et le tient de telle sorte que la convexité de l'instrument regarde la poitrine du malade ; il le plonge au milieu de la ligne blanche, à environ un pouce au-dessus du pubis, en lui donnant une direction parallèle à l'axe de la vessie. La sortie de quelques gouttes d'urine s'écoulant au moyen de la cannelure pratiquée sur le poinçon indique que l'instrument a pénétré; il ne reste plus alors qu'à retirer le poinçon, à vider la vessie de l'urine qu'elle contient, et à assujétir la canule dans la place qu'elle occupe en la fixant avec deux rubans engagés dans les ouvertures de son pavillon. On laisse la canule à demeure dans la vessie jusqu'à ce que le cours naturel de l'urine soit rétabli, ou jusqu'à ce qu'on ait pu introduire une sonde dans l'urètre; seulement il faut avoir le soin de la retirer de temps en temps pour la nettoyer. Quand l'urine doit s'écouler pendant long-temps par cette route artificielle, on remplace avec avantage la canule métallique par une sonde de gomme élastique.

Abernethy propose d'employer dans tous les cas indistinctement un procédé que Frank a mis en usage une fois sur un homme d'un embonpoint considérable. Ce procédé consiste à inciser d'abord la peau, le tissu cellulaire sous-cutané, et toute l'épaisseur de la ligne blanche, à perforer ensuite avec un petit trois-quarts la vessie en quelque sorte mise à nu, et à remplacer sur-le-champ la canule du trois quarts par une canule élastique.

On a contesté, mais par des objections qui sont de peu de valeur, la supériorité, bien réelle cependant, de la ponction hypogastrique sur les autres méthodes de ponction de la vessie. Ainsi l'on a prétendu que l'ouverture de la vessie n'étant point faite dans le lieu le plus déclive, cet organe ne pouvait se vider aussi complétement qu'après la ponction par le périnée ou par le rectum; et que l'extrémité du trois-quarts ou celle de la canule pouvait perforer la paroi postérieure de l'organe, pénétrer dans le rectum, ou donner lieu à l'épanchement de l'urine dans la cavité du péritoine. Mais de ces deux objections, la première est de peu d'importance, puisqu'il s'écoule toujours assez d'urine pour le soulagement complet du malade, et qu'on peut toujours vider complétement la vessie en faisant pencher le malade sur l'un ou sur l'autre côté. Quant au danger que signale la seconde, rien de plus facile que de l'éviter en se servant d'un trois-quarts courbe d'une longueur proportionnée à l'épaisseur des parties qu'il doit traverser, et en remplaçant immédiatement après l'opération, ou seulement au bout de quelques jours, la canule métallique par une sonde de gomme élastique. D'un autre côté, la facilité avec laquelle on exécute cette ponction hypogastrique, le peu d'importance des parties que traverse l'instrument, le peu de douleur qu'elle cause au malade qui la subit, l'avantage qui lui est particulier de n'intéresser que des parties le plus ordinairement éloignées du siége du mal, la facilité de maintenir en place la canule qu'on laisse à demeure dans la vessie, le peu de gêne que cause cette canule, et la promptitude avec laquelle se cicatrise l'ouverture artificielle quand on est parvenu à rétablir la route naturelle, lui ont mérité les suffrages de la plupart des chirurgiens, et la font généralement préférer, non-seulement à la ponction par le périnée, si incertaine et si dangereuse, mais encore à celle qui se pratique par le rectum.

3° *Ponction par le rectum.* — C'est à Fleurant, chirurgien de l'hôpital de la Charité de Lyon, qu'on est redevable de cette opération, qu'il imagina en 1750. Ayant remarqué sur un homme âgé de soixante-dix ans, affecté de rétention d'urine, que la vessie faisait une saillie considérable dans l'intérieur du rectum, ce chirurgien conçut l'idée de la perforer en cet endroit, au lieu de l'attaquer par le périnée, comme il en avait d'abord eu l'intention. Il se servit dans cette première tentative d'un trois-quarts droit, dont la canule fut assez difficile à maintenir exactement en place, mais par laquelle cependant se fit avec beaucoup de facilité l'écoulement de l'urine pendant trois jours, temps après lequel, le cours naturel de l'urine s'étant rétabli, cette canule fut retirée.

Après ce premier succès, d'autres occasions s'étant offertes d'avoir recours à cette nouvelle méthode de ponction de la vessie, Fleurant la tenta de nouveau, mais fit usage d'un trois-quarts différent de celui qu'il avait employé une première fois. Ce second trois-quarts est presque en tout semblable à celui du frère Côme : seulement la courbure en est plus considérable ; il représente un segment de cercle d'environ cinq pouces de diamètre.

Le manuel opératoire est des plus simples : on fait placer le malade comme s'il s'agissait de le tailler ; le doigt indicateur gauche est introduit dans le rectum jusque sur la saillie formée par le bas-fond de la vessie ; on porte ensuite sur cette saillie et exactement sur la ligne médiane l'extrémité du trois-quarts, dont la pointe a été retirée de quelques lignes dans l'intérieur de la canule, et l'on perfore d'un seul coup la cloison recto-vésicale en poussant l'instrument suivant l'axe de la vessie, c'est-à-dire dans la direction d'une ligne qui s'étendrait depuis le point où il pénètre jusque vers le milieu de l'espace compris entre le pubis et l'ombilic. Au delà de la prostate il existe, ainsi que le fait remarquer sir A. Cooper, un espace triangulaire à la partie antérieure duquel se trouve l'angle de réunion des vaisseaux déférens ; les côtés de ce triangle sont formés par les canaux déférens, et la base par le repli que forme le péritoine en se réfléchissant de la partie postérieure de la vessie sur le rectum. L'instrument doit pénétrer vers un point quelconque, mais s'il se peut au milieu de cet espace pour ne léser aucune partie importante ; et pour cela il doit être introduit, suivant la remarque d'A. Cooper, a trois quarts de pouce derrière la prostate.

Après avoir donné issue à l'urine, on peut, si l'on veut, substituer à la canule inflexible du trois-quarts une sonde de gomme élastique, dont le séjour sera moins incommode. Hamilton, ayant eu une fois à pratiquer la ponction par le rectum, retira la canule du trois-quarts immédiatement après l'introduction de cet instrument, et la petite perforation seule servit à l'écoulement de l'urine, qui ne s'en fit pas moins avec beaucoup de facilité. Éverard Home pense qu'on peut toujours, après trente-sept heures, retirer cette canule.

Outre que cette ponction par le rectum ne peut être mise en usage indistinctement dans tous les cas, comme la ponction hypogastrique, puisqu'on ne pourrait y avoir recours dans les rétentions d'urine produites par la présence de corps étrangers dans le rectum, par les affections des parois de cet intestin, par certains fongus occupant le bas-fond de la vessie, ni dans celles qui sont dues au gonflement excessif de la prostate, cette opération offre encore des inconvéniens et des dangers qui doivent la faire rejeter dans presque tous les cas : la lésion des conduits déférens et des vésicules séminales, qui aurait lieu sans doute assez souvent malgré les plus grandes précautions à cet égard; celle du péritoine dans les cas où, comme l'ont constaté MM. Carpue et Senn, il se porte entre la vessie et le rectum jusqu'à quelques lignes seulement de la prostate, blessure qui aurait pour effet inévitable l'épanchement de l'urine dans la cavité abdominale; l'irritation et même l'ulcération du rectum par l'urine; la difficulté de cicatriser la perforation, et la crainte de voir persister une fistule urinaire incurable, etc., sont autant de dangers possibles qui doivent engager les chirurgiens à ne pratiquer la ponction par le rectum que dans les cas très-rares où un obstacle quelconque s'opposerait à l'exécution de la ponction hypogastrique.   (ROUX.)

RÉTICULAIRE ou RÉTIFORME, adj., *reticularis* ou *reti-formis*; qui est analogue à un réseau, à un filet. On dit un *tissu réticulaire*, une *membrane réticulaire*.

RÉTIFORME. *Voyez* RÉTICULAIRE.

RÉTINE, s. f., *retina*, diminutif de *rete*, réseau; membrane molle, pulpeuse, grisâtre, très-mince, demi-transparente, s'étendant depuis l'insertion du nerf optique jusqu'à l'extrémité postérieure du corps ciliaire, par un bord droit plus ou moins sensiblement renflé, enveloppant immédiatement le corps vitré auquel elle n'adhère pas, non plus qu'à la choroïde qui la recouvre. La description de cette membrane a été donnée dans un autre article (*voyez* OEIL); seulement nous ajouterons que les observations de Meckel portent à admettre que la rétine ne fournit point au delà de son bord antérieur de prolongemens qui passent au-dessous du corps ciliaire et s'étendent jusqu'à la grande circonférence de la capsule cristalline.

La rétine est bien plus épaisse dans les premiers temps de la vie, mais cette augmentation d'épaisseur ne dépend pas d'un développement plus grand de sa lame interne fibro-vasculaire, mais bien de celui de la lame externe ou médullaire. Chez les vieillards, la rétine s'amincit et offre plus de densité et de résistance. Le pli qu'elle forme en dehors de l'insertion du nerf optique est visible dans le fœtus au sixième mois ; au neuvième il a même une grandeur absolue plus considérable que chez l'adulte. Quant à la tache jaune, elle ne paraît que quelque temps après la naissance : son intensité augmente peu à peu, mais elle diminue dans la vieillesse ; il en est de même du pli, qui paraît s'effacer aussi tout-à-fait. Ces changemens semblent être en rapport direct avec la perte de transparence de la cornée chez les individus avancés en âge.

La rétine présente différentes altérations assez remarquables ; ainsi, elle est quelquefois très-amincie, et dépourvue de matière médullaire sur plusieurs points de sa surface, de sorte que cette matière y est disséminée par places : Meckel a observé cette altération chez des sujets aveugles depuis long-temps. Quand la vue s'affaiblit, la tache jaune acquiert le degré d'intensité qu'elle présentait lorsque l'œil n'avait pas encore ressenti l'impression de la lumière, et le pli est en même temps moins apparent. Wenzel a vu chez des sujets amaurotiques des taches noires dans cette portion de la rétine ; et s'il n'y a qu'un œil d'affecté, le pli et la tache sont alors plus sensibles du côté sain. Les ossifications de la rétine qu'on dit avoir observées avaient évidemment leur siége dans la membrane cellulo-séreuse découverte par Jacobson, et placée entre la rétine et la choroïde. M. Magendie a trouvé une fois la rétine convertie en une membrane blanche, fibreuse, très-solide, semblable à une aponévrose dont la face externe adhérait intimement à une couche osseuse intermédiaire à cette membrane et à la choroïde. (C. P. OLLIVIER.)

RÉTRACTION, s. f., *retractio*; action par laquelle une partie se retire, se raccourcit. C'est ainsi que dans les amputations des membres on observe une rétraction plus ou moins considérable des différens tissus qui ont été coupés. On emploie aussi le mot *rétraction* comme synonyme de *raccourcissement* : *rétraction d'un membre*.

RÉTRÉCISSEMENT, s. m., *contractio*, *coarctatio*. Resserrement, coarctation, diminution d'une cavité, d'un canal.

Cette expression, qu'on applique particulièrement aux rétrécissemens de l'urètre, est le nom commun sous lequel on désigne plusieurs affections de ce canal qui ont pour effet ordinaire de rendre l'émission de l'urine plus ou moins difficile; il n'est point ici question de certaines obstructions de l'urètre dues à la compression de ce canal par des tumeurs développées dans son voisinage, ou par le gonflement plus ou moins considérable de la PROSTATE. *Voyez* ce mot.

Les rétrécissemens accidentels du canal de l'urètre sont passagers ou permanens. Les premiers, moins fréquens que les seconds, ont été nommés *spasmodiques* par Hunter, dilatables par Ch. Bell : Béclard appelait cette espèce, *rétrécissement inflammatoire*, parce qu'on l'observe le plus ordinairement avec une blennorrhagie récente. Néanmoins quelques faits semblent appuyer l'opinion de Hunter, qui considérait ce resserrement du canal comme le résultat d'un simple spasme de l'urètre qui s'oppose momentanément au passage de l'urine ou de la sonde : c'est, au reste, ce qui arrive le plus rarement. Serait-ce une cause analogue qui détermine les rétentions d'urine qu'on remarque chez les femmes hystériques? Quoi qu'il en soit, dans ce genre de rétrécissement, le cours de l'urine est tantôt libre, tantôt difficile, tantôt subitement interrompu; dans certains momens, une sonde pénètre facilement dans la vessie; dans d'autres, au contraire, son introduction est impossible : quelquefois les parois de l'urètre se contractent sur l'instrument, et empêchent qu'on l'enfonce davantage, et même qu'on puisse le retirer. Si l'on porte une sonde à empreinte dans le canal, elle s'arrête à une certaine profondeur et rapporte une tige centrale plus ou moins mince, comme s'il y avait un endurcissement circulaire. Exploré à une heure différente de la même journée, on ne trouve aucun obstacle dans l'urètre, et l'on parvient aisément dans la vessie. Tous les points du canal peuvent offrir ce resserrement passager, mais il est plus fréquent dans les portions membraneuse et bulbeuse. Enfin, dans certains cas d'urétrite exaspérée accidentellement à la suite d'une course à cheval;

d'un repas copieux, de veilles prolongées, etc., le jet de l'urine devient difficile et peut même être intercepté. Si l'on introduit alors un porte-empreinte afin de reconnaître la nature de l'obstacle, l'instrument est d'abord arrêté, et un instant après, en le poussant peu à peu, il traverse le rétrécissement dans lequel on pense qu'il s'est moulé; mais son extrémité présente, au contraire, un renflement bulbeux sans aucune empreinte. On conçoit qu'une semblable facilité à dilater ce rétrécissement est une circonstance caractéristique qui ne permet pas de le confondre avec les rétrécissemens permanens.

Ce genre de coarctation, qui se rencontre particulièrement chez les individus très-irritables, est produit quelquefois par des excès de table, par l'abus du coït ou de la masturbation. Tout en le regardant comme étant simplement l'effet d'une contraction spasmodique des parois de l'urètre, Hunter avait fait observer qu'il y avait le plus habituellement en même temps un écoulement blennorrhagique. M. Lallemand a fait la même remarque, et l'expérience prouve que l'irritation de la membrane muqueuse urétrale en est le plus souvent la cause. Sœmmerring dit qu'il existe rarement chez les vieillards sans l'épaississement d'un point du canal, et qu'on le remarque aussi chez ceux qui ont eu plusieurs blennorrhagies à peu de distance les unes des autres, et qui les ont traitées par des injections irritantes. Suivant M. Despiney, la coarctation passagère de l'urètre ne provient pas d'un spasme, d'une contraction de ses parois, mais d'une congestion locale dans le tissu spongieux et érectile qui les constitue, d'où résulte un gonflement qui diminue le diamètre du canal : la portion membraneuse est la seule où il puisse exister un resserrement contractile.

Une sensibilité trop exquise de la membrane muqueuse dans l'état sain peut occasioner une constriction spasmodique du canal quand on cherche à y introduire une sonde. En se bornant alors à laisser l'instrument quelques instans dans l'urètre, le spasme produit par sa présence cesse au bout de quelques temps, et il pénètre ensuite avec facilité. Si l'on s'aperçoit, au contraire, que le rétrécissement persiste ou qu'il soit même augmenté par l'irritation que détermine la sonde, il faut la retirer, et l'on peut combattre avantageusement cette exaltation morbide de la sensibilité du canal par la saignée, l'application de sangsues au périnée, des bains de siége ou des bains généraux, des boissons délayantes abondantes, des demi-lavemens émolliens ou légèrement opiacés. Dans quelques cas analogues, M. Lallemand a porté sur le point resserré, du cérat mêlé avec un peu d'opium et d'acétate de plomb; de l'extrait de belladone serait sans doute alors très-efficace. On introduit ce topique à l'aide d'une sonde dont l'extrémité est trouée, et dans laquelle on pousse le cérat à l'aide d'un mandrin garni à son extrémité de quelques fils de chanvre, comme pour un piston de seringue. L'acupuncture ne pourrait-elle pas être utile quand il n'y a réellement qu'un resserrement spasmodique? Si la coarctation continue d'exister malgré l'emploi de ces moyens, on doit avoir recours à une cautérisation superficielle et instantanée avec le nitrate, comme le conseillait Béclard; M. Lallemand a vu dans un cas de ce genre le rétrécissement spasmodique disparaître, ainsi qu'un écoulement qui durait aussi depuis long-temps chez le même malade. Cependant on doit concevoir que la cautérisation pourrait avoir de grands inconvéniens, si l'on agissait comme s'il y avait un rétrécissement permanent. Il sera donc nécessaire de multiplier les explorations, et de les renouveler souvent afin de bien s'assurer de la nature de la coarctation pour ne pas s'exposer à cautériser profondément une portion saine du canal.

Les rétrécissemens permanens, qu'on nomme encore *organiques* parce qu'ils dépendent d'une altération de tissu, se rencontrent très-fréquemment; ces altérations sont de plusieurs sortes : les unes, et ce sont les plus communes, consistent en une induration des tissus sous-jacens à la membrane muqueuse, et non pas de cette dernière seulement, comme on l'a dit, car il est fort rare qu'elle soit épaissie isolément. Cette induration, qui peut pénétrer du tissu spongieux aux corps caverneux, est ordinairement circonscrite, et occupe la totalité ou une partie de la circonférence de l'urètre : de là un rétrécissement latéral ou central. Il n'est pas très-rare d'observer plusieurs indurations sur le trajet du canal à des intervalles plus ou moins éloignés, et dans chacun de ces points les parois de l'urètre offrent une résistance plus grande : circonstance importante à noter. On sent à l'extérieur une petite tumeur là où existe le rétrécissement dont on reconnaît ainsi facilement la nature. On a prétendu, mais à tort, que ces nodosités étaient causées par l'engorgement des follicules muqueux, tandis que chacun sait que ces follicules, loin de s'engorger à la suite d'inflammations répétées, se dilatent et sécrètent une quantité plus abondante d'humeur sébacée qu'ils déposent à la surface de la membrane muqueuse. Quelquefois, mais rarement, ces épaississemens sous-muqueux ont un ou plusieurs pouces d'étendue, ainsi que Chopart, Hunter et Bell en ont cité des exemples. L'ouverture des rétrécissemens produits par l'induration des parois de l'urètre, est généralement fort étroite, et ne se laisse distendre que difficilement : il peut en résulter aussi une déviation plus ou moins grande de ce canal. Cette altération, qui consiste en un tissu d'un blanc jaunâtre, ferme, compacte, peu élastique , très-facile à déchirer, sans apparence de fibre, intermédiaire au tissu fibreux et au tissu cartilagineux, est évidemment causée par l'inflammation qui s'est étendue de la membrane muqueuse aux tissus sous-jacens, car une urétrite simple, c'est-à-dire une phlegmasie catarrhale de l'urètre bornée à la membrane muqueuse, peut persister douze ou quinze ans sans déterminer d'induration ou de resserrement permanent. Les observations de M. Rougier faites sur soixante individus et celles de M. Lallemand confirment cette vérité.

Dans les rétrécissemens dus à l'épaississement des tissus sous-jacens à la membrane muqueuse urétrale, cette dernière peut avoir été le siége d'ulcérations dont la cicatrice ajoute encore à la constriction du canal : on a vu aussi l'urètre divisé en deux canaux, par suite de l'adhérence de deux surfaces opposées qui avaient été ulcérées, mode d'altération qui existe bien moins souvent qu'on ne le pensait jadis quand on attribuait cette cause les écoulemens blenorrhagiques; les recherches modernes ont, en effet, prouvé que l'inflammation ulcéreuse du canal est beaucoup moins fréquente que la catarrhale ou la phlegmoneuse. Plus communément on trouve l'obstacle formé par une espèce de valvule circulaire ou demi-circulaire, ressemblant dans le premier cas à un diaphragme percé d'une ouverture de grandeur variable, soit à son centre, soit sur le côté, inférieurement ou supérieurement; dans le second cas, cette valvule est disposée comme les éperons qu'on remarque dans certains vaisseaux : son bord libre est concave et tourné du côté de la vessie. M. Rougier pense qu'on a pris des replis de la membrane muqueuse pour des brides formées accidentellement dans l'urètre, et s'opposant plus ou moins à la sortie de l'urine : cependant on ne peut guère penser qu'il en soit toujours ainsi, et que ce genre d'obstacle ne puisse pas résulter aussi de la cicatrisation d'ulcères isolés qui donne lieu à la formation de brides analogues aux cicatrices qu'on remarque à l'extérieur. D'après la description qu'en a donnée Ducamp, il est difficile de douter de leur existence, qui, à la vérité, est assez rare : cet auteur ne les attribue pas à la cicatrice d'ulcérations, mais bien à l'organisation de concrétions membraniformes, secrétées accidentellement. Il en a trouvé quatre et même cinq chez un même individu, mais le plus souvent il n'en existe qu'une ou deux; quelquefois ces brides sont supportées par une base large, vasculeuse, saillante dans l'intérieur du canal, évidemment formée par la membrane muqueuse épaissie. La cicatrisation d'une fistule urétrale ou d'une déchirure accidentelle des parois du canal peut encore y déterminer un rétrécissement permanent. Il en est de même de certaines excroissances verruqueuses, ainsi qu'on en a vu plusieurs fois à l'orifice de l'urètre et dans la fosse naviculaire. Quant aux carnosités décrites anciennement sous le nom de *caroncules*, auxquelles on attribuait les rétentions d'urine, les recherches anatomiques de Brunner, Mery, Benevoli, Marini, Garengeot, Sauvages, Dibon, Morgagni, La Faye, J.-L. Petit, Desault, Ch. Bell, etc., ont fait voir que l'existence de ces végétations n'était rien moins que démontrée : on conçoit qu'il ne s'agit pas ici des fongosités qu'on observe avec des rétrécissemens organiques anciens, et dont elles ne sont que la conséquence; cependant, au rapport de Hunter, de Bell, d'Andrée et de Baillie, de véritables excroissances peuvent exister sur tous les points de la longueur du canal. Enfin, différens auteurs admettent que l'état variqueux de l'urètre peut être aussi la source de rétrécissemens : Sœmmerring dit avoir observé des dilatations variqueuses des veines du tissu spongieux de ce canal, surtout chez des sujets qui s'étaient livrés avec excès aux plaisirs vénériens : il cite à cette occasion Garengeot, Goulard, Morgagni, La Faye, J.-L. Petit, Larbaud, qui ont observé des dilatations des veines de l'urètre, auxquelles on pouvait attribuer des rétrécissemens de ce canal, opinion contre laquelle se sont élevés Hunter, Desault et Chopart. J'ai dit en commençant, qu'une tumeur développée dans le voisinage de l'urètre pouvait l'oblitérer plus ou moins complétement : je me borne à rappeler ici simplement ce fait, car il n'y a pas alors, à proprement parler, rétrécissement, mais bien compression du canal.

Considérés sous le rapport de leur forme, les rétrécissemens de l'urètre présentent des différences importantes à signaler. En général, les callosités qu'on observe dans la longueur du canal n'existent jamais isolément, et sont toujours voisines d'un rétrécissement principal, et le plus fréquemment en arrière ou au devant de lui. Quand l'induration est latérale, c'est-à-dire lorsqu'elle n'occupe qu'un des côtés du canal, le côté opposé étant sain, et conséquemment susceptible de dilatation, la sonde franchit l'obstacle avec facilité. C'est dans ce cas que la sonde à cautériser de M. Lallemand est avantageuse pour porter le caustique sur ces callosités, particulièrement quand elles sont très-circonscrites et mobiles, cet instrument, qui donne la certitude de ne pas altérer les parties voisines, doit avoir un calibre qui remplisse exactement toute la portion du canal où siége l'altération. Si le rétrécissement est circulaire et son épaisseur plus grande à droite qu'à gauche, il faut apporter plus d'attention dans l'exploration, et surtout dans ceux qui commencent brusquement, et que des fausses routes avoisinent : c'est ici que le porte-empreinte de Ducamp peut être d'un grand secours en éclairant sur la disposition des parties. Si l'épaisseur du rétrécissement circulaire est la même dans toute la circonférence du canal, l'ouverture est alors centrale, infundibuliforme, l'introduction de la sonde, des bougies, ou du caustique est toujours facile.

L'étendue des rétrécissemens apporte aussi des modifications dans leur traitement et dans les chances de guérison. Quand leur longueur et leur étroitesse ne sont pas très-grandes, la dilatation peut procurer une cure assez prompte, et même radicale, sans doute parce que la résolution de l'engorgement est favorisée par la compression que détermine le dilatateur, et ce moyen suffit assez souvent quand le rétrécissement est peu étendu, et qu'il admet une sonde n° 6. Je reviendrai sur ce sujet en parlant de la dilatation. En général, plus ils sont longs, plus le traitement offre de difficultés, etc.; la cautérisation en est le moyen curatif le plus-sûr. Le nombre des rétrécissemens, ainsi que je l'ai dit, est très-variable; on en a trouvé jusqu'à huit dans la longueur du canal, du moins Colot l'a rapporté. M. Lallemand en a rencontré sept; Hunter en a vu six. Leur nombre influe beaucoup sur le jet de l'urine, ainsi qu'on va le voir dans l'examen des effets des rétrécissemens. Quand il y en a plusieurs, toujours l'un d'eux est plus étroit, plus long, plus rapproché du col de la vessie; il est ordinairement le plus ancien; quand il en existe au-delà, ils offrent plus de largeur que ceux qui sont situés entre lui et le méat urinaire : disposition qui explique pourquoi il est le plus souvent assez facile d'introduire une bougie à travers plusieurs rétrécissemens quand on a franchi le premier.

Quant au siége des rétrécissemens, M. Rougier a remarqué qu'on les trouve le plus fréquemment vers la partie moyenne membraneuse et spongieuse, rarement au bulbe, plus rarement encore dans les autres points du canal. Suivant Ducamp, cinq fois sur six l'obstacle existe entre quatre pouces et demi et cinq pouces de profondeur. Cette indication n'est pas entièrement exacte, même d'après les faits que rapporte Ducamp, desquels il résulte au contraire, ainsi que des observations de M. Lallemand, que les cas dans lesquels les rétrécissemens sont situés à la courbure du canal ou au-delà, soit qu'ils existent seuls ou qu'ils soient précédés d'un ou de plusieurs autres, sont beaucoup plus nombreux qu'on ne le soupçonnerait d'après le résumé de Ducamp : là plupart des praticiens ont reconnu aujourd'hui que la portion du canal qui correspond à la courbure sous-pubienne et au-delà, est en général celle où se trouvent le plus souvent les rétrécissemens; enfin, ils peuvent occuper tous les points de la portion intermédiaire à cette dernière région et au méat, et cet orifice lui-même. M. Bérard a rapporté l'exemple d'un semblable rétrécissement, qui causa une rétention d'urine complète, une infiltration urineuse considérable, et la mort (voyez *Archiv. gén. de Méd.*, tom. xi, p. 93). Il faut toujours tenir compte de la profondeur à laquelle les coarctations sont situées, et l'on conçoit qu'il est bien plus avantageux de se servir d'une sonde ou d'une bougie droite et non recourbée quand la coarctation réside dans la portion droite du canal; une sonde courbe ne pourra que très-difficilement traverser le rétrécissement s'il a un peu de longueur.

Enfin, il est encore une remarque importante à faire au sujet de la durée des coarctations de l'urètre; en général, plus elles sont anciennes et plus elles ont d'épaisseur, de dureté et de longueur : l'induration s'accroît avec le temps, et de telle sorte que la sensibilité de ce point du canal devient de moins en moins perceptible, et qu'enfin elle disparaît complétement, sans doute parce que l'augmentation de densité de l'endurcissement donne aux tissus une consistance cornée : aussi le rétrécissement n'est plus susceptible d'éprouver la moindre dilatation. On voit combien ces diverses circonstances peuvent influer sur le traitement, c'est pourquoi il importe beaucoup de connaitre le degré d'ancienneté de la maladie, ce dont on peut juger approximativement en remontant à l'époque où la sortie de l'urine a été accompagnée de quelque difficulté. C'est ici le lieu de parler de la sensibilité des rétrécissemens. Ducamp pensait que l'intérieur des coarctations était le signe d'une très-grande sensibilité, et il appuyait cette opinion sur ce que les malades éprouvent quelquefois une douleur plus ou moins vive dans l'endroit où réside le rétrécissement, soit après un cathétérisme répété, ou après une rétention d'urine prolongée. Mais les observations de M. Lallemand prouvent évidemment que cette sensation douloureuse dépend de l'état d'irritation dans lequel se trouvent les parties saines environnantes, et non pas d'une sensibilité plus grande du tissu endurci; car la cautérisation qui ne porte que sur les parties endurcies est peu ou point douloureuse, tandis qu'elle cause la plus vive douleur en portant au-dessus ou au-dessous du rétrécissement sur la membrane muqueuse saine; d'ailleurs cette sensibilité est d'autant moins prononcée que l'altération est plus considérable.

Les effets des rétrécissemens de l'urètre ne sont pas seulement d'intercepter plus ou moins complétement le cours de l'urine (voy. RÉTENTION) et du sperme, ils donnent aussi lieu à des phénomènes secondaires sur lesquels nous allons revenir dans un instant. Examinons d'abord ceux qui sont relatifs à l'excrétion des liquides qui traversent habituellement le canal de l'urètre : aussitôt qu'il existe dans ses parois une induration développée à la suite d'une urétrite, l'urine sort plus difficilement et par un jet moins long, plus petit, entortillé ou bifurqué; le sperme n'est plus lancé aussi loin, et quelquefois une partie semble arrêtée derrière l'obstacle. Il suffit qu'une excitation passagère vienne réveiller l'irritation du canal pour que ces phénomènes soient plus prononcés, et qu'une rétention d'urine complète puisse même avoir lieu; c'est ce qu'on a observé après des excès de table ou de boisson, un coït immodéré, une course prolongée à cheval ou en voiture, etc. : quelquefois les malades voient reparaître l'écoulement blennorrhagique qui avait cessé depuis plus ou moins long-temps. Quand il n'y a qu'un rétrécissement, et s'il n'est pas trop rapproché du col de la vessie, le jet de l'urine est habituellement assez fort, mais souvent il est en même temps bifurqué ou tournoyant; quand il y en a plusieurs, l'urine tombe perpendiculairement entre les jambes du malade; et s'ils sont très-nombreux, une incontinence d'urine peut en être la conséquence. D'un autre côté, l'urine, arrêtée en partie derrière le rétrécissement, dilate insensiblement cette portion du canal, et à chaque émission de ce liquide, quand la vessie s'est contractée sur lui et en a déterminé la sortie, le canal de l'urètre revient sur lui-même à son tour, chasse au dehors l'urine retenue derrière le rétrécissement, laquelle s'écoule pendant quelque temps goutte à goutte lorsque les malades pensent que l'expulsion en a été complète. Enfin, à une époque plus avancée de la maladie, la vessie ne se vide plus qu'incomplétement, d'où résulte un besoin d'uriner plus fréquent et très-incommode pour les malades.

Parmi les changemens que les coarctations de l'urètre apportent dans ce canal, il en est un dont je viens de faire mention, et sur lequel je dois rappeler l'attention : je veux parler de la dilatation postérieure au rétrécissement. Cette ampliation du canal n'a pas lieu sans que l'urine séjourne momentanément derrière l'obstacle, irrite la membrane muqueuse, et détermine un plus grand développement des follicules muqueux correspondans. M. Lallemand a trouvé chez presque tous les individus affectés de rétrécissemens un peu considérables, dont il a pu examiner le cadavre, la membrane muqueuse de la portion prostatique injectée, épaissie et fongueuse, les orifices des follicules de la prostate sont quelquefois largement dilatés, source évidente de ce suintement muqueux et puriforme qui tache le linge des malades, précède le jet de l'urine, et forme au fond du vase qui contient ce liquide un dépôt trouble dont l'altération ne tarde pas à donner à l'urine une odeur extrêmement fétide (*voyez* PROSTATE). Quand un rétrécissement antérieur à la portion prostatique de l'urètre existe depuis long-temps, les parois de cette partie du canal sont dans certains cas comme cloisonées, alvéolées, et chaque cavité résulte de la dilatation de l'un de ces follicules muqueux dont l'orifice est très-élargi. On conçoit combien une semblable disposition doit favoriser la formation de fausses routes, si le bout de la sonde vient à s'engager dans l'un de ces orifices. La prostate ne peut être le siége d'une irritation ainsi prolongée sans augmenter de volume; aussi les malades sont incessamment tourmentés par un sentiment de pesanteur vers la marge de l'anus, accompagné de ténesme, et l'existence d'une semblable altération démontre assez quelle est la cause des engorgemens fréquens des testicules à la suite des rétrécissemens de l'urètre. En outre, comme l'urine qui fait effort contre l'obstacle dilate de plus en plus par son reflux la portion prostatique du canal à mesure que le rétrécissement augmente, le col de la vessie s'élargit peu à peu, et il arrive une période de la maladie où la portion du canal postérieure au rétrécissement fait en quelque sorte partie de la cavité de la vessie, et l'urine s'y déposant comme dans son réservoir naturel, s'écoule goutte à goutte et d'une manière continue à travers le rétrécissement, de sorte que les malades ne peuvent plus retenir ni expulser ce liquide à volonté. Enfin, la destruction de la prostate a lieu, et produit des accidens généraux que j'ai signalés ailleurs. *Voyez* PROSTATE.

La nature de ces diverses altérations explique clairement comment un rétrécissement de l'urètre peut déterminer la formation d'abcès urineux et de fistules périnéales, lesquelles peuvent aussi résulter du simple ramollissement des parois de l'urètre par suite de l'inflammation, et consécutivement de leur rupture, s'il survient alors une rétention d'urine; dans ce cas, on trouve la déchirure à la partie inférieure de la portion membraneuse. M. Despiney a trouvé chez un petit nombre de malades un boursouflement fongeux de la membrane muqueuse dans l'intervalle de deux rétrécissemens. On comprend aisément que l'urine arrêtée entre deux obstacles produise cet effet sur l'urètre, puisse l'ulcérer et donner lieu à un écoulement purulent : le même médecin a observé en même temps, dans toute l'étendue de la portion altérée, une sensibilité morbide portée à un très-haut degré : une cautérisation superficielle et transcurrente a toujours détruit rapidement cette vive sensibilité, et a fait disparaître l'état fongueux de la membrane muqueuse.

Indépendamment des altérations que les rétrécissemens de l'urètre déterminent dans ce canal, ils agissent encore sur la vessie, qu'ils entretiennent souvent dans une distension très-grande, laquelle amène à sa suite des dilatations partielles plus ou moins nombreuses, et dont l'ampleur est quelquefois assez considérable. M. Shaw, qui a particulièrement signalé ce phénomène, l'a rencontré très-souvent, et n'hésite pas à conclure qu'il est probable qu'une dilatation partielle de la vessie existe toutes les fois qu'une coarctation de l'urètre a persisté depuis plusieurs années, en occasionant de temps en temps des rétentions d'urine; les parois de la vessie sont épaissies, et l'on observe cette disposition décrite sous le nom de vessie à colonnes. Il est aisé de concevoir que l'existence de ces sacs isolés, favorisant la stagnation d'une partie de l'urine, devient par cela même une prédisposition à la formation de calculs vésicaux. Quant à l'hypertrophie des parois de la vessie, elle est à la fois le résultat de l'irritation prolongée, et des efforts que nécessite l'expulsion de l'urine; aussi, l'épaississement dépend-il surtout, et pour ainsi dire exclusivement, de l'hypertrophie du tissu musculaire de cet organe. D'un autre côté, la présence continuelle de l'urine qui stagne dans la vessie produit à la longue l'inflammation chronique de sa membrane muqueuse, phlegmasie qui peut s'étendre de proche en proche le long des uretères jusqu'aux bassinets et aux reins. Ces accidens, dont il existe d'assez nombreux exemples, et sur lesquels Ducamp et M. Lallemand ont appelé particulièrement l'attention, prouvent que les rétrécissemens de l'urètre peuvent avoir les conséquences les plus graves, et compromettre la vie des malades. Enfin, on conçoit, d'après tout ce qui précède, qu'ils puissent donner lieu à de la fièvre dont les accès irréguliers se renouvellent pour la moindre cause; et dans certains cas, il arrive aussi que les efforts d'expulsion pour uriner causent parfois la sortie involontaire des matières fécales, la chute du rectum, des hémorrhoïdes, et même des hernies.

M. Lallemand, dans le travail important qu'il a publié sur ce sujet, et auquel j'ai déjà emprunté une foule de remarques pratiques du plus grand intérêt, fait observer avec raison que l'examen attentif de l'urine dans le cas de rétrécissement est beaucoup trop négligé et à tort, parce qu'il peut éclairer sur le degré des altérations qui existent. En général, quand l'urine est seulement trouble, sans dépôt ni nuage, il n'y a qu'une irritation des surfaces muqueuses; si elle est troublée par un nuage floconneux, suspendu dans le liquide sans gagner le fond, on doit soupçonner une pollution diurne; si elle laisse déposer un sédiment muqueux, épais, puriforme, mobile au fond du vase, la vessie est le siége d'une véritable inflammation catarrhale; si le dépôt est glaireux, filant, élastique comme du blanc d'œuf, adhérent au fond du vase, la prostate est altérée, ses canaux excréteurs ou follicules muqueux sont dilatés; si le dépôt est purulent, et que la prostate soit ramollie, sensiblement diminuée de volume, on peut être assuré qu'elle a été détruite en partie par la suppuration; mais si, au contraire, elle est saine, on a tout lieu de croire alors que le pus vient des reins. Quoi qu'il en soit de ces caractères pour le diagnostic et le pronostic de la maladie, l'indication est toujours de détruire le rétrécissement.

Deux méthodes différentes de traitement sont employées pour arriver à ce résultat : l'une consiste dans la dilatation progressive de la portion rétrécie du canal, l'autre dans la destruction de l'obstacle au moyen de la cautérisation; plusieurs moyens ont été imaginés pour remplacer cette dernière méthode : je les indiquerai seulement l'expérience n'ayant point encore démontré les avantages qu'ils peuvent offrir, tandis que la cautérisation bien dirigée est à la fois le procédé le plus rationel, et celui dont la supériorité est de jour en jour mieux reconnue par les praticiens.

La première méthode, ou le traitement par les bougies ou par les sondes, est d'un usage fort ancien. Je ne passerai pas ici en revue les diverses bougies qu'on a employées comme corps dilatans; elles ont été décrites ailleurs (*voyez* BOUGIES). Seulement j'ajouterai ici que les bougies flexibles paraissent présenter le moins d'inconvéniens, surtout celles qui sont composées d'une trame de fil ou de soie recouverte d'une substance emplastique non irritante. On en fabrique aujourd'hui avec un mélange dans lequel entre le caoutchouc, qui ont plus de souplesse et sont moins facilement éraillées ou altérées par le contact de l'urine et des mucosités. On peut aussi employer avec quelque avantage des bougies creuses de gomme élastique, dans lesquelles on introduit un petit mandrin en plomb qui leur donne plus de consistance, tout en leur laissant une flexibilité qui leur permet de s'accommoder aux inflexions du canal. M. Lallemand ne pense pas, comme Ducamp, qu'on doive rejeter les cordes à boyau, comme corps dilatans : comme elles se ramollissent et se dilatent promptement, elles s'accommodent très-bien à la forme du canal qu'elles irritent moins et distendent davantage que les bougies emplastiques. Il ajoute que pour éviter que leur pointe inégale et dure blesse le canal, il suffit de l'arrondir avec la pierre ponce : ainsi préparées, les cordes à boyau glissent aussi facilement que les autres bougies, elles ne sont pas plus raides que celles de gomme élastique, et s'il est vrai qu'elles se ramollissent quelquefois avant qu'on ait pu leur faire franchir l'obstacle, on est seulement obligé alors d'en employer une nouvelle. Quelle que soit la nature des bougies qu'on emploie pour dilater un rétrécissement, on doit commencer nécessairement par se servir des plus fines. Pour les introduire, on les enduit d'huile, ou de cérat, et après avoir fait uriner le malade, au devant duquel il se place, l'opérateur prend la bougie par son milieu avec le pouce et l'indicateur de la main droite, relève le pénis avec la main gauche, et portant l'extrémité de la bougie dans le méat urinaire, il l'enfonce dans le canal en la faisant tourner entre ses doigts, et en attirant sur elle le pénis, de manière à effacer les rides du canal et à lui donner une direction droite ; cependant on facilite souvent l'introduction de la bougie dans la vessie en abaissant le pénis lorsque l'extrémité de l'instrument est arrivé sous le pubis. Si l'on rencontre un obstacle, on retire un peu la bougie, puis on la pousse de nouveau, en répétant cette manœuvre jusqu'à ce que l'obstacle soit franchi ; quelquefois l'on y parvient plus tôt en déprimant un peu avec les doigts de la main droite la partie du canal où s'arrête la bougie, et quand l'obstacle est situé profondément il est nécessaire d'introduire le doigt dans le rectum, afin de le porter sur la partie du canal où l'instrument se trouve arrêté.

Telle est la manière d'introduire les bougies, dont on a soin d'augmenter progressivement la grosseur à mesure que la dilatation du canal devient plus considérable, et jusqu'à ce qu'on soit arrivé à en placer qui remplissent entièrement l'ouverture de l'urètre. Quand elles commencent à être assez volumineuses, c'est alors qu'il est utile de leur donner une direction semblable à celle du canal avant de les y enfoncer pour rendre leur pénétration plus facile, et éviter la douleur et l'irritation qui résulteraient de la force qu'on emploierait sans cela pour les introduire profondement. Le meilleur moyen qu'on puisse mettre en usage pour fixer les bougies de manière à ce qu'elles ne puissent sortir de l'urètre, est certainement celui que Ducamp a vu mettre en usage par un de ses malades. Quand la bougie est introduite on la replie dans un demi-pouce d'étendue, à angle droit, au devant du méat urinaire, et on coiffe le pénis et l'instrument avec un condom ou redingotte anglaise maintenue par son anneau fait avec une bande de caoutchouc, et qui entoure la verge. Cet appareil a le double avantage de ne pas gêner l'érection et de recevoir la matière de l'écoulement s'il en existe. Dans le commencement, il est prudent de ne pas laisser la bougie plus d'une demi-heure le matin et autant le soir; il ne faut pas qu'elle soit enfoncée jusque dans la vessie, parce qu'il en résulterait des envies fréquentes d'uriner; il suffit qu'elle dépasse un peu le rétrécissement; ensuite on la laisse en place en ne l'ôtant que lorsque le malade a besoin d'uriner, et on peut même la laisser alors si l'émission de l'urine est possible malgré la présence de l'instrument dans le canal : dans ce cas, on la renouvelle une fois par jour, ou seulement une fois tous les deux jours. Ducamp a parfaitement démontré que ce traitement est incertain et assez souvent impraticable, qu'il est douloureux, très-long, et qu'enfin il n'est que palliatif. Ces trois circonstances suffiraient sans doute pour le faire rejeter si elles se présentaient constamment, et surtout la dernière; mais l'expérience d'un assez grand nombre de praticiens prouve que l'on peut obtenir une cure radicale par la dilatation à l'aide des bougies, et l'on conçoit facilement que l'irritation que détermine l'instrument dans le point rétréci puisse produire dans certains cas un effet analogue à la cautérisation, et guérisse ainsi des rétrécissemens dus à une induration partielle des parois du canal : la compression seconde encore les effets de l'irritation en favorisant la résolution de l'engorgement. Quoi qu'il en soit, quand on connaît la forme et la nature des divers rétrécissemens, il est aisé de juger que le traitement par la dilatation, à l'aide des bougies peut être souvent insuffisant, et qu'on est exposé à voir les rétrécissemens reparaître au bout d'un temps plus ou moins long.

Quant aux sondes, qu'on emploie surtout pour déterminer l'évacuation de l'urine, on s'en sert aussi comme moyen dilatant pour guérir les rétrécissemens; mais elles sont inférieures aux bougies, dont elles n'ont pas la résistance, et je ne pourrais les envisager sous ce rapport qu'en répétant ce que je viens de dire au sujet de ces dernières (*voyez* d'ailleurs les articles CATHÉTÉRISME et RÉTENTION D'URINE). Cependant je ferai ici quelques remarques à l'occasion de ce dernier accident, la rétention d'urine, afin d'indiquer les moyens les plus susceptibles de le faire cesser, sans employer le cathétérisme forcé, ainsi qu'on le conseille généralement, et dont il est facile de concevoir tous les dangers. J'ai déjà dit qu'une rétention d'urine complète pouvait résulter d'une coarctation de l'urètre, surtout quand elle vient à être augmentée par le gonflement accidentel des parois du canal : l'expérience a démontré qu'on ne doit pas chercher alors à rétablir le passage de l'urine par l'introduction d'une sonde, parce qu'on ne fait qu'augmenter l'irritation du canal; les bains locaux et les saignées générales et locales doivent être employées d'abord. M. Dupuytren est souvent arrivé à ce résultat en fixant une bougie de gomme élastique contre l'obstacle; au bout de douze ou de quarante-huit heures au plus du séjour de cette bougie, on peut introduire sans beaucoup d'efforts une sonde jusque dans la vessie. Ducamp introduisait, aussi une bougie de gomme élastique, mais M. Lallemand emploie de préférence celles de corde à boyau, dont nous avons indiqué plus haut tous les avantages; il la place dans le rétrécissement pour le dilater, après en avoir pris l'empreinte. Ce moyen serait très-efficace si l'on pouvait toujours introduire la bougie dans la coarctation, mais on n'y parvient pas toujours. Sœmmering a plusieurs fois réussi en injectant dans le canal de l'huile d'olives ou de l'huile opiacée, et fermant ensuite l'orifice extérieur de l'urètre, il cherche, en pressant avec le doigt, à faire pénétrer le liquide plus avant; on répète cette manœuvre jusqu'à ce que la bougie puisse être introduite.

M. Despiney est parvenu plusieurs fois à procurer l'écoulement de l'urine de la manière suivante : muni de sondes plus ou moins fines, dont l'extrémité reçoit un pinceau de soie chargé de cire à mouler, comme dans les bougies exploratrices de Ducamp, on introduit lentement cette sonde ainsi préparée. La cire se moule sur l'obstacle, s'effile dans l'intérieur du rétrécissement ou du col de la vessie, si c'est lui qui en est le siège, et les franchit avec facilité, soit que, pressant à la manière d'un coin, elle en écarte plus aisément les parois, soit qu'en raison de sa compression elle glisse plus librement sur la membrane muqueuse. Les yeux de la sonde livrent passage à l'urine, et l'on a la satisfaction de soulager de suite le malade et de lui épargner le tourment d'une grave opération, la ponction de la vessie. On pourrait craindre que la cire qui adhère au pinceau qui termine la sonde vienne à se détacher et à pénétrer dans la vessie, mais on n'a pas cet inconvénient à redouter lorsque le pinceau est bien préparé et que la cire est fortement retenue; M. Despiney a employé plusieurs fois ce moyen sans que cet accident soit arrivé. D'ailleurs, on pourrait remplacer la cire à mouler par une matière soluble dans l'urine, telle que la gélatine ou toute autre substance analogue. M. Despiney a réussi aussi plusieurs fois à surmonter ces stranguries à l'aide d'injections d'eau simple ou mucilagineuse, d'une température égale à celle des parties, et pratiquées avec une seringue ordinaire ou bien une seringue à vagin : une sonde étant introduite jusqu'à l'obstacle, on pousse avec force le liquide, qui, par son choc répété, dilate plus ou moins promptement le point rétréci du canal. Ce médecin pense que dans les cas plus difficiles des douches continuées quelque temps dans l'urètre, dont la force d'impulsion serait nécessairement plus considérable, franchiraient rapidement les coarctations urétrales.

Les injections forcées dans le cas de rétention d'urine à laquelle on n'avait plus à opposer que le cathétérisme ou la ponction de la vessie ont aussi été employées avec succès par M. Amussat, qui pense que ce moyen est préférable aux bougies pour commencer à dilater les rétrécissemens de l'urètre; il ajoute qu'il ne faut même alors employer les sondes flexibles que pour augmenter l'action de ces injections, poussant alors la matière de celles-ci entre la sonde et l'urètre. M. Amussat pratique l'injection de la manière suivante : il introduit une sonde flexible sans bec jusqu'au rétrécissement, entoure le pénis avec un compresseur, et ajoute au pavillon de la sonde une bouteille de caoutchouc que l'on comprime graduellement avec une espèce de tourniquet. L'inconvénient d'introduire du liquide dans la vessie est d'ailleurs sans conséquence.

La seconde méthode de traitement employée pour détruire les rétrécissemens du canal, et qui est à la fois la plus rationnelle et la plus sûre, consiste dans leur destruction par la cautérisation. On a proposé pour arriver au même but de déterminer mécaniquement une ulcération de la partie rétrécie, en introduisant avec force des bougies très-fermes dans les rétrécissemens, de telle sorte qu'elles s'y trouvassent serrées au point de produire une compression assez grande pour donner lieu à l'ulcération, et par suite à la destruction de l'obstacle. Ce procédé, qui n'avait pas seulement pour inconvénient d'être incertain et très-lent dans ses effets, exposait encore à la perforation du canal : aussi est-il entièrement abandonné. Quant à l'emploi des caustiques dans le traitement des rétrécissemens de l'urètre, il remonte à une époque très-reculée, et l'on croyait alors détruire ce qu'on appelait les *carnosités* du canal. Je ne tracerai point ici l'historique des moyens employés dans ce but par Alfonso Ferri, Ambroise Paré, Guillaume Loyseau, jusqu'à l'époque où Wiseman, et plus tard J. Hunter, mirent en usage le nitrate d'argent, qui est véritablement le caustique le plus avantageux, en ce qu'il est solide, peu soluble; que son action se borne aux points qu'il touche; qu'en détruisant les parties il ne détermine pas d'inflammation violente, et qu'il peut même au contraire faire cesser des phlegmasies rebelles jusque-là à tout autre moyen. Pour porter le caustique sur l'obstacle, Hunter, après Wiseman, se servait d'une canule d'argent ouverte à ses deux extrémités, et d'un stylet muni à l'un de ses bouts d'un porte-crayon dans lequel le nitrate d'argent était contenu; et à l'autre, d'un bouton qui fermait exactement l'ouverture antérieure de la sonde lors de son introduction, et qu'on retirait pour porter ensuite l'autre extrémité armée du caustique contre l'obstacle qu'on maintenait appliqué pendant une minute. On répétait cette opération tous les deux jours jusqu'à ce que le rétrécissement fût détruit. L'inflexibilité de la canule exposait à des inconvéniens pour lesquels Hunter y substitua la bougie *armée*, instrument qui est encore très-usité en Angleterre, et qui consiste en une bougie emplastique dans l'une des extrémités de laquelle on a enchâssé un fragment de nitrate d'argent. Il ne l'employait que dans les cas où il ne pouvait franchir le rétrécissement avec une bougie simple; mais la plupart des chirurgiens anglais, et Ev. Home entre autres, l'emploient à peu près indistinctement dans le traitement de tous les rétrécissemens. Je ne m'appesantirai pas sur tous les détails relatifs à ce procédé, non plus que sur la modification apportée par M. Whately, qui, au lieu de fixer un morceau de nitrate d'argent à l'extrémité de la sonde, en enduit seulement le bout avec une pâte composée d'environ un quart de grain de caustique en poudre, mêlé à une quantité suffisante de mucilage de gomme arabique : le même chirurgien traite aussi les rétrécissemens en appliquant dans leur cavité même une quantité donnée de potasse caustique. Ces derniers moyens, à l'aide desquels on peut certainement obtenir une cure radicale, présentent en même temps des inconvéniens que Ducamp a parfaitement démontrés, et dont l'examen nous entraînerait trop loin : aussi je me bornerai à les rappeler. 1° On cautérise toujours la partie du canal antérieure à l'obstacle; on le détruit quelquefois. 2° Une rétention d'urine complète est à craindre. 3° On est sujet à faire une fausse route. 4° On est exposé à voir survenir une hémorrhagie; 5° et enfin, à voir renaître la maladie plus terrible, plus intraitable. J'ajouterai que la cautérisation ayant toujours lieu d'avant en arrière, la destruction du rétrécissement est aussi bien plus longue à obtenir.

En étudiant les coarctations de l'urètre, nous avons vu que leur forme et leur situation apportaient nécessairement des modifications dans l'application du caustique; qu'ainsi cette opération ne peut être faite avec précision qu'autant que l'on connaît la disposition et la configuration du rétrécissement. C'est dans cette exploration préliminaire, qui est une partie si importante du traitement par la cautérisation, et qui peut être également utile dans le traitement par les bougies, que Ducamp a apporté de grandes améliorations. Dabord on s'assure de la profondeur à laquelle est situé le rétrécissement à l'aide d'une sonde sur laquelle sont tracées les divisions du pied; de manière qu'aussitôt que l'instrument s'arrête sur le rétrécissement, on voit à combien de pouces et de lignes il se trouve du méat urinaire. Une fois la profondeur déterminée, il s'agit de reconnaître la situation de l'ouverture du rétrécissement : on se sert pour cet effet de la sonde que Ducamp a nommée *exploratrice*, dont le bout est recouvert de *cire à mouler*, composée d'un mélange a parties égales de cire jaune, de diachylum, de poix de cordonnier et de résine : pour préparer cet instrument, on prend une sonde de gomme élastique n° 8 ou 9, ouverte aux deux bouts, sur laquelle sont tracées les divisions du pied, et dont l'ouverture antérieure est moitié moins grande que l'ouverture postérieure, sur laquelle on introduit, au moyen d'un cordonnet de soie, un morceau de soie plate à tapisserie, qu'on a noué dans plusieurs endroits, et qu'on a trempé dans de la cire fondue. On forme une boule alongée en roulant entre les doigts cette portion du morceau de soie imbibée de cire, et l'attirant dans la cavité de la sonde à l'aide du cordonnet, elle vient former en arrière de l'ouverture antérieure un bourrelet dont la résistance est encore augmentée par la présence des nœuds, tandis que la soie non imprégnée de cire forme à l'extrémité de l'instrument un pinceau d'un duvet très-fin et très-résistant. On peut aussi faire passer simplement le morceau de soie plate à travers quatre trous pratiqués au bout de la sonde, et après avoir réuni ses extrémités en les nouant ensemble, on forme de même un pinceau, qu'on trempe alors dans le mélange de cire, de poix, etc., indiqué plus haut ; quand cette cire à mouler commence à se refroidir, on la roule sur un corps poli de manière à en faire une espèce de bougie qui est surajoutée à la sonde de gomme élastique, et qu'on coupe ensuite à deux lignes de l'extrémité de cette dernière : puis on lui donne la forme du bout de la sonde. Cette cire à mouler se trouvant ainsi mêlée aux filamens de soie, ne peut s'en détacher : sa consistance est convenable lorsqu'elle prend facilement entre les doigts la forme qu'on veut lui donner, sans y adhérer beaucoup. Quand on porte la sonde exploratrice dans l'urètre, et qu'on est arrivé contre le rétrécissement, il faut le laisser quelque temps en place afin que la cire s'échauffe et se ramollisse, après quoi on pousse la sonde, et la cire pressée contre l'instrument et l'obstacle, se moule sur lui, et rapporte l'empreinte fidèle de sa forme. Ducamp a reconnu qu'il ne faut pas que le morceau de cire à mouler qui termine l'instrument ait plus de deux lignes et demie de longueur, parce que, sans cela, on pourrait en faire pénétrer une trop grande quantité dans l'obstacle, où elle pourrait rester : on doit avoir soin de n'exercer sur la sonde exploratrice qu'une pression très-modérée, sans secousses, et bien soutenue. La même cire peut servir pour prendre plusieurs empreintes. Enfin, pour reconnaître la longueur du rétrécissement, c'est-à-dire son étendue d'avant en arrière, on en juge par la dépression que présente la bougie qui a séjourné dans le canal, lorsqu'on la retire. On se sert à cet effet de bougies de gomme élastique, fines et cylindriques qu'on recouvre de cire à mouler, en les entourant de soie plate fortement chargée de cire, et qu'on roule ainsi recouvertes entre deux corps polis.

Ce moyen est infidèle, suivant M. Ségalas, en ce qu'il ne donne point une indication précise de l'étendue du rétrécissement; et pour arriver à ce but, dans tous les cas sans exception, et mesurer du premier abord avec exactitude la longueur de l'obstacle, ce médecin a fait construire un instrument qui consiste en un conducteur de gomme élastique dans l'intérieur duquel joue un stylet d'argent très-délié et à tête sphérique. Le conducteur est gradué, d'un calibre proportionné au diamètre de l'urètre, et destiné à présenter la tête du stylet à l'ouverture du rétrécissement, et à mesurer en même temps la distance qui sépare le méat urinaire de la partie antérieure de l'obstacle. La tête du stylet doit s'engager dans l'ouverture du rétrécissement, franchir ce dernier sans effort, mais avec un léger pincement, et après être devenue libre et avoir exploré la portion du canal qui est au delà, revenir sur elle-même jusqu'à la face postérieure de l'obstacle, de manière à faire voir sur une échelle établie à l'autre extrémité du stylet, de combien elle dépasse le conducteur, c'est-à-dire de quelle étendue est l'obstacle; quand le rétrécissement est au delà de la courbure sous-pubienne, on emploie un conducteur courbe. L'épreuve de cet instrument n'a point encore été assez répétée pour qu'on puisse apprécier quels sont réellement ses avantages sur la sonde à empreinte, dont l'utilité est au contraire bien reconnue.

M. Lallemand a fait remarquer que les divisions tracées le long de la tige qui porte la cire à mouler n'indiquent pas toujours avec exactitude la profondeur du rétrécissement, parce que la longueur de la masse de cire est sujette à varier : pour éviter toute espèce d'erreur lors de la cautérisation, il suffit, avant de l'opérer, d'appliquer le porte-caustique le long du porte-empreinte à partir du commencement de la déformation que présente la cire, et de mesurer alors la distance qu'il y a de ce point à la division qui indiquait la profondeur du rétrécissement. Lorsque ce dernier est situé un peu profondément, et qu'on appuie sur la sonde pour appliquer la cire plus exactement contre l'obstacle, on imprime à l'instrument une courbure qui peut encore faire pénétrer les chiffres dans le canal de cinq à six lignes de plus que ne le comporte la profondeur du rétrécissement. M. Lallemand évite ces différentes sources d'erreur, en introduisant dans la cavité de la sonde une bougie de gomme élastique qui la remplit exactement, empêche qu'elle ne se courbe aussi facilement, et elle conserve assez de souplesse pour franchir aisément la courbure sous-pubienne, et permettre de prendre des empreintes très-nettes à toutes les profondeurs du canal. Quand il existe plusieurs rétrécissemens, il est plus avantageux de se servir de bougies enduites de cire dans toute leur longueur, parce qu'on peut ainsi prendre à la fois l'empreinte de plusieurs rétrécissemens, avant d'avoir détruit complétement le premier, de sorte que l'on peut les cautériser le même jour. Ce moyen peut remplacer dans certains cas le porte-empreinte, et en marquant avec l'ongle le niveau du gland avant de retirer la bougie, on peut avoir ainsi la profondeur d'un rétrécissement aussi exactement qu'avec le porte-empreinte, et sans causer autant de douleur.

Si les avantages de la sonde exploratrice sont réels, elle offre néanmoins plusieurs inconvéniens qu'il importe de signaler. Ainsi, elle irrite beaucoup l'urètre, produit fréquemment une douleur plus vive que celle de la cautérisation, douleur qui est quelquefois accompagnée d'un écoulement de sang assez abondant; c'est pourquoi l'on ne doit pas trop en répéter l'application. Cette exploration est habituellement la partie la plus douloureuse du traitement. Un morceau de cire peut se détacher et former un obstacle qui détermine une rétention d'urine, ce qu'on reconnaît, parce que cet accident se manifeste après l'exploration du canal, et que la tige du porte-empreinte est alongée en pointe. M. Lallemand ajoute que si le malade n'éprouve en même temps aucune douleur quand on parcourt avec le doigt la surface inférieure du canal, il est à présumer que la cause de la rétention est due à ce qu'il est resté de la cire dans l'intérieur du rétrécissement, ou derrière lui.

M. Amussat a présenté récemment à l'Académie royale de Médecine une sonde qui, selon lui, sert à reconnaître les rétrécissemens commençans de l'urètre et les autres affections de ce canal. Elle se compose, 1° d'une canule droite, longue de sept pouces et demi, dont la cavité n'est pas percée dans le centre, et qui est graduée à l'extérieur en pouces et en lignes; 2° d'un mandrin, qui, du côté du pavillon, est terminé par une tête à pans, et de l'autre, par une lentille. Ces deux parties ajustées font une sonde droite. Lorsqu'on tourne le mandrin, la lentille présente une crête saillante au-dessus du niveau du bout de la canule, et pour reconnaître dans quel sens se trouve la crête, il y a sur la tête du mandrin un bouton indicateur. On introduit cet instrument dans l'urètre; alors on tourne la tête du mandrin entre les doigts, de manière à faire saillir la crête de la lentille en haut, en bas, latéralement, afin d'explorer chacune des parois du canal, et ensuite on retire doucement à soi l'instrument. Si l'urètre est sain, la crête n'est jamais arrêtée; dans le cas contraire, elle est accrochée au point où l'urètre est malade. M. Amussat dit avoir reconnu à l'aide de cet instrument des rétrécissemens de l'urètre qui, jusque-là, avaient été méconnus.

Lorsqu'on s'est assuré, au moyen de l'exploration préliminaire, de la profondeur et de la forme du rétrécissement, et de la situation de son ouverture, si cette dernière est centrale, ou qu'elle se trouve inférieurement, supérieurement, ou sur les côtés, il faut nécessairement qu'on puisse y diriger à volonté la pointe de la bougie. C'est dans ce but que Ducamp a imaginé l'instrument qu'il nomme *conducteur*, et qui consiste en une sonde de gomme élastique n° 8 ou 9 de huit pouces de longueur, dont l'extrémité antérieure est percée d'un trou central qui se trouve directement en rapport avec l'orifice du rétrécissement quand il est à son centre; et si, au contraire, il est latéral, il employait un instrument semblable, mais dont le bout offre de côté une saillie qui reporte nécessairement l'ouverture de la sonde en haut, en bas, à droite ou à gauche, suivant la situation de l'orifice de la coarctation. Quand on se sert du conducteur pour introduire une bougie dans le rétrécissement, il faut que le calibre de cette dernière soit proportionné à celui du rétrécissement pour qu'elle puisse le franchir avec facilité. On conçoit que le conducteur à saillie permet aussi d'éviter que la bougie ne pénètre dans une fausse route s'il y en a une à côté du rétrécissement : mais le plus souvent l'ouverture du rétrécissement est centrale, infundibuliforme, et le conducteur devient vraiment inutile dans ce cas. Il ne peut être non plus d'aucun secours lorsque l'obstacle réside au delà de la courbure sous-pubienne, parce que la sonde tend à se redresser; et quand on se sert de celle qui est surmontée d'un renflement latéral, ce dernier tourne avec une telle facilité pour gagner la partie supérieure du canal, qu'on a beaucoup de peine à le maintenir en bas. L'usage du conducteur est donc borné aux rétrécissemens de la portion libre du canal, et ne peut être applicable au delà de six pouces et demi de profondeur. En outre, l'introduction en est ordinairement très-pénible, et détermine de vives douleurs dans la longueur de l'urètre : en résumé, l'utilité du conducteur n'est pas aussi grande que Ducamp le pensait, et on peut s'en abstenir dans beaucoup de cas.

Quand l'exploration du canal a permis d'introduire une bougie dans le rétrécissement, et qu'on en a ainsi agrandi l'ouverture, c'est alors qu'il faut le détruire. L'application du caustique, pour être sûre, exigeait un instrument dont la précision fût telle qu'on pût par son moyen porter le nitrate d'argent exactement sur un point déterminé et dans une étendue donnée. C'est dans ce but que Ducamp a construit celui qu'il a nommé *porte-caustique*, et qui se compose d'une canule de gomme élastique très-flexible, n° 7 ou 8, de huit pouces de longueur, dont l'extrémité est munie d'une douille de platine de six lignes de longueur et de la même grosseur que la canule, et qui est fixée à l'aide d'une vis. Cette dernière renferme un cylindre de platine de moins d'une ligne d'épaisseur et de cinq lignes de longueur, supporté par une bougie de gomme élastique de huit pouces et demi de longueur. Ce cylindre de platine est creusé dans l'étendue de deux lignes d'une racine profonde, large d'un quart de ligne, qui reçoit le caustique, et une demi-ligne en arrière existe une goupille saillante à droite et à gauche d'un quart de ligne, qui s'engage dans deux coulisses pratiquées dans l'intérieur de la douille, et peut être poussée au dehors, de manière à laisser la cuvette du caustique à découvert; si on tourne le cylindre dans un autre sens, les extrémités de la goupille rencontrent deux arêtes pratiquées aussi à l'intérieur de la douille, et le cylindre de platine ne peut sortir de cette dernière. Si l'ouverture du rétrécissement n'est pas centrale, on visse à l'extrémité de la canule de gomme élastique une douille de platine renflée latéralement, produisant ainsi le même effet que le conducteur à saillie dont il a été question plus haut, et qu'on dirige de la même manière. Il est inutile de dire que dans le cas où le rétrécissement est circulaire, il faut tourner

le cylindre doucement sur lui-même en le poussant légèrement
hors de la douille qui le renferme, de manière à ce que le caustique touche tous les points de la circonférence du rétrécissement, tandis que l'on dirige la cuvette au nitrate d'argent en
haut, en bas ou de côté, suivant que le rétrécissement est latéral ou situé inférieurement, et en faisant décrire seulement un
demi-cercle au cylindre dans l'une ou l'autre de ces directions :
je reviendrai tout à l'heure sur les détails de la cautérisation.
Quant à la manière de fixer le caustique dans la cuvette du
cylindre de platine, elle consiste à placer dans son intérieur des
fragmens de nitrate d'argent, et en dirigeant au-dessous de la
cuvette la flamme d'une bougie, le caustique entre en fusion
et en remplit exactement toute la cavité, à laquelle il adhère.
On ne doit pas trop chauffer, parce qu'on ferait boursouffler
le nitrate d'argent, au lieu de rendre sa fusion uniforme; il
faut que sa surface soit de niveau, ce qu'on obtient en la frottant avec de la pierre ponce. La cuvette du porte-caustique
contient à peu près un demi-grain de nitrate d'argent, et il
ne s'en dissout qu'un tiers environ en le laissant une minute
en contact avec la surface à cautériser. Le porte-caustique de
Ducamp a l'avantage d'être arrêté par le volume de la douille
au niveau du rétrécissement, et de laisser arriver le nitrate
d'argent jusque sur lui et dans son intérieur sans léser en aucune manière la portion du canal qui précède.

Ce moyen fort ingénieux de porter le caustique sur les rétrécissemens, et qui a réussi tant de fois entre les mains de son
inventeur, présente des inconvéniens qui sont sans doute la
cause de l'espèce de défaveur dans laquelle ce procédé est tombé
après avoir été accueilli d'abord avec enthousiasme; ils expliquent pourquoi cette méthode a été abandonnée par plusieurs
praticiens qui l'avaient adoptée avec confiance, et pourquoi
l'on a dit qu'elle était plus brillante en théorie que facile en
application. Quand on examine avec attention la construction
de cet instrument, on reconnaît quelle est la source des difficultés qui ont fait quelquefois manquer la cautérisation : ainsi,
le mécanisme suivant lequel le cylindre porte-caustique glisse
dans la douille de platine qui termine la canule, est un peu
compliqué, et un léger changement dans les rapports de ces
deux parties de l'instrument suffit quelquefois pour empêcher
que la cuvette au caustique ne franchisse l'ouverture de la douille;

ensuite il n'est point aussi aisé qu'on pourrait le croire au premier abord de placer cette dernière dans un rapport tellement juste avec l'ouverture du rétrécissement, que le cylindre puisse y pénétrer immédiatement, surtout quand cette ouverture est étroite, latérale, ou s'il existe une fausse route dans le voisinage. Il faut avoir plusieurs douilles de rechange afin d'en proportionner exactement le volume au calibre du canal, et quand on se sert de celles à saillie, on peut se tromper sur leur situation quand une fois l'instrument est introduit, ce qu'on reconnaît facilement, il est vrai, en faisant à l'autre extrémité de la canule de gomme élastique une marque qui se trouve dans la direction de la saillie, et encore peut-on être induit en erreur pour peu que la douille de platine tourne sur la sonde de gomme élastique. D'un autre côté, la tige de gomme élastique qui supporte le cylindre est trop faible pour qu'on puisse enfoncer le caustique dans le rétrécissement, s'il est nécessaire d'employer quelque force ; comme l'application du porte-empreinte donne lieu parfois à l'écoulement d'un peu de sang, que d'autres fois il y a de l'urine dans le canal au moment de la cautérisation, ces liquides ont le temps de pénétrer dans la douille et d'y dissoudre une portion du nitrate d'argent si le cylindre a quelque difficulté à pénétrer dans le rétrécissement ; ajoutons, enfin, que la bougie de gomme élastique est bientôt brûlée par la flamme de la bougie employée à faire fondre le nitrate d'argent dans la cuvette du cylindre de platine, de sorte que l'extrémité de cette bougie se brise ou ne se visse plus avec la même solidité. Je me bornerai à indiquer ces imperfections du porte-caustique de Ducamp, et qui sont les principales ; il en est d'autres relatives à la cautérisation elle-même sur lesquelles je reviendrai dans un instant.

Les inconvéniens que je viens de signaler ont été la cause des difficultés que beaucoup de praticiens ont rencontrées dans leurs premiers essais de la méthode de Ducamp ; de là les nombreuses modifications apportées à son porte-caustique. Mais ces changemens ne portant que sur des parties accessoires, les inconvéniens les plus graves ont persisté ; M. Lallemand a cherché à les éviter en construisant un instrument qui offre en effet des avantages réels sur celui de Ducamp dans un grand nombre de cas. Il le nomme *sonde à cautériser* ou *sonde porte-caustique* : droite ou courbe, elle se compose, 1° d'un tube de platine ouvert à ses deux extrémités, destiné à protéger le nitrate d'argent ; 2° d'un mandrin de même métal, portant le caustique à l'une de ses extrémités, de sept lignes plus long que la sonde, et bouchant son ouverture inférieure à l'aide d'un renflement olivaire ; 3° d'un écrou vissé à l'autre extrémité du mandrin pour l'empêcher de sortir, débordant la sonde d'une ligne ou deux pour faciliter la prébension du mandrin, pouvant être rapproché ou éloigné de la sonde, pour limiter à volonté l'étendue de la cautérisation ; 4° enfin, d'un curseur, armé d'une vis de pression, destiné à indiquer la profondeur à laquelle pénètre l'instrument. Quand on a dilaté suffisamment le rétrécissement avec les bougies ou les cordes à boyau pour que la sonde à cautériser puisse y pénétrer, et qu'on a reconnu son étendue et la profondeur à laquelle il est situé, on introduit l'instrument, préliminairement enduit de cérat à son extrémité, jusqu'au rétrécissement, et l'on pousse le curseur sur la sonde jusqu'à ce qu'il touche le gland ; on marque ainsi la distance qui sépare la partie antérieure de l'obstacle du méat urinaire. Quand on a d'abord reconnu la longueur du rétrécissement, et supposons qu'elle soit de quatre lignes, on recule le curseur à quatre lignes du gland, et on le fixe à l'aide de la vis de pression ; d'un autre côté, on a arrêté l'écrou du mandrin à quatre lignes de l'autre extrémité de la sonde. Alors en enfonçant la sonde jusqu'à ce que le curseur touche le gland, on est certain que l'instrument pénètre de quatre lignes dans le rétrécissement ; saisissant ensuite d'une main l'extrémité du mandrin qui dépasse la sonde, et de l'autre main faisant remonter la sonde jusqu'à l'écrou, on découvre ainsi le caustique dans l'étendue de quatre lignes, et l'on opère la cautérisation avec toute la précision désirable.

Quand le rétrécissement est au delà de la courbure souspubienne, M. Lallemand se sert d'une sonde courbe, et la cuvette au caustique est tournée en haut, en bas, ou latéralement, suivant que l'obstacle se trouve dans l'une ou l'autre de ces directions. On parvient au même but en faisant usage d'une sonde droite, et beaucoup de praticiens la préfèrent. Dans le cas où l'on ne toucherait qu'imparfaitement la surface à cautériser, on peut y parvenir en introduisant la sonde droite dans un conducteur de gomme élastique à saillie latérale : cette modification très-simple est souvent fort avantageuse. Quant au moyen de reconnaître la situation de la cuvette au caustique, on a soin de tourner dans la même direction qu'elle la vis de l'écrou fixée sur le mandrin. On voit, d'après le mécanisme de cet instrument, que l'application du caustique est bien plus précise qu'avec celui de Ducamp; que le nitrate d'argent, soustrait à l'action de toute cause dissolvante, n'est mis à découvert que lorsqu'on est sûr qu'il se trouve dans le rétrécissement qu'on cautérise ainsi exactement dans l'étendue et la direction qu'on a déterminées. On peut ajouter encore que l'instrument permet d'explorer l'urètre, et de chercher l'obstacle comme avec une sonde ordinaire.

On conçoit qu'une semblable opération offre dans son application une foule de modifications qu'il serait difficile d'indiquer, et que les bornes de cet article ne me permettent pas d'examiner avec détail : c'est pourquoi je me contenterai de faire connaître les circonstances principales de ce mode de traitement. D'abord, on peut craindre de faire des fausses routes avec l'instrument; mais on sait qu'on ne doit pas employer de force pour l'introduire dans le rétrécissement; que d'ailleurs ce dernier doit toujours avoir été préalablement dilaté avec la bougie pour admettre facilement le porte-caustique. Quant à la cautérisation, lorsqu'on a fait une première application du caustique, on laisse s'écouler trois jours avant de la renouveler, ce qu'on ne pratique qu'après avoir pris une nouvelle empreinte du rétrécissement, afin de reconnaître les points qu'il reste à détruire, et l'on passe ensuite une bougie, qui permet de s'assurer s'il n'y a pas d'autres rétrécissemens derrière le premier. On répète ainsi cette cautérisation jusqu'à ce que le porte-empreinte ne rapporte plus de reliefs ou de dépressions indiquant encore un obstacle dans le canal. S'il existe plusieurs rétrécissemens, on peut, avec la sonde de M. Lallemand, les cautériser le même jour, et hâter ainsi beaucoup la cure, ce qu'on ne peut pas avec le porte-caustique de Ducamp, parce qu'il faut que le premier rétrécissement soit détruit pour attaquer le second, etc. Les escarres en se détachant peuvent obstruer le canal en s'arrêtant derrière un rétrécissement; mais s'il en résultait une rétention d'urine, on la ferait promptement cesser par le cathétérisme. Si le rétrécissement est très-étendu il ne faut pas être arrêté par la crainte de donner lieu à une inflammation trop violente, et ne le cautériser que partiellement : les faits rapportés à ce sujet par M. Lallemand donnent toute la sécurité possible à cet égard, et prouvent qu'on peut cautériser sans inconvénient dans toute leur étendue des rétrécissemens de dix-huit lignes de longueur. Ducamp recommande de n'employer que le moins possible de nitrate ; un semblable précepte est sans doute très-sage, mais il n'est point aussi rationnel de cesser de cautériser, comme il le conseille, lorsqu'on peut passer une sonde n° 6. Une semblable conduite est bonne quand le rétrécissement est récent et très-circonscrit ; mais quand il est ancien et étendu, on ne doit cesser la cautérisation que lorsque tout est détruit, sans cela on laisse le malade exposé à une récidive. Enfin, il est inutile de dire que l'application du caustique ne doit pas être faite quand l'urètre est le siége d'une inflammation aiguë.

On a pu voir, d'après le mécanisme des instrumens de Ducamp et de M. Lallemand, que la cautérisation se fait toujours par l'intérieur du rétrécissement, et conséquemment de dedans en dehors ; la méthode de Wiseman, suivie par Hunter et les chirurgiens anglais, c'est-à-dire la cautérisation d'avant en arrière, offre des inconvéniens tellement frappans qu'il serait superflu de les rappeler ici. Cependant cette méthode est vraiment indiquée, et très-avantageuse dans les rétrécissemens membraniformes, et qu'on reconnaît à ce que la bougie ou la sonde les franchit avec une petite secousse brusque, et cesse à l'instant de rencontrer de la résistance. Le porte-empreinte n'a pas pris une forme conique, et tout annonce que l'obstacle consiste en une sorte de diaphragme produit vraisemblablement par quelque cicatrice : ces rétrécissemens, qu'on rencontre assez rarement, sont ordinairement peu profonds ; ils existent à deux ou trois pouces. Dans ce cas on se sert avec succès d'une sonde d'argent droite, ouverte à ses deux extrémités, dans laquelle on introduit une bougie armée ; l'ouverture de la sonde s'appliquant sur l'obstacle, il suffit de pousser la bougie pour cautériser toute la partie antérieure du rétrécissement membraneux, qu'on détruit ainsi rapidement en appliquant le nitrate d'argent d'avant en arrière.

Enfin, il est une circonstance où la cautérisation est insuffisante et très-douloureuse ; c'est lorsque le rétrécissement occupe l'orifice de l'urètre ou la fosse naviculaire ; en un mot quand il a son siége à peu de distance du méat urinaire ; ces rétrécissemens, résultant le plus souvent ou de la cicatrisation d'ulcères vénériens, ou d'une étroitesse naturelle du méat, augmentée par des irritations répétées, on conçoit pourquoi la cautérisation ou la dilatation produisent alors facilement de l'irritation, du gonflement, et pourquoi il est si difficile d'obtenir une ampliation permanente de l'orifice du canal. Les observations rapportées par M. Despiney démontrent que dans ce cas l'incision est le moyen le plus certain de détruire le rétrécissement. On introduit un bistouri boutonné à lame droite et étroite, en ayant soin d'en appuyer le dos contre la paroi opposée à celle où réside l'obstacle, et lorsqu'on est parvenu à la partie profonde du rétrécissement (on a soin de tracer, avec une lime ou de la cire, sur le dos de l'instrument, une ligne qui indique exactement cette profondeur qu'on a reconnue d'abord par l'exploration), on incise le rétrécissement d'un seul coup et dans toute sa longueur. Le sang coule en nappe, mais en petite quantité; on l'essuie et on l'absorbe avec un linge qu'on a roulé entre les doigts, et on cautérise légèrement les lèvres de l'incision, autant pour empêcher leur agglutination que pour arrêter le suintement sanguin, ce à quoi contribue aussi la bougie qu'on introduit ensuite et dont le volume doit être tel qu'il remplisse exactement l'urètre ainsi élargi. On pourrait craindre peut-être que le bistouri n'incisât les parois de ce canal dans une épaisseur plus considérable que celle où l'on voudrait pénétrer, mais dans les trois cas où M. Despiney a pratiqué cette incision, il lui a toujours paru facile d'éviter cet accident, parce que la main calcule très-bien la résistance qu'elle doit surmonter, et devine le degré de profondeur où elle doit s'arrêter. La douleur produite par l'incision est beaucoup moins forte que celle qui résulte de la cautérisation, la rapidité avec laquelle le rétrécissement est ouvert est remarquable, et les faits rapportés par M. Despiney permettent de conclure que l'incision est bien supérieure à tout autre moyen pour détruire les rétrécissemens du méat urinaire et ceux qui ont leur siége dans la partie du canal appelée *fosse naviculaire*. M. Amussat a imaginé un instrument qu'il nomme *urétrotome*, et à l'aide duquel il attaque également par l'incision les rétrécissemens situés dans la profondeur de l'urètre, et particulièrement ceux qui sont membraneux ou valvulaires. Dzondi s'était déjà servi d'un instrument analogue. Je ne pense pas qu'il puisse être utile dans les rétrécissemens durs, calleux, consistant dans une induration ancienne et étendue, cas dans lesquels la cautérisation a des succès vraiment étonnans. Cet instrument pourrait être encore avantageux dans certaines coarctations du canal qui sont en quelque sorte charnues, et que l'application du caustique semble faire repulluler avec plus de force : M. Despiney, qui a signalé cette sorte de rétrécissement, en a trouvé loin de la fosse naviculaire, à cinq et à six pouces de profondeur.

Après la destruction du rétrécissement, Ducamp regardait comme indispensable pour la consolidation de la cure de dilater le canal là où existait l'obstacle, afin d'obtenir une cicatrice aussi large qu'est le canal dans l'état naturel, c'est-à-dire qui eût quatre lignes de diamètre. A cet effet, il employait un dilatateur à air, et des bougies dites *à ventre,* parce qu'elles sont renflées circulairement dans une partie de leur longueur; de sorte que la dilatation se trouve bornée au point correspondant au renflement qu'on a soin de faire pénétrer dans la partie qu'occupait le rétrécissement. Elles ont un avantage réel sur les autres bougies, en ce qu'elles ne dilatent point outre mesure le méat urinaire, qui est toujours plus rétréci que le reste du canal, parce qu'on a soin que leur grosseur soit en rapport avec les dimensions de cette ouverture. Dès que le canal avait repris sa capacité première à la suite des cautérisations, Ducamp introduisait le dilatateur à air, qu'il insufflait et maintenait distendu à l'aide d'une injection d'eau. Mais l'action de cet instrument n'étant pas permanente, il avait recours particulièrement aux bougies à ventre, dont l'introduction, comme nous venons de le dire, est plus facile et moins douloureuse que celle des autres bougies : de plus, elles ne distendent que le point rétréci qu'elles peuvent dilater, au besoin, de quatre lignes (largeur naturelle du canal), tandis que les autres ne le distendent au plus que de trois lignes. Voici comment on procède à la dilatation, suivant la méthode de Ducamp. Trois jours après la dernière cautérisation on introduit un dilatateur de trois lignes de diamètre qu'on gonfle d'air et qu'on laisse en place pendant cinq minutes seulement. Le lendemain on renouvelle la dilatation en laissant le dilatateur pendant dix minutes; on le retire et on le remplace par une bougie à ventre de deux lignes et demie de diamètre, que le malade garde pendant vingt minutes. Cette bougie est replacée pendant le même temps, matin et soir, le jour suivant. Le lendemain on passe le second dilatateur, qui a près de quatre lignes de diamètre, on le retire au bout de dix minutes, et on introduit une bougie à ventre de trois lignes de diamètre, qu'on place ensuite le jour suivant pendant quinze ou vingt minutes le matin et le soir. Le lendemain on renouvelle la dilatation avec le même dilatateur, et deux jours après on introduit celui qui a quatre lignes et demie de diamètre, et qu'on remplace par une bougie à ventre de trois lignes et demie. Au bout de deux jours on répète l'introduction du même dilatateur, après lequel on passe une bougie à ventre de quatre lignes de diamètre, qu'on remet matin et soir pendant un quart d'heure. Après une semaine on n'introduit plus la bougie qu'une fois, en ne la laissant en place que quelques minutes seulement; enfin, quatre ou cinq jours plus tard, le malade l'introduit une fois chaque jour, et la retire aussitôt. On est alors certain que la cicatrice est bien consolidée, et qu'elle a quatre lignes comme le reste du canal.

Depuis Ducamp, l'expérience a prouvé que la dilatation n'est pas aussi nécessaire qu'il le pensait lorsqu'on a détruit la coarctation par la cautérisation; car, sur un assez grand nombre de malades chez lesquels on n'a point mis ce moyen en usage, on a vu une guérison aussi radicale que chez ceux qui y avaient été soumis; circonstance qui démontre que lorsque le rétrécissement a été convenablement détruit par le caustique, on n'a point à craindre un resserrement consécutif, ainsi qu'on l'a dit. Il est évident que, s'il s'agit de rétrécissemens résultant de cicatrice avec perte de substance, la portion rétrécie du canal conservera toujours ses mêmes diamètres, qu'on emploie ou non la dilatation, et ce moyen ne pourra rendre en aucune manière au canal ses dimensions premières. Ajoutons que la dilatation est généralement plus douloureuse que la cautérisation, et qu'elle rend quelquefois l'émission de l'urine plus ou moins difficile : on remarque surtout ce dernier effet dans les cas où le caustique ayant complétement détruit la coarctation, les malades ne peuvent uriner avec une entière liberté que lorsqu'on a cessé l'introduction des corps dilatans. On conçoit aussi que l'ampliation du canal qu'on peut obtenir ainsi n'est point permanente. D'un autre côté, on est exposé à déchirer souvent la cicatrice très-mince qui recouvre le point cautérisé, et retarder ainsi la guérison. Ces différens effets sont d'autant

XVIII.   29

plus marqués, que le canal est plus sensible et le malade plus irritable.

Ces diverses remarques font voir que la dilatation, loin d'être utile dans tous les cas, peut au contraire être quelquefois défavorable, et particulièrement dans les rétrécissemens dûs à une induration des parois de l'urètre, qu'une cautérisation sagement dirigée a détruits entièrement; mais ce moyen est indiqué dans certaines coarctations voisines du méat urinaire, dues à la cicatrisation d'ulcérations : il est clair qu'ici l'on a besoin de maintenir les parties qui se cicatrisent éloignées les unes des autres, afin que le rétrécissement ne se reproduise pas. La dilatation est encore nécessaire pour empêcher le resserrement consécutif qui aurait lieu quand le rétrécissement est accompagné de fausses routes ou d'altération de tissu plus ou moins profondes : on l'emploie aussi avec avantage quand la destruction de la coarctation est accompagnée de celle d'une portion du canal, comme cela arrive quand on a été forcé de cautériser d'avant en arrière; ou bien lorsque la partie qui forme l'obstacle saigne très-facilement, ce qui empêche qu'on ne puisse borner à volonté l'action du caustique. On reconnaîtra aisément les cas dans lesquels il faut employer la dilatation après la cautérisation, en observant attentivement les changemens qui peuvent exister dans l'émission de l'urine, dont le jet diminue en raison de l'étendue de l'obstacle : d'ailleurs on ne doit introduire de corps dilatant qu'autant que l'inflammation est dissipée, car sans cela on l'augmenterait, et le gonflement qui en résulterait accroîtrait aussi la difficulté du passage de l'urine. Ainsi, quant après la cautérisation, on peut franchir le rétrécissement avec une sonde qui remplit exactement l'orifice du canal, il faut attendre que l'urétrite légère déterminée par l'application du caustique soit dissipée pour juger de la grosseur du jet de l'urine, et l'on n'emploie la dilatation que lorsqu'on est bien assuré que le jet diminue, et que ce n'est pas l'effet de quelque irritation accidentelle du canal, cas dans lequel il suffirait de moyens antiphlogistiques et émolliens.

(C. P. OLLIVIER.)

RÉTROCESSION, s. f., *retrocessio*; action de se porter en arrière; ce mot est employé pour désigner la disparition de certaines maladies qui sont remplacées par une autre affection;

il est synonyme de MÉTASTASE; *rétrocession d'une dartre, d'un exanthème.*

RÉTROVERSION, s. f., *retroversio ;* ce mot ne s'applique qu'à l'utérus, pour désigner le déplacement dans lequel, cet organe se renversant, le fonds est porté dans la concavité du sacrum, tandis que le col se place derrière la symphyse pubienne; déplacement en sens inverse de celui qu'on a nommé *antéversion.* Voyez pour l'histoire de ces deux déplacemens, qu'il est plus avantageux de ne pas séparer, l'article UTÉRUS (pathologie).

RÊVASSERIE, s. f. On donne ce nom aux rêves pénibles et sans suite qui ont lieu dans un sommeil agité.

RÊVE, s. m., *somnium ;* assemblage plus ou moins confus, plus ou moins bizarre d'idés et d'images qui se présentent pendant le sommeil. Tout ce qui a trait aux rêves considérés physiologiquement et sous le rapport de la séméïotique, sera traité au mot SOMMEIL (physiologie et séméïotique).

RÉVEIL-MATIN, s. m. Nom vulgaire d'une espèce du genre Euphorbe (*euphorbia helioscopia*). *Voyez* EUPHORBE. (A. R.)

RÉVULSIF, s. m., pris quelquefois adjectivement, *repellens.* On considère comme révulsifs tous les moyens thérapeutiques qui tendent à détourner les humeurs d'un lieu affecté, pour les attirer vers un point éloigné du siége du mal. D'après tout ce que nous avons dit à l'article *dérivatif*, les révulsifs ne sont réellement que des dérivatifs à distance éloignée, tandis que les premiers agissent plus directement. Les autres distinctions qu'on a voulu établir entre eux ne reposent que sur de simples hypothèses. *Voyez* DÉRIVATIF, DÉRIVATION. (GUERSENT.)

RÉVULSION, s. m., *revulsio.* On donne ce nom à l'opération même par laquelle les liquides sont repoussés loin du siége du mal et aux effets des révulsifs. Ces effets sont de deux sortes, ou relatifs à l'organe malade duquel on cherche à détourner les liquides ou l'excès d'irritation qui y est fixé, ou ils ont rapport aux changemens mêmes qui s'opèrent sur les parties sur lesquelles on applique les révulsifs. Quant aux premiers effets, ils sont presque toujours à peu près semblables, quels que soient les organes lésés; ils se bornent toujours, en dernier résultat, si la révulsion produit ses effets, à une diminution dans l'afflux des liquides et dans la sensibilité des organes affectés; les changemens, au contraire, qui peuvent se manifester vers le lieu sur lequel s'o-

père la révulsion sont très-différens, parce que presque tous
les agens thérapeutiques peuvent devenir des instrumens de
révulsion, et que leurs effets sont alors nécessairement aussi
variables que leur manière d'agir. *Voyez* DÉRIVATION, DÉRIVA-
TIF.   (GUERSENT.)

RHABARBARIN ET RHABARBARINE. *Voyez* RHUBARBE.

RHAGADES, s. f., de ῥαγάς, rupture, fente (*fissuræ, rimæ*),
ulcérations longues et étroites, désignées aussi fort communément sous les noms de *fissures*, de *fentes* ou de *crevasses*.
Leur siége le plus ordinaire est entre les replis de l'anus, quoique
bien souvent on les observe aussi dans les intervalles des doigts,
aux paumes des mains et à la plante des pieds, aux lèvres génitales, à la fourchette, au prépuce, au scrotum, ainsi qu'entre
cette dernière partie et les cuisses; quelquefois encore, mais
bien plus rarement, on en voit aux lèvres, aux deux commissures,
autour des mamelons, à l'orifice des narines et aux paupières.

Les rhagades sont profondes ou superficielles. Dans le premier cas, tantôt il en découle une suppuration assez abondante,
blanche, sans odeur désagréable; tantôt il ne s'en échappe
qu'un suintement ichoreux, d'un jaune sale, sanguinolent, à
peu près aussi abondant, mais toujours d'une odeur fétide.
Les rhagades superficielles rendent un pus parfaitement blanc
ou une faible quantité de sérosité non susceptible d'irriter les
parties environnantes, et qui se dessèche parfois et forme des
croûtes.

Galien, Celse et d'autres médecins des époques les plus recu-
lées ont fait mention des rhagades ou fissures dans leurs écrits;
car indépendamment de la cause que nous leur reconnaissons
aujourd'hui dans le plus grand nombre de cas, qui est la syphilis,
il en est de purement accidentelles et pour la plupart mécaniques, qui ont existé de tout temps, comme l'accouchement
et le viol pour la vulve; la constipation habituelle, l'issue d'excrémens durcis, des coups, ou des irritations locales d'un autre
genre pour l'anus; la succion trop vive et trop fréquente, même
par un enfant sain, pour les mamelons; la malpropreté ou
quelque violence extérieure pour les orteils; certaines causes
d'ophthalmies chroniques pour les paupières, et bien souvent
la seule action desséchante du vent du nord pour l'entrée des
narines. Toutefois, mon but n'étant pas de traiter de toutes ces
espèces de rhagades, qui rentrent dans la catégorie des ulcères

en général, tout ce que je dirai dans cet article devra particulièrement s'entendre des rhagades syphilitiques (*voyez* pour les autres, les mots FISSURE, CREVASSE et GERÇURE). Cependant il ne faut pas oublier que dans une foule de circonstances, des rhagades qui se sont manifestées par l'influence de causes tout-à-fait étrangères à la syphilis, finissent, chez les sujets déjà infectés, ou qui le deviennent peu après, par prendre les caractères que cette maladie donne dès le principe à ceux de ces ulcères qu'elle occasione spontanément, et que, dès ce moment, ils ne peuvent être guéris par les moyens ordinaires. Alors, il faut de toute nécessité employer les antivénériens.

Les rhagades sont un symptôme peu commun chez les personnes habituées à une grande propreté, tandis qu'on les voit fréquemment paraître chez les sujets qui se lavent peu, et surtout parmi les femmes qui vivent dans la crapule et le libertinage. Ces ulcères, de forme linéaire, ont leur axe dans des directions différentes, suivant les régions où on les observe; et on le concevra aisément, sans qu'il soit nécessaire d'entrer dans de longues explications, d'après l'énumération qui vient d'être faite de ces mêmes régions. Il suffira seulement de rappeler qu'aux paumes des mains et aux plantes des pieds, ils sont dirigés dans le sens des divers plis que ces surfaces présentent, et qui sont surtout remarquables dans celui de la flexion des doigts ou des orteils. Ces espèces de chancres sont quelquefois indolens, mais le plus souvent ils sont irrités et très-douloureux. Leur surface est ordinairement grise vers le milieu de la ligne plus ou moins large qu'ils représentent, tandis que la portion de l'ulcère qui avoisine les bords est d'un rouge presque toujours très-vif. Ces bords, d'ailleurs, sont eux-mêmes durs, rouges, épais, plus ou moins renversés, et ordinairement fort sensibles.

Presque constamment l'existence des rhagades annonce une syphilis ancienne, et dans laquelle l'économie est pour ainsi dire saturée par le principe contagieux. Souvent alors d'autres parties du corps plus ou moins éloignées sont en même temps affectées d'autres symptômes vénériens consécutifs dont la présence facilite beaucoup le diagnostic de ces ulcères. Ainsi, les rhagades des mains et des pieds sont fréquemment compliquées de pustules squameuses de ces parties; celles de l'anus, qu'accompagne dans bien des circonstances un écoulement abondant

par le rectum, servent souvent de limites et de points de séparation à des pustules humides ; celles des commissures ont rarement lieu sans que d'autres ulcères ne se rencontrent en même
temps à peu de distance, dans l'intérieur de la bouche, ou
bien que des pustules croûteuses ou ulcérées à la face cutanée
des lèvres ne les accompagnent. En outre, il en existe beaucoup dont la nature et la vraie cause sont indiquées de reste
par des douleurs ostéocopes, des céphalées nocturnes et une
foule d'autres phénomènes évidemment vénériens. Lorsqu'aucun symptôme concomittant d'infection ne peut servir à confirmer les soupçons qu'on doit naturellement concevoir quand
un malade se présente avec des rhagades, il faut scruter sa vie
passée, et s'informer s'il a eu des accidens vénériens primitifs
qui aient été négligés, et dans le cas même où il en aurait eu
qui eussent été traités, on devrait chercher à apprécier quelle
espèce de médication a été suivie, et quelle en a été la durée.
Enfin, il est des cas où la connaissance du genre de vie ordinaire des malades, les aveux plus ou moins sincères qu'ils con-
sentent à faire, suffisent à un praticien exercé pour lui faire
connaître que les rhagades survenues à la suite de l'application
immédiate d'une partie infectée sur l'endroit où elles siégent,
doivent être regardées comme tout-à-fait primitives. Les faits
de cette dernière espèce sont infiniment rares, je dois m'empresser de le dire, au moins dans nos climats tempérés ; mais
il s'en présente pourtant quelques-uns, et il est bon d'en être
averti, puisque cette différence dans l'ancienneté de la cause
virulente en amène nécessairement une très-grande dans le
mode de traitement à adopter. D'ailleurs, qui ne sait que
ces sortes de maladies locales et primitives de l'anus, si elles
sont peu observées parmi les peuples du Nord et des régions
moyennes de l'Europe, ne laissent pas que d'être très-fréquentes dans les pays méridionaux, mais surtout dans l'Égypte
et tout le nord de l'Afrique, ainsi que dans une partie de l'Asie ?
Du reste, les dénégations les plus positives de la part des malades
n'en imposent pas facilement, dans ce cas, à l'œil du praticien
attentif, n'aurait-il vu qu'une seule fois ce genre de maladie.
Il ne se méprend presque jamais sur la nature des actes qui
ont pu lui donner lieu, car chez tous ces êtres méprisables,
l'anus, au lieu de présenter un bourrelet plus ou moins sail-

lant, se trouve enfoncé et offre jusqu'à un certain point la figure d'un entonnoire, dont la base est aux tubérosités sciatiques et le sommet au sphincter.

Le traitement des rhagades syphilitiques, quel qu'en soit le siége, se divise en interne ou général, et en externe ou topique. Le premier doit toujours se composer de l'administration diversement combinée du mercure en frictions ou à l'intérieur, c'est-à-dire sous forme d'oxydes, de sel, uni au soufre, au chlore ou au cyanogène, seuls ou associés avec les bois sudorifiques, suivant l'ancienneté du mal, la nature ou la durée des traitemens qui auront précédé (*voyez* le mot SYPHILIS, où ce traitement sera donné avec détails). Il suffira ici de remarquer que toutes les fois qu'on a à combattre des rhagades syphilitiques consécutives, cette médication doit être employée sans aucun retard, très-prolongée, et toujours concurremment avec les applications locales dont il va être parlé plus bas, tandis que dans le petit nombre de cas où les ulcères sont primitifs, il est préférable de débuter par un simple traitement anti-phlogistique, aidé par des applications émollientes ou narcotiques, afin de calmer l'état d'irritation inflammatoire qui les accompagne ordinairement; après quoi on s'occupe avec avantage de l'administration des antivénériens généraux.

Le traitement local des rhagades, lequel peut, règle générale, s'appliquer à celles qui tiennent à la syphilis, comme à toute autre espèce d'ulcères ayant cette forme, et qui reconnaissent une autre cause, doit présenter d'assez grandes différences suivant le siége qu'elles affectent. Il doit bien, il est vrai, se borner, quand elles sont simples et peu inflammatoires, à des applications émollientes, aux pansemens avec des lingés fins enduits de cérat sans eau, à quelques bains locaux, à des lotions d'eau de guimauve, aux soins de propreté et au repos de la partie; de même aussi qu'une médication plus active, telle que des sangsues, des bains généraux, les boissons délayantes, les opiacés, conviennent toutes les fois que les rhagades sont enflammées et douloureuses; mais le mode de pansement ne peut pas être le même pour tous les cas, vu les différences que présentent la conformation des parties et l'état des surfaces ulcérées.

A l'anus, ces ulcères, quand ils sont primitifs, ou tout au moins peu anciens, se cicatrisent souvent avec assez de célérité

en les couvrant simplement avec un plumasseau de charpie
enduit de pommade de concombre, de cérat frais ou de popu-
léum ; moyen dont l'effet est secondé par des bains de siége,
des lavemens émolliens, comme s'ils étaient tout simplement
le résultat de déchiremens opérés par une violence extérieure.
Quand ils se montrent opiniâtres, on ajoute au cérat, ou à
toute autre pommade adoucissante, l'onguent mercuriel ou le
calomélas, ou bien l'on panse avec l'eau phagédénique plus ou
moins affaiblie. Dans certains cas d'indolence très-prononcée,
on est obligé de toucher le fond de ces ulcères avec la pierre
infernale ou le nitrate acide de mercure. Mais lorsqu'ils persistent malgré ces modifications assez importantes apportées
au traitement, il est à craindre que les parties n'aient déjà
perdu de leur ressort par suite des froissemens déterminés par
des intromissions trop fréquentes et quelquefois même réitérées
depuis la première apparition du mal, manœuvre qui ne peut
qu'irriter et exaspérer les rhagades. Dès-lors elles deviennent
sanieuses et rongeantes au point de détruire les duplicatures
de l'anus et de paralyser les fibres circulaires du sphincter,
d'où résulte souvent pour le malade l'impossibilité de retenir
les matières fécales, qui s'échappent d'une manière continue.
Cet état de choses est infiniment plus grave, quoiqu'il ne soit
pas toujours au-dessus des ressources de l'art. Il exige qu'on
introduise profondément dans l'anus, et qu'on maintienne avec
soin, d'un pansement à l'autre, une mèche de charpie suffisamment longue et enduite d'onguent napolitain, d'onguent brun
ou de miel égyptiac ; qu'on pratique de fréquentes lotions avec
les décoctions amères de gentiane ou de quinquina, en même
temps qu'on touche les surfaces ulcérées avec le chlorure de
soude plus ou moins étendu. Lorsque ce traitement est infructueux, que la suppuration sanieuse des ulcères devient de plus
en plus abondante, que leurs bords sont calleux et durs, lorsqu'enfin la membrane muqueuse est détruite dans une certaine
étendue, il ne faut plus compter sur l'efficacité d'aucun traitement. On se contente alors de lotions et d'injections de propreté, de l'usage de l'opium intérieurement et extérieurement,
et le malade doit s'astreindre à tamponner l'anus s'il veut rester
maître de rendre ses excrémens à volonté.

Quelles que soient, du reste, les chances de curabilité que
présentent les rhagades, les malades chez lesquels elles sont

primitives, et qui les doivent à de mauvaises habitudes, ne peuvent dans aucune supposition espérer s'en guérir d'une manière solide s'ils ne renoncent complètement au vice dégradant qui les leur a occasionées.

Les rhagades situées entre les orteils ou les doigts, indépendamment de ce qu'elles nécessitent constamment une extrême propreté et l'emploi des moyens généraux indiqués par le plus ou moins d'irritation et de sensibilité qui les accompagne, exigent encore un mode particulier de pansement, qui consiste à placer entre les lèvres de chaque ulcère quelques fils de charpie, trempés d'abord dans une décoction émolliente, qu'on rend quelquefois anodine par l'addition d'une préparation opiacée quelconque, et qu'on aiguise ensuite, quand les chairs deviennent pâles et indolentes, avec une certaine quantité de sublimé. Ces légers plumasseaux doivent être placés et maintenus entre les bords de la fissure, afin que la cicatrice s'en opère du fond vers la superficie. Dans un petit nombre de circonstances elle résiste pourtant, et l'on voit alors quelquefois l'ulcération céder à l'usage persévérant d'un pansement fait avec une solution d'un dixième de chlorure de soude dans l'eau commune. Lorsque les rhagades dont il est ici question sont anciennes et tout-à-fait négligées, ainsi qu'on le voit si souvent chez les militaires en campagne, chez d'autres malades qui marchent beaucoup ou qui ne soignent pas leurs pieds, elles s'étendent parfois autour de la base des orteils, ou bien gagnent sur l'une ou l'autre face du pied. Souvent dans ces occasions elles prennent un mauvais aspect, rongent et détruisent les parties molles environnantes; on les a même vues pénétrer jusqu'aux os, ce qui en rend pour l'ordinaire la guérison lente et difficile, quoiqu'il ne soit cependant pas sans exemple qu'on les ait amenées à une heureuse terminaison par des applications stimulantes assez variées dans leur nature, tels que les baumes de Fioraventi, l'égyptiac, ou une solution de chlorure de soude, ainsi que MM. Cullerier oncle et neveu en ont fait la remarque.

Les rhagades des faces palmaires des mains, celles des lèvres, des narines, et du bord libre des paupières, ne réclament pas d'autre traitement local que des bains locaux mucilagineux, et l'usage alternatif des cataplasmes de mie de pain et de lait, ou de farine de graine de lin et des embrocations avec les pommades de colimaçon, de concombre, ou le beurre de cacao plus ou moins opiacés, auxquels on substitue plus tard, et si les ulcères persistent, le cérat napolitain ordinaire, ou celui fait avec l'oxyde gris de mercure, ou bien encore les pansemens avec la solution d'acétate de cuivre. Rarement elles résistent à l'emploi de ces topiques secondé par l'administration des antivénériens généraux.

Des rhagades surviennent parfois au pudendum à l'occasion d'une inflammation très-vive, accompagnée de boursouflement, de rougeur intense de la muqueuse, et d'un prurit des plus incommodes. Souvent elles sont syphilitiques; mais dans un petit nombre de circonstances elles sont exemptes de toute influence virulente. Les bains tièdes prolongés dans l'eau de guimauve et de pavot, les cataplasmes de farine de lin, ceux de mie de pain et de lait, enveloppés dans une gaze fine, les fumigations et les lotions avec quelque décoction mucilagineuse, les boissons adoucissantes légèrement nitrées, des sangsues autour des parties enflammées, et un régime tempérant, tels sont les moyens à l'aide desquels on parvient ordinairement à calmer cette violente inflammation et les ulcères qu'elle fait naître. Lorsque ces gerçures sont le résultat, soit immédiat, soit consécutif de l'infection vénérienne, on se comporte comme il a été dit pour les chancres de cette région.

Les rhagades qu'on observe souvent au limbe du prépuce sont assez communément primitives, très-enflammées, et se guérissent facilement par la médication antiphlogistique. Il faut seulement ne pas se presser de découvrir le gland, dans la crainte de les irriter et de les déchirer en distendant outre mesure la portion de la peau où elles se sont développées. Aussitôt qu'elles ont perdu le haut degré d'irritation qu'elles avaient à leur début, on doit songer à prémunir la constitution contre les effets ultérieurs du principe contagieux qui les a fait naître, en administrant un léger traitement mercuriel d'à peu près un mois. Les fissures syphilitiques consécutives du prépuce ont beaucoup de tendance à se reproduire, même après avoir été méthodiquement traitées, ce qui arrive surtout chez les vieillards. Il n'y a rien de mieux à faire alors que de pratiquer la circoncision. Enfin, il se manifeste encore quelquefois à la face interne du prépuce, en arrière du gland, et par le fait de la délicatesse naturelle du tissu de la partie, augmentée par l'existence antérieure de chancres depuis plus ou moins long-temps cicatrisés, ou par la seule âcreté de la matière sébacée, des gerçures qui inquiètent ordinairement beaucoup les malades, quoiqu'elles ne soient que l'effet des tiraillemens imprudemment exercés sur ce repli membrano-cutané, pour s'assurer de l'état des parties qu'il recouvre lorsqu'on a des craintes plus ou moins fondées d'y voir paraître des signes d'infection syphilitique. Ces espèces de rhagades se guérissent promptement par des lotions d'eau de goulard et le repos de la partie, auxquelles on fait succéder, s'il en est besoin, des injections d'eau alumineuse ou d'infusion de folle fleur de tan, afin de donner un peu de ton aux parties excoriées, et s'opposer à ce qu'elles se dilacèrent de nouveau à à la moindre traction. La plupart des malades, je le répète, sont fort alarmés de l'apparition de ces légers accidens, et j'ai eu souvent beaucoup de peine à persuader à quelques-uns de ceux qui m'ont consulté en pareil cas, que ces espèces de fissures n'étaient en aucune manière occasionées par la syphilis.

(L. V. LAGNEAU.)

RHAMNÉES, s. f. pl., *rhamneæ;* famille naturelle de plantes Dicotylédones polypétales, à étamines périgynes, connue également sous le nom français de *nerpruns,* parce qu'en effet le genre qui porte ce nom peut en être considéré comme le type. Cette famille peut être caractérisée de la manière suivante : ce sont des végétaux ligneux à feuilles simples alternes ou opposées, munies de stipules à leur base; leurs fleurs sont généralement petites, quelquefois unisexuées, par suite de l'avortement incomplet d'un des sexes, disposées aux aisselles des feuilles ou groupées à l'extrémité des rameaux. Leur calice monosépale est quelquefois étalé, plus souvent turbiné ou ovoïde à sa partie inférieure, à quatre ou cinq divisions profondes. La corolle, qui manque quelquefois, se compose de quatre à cinq pétales généralement très-petits, insérés, ainsi que les étamines, sur un disque périgyne qui environne l'ovaire, et forme un bourrelet plus ou moins saillant, ou tapisse l'intérieur du calice quand celui-ci est tubuleux. Les étamines, en même nombre que les pétales, sont en général placées devant chacun d'eux. L'ovaire est supérieur ou quelquefois semi-infère, à deux, trois ou quatre loges, contenant chacune un ou deux ovules. Le style est simple, quelquefois divisé à son sommet, et portant autant de stigmates qu'il y a de loges à l'ovaire. Le fruit est tantôt sec et capsulaire, tantôt, et plus souvent charnu, contenant un ou plusieurs noyaux uniloculaires et mono-spermes ou biloculaires et à deux graines. La graine, qui est quelquefois enveloppée d'un arille charnu, comme dans les espèces du genre *fusain*, par exemple, contient un embryon dressé, plane, au centre d'un endosperme charnu.

Cette famille, dans laquelle on compte un grand nombre de végétaux indigènes, fournit plusieurs médicamens à la thérapeutique, et offre assez d'analogie dans ses propriétés médicales. Ainsi, la pulpe qui entoure les noyaux des nerpruns, du houx, a une saveur amère et désagréable; elle agit comme purgative d'une manière marquée, et cette action se retrouve non-seulement dans la pulpe du fruit de plusieurs autres espèces de la même famille, mais aussi dans leur écorce intérieure. Le genre des jujubiers, réuni par Linné à celui des nerpruns, s'en distingue non-seulement par ses caractères botaniques, mais encore par ses propriétés médicales. La pulpe de leur fruit, qui est en général spongieuse, a une saveur douce, mucilagineuse et sucrée. Aussi les jujubes sont-elles rangées au nombre des fruits qu'on nomme vulgairement *béchiques* ou *pectoraux*. On sait aujourd'hui que le lotos en arbre des anciens, c'est-à-dire celui de l'île des Lotophages, est une espèce de jujubier, que M. Desfontaines a fait connaître sous le nom de *ziziphus lotus*. Les feuilles et la jeune écorce de plusieurs rhamnées a une saveur amère et nauséabonde, quelquefois même astringente. Dans l'Amérique septentrionale en emploie fréquemment comme toniques les feuilles du *ceanothus americana* et celles du *prinos verticillatus*. Les fruits d'un assez grand nombre de rhamnées contiennent un principe colorant jaune ou vert. C'est des fruits du *rhamnus catharticus*, qu'on retire le vert de vessie; ceux de la Bourgène (*rhamnus frangula*, L.) de la graine d'Avignon (*rhamnus infectorius*) sont également employés dans l'art de la teinture.   (A. RICHARD.)

RHAPONTIC, s. m., racine du *rheum rhaponticum*, L., de la famille des Polygonées et de l'ennéandrie trigynie, espèce du genre rhubarbe, aujourd'hui peu employée, parce qu'en effet elle est beaucoup moins énergique que la rhubarbe proprement dite. Le rhapontic est une grande plante vivace qui croît naturellement sur les bords du Pont-Euxin et en Sibérie. Il paraît que cette plante était celle que les Grecs nommaient ρα ou ρηον, et que les Latins ont appelé *rha-ponticum*. Du moins l'étymologie de ce nom nous paraît d'accord avec cette conjecture. Aujourd'hui presque tout le rhapontic qui se trouve dans le commerce provient d'individus cultivés en France, où cette culture réussit très-bien. La plus grande partie de la rhubarbe indigène est même produite par cette espèce. A l'article *rhubarbe* nous donnerons les caractères de cette racine et sa composition chimique. *Voyez* RHUBARBE.

Plusieurs autres végétaux ont aussi reçu le nom de *rhapontic*. Ainsi on appelle *rhapontic de montagne* la racine du *rumex Alpinus*, L., qui porte aussi le nom de *rhubarbe des moines*; *rhapontic nostras*, la racine de la grande centaurée (*Centaurea centaureum* L.) (A. RICHARD.)

RHODIUM, s. m. Métal de la sixième classe (*voyez* MÉTAL) qui n'a été trouvé jusqu'à présent que dans la mine de platine. Il est blanc, fragile, très-difficile à fondre; son poids spécifique est de 11 environ. Il n'est ni soluble ni attaquable par les acides, pas même par l'eau régale. Il n'a point d'usages.

(ORFILA.)

RHOMBOÏDE ou RHOMBOIDAL, adj. et s. m., de ρόμϐος, rhombe, et de ἶδος, ressemblance. Cette expression sert à désigner un muscle, dont la forme ressemble un peu à la figure de géométrie que l'on appelle *rhombe*.

Le muscle rhomboïde (*dorso-scapulaire*, Chauss.) est situé à la partie postérieure et inférieure du cou, et à la partie supérieure du dos. Son bord interne s'attache au ligament cervical postérieur, aux apophyses épineuses des dernières vertèbres cervicales, mais surtout de la dernière, et aux apophyses épineuses des premières dorsales : son bord externe s'attache à la base ou bord spinal du scapulum. Sa face postérieure est recouverte par le trapèze et le grand dorsal; ces deux muscles laissent entre eux un intervalle où le muscle rhomboïde est immédiatement recouvert par la peau. Sa face antérieure est appliquée sur le muscle petit dentelé postérieur et supérieur, le splénius du cou, le long dorsal, le sacro-lombaire, les seconde, troisième, quatrième et cinquième vraies côtes, ainsi que les muscles intercostaux correspondans; son bord supérieur se porte depuis la fin du ligament cervical jusqu'à la base de l'omoplate; son bord inférieur s'étend depuis l'apophyse épineuse de la quatrième ou cinquième vertèbre dorsale jusqu'à l'angle inférieur de l'omoplate. Ses fibres se partagent en deux faisceaux distincts que quelques anatomistes (Vesale, Douglas, Albinus, Sœmmering) ont appelé, le premier, *muscle petit rhomboïde* ou *rhomboïde supérieur;* le second, *grand rhomboïde* ou *rhomboïde inférieur.* Ce muscle a pour usage de rapprocher l'omoplate de l'épine dorsale en lui faisant éprouver en même temps un mouvement de rotation qui produit l'abaissement de l'angle supérieur du scapulum et de l'épaule. .(MARJOLIN.)

RHUBARBE, s. f. On appelle ainsi la racine de plusieurs espèces du genre *rheum*, qui appartient à la famille naturelle des polygonées et à l'ennéandrie trigynie. Trois espèces surtout ont été successivement considérées comme fournissant la vraie rhubarbe du commerce, c'est-à-dire celle des parties orientales de l'Asie. Ainsi Linné avait pensé que c'était le *rheum undulatum,* que pour cette raison il avait primitivement nommé *rheum rhabarbarum.* Plus tard on a cru que la rhubarbe de Chine provenait du *rheum compactum ;* et enfin aujourd'hui presque tous les naturalistes s'accordent à considérer le *rheum palmatum* comme fournissant la vraie rhubarbe. En effet, ces trois espèces sont cultivées en France, et c'est la racine de la dernière qui par son odeur, sa couleur, et sa marbrure, se rapproche le plus de la rhubarbe de Chine. Tout nous porte donc à adopter cette opinion.

Toutes les espèces du genre *rheum* sont de grandes plantes herbacées vivaces, ayant une racine épaisse, charnue, compacte, rameuse, des feuilles radicales d'une énorme grandeur, pétiolées et embrassantes à leur base ; la tige qui naît du centre de l'assemblage des feuilles radicales s'élève souvent à plus de six pieds; elle est cylindrique, cannelée, creuse intérieurement, terminée par une vaste panicule de fleurs très-petites. Les fruits sont de petits akènes à trois angles membraneux et saillans.

Les trois espèces dont nous avons parlé tout à l'heure sont toutes originaires de la Chine, du Thibet et de la Tartarie Chinoise. Aussi est-ce cette partie de l'Asie qui doit être considérée comme la véritable patrie de la rhubarbe.

Dans le commerce on en distingue deux sortes principales, savoir : la *rhubarbe de Chine* et celle *de Moscovie;* on peut encore y ajouter la *rhubarbe indigène,* qui peut être considérée comme une troisième sorte.

1° LA RHUBARBE DE CHINE est celle qui nous arrive directement de la Chine par la voie de Canton. Elle est en morceaux arrondis, d'un jaune sale à l'extérieur, et recouverts d'une poussière jaunâtre; sa texture est compacte, sa couleur intérieure est d'un rouge terne, avec des marbrures blanches et très serrées; sa cassure est terne et raboteuse; son odeur forte et particulière, sa saveur amère; elle croque fortement sous la dent, ce qu'on doit attribuer à la grande quantité de substances salines qu'elle contient; elle donne à la salive une teinte jaune orangé; elle est pesante, et sa poudre est d'un fauve clair. Ces morceaux sont percés d'un petit trou qui a servi à les traverser d'une corde pour les faire sécher, en les suspendant aux arbres, dans les tentes, et jusqu'aux cornes des bestiaux. La récolte se fait ordinairement vers le mois de mai, époque où la racine est encore remplie de ses sucs nourriciers. Cette rhubarbe devant être transportée à de très-grandes distances par mer, il n'est pas rare d'y trouver des morceaux noircis et avariés par l'humidité, et assez souvent elle est attaquée par les vers. Les marchands ont soin de masquer ce défaut en bouchant ces trous avec une pâte faite de poudre de rhubarbe délayée dans l'eau. On reconnaît facilement cette fraude en cassant un morceau, qui laisse bientôt apercevoir les trous dont l'orifice seul avait été bouché.

2° Rhubarbe de Moscovie ou de Bucharie. — Elle est produite par la même plante et récoltée dans les mêmes lieux que la rhubarbe de Chine. On l'appelle ainsi parce qu'elle est transportée du Thibet, de la Bucharie, etc., à Kiachta en Sibérie, où elle est vendue à des marchands préposés par le gouvernement russe. Là elle est triée avec le plus grand soin, mondée au vif avant d'être transportée à Saint-Pétersbourg. Dans cette dernière ville elle subit un nouvel examen avant d'être versée dans le commerce. C'est par toutes ces précautions que la rhubarbe de Moscovie est beaucoup plus estimée et d'un prix plus élevé que celle de Chine. Elle est en morceaux généralement plus petits, lisses, c'est-à-dire bien nettoyés et bien grattés, quelquefois anguleux, percés d'un grand trou, parce que celui qui avait servi à les suspendre a été gratté et agrandi lors du mondage fait en Sibérie. Sa couleur extérieure est jaune, l'intérieure est rougeâtre, avec des marbrures blanches et irrégulières; elle est généralement moins lourde et moins compacte que la rhubarbe de Chine. Son odeur est la même que celle de la précédente; sa saveur est amère et un peu astringente; elle

croque de même sous la dent et colore la salive en jaune foncé.
Sa poudre est presque jaune pur.

La rhubarbe de la Chine a été l'objet des recherches de plusieurs chimistes. Les analyses les plus récentes y ont démontré
la présence : 1° d'un principe particulier qui lui donne sa saveur,
son odeur et sa couleur, et qu'on a nommé *rhabarbarin*. Ce
principe est jaune, insoluble dans l'eau froide, soluble dans l'eau
chaude, l'alcohol et l'éther; il a une saveur âpre et amère. Il
forme avec presque tous les acides des composés insolubles d'une
couleur jaune; 2° d'un acide libre que M. Thompson a nommé
acide *rhéumique*; 3° d'une huile fixe, douce; 4° d'une petite
quantité de gomme; 5° de l'amidon; 6° de plusieurs sels, tels que
le surmalate de chaux, le sulfate de chaux, et surtout l'oxalate de
chaux, qui forme environ le tiers du poids total de la rhubarbe;
7° de l'oxyde de fer et d'une petite quantité d'un sel à base de
potasse, dont l'acide n'a pas encore été bien rigoureusement
connu.

La rhubarbe de Moscovie offre absolument les mêmes principes que la rhubarbe de Chine et dans les mêmes proportions;
cependant on a remarqué qu'elle contient un peu moins d'oxalate de chaux.

Une analyse plus récente de M. Caventou lui a démontré que
l'extrait alcoholique de rhubarbe contient : 1° une matière grasse
retenant un peu d'huile volatile odorante; 2° un principe colorant
jaune susceptible de cristalliser, et qu'il désigne sous le nom de
rhabarbarin; et 3° enfin, une autre substance brune, insoluble
dans l'eau, qui, combiné au *rhabarbarin*, forme la *rhabarbarine*
de plusieurs chimistes.

3° LA RHUBARBE INDIGÈNE. — On a de tout temps essayé la
culture de la rhubarbe dans les différentes parties de l'Europe;
mais quoique les trois espèces du genre *rheum* que nous avons
précédemment mentionnées sous les noms de *rheum undulatum, compactum et palmatum*, se cultivent facilement en France
et dans les différentes autres parties de l'Europe, il s'en faut
cependant de beaucoup que leurs produits puissent être mis
en balance avec ceux de la Chine et de la Tartarie. Néanmoins
l'espèce qui se rapproche le plus de la rhubarbe asiatique est
celle qu'on retire du *rheum palmatum*; mais toutes les rhubarbes indigènes se distinguent des exotiques par leur couleur
rosée à l'extérieur, par une odeur moins forte, une saveur

moins amère, comme mucilagineuse et sucrée; elle ne croque pas sous la dent, ce qui doit être attribué à la quantité beaucoup moins grande d'oxalate de chaux qu'elle contient, quantité qui ne s'élève pas au delà d'un dixième du poids total, au lieu d'un tiers, comme dans les rhubarbes de Chine et de Moscovie. En revanche, la matière colorante est plus abondante, mais d'une teinte rougeâtre au lieu d'être jaune; l'amidon y est aussi en plus grande proportion. Aussi, bien que cette sorte de rhubarbe ait une action analogue à celle de la Chine, elle doit être employée à une dose triple au moins pour produire les mêmes effets.

La rhubarbe est un médicament très-fréquemment employé et qui possède deux modes d'action tout-à-fait différens. Si on la donne à faible dose, telle que quatre à huit grains de sa poudre, la rhubarbe agit essentiellement comme tonique et concentre en quelque sorte son action sur l'estomac. Ainsi, elle augmente la force digestive de cet organe, et rétablit l'intégrité de ses fonctions, mais dans le cas seulement où leur dérangement ne serait pas occasioné par un état de phlogose; car dans ce dernier cas elle en augmenterait le désordre au lieu d'y porter remède. On recommande l'usage de la poudre de rhubarbe à la suite des maladies dont la longue durée a affaibli les diverses fonctions organiques. Généralement on fait prendre ce médicament dans une cuillerée de potage ou de bouillon; et malgré son mélange avec les alimens, ses effets n'en sont pas moins sensibles. Mais si la dose est beaucoup plus forte, si, par exemple, on donne à la fois un gros de la poudre, ou deux ou trois gros de rhubarbe concassée, infusée ou bouillie dans six onces d'eau, l'action tonique ne se fait pas remarquer, mais la rhubarbe agit comme purgatif; cependant il faut noter qu'à la suite de cette action purgative qui se montre d'abord, il se manifeste généralement quelques signes de la propriété tonique que possède aussi ce médicament. Il n'est pas rare de voir survenir une constipation opiniâtre chez les individus qui ont été purgés avec de la rhubarbe. C'est pour cette raison que l'on emploie assez souvent la rhubarbe dans les diarrhées chroniques où il ne se montre aucun signe d'irritation; ce médicament agit alors à la manière de toutes les substances toniques et astringentes. De même que les autres purgatifs toniques, la rhubarbe ne doit jamais être employée dans les différens cas de fièvres ou de phlegmasies, mais seulement quand il n'y a aucune trace d'excitation fébrile. On a remarqué que les molécules de la rhubarbe sont absorbées avec une assez grande rapidité, et qu'elles communiquent leur odeur forte et leur couleur jaune aux humeurs excrétées, comme la sueur et surtout l'urine. C'est un fait qu'il est utile de ne pas perdre de vue, afin de ne pas croire à l'existence d'une maladie bilieuse chez des individus qui ne doivent l'apparition de ce phénomène qu'à l'usage de la rhubarbe.

Ce médicament s'administre soit en poudre, dont la dose varie, comme nous l'avons dit précédemment, suivant qu'on veut développer son action tonique ou son action purgative, soit en infusion ou en décoction. Un gros de rhubarbe concassée que l'on a fait infuser pendant quelques heures dans trois à quatre onces d'eau chaude, et auquel on joint une once de sirop, forme une potion qui n'a rien de désagréable et qui est très-convenable pour purger un jeune enfant de l'âge de trois à huit ans. Pour un adulte la dose de la rhubarbe en infusion ou décoction doit être portée à trois ou quatre gros. Mais néanmoins il est assez rare de l'administrer seule; presque toujours on l'unit aux autres purgatifs, comme la manne, le séné, les sels neutres, etc. On prépare dans les pharmacies un sirop, un extrait et une teinture alcoholique de rhubarbe, qui jouissent également de propriétés purgatives, et que l'on emploie, le premier, à la dose d'une à deux onces; le second, à celle d'un scrupule et au delà; et le troisième, à la dose de trente à soixante gouttes, suivant l'âge et l'idiosyncrasie des sujets. (A. RICHARD.)

RHUMATISMAL, RHUMATIQUE, adj., *rheumatismalis ;* qui tient de la nature du rhumatisme, qui a rapport à cette maladie; *douleurs, affection rhumatismales.*

RHUMATISANT, adj. qui est affecté de rhumatisme.

RHUMATISME, s. m., du mot grec ῥεῦμα, dérivé lui-même de ῥέω, je coule. Cours d'humeur, fluxion, rhume, sont les dénominations sous lesquelles les auteurs anciens, presque tous humoristes, désignaient le plus grand nombre des maladies. Aujourd'hui quelques pathologistes les confondent toutes sous le nom d'inflammations, et en voulant, disent-ils, rectifier ou simplifier la science, ils la laissent tout aussi imparfaite. Peu importe, en effet, à l'homme qui cherche à acquérir des connaissances positives, que telle ou telle théorie sur la nature ou l'origine de nos maladies règne dans les écoles. Ce qui serait vraiment philosophique, ce serait de lui montrer sans cesse combien la nature se joue des classifications et des arrangemens scientifiques, et combien en médecine les opinions que l'on veut établir comme des vérités générales éloignent de l'observation et d'une manière sévère de raisonner.

Il est impossible d'écrire sur les affections qui présentent quelque chose de spécial sans se livrer à de semblables réflexions. Les seules vicissitudes de leur synonymie y conduiraient. Le mot *rhumatisme*, par exemple, a reçu des acceptions diverses pendant les derniers siècles. D'abord il désignait la nature du travail morbide, tandis que de nos jours c'est à ce travail même qu'il s'applique. Dans l'origine il a voulu dire *flux* ou *fluxion d'humeurs* sur nos organes, maintenant il indique en général un état inflammatoire.

Le siége du rhumatisme n'a pas été l'objet de moins de controverses. Est-ce une maladie commune à tous les organes, à tous les systèmes de l'économie? les muscles peuvent-ils seuls en être affectés, ou bien les fibres musculaires sont-elles étrangères à cette affection, que l'on suppose alors siéger dans les expansions fibreuses qui les unissent? Une foule de questions pourraient encore précéder celles-là, et resteraient, je crois, tout aussi indécises. Existe-t-il un principe rhumatisant? peut-il se perpétuer par l'hérédité? etc.

La fatale tendance à généraliser donne à certains mots une valeur qu'ils ne devraient pas avoir, et qui, dans le langage médical, empêche le plus souvent de s'entendre. C'est ainsi que le mot *inflammation* a donné naissance à une foule de créations chimériques, par cela seul qu'on lui accordait une acception trop déterminée. L'état inflammatoire admis comme un être présentant des conditions invariables, des conditions qui lui étaient propres, il s'en est suivi que tout ce qui n'avait pas les caractères qu'on lui avait assignés devait tenir à des causes étrangères, et que tout ce qui n'était pas une fluxion bien localisée, présentant tous les signes d'une réaction organique fort intense, devait être attribué à un principe étranger. De là est venu, en grande partie, le rôle important que l'on a fait jouer au rhumatisme. Pour s'affranchir d'un grand embarras, l'on appelle à son aide une affection rhumatismale, et dès lors on se croit dispensé de tenir compte, dans l'étude des maladies, de leurs plus importantes différences. Le siége divers des fluxions sanguines, la manière dont elles s'établissent, l'âge, le sexe, les habitudes, l'idiosyncrasie des individus qu'elles affectent, deviennent autant de circonstances inutiles à noter. L'on trouve ainsi moyen dans la pratique, en admettant un principe nouveau, de tranquilliser parfois les malades, de motiver toujours une grande incurie, et d'expliquer facilement des phénomènes inexplicables; enfin, comme notre maitre, le professeur Dubois, le disait fréquemment, une affection est qualifiée rhumatismale quand on ignore ce qu'elle est. Ne vaudrait-il pas mieux, pour les rendre plus nettes et plus vraies, alonger nos descriptions par quelques périphrases, que de trancher d'un seul mot toutes les difficultés? et pour appliquer ceci au sujet qui nous occupe, a-t-il été de la moindre utilité que Sagar, voulant devenir plus concis et plus positif, ait proposé dans ses écrits de substituer la dénomination de *myositis* (inflammation des muscles) à celle de *rhumatisme?*

Cette dernière réflexion nous ramène à parler du siége des affections rhumatismales; mais, nous ne craignons pas de le dire, elle nous ramène aussi à l'un des points les plus vagues et les plus embrouillés de la pathologie. La difficulté de décrire les caractères anatomiques d'une maladie très-rarement mortelle est le premier obstacle qui se présente ici. Il est, en effet, bien peu d'individus qui succombent au rhumatisme, ou, pour mieux dire, il n'en est aucun qui succombe au rhumatisme aigu exempt de complications. Les altérations trouvées sur le cadavre d'un individu mort d'une autre maladie que le rhumatisme peuvent-elles nous apprendre bien incontestablement quel est l'état anatomique de cette affection? les altérations que présentent des corps long-temps tourmentés par de vives douleurs, et que nous avons souvent été à même de reconnaître, éclairent-elles davantage la question? C'est à quoi nous allons répondre; nous chercherons en même temps à déterminer si l'observation permet d'admettre plusieurs espèces de rhumatisme.

En considérant le rhumatisme comme une affection des muscles, quelques pathologistes affirment que, dans le rhumatisme aigu, les masses musculaires sont généralement gonflées, que leur couleur rouge est plus intense; puis ils ajoutent que le tissu cellulaire interposé entre les fibres est plus développé, et que les vaisseaux qui y aboutissent sont devenus plus apparens;

qu'enfin, si la phlegmasie a duré long-temps, il se fait dans les aréoles celluleuses une sécrétion nouvelle, que l'on y trouve une sorte de gelée jaunâtre diaphane, très-analogue à de la gelée de viande assez consistante. « On a désigné, disait Pinel, sous les différens noms de sérosité visqueuse, de fluide lymphatique, d'humeur gélatineuse concrète, de gelée épaisse, etc., des couches d'une matière plus ou moins fluide ou épaisse trouvée sur les membranes des muscles qui avaient été affectés de rhumatisme, ou dans leurs gaines tendineuses ; mais ces dénominations seront regardées comme vagues jusqu'à ce que la chimie soit parvenue à déterminer avec précision la nature de cette matière. » Nous sommes encore dans cette attente.

L'inflammation rhumatismale a été parfois si intense, disent quelques autres écrivains, que l'autopsie cadavérique fait découvrir dans le tissu celluleux intermusculaire de petits foyers purulens. Dans ces divers cas, et lors même que la maladie a duré fort long-temps, les portions tendineuses des muscles ne présentent que de très-légères modifications. On les trouve plongées dans le liquide visqueux et tremblotant dont nous avons parlé, ou bien dans des collections purulentes, et cela sans qu'elles participent visiblement à l'altération des masses musculaires dans lesquelles elles se perdent. Divisées dans leur largeur ou transversalement, l'on ne voit pas non plus que leur contexture soit changée ; mais dans des cas fort rares on a reconnu, dit-on, après le rhumatisme chronique, dans l'épaisseur des tendons, soit une sécrétion gélatiniforme, identique à celle qui ordinairement les entoure, soit des amas calcaires. Alors, suivant certains auteurs que rien n'embarrasse, c'est au *rhumatisme fibreux*, ou mieux encore au *rhumatisme goutteux*, que ces produits pathologiques doivent être attribués.

L'anatomie pathologique nous conduirait donc à admettre ici, 1° un état rhumatismal des muscles, ou plutôt de la fibre musculaire qui serait analogue à son inflammation ; 2° un rhumatisme dont le système fibreux serait uniquement le siége ; 3° un rhumatisme dont le siége, la marche et les produits morbides seraient tellement conformes au siége, à la marche et aux produits morbides de la goutte, qu'il serait alors impossible de ne pas confondre ces deux maladies.

Ces divisions, nous ne craignons pas de le dire, doivent être regardées comme le comble des vanités scolastiques. Au de l'avancer; mais nous avouerons également qu'il est impossible alors de préciser si c'est une affection rhumatismale ou bien la goutte *vague, irrégulière, atonique*, qui tourmente le malade. *Voyez* GOUTTE.

Sous le rapport de sa durée ou de l'intensité de ses symptômes, le rhumatisme présente deux variétés bien plus tranchées que les précédentes; il est aigu ou chronique. Plus bas, nous indiquerons les traits distinctifs de l'une et de l'autre de ces deux variétés. Voyons maintenant quelles sont les causes qui peuvent leur être communes. Qu'il nous soit permis, toutefois, avant de terminer ces considérations générales, d'en rappeler les points les plus importans. 1° Nous ne considérons, probablement, les affections rhumatismales comme des affections particulières ou spéciales, que parce que l'inflammation, sans être définie, offre une manière d'être à peu près convenue, et que les différences qu'elle peut présenter, suivant la nature des tissus dans lesquels elle se développe et suivant une foule de conditions individuelles, ne sont pas suffisamment appréciées. Mais comme, pareillement, nous ne connaissons en aucune façon le principe *sui generis* des affections rhumatismales, nous sommes entraînés par le plus grand nombre de leurs phénomènes à en faire un *genre* dans la grande classe des phlegmasies. 2° Si, en les rapprochant des phlegmasies ou de la goutte avec lesquelles elles offrent les plus grandes analogies, nous voulons faire sentir ce qu'elles ont de particulier, ce ne pourra point être sur leurs caractères anatomiques connus, mais seulement d'après quelques singularités dans la marche ou dans les causes de ces affections. Nous aurons soin de signaler ces phénomènes spéciaux à l'attention de nos lecteurs dans le cours de cet article.

Dispositions individuelles. — Les hommes sont évidemment plus sujets au rhumatisme musculaire que les femmes. On a remarqué que celles dont la constitution se rapproche le plus de la constitution virile y sont le plus exposées; c'est dire en même temps que le rhumatisme attaque aussi de préférence les hommes vigoureux, ceux dont le système musculaire est fortement développé, et qui sont, comme l'on dit, d'un tempéramment athlétique. C'est en général, entre vingt-cinq et trente-cinq ans qu'ont lieu les premières douleurs rhumatismales. Chez les femmes, cette invasion paraît un peu plus tardive. L'on ne peut pas avancer que le rhumatisme soit héréditaire; et cette incertitude a été pour les auteurs un des caractères les plus distinctifs de la goutte et du rhumatisme. Quelques faits cependant, et surtout l'analogie, doivent faire considérer comme une véritable prédisposition à cette maladie d'être né de parens qui en ont souffert.

Causes déterminantes. — Plusieurs causes déterminantes du rhumatisme lui sont communes avec le plus grand nombre des maladies phlegmasiques. Ainsi une alimentation plus abondante pendant quelques semaines, quelques mois; l'usage également insolite des boissons alcoholiques ou de quelques autres liquides excitans, tels que le café ou le thé, peuvent être bientôt suivis d'une inflammation rhumatismale; souvent même un seul excès de table a le même résultat. La cessation brusque d'une vie active, et surtout les exercices inaccoutumés peuvent, ainsi que les exercices immodérés, causer le rhumatisme. Peut-être serait-il fort difficile de poser une ligne de démarcation entre le rhumatisme et cet état d'extrême fatigue et de malaise connu sous le nom de *courbature*. Les gens du peuple aussi ne manquent pas de les confondre, ainsi que la *fourbure* des animaux domestiques auxquels on a imposé de trop rudes travaux. Mais la cause déterminante la plus commune du rhumatisme est, sans contredit, le refroidissement brusque du corps, et cet effet est d'autant plus certain que les températures sont plus différentes. De là vient qu'en hiver se font en général sentir pour la première fois les douleurs rhumatismales, soit qu'après quelques exercices violens on se laisse refroidir à l'air libre, soit qu'on passe subitement d'un appartement fortement chauffé dans un lieu qui ne l'a point été. La chaleur générale et sèche que donnent les poêles rend surtout plus impressionable à l'action du froid et de l'humidité; aussi y a-t-il beaucoup d'individus pris de rhumatisme en s'exposant au froid au sortir d'une chambre dont la température a été élevée par ce moyen. Un simple courant d'air tombant sur une partie du corps, quand on est ainsi plongé dans une atmosphère très-chaude, détermine fréquemment la phlegmasie rhumatismale d'un certain nombre de muscles. C'est aussi la cause la plus ordinaire de l'affection légère qu'on appelle *torticolis* (rhumatisme des muscles du col), de l'affection que l'on confond très-souvent avec la *pleurodynie*, et qui n'est que le rhumatisme des muscles pectoraux. Quant au rhumatisme des muscles sacro-spinaux, connu sous le nom de *lumbago*, nous ne voulons pas nier qu'il ne soit produit, dans nier période de l'exacerbation. A moins d'une disposition individuelle particulière, les symptômes gastriques, qui se joignent si souvent à la plupart des maladies, ne sont en général que très-peu développés dans le rhumatisme aigu.

L'absence des phénomènes généraux indiqués ici est ce qui caractérise le mieux ce qu'on appelle *rhumatisme chronique*; ordinairement, mais non pas constamment, ce défaut de réaction d'un point altéré de l'organisme sur ceux qui ne le sont pas est en raison directe de l'ancienneté de la maladie. Plus elle a déjà duré, moins les symptômes généraux sont intenses. Ainsi que nous l'avons dit précédemment, dès la troisième ou quatrième attaque, le rhumatisme passe visiblement à l'état chronique; alors l'invasion de la maladie est brusque; souvent elle ne peut être rapportée à aucune cause connue; cependant elle a lieu le plus communément aux environs des équinoxes, c'est-à-dire, avec l'apparition des premiers froids ou des premières chaleurs, ou bien après quelques jours de grande sécheresse, ou enfin après de longues pluies. La douleur est ordinairement beaucoup moins vive que dans le rhumatisme aigu; mais en revanche elle est, je crois, plus continue; il y a peu d'intermissions comme celles que nous avons signalées dans cette autre variété; en général, aussi, les attaques sont plus longues et plus évidemment rebelles aux moyens curatifs.

Les phénomènes critiques qui annoncent ou déterminent la solution du rhumatisme à l'état aigu, ne se voient presque jamais dans la variété qui nous occupe. Ici la maladie ne présente guère non plus de périodes décroissantes, ni de périodes d'accroissement; c'est un état à peu près uniforme de douleur. Elle paraît tout d'un coup telle qu'elle est; après huit jours environ de durée, elle disparaît de même entièrement, sans avoir décru sensiblement durant les deux ou trois jours qui précèdent cette disparition.

Un caractère que l'on rencontre rarement parmi ceux du rhumatisme aigu, et qui, au contraire, est très-fréquent dans le rhumatisme chronique, c'est son changement de siége dans le cours d'une même attaque. Ainsi, par exemple, chez un individu dont la douleur rhumatismale a pour siége les muscles de l'épaule, on peut suivre bientôt cette douleur dans les masses charnues sacro-lombaires, ou bien dans les muscles du col; le rhumatisme chronique épicrânien, ou autrement de l'aponévrose et des fibres musculaires de l'occipito-frontal, passe fréquemment aussi d'un point à l'autre de la tête; et ce qui est le trait caractéristique des *phlegmasies rhumatismales*, ce déplacement s'opère plutôt par un mouvement brusque, que par voie de continuité. La cause de ces changemens subits de siége est tout-à-fait inconnue; mais cependant ils semblent quelquefois déterminés par les moyens thérapeutiques, les pédiluves, les applications de sangsues, etc.

Soit que le rhumatisme chronique ait été fixe, ou qu'il ait affecté une grande mobilité, la durée de l'attaque est très-illimitée; cependant elle embrasse rarement moins de trois semaines, et rarement aussi elle s'étend au delà du deuxième mois. Cette durée paraît en général être très-dépendante des modifications atmosphériques, bien que nous ne puissions guère indiquer quelles sont ces modifications, et quelle est leur manière d'agir.

Les phlegmasies rhumatismales succèdent quelquefois à d'autres phlegmasies, à des hémorrhagies par les membranes muqueuses, etc. Elles peuvent être le résultat de la disparition d'une irritation cutanée, d'une fluxion habituelle, etc. Nous connaissons quelques exemples dans lesquels le rhumatisme a succédé immédiatement à un catarrhe aigu de la membrane muqueuse des voies aériennes, ou bien à une phlegmasie gastro-intestinale. Dans quelques circonstances, c'est l'affection rhumatismale qui se montre d'abord et dont la disparition est suivie d'accidens plus graves que ceux qui accompagnaient la maladie primitive. C'est ainsi que les symptômes alarmans du carditis remplacent quelquefois les douleurs superficielles de la pleurodynie. Mais nous n'entreprendrons pas de suivre le rhumatisme dans toutes les métastases qu'on lui attribue, ni dans les diverses transformations dont on l'accuse. Il faudrait, sans avantage pour nos lecteurs, passer en revue presque toute la nosologie. Il importe peu, en effet, que tel ou tel auteur ait signalé telle ou telle maladie comme ayant succédé à une affection rhumatismale en conservant quelques traits de l'affection primitive; il suffit d'être averti de la possibilité d'un pareil phénomène pour que les inductions thérapeutiques qui en sont la conséquence se présentent naturellement à l'esprit. Ces inductions dérivent toutes d'un même principe. Puisque la mobilité de la fluxion rhumatismale peut faire croire à sa métastase, le médecin doit tirer parti de cette mobilité pour soustraire aux influences du rhumatisme les organes importans à la vie.

Le *pronostic* des affections rhumatismales est ordinairement peu grave ; il est d'ailleurs absolument relatif aux siéges qu'elles occupent. On conçoit que le rhumatisme du cœur ou du diaphragme puisse devenir fort alarmant, tandis que le torticolis mérite à peine le nom de maladie. La gravité du rhumatisme varie encore selon son degré d'intensité et suivant son ancienneté. C'est toujours une circonstance désavantageuse pour la réussite du traitement, que d'avoir affaire à une affection rhumatismale qui dure depuis long-temps. La fluxion rhumatismale est presque devenue une fonction naturelle pour l'économie ; il est souvent fort difficile, quelquefois même dangereux de la détourner. En considération de ce qui précède, on peut dire qu'on guérit radicalement un petit nombre de rhumatismes aigus, mais que le rhumatisme chronique est presque incurable.

La *thérapeutique* des affections rhumatismales, pour être souvent insuffisante, n'en est pas moins nécessaire à étudier. D'abord ces affections sont ordinairement fort douloureuses, et lorsqu'on ne peut guérir une maladie, c'est toujours beaucoup que d'alléger les douleurs qui l'accompagnent. Puis un traitement sage et bien dirigé devient ici un moyen d'exploration extrêmement utile. Au lieu d'être dicté par le diagnostic, il sert à l'éclairer ; combien de fois, en médecine, n'est-on pas forcé d'en agir ainsi ! L'insuffisance des moyens ordinaires et la réussite d'un traitement spécial, tels que l'emploi des bains de vapeur ou celui des médicamens dits sudorifiques, sont, en effet, au témoignage de tous les praticiens, ce qui annonce le plus positivement que c'est une affection rhumatismale que l'on a eu à combattre.

La phlegmasie rhumatismale, une fois reconnue ou du moins supposée, son *traitement* varie beaucoup, suivant qu'elle est aiguë ou chronique. Dans le rhumatisme aigu, il est très-important de commencer de bonne heure les médications indiquées, car leur succès est d'autant moins probable que la maladie dure depuis plus long-temps. Chez les sujets jeunes et vigoureux, d'une forte constitution, et dont l'affection rhumatismale est très-étendue, il ne faut pas craindre de faire précéder tout autre moyen thérapeutique par la saignée générale. Toutefois il est peu de phlegmasies où les indications de ce moyen soient plus rares qu'ici. Il est remarquable qu'une fluxion sanguine si peu abondante qu'elle l'est dans le rhumatisme le plus intense, résiste, comme il arrive communément, à trois ou quatre saignées très-copieuses. L'avantage des évacuations sanguines locales est au contraire généralement reconnu dans la maladie qui nous occupe ; peut-être est-ce parce qu'elles sont en même temps dérivatives. Les sangsues appliquées en grand nombre sur la peau qui correspond à une articulation, aux muscles affectés de rhumatisme, est donc un des secours de l'art sur lesquels il faut le plus compter. Les ventouses profondément scarifiées ont au moins autant de succès ; mais, comme on le sait, leur emploi est infiniment plus douloureux, et c'est sans doute un des motifs qui le rend moins commun. Les applications émollientes aident sensiblement l'effet des évacuations sanguines, si l'on prend soin qu'elles ne se refroidissent pas sur la partie souffrante. On évite cet inconvénient en imbibant avec les décoctions mucilagineuses, au lieu de linges ordinaires, des tissus de laine tels que la flanelle. Nous ferons remarquer néanmoins que quelques malades ne peuvent supporter dans ces cas aucune humidité, qu'ils souffrent davantage dans les bains, et que l'application des laines sèches seule les soulage. Il est fort rare qu'ils éprouvent le besoin d'exposer à l'air libre les parties affectées, comme cela arrive fréquemment dans les autres phlegmasies. Au contraire l'on recommande en général dans les affections rhumatismales de tenir le malade chaudement. Ce conseil est bon, mais il est souvent mal entendu ; nous voulons dire que plusieurs rhumatisans s'appliquent trop à augmenter la température de la partie dont ils souffrent, tandis que c'est celle de tout le corps qu'il faut maintenir égale et modérée. Sous ce rapport, et sous celui non moins important du repos, qui est de rigueur dans le rhumatisme des muscles qui servent à la station et à la progression, il est convenable de prescrire au malade de garder le lit. Là se joint à l'élévation de température une douce moiteur ; et ce double avantage, qui a fait préconiser les bains de vapeur aqueuse, est de cette manière obtenu très-complétement et à bien peu de frais. A peine est-il besoin d'ajouter que dans le rhumatisme aigu le malade doit être mis à un régime alimentaire très-peu nourrissant, si ce n'est même à la diète absolue. Cette sévérité de régime doit être secondée par l'usage soutenu des boissons délayantes et légèrement diaphorétiques. Celle que nous avons vu le plus généralement convenir aux malades et produire de bons effets, c'est le petit-lait tiède et nitré. Il est au reste préconisé dans ce cas par Sydenham, qui motive son opinion sur des raisonnemens et sur son expérience personnelle. Les narcotiques jouent un grand rôle aussi dans le traitement des rhumatismes; appliqués à l'extérieur, ils sont peu efficaces; mais pris à l'intérieur, et à fort petites doses, pendant la seconde periode du rhumatisme aigu, souvent ils soulagent.

Le traitement du rhumatisme chronique diffère d'abord de celui que nous venons d'indiquer sous le rapport des évacuations sanguines; les saignées locales, encore très-modérées, et dans des cas assez rares, sont seules applicables. L'expérience des siècles, dit Scudamore, ne nous offre aucun remède certain contre le rhumatisme chronique, et aussi, comme le remarque le même auteur, ce serait une bien longue énumération à faire que celle des arcanes vantés tour à tour par l'empirisme et restés dans l'oubli. Les médecins qui respectent leur noble ministère avouent généralement aujourd'hui que cette maladie est presque toujours rebelle aux moyens de l'art le plus méthodiquement employés. Les applications émollientes, souvent utiles dans le rhumatisme aigu, sont très-peu employées dans le rhumatisme chronique. Cependant les bains de vapeur aqueuse sont recommandés à juste titre comme l'un des moyens les plus sûrs de calmer et même de faire disparaître les douleurs rhumatismales habituelles; pour l'ordinaire on les rend stimulans, ou même irritans du système dermoïde, en chargeant l'eau de quelques principes aromatiques. Les médicamens qui agissent de cette manière sur la peau sont en effet ceux qui ont le plus de succès dans le rhumatisme chronique. Ainsi on conseille quelquefois les frictions sèches avec la brosse ou un morceau de laine, ou bien encore les frictions spiritueuses aromatiques, avec l'alcohol de mélisse, l'eau de Cologne, l'eau-de-vie simple, etc. C'est sans doute en agissant d'une manière à peu près pareille, c'est-à-dire en tonifiant la peau et en excitant dans les parties gonflées par le rhumatisme un mouvement de résolution plus rapide, que les bains de mer sont pour quelques rhumatisans un secours fort salutaire. L'on en peut dire autant des effets produits par l'usage extérieur de toutes les eaux minérales chargées de quelques principes actifs. Il n'est pas de sources chaudes sulfureuses ou salines auxquelles un nombre assez grand d'individus perclus par le rhumatisme chronique n'ait dû la possibilité d'agir. Plusieurs médecins ont même souvent recours, dans les cas où cette maladie est le plus rebelle, aux rubéfians du tissu cutané, tels que l'ammoniaque, les cataplasmes de moutarde, etc. Mais ces irritans de la peau ne peuvent être appliqués que sur une petite surface, et l'expérience a appris que pour le rhumatisme, il vaut mieux que l'irritation de la peau, obtenue par les moyens de l'art, soit moins vive et plus générale. Toutes les substances qui activent la circulation, et notamment celles dites sudorifiques, encore dans le même but d'augmenter l'excrétion dermique, ont été conseillées sous des formes diverses dans les affections rhumatismales chroniques. Nous ne saurions dire à quel point elles sont avantageuses; cependant elles le sont réellement : c'est ainsi que l'on prescrit quelquefois la décoction de gayac, de salsepareille, etc.; l'ammoniaque et ses composés, le soufre, le camphre, les sels d'antimoine sont donnés, tantôt dans des mélanges liquides, tantôt sous forme de pilules. Enfin dans le rhumatisme chronique, comme dans la plupart des phlegmasies peu intenses, il est souvent utile d'établir une dérivation sur le conduit intestinal par quelques purgatifs; car, quoi qu'en dise M. Broussais ou son école, nous ne croyons pas que la gastro-entérite soit indispensablement liée aux affections rhumatismales. Pour s'en convaincre, il suffit de songer que parmi les hommes crédules qui demandent aux charlatans la guérison de quelque rhumatisme, le plus grand nombre abuse impunément, parmi nous, du remède de Leroy, en Angleterre, du colchique; et que, malgré l'emploi de ces moyens, et des moyens analogues tels que le jalap et la scammonée, la jonglerie compte encore plus ici de dupes que de victimes.

Il nous reste à parler de deux moyens également préconisés, depuis quelque temps, dans le traitement du rhumatisme chronique et des névroses, ce qui, pour le dire en passant, atteste encore l'analogie frappante qui existe entre ces affections. Ces moyens sont la compression et l'acupuncture; il n'est pas de rhumatisant qui n'ait mis, avec quelque succès, le premier en usage. Mais nous ferons remarquer que c'est presque toujours avec la main que cette pression s'exerce, et que l'augmentation de température et la douce moiteur qui résultent d'une semblable application doivent être pour beaucoup dans le soulagement obtenu. Quant à l'opération connue sous le nom d'*acupuncture*, elle a déjà été jugée dans cet ouvrage; toutefois, nous trouvons ce jugement fort sévère, et quoique personnellement nous ne possédions pas des faits bien concluans en faveur de ce moyen, nous avons trop de confiance dans les assertions de MM. Berlioz, Bretonneau et Jules Cloquet, pour ne pas engager les praticiens à répéter leurs expériences. Ces médecins affirment que dans un grand nombre de cas ils ont diminué ou même fait entièrement disparaître les douleurs rhumatismales les plus invétérées et les plus intolérables. M. Berlioz s'était contenté, dans les observations qu'il rapporte, d'introduire profondément dans les tissus où les douleurs se fesaient sentir, des aiguilles longues et fort déliées. M. Cloquet a joint à cette pratique celle de laisser séjourner plus ou moins long-temps les aiguilles dans les parties qu'elles traversent, et de chercher à établir, par leur intermédiaire, des courans électro-galvaniques. (G. FERRUS.)

RHUME, s. m., *rheuma*, de ῥεῦμα, fluxion; employé seul, ce mot est synonyme de catarrhe pulmonaire; on désigne aussi cette même maladie sous le nom de *rhume de poitrine*, pour la distinguer du *rhume de cerveau*, nom donné vulgairement au *coryza*. *Voyez* CATARRHE, CORYZA.

RHUS RADICANS et RHUS TOXICODENDRUM. *Voyez* SUMAC VÉNÉNEUX. (A. RICHARD.)

RHYTHME, s. m., *rhythmus*; de ῥυθμός, mesure; ce mot, en médecine, s'applique au pouls ou pulsations artérielles, dont il indique l'ordre de succession, la proportion qui existe entre chacune d'elles. *Voyez* POULS.

RIBÉSIÉES, s. f. pl., *ribesiæ* ou *grossulariæ*. Petite famille naturelle de plantes, appartenant à la classe des dicotylédones polypétales à insertion épigyne. Elle se compose du seul genre groseiller (*ribes*, L.), qui peut facilement être divisé en trois genres distincts. Autrefois ce genre était placé avec les *cactus* ou *cierges* dans la famille des nopalées, mais on a reconnu depuis la nécessité de l'en séparer pour former une famille distincte dont voici les caractères : les ribésiées sont de petits arbrisseaux, souvent épineux, à feuilles alternes pétiolées, plus ou moins profondément lobées. Les épines dont ils sont quelquefois armés ne sont que des stipules endurcies. Les fleurs, généralement hermaphrodites, sont ou solitaires ou disposées en faisceaux ou en grappes axillaires; leur calice est monosépale, adhèrent par sa base avec l'ovaire, qui est infère, ou seulement semi-infère; son limbe est à cinq divisions égales; la corolle se compose de cinq pétales, en général fort petits, alternes avec les divisions du calice; les étamines sont en même nombre que les pétales. L'ovaire est à une seule loge, contenant un assez grand nombre d'ovules attachés à deux trophospermes pariétaux. Le style est à deux divisions plus ou moins profondes, et le fruit est une baie globuleuse ombiliquée à son sommet. *Voyez*, pour les propriétés médicales, l'article GROSEILLER.   (A. RICHARD.)

RICIN ou PALMA CHRISTI, *ricinus communis*, L. Rich., *Bot. méd.*, 1, p. 216. Le ricin, qui appartient à la famille des euphorbiacées et à la monœcie-polyandrie, est originaire de l'Inde et de l'Afrique. Dans ces pays il y forme un arbre du port de nos érables planes, et qui souvent s'élève à une hauteur de quarante pieds. Mais dans notre pays, où le ricin est cultivé, ce n'est plus qu'une grande plante herbacée qui meurt chaque année après avoir développé ses fleurs et mûri ses fruits.

Les amandes ou graines du ricin sont la seule partie de la plante dont on fasse usage. Elles sont ovoïdes, alongées, un peu planes du côté interne, surmontées à leur extrémité la plus mince d'une petite caroncule blanche et charnue; leur surface est lisse, luisante, grise, marbrée d'une teinte plus foncée; elles se composent d'un tégument externe crustacé et fragile, d'un second tégument mince et diaphane, d'un endosperme blanc et charnu, dans lequel est renfermé un embryon mince et central. C'est de ces graines concassées que l'on retire l'huile de ricin, employée en médecine. Cette extraction se fait de deux manières, par simple expression ou par le moyen de l'eau bouillante. Ce dernier procédé est le plus employé, et l'huile obtenue par ce moyen est beaucoup moins âcre que celle que donne une forte expression. L'huile de ricin, quand elle est récente et bien préparée, est épaisse, visqueuse, à peine teinte en jaune. Mais indépendamment de sa grande viscosité, elle possède une autre propriété qui la distingue des autres huiles grasses, c'est d'être facilement et complétement soluble à froid dans l'alcohol. Aussi se sert-on avec succès de ce moyen pour reconnaître si elle n'a pas été falsifiée avec quelque autre huile grasse. Lorsqu'elle est bien pure elle n'a pas d'odeur marquée, et sa saveur est d'abord fade. Mais quelquefois on trouve dans les officines une huile de ricin colorée, légèrement rougeâtre, d'une saveur très-âcre; c'est celle qui nous vient d'Amérique, où on la prépare au moyen d'une forte pression, et après avoir fait subir aux graines un certain degré de torréfaction. Elle est beaucoup plus active que celle que l'on prépare dans nos pharmacies avec des graines récentes; elle a le grand inconvénient de donner souvent lieu à de violentes coliques. Cependant on peut enlever à l'huile de ricin une grande partie de son âcreté, qui est due à un principe volatil; il suffit pour cela de la chauffer; on obtient alors un médicament moins énergique, que l'on connaît sous le nom d'*huile douce de ricin*. Quelques auteurs assurent même qu'on peut l'en priver entièrement et la rendre propre aux usages de la table en la lavant à plusieurs reprises dans de l'eau aiguisée avec de l'acide sulfurique.

L'huile de ricin a été récemment analysée par MM. Lecanu et Bussy. Leur travail a été présenté à la section de pharmacie de l'Académie royale de Médecine, dans la séance du 16 septembre 1826. Soumise à la distillation, elle a donné des produits bien différens des huiles formées d'*oléine* et de *margarine*. Ces produits sont : 1° un résidu solide d'une matière spongieuse jaunâtre, qui représente les deux tiers de l'huile employée; 2° une huile volatile, incolore, très-odorante et pénétrante, cristallisable par le refroidissement; 3° deux acides nouveaux, le *ricinique* et l'*oléo-ricinique*, tous deux presque concrets, d'une excessive âcreté, formant avec la magnésie et l'oxyde de plomb des sels très-solubles dans l'alcohol. Ces acides se forment aussi dans l'huile de ricin par la réaction des alcalis; mais dans ce cas il se produit un autre acide solide, fusible à 130°, appelé *stéaro-ricinique*, et dont les sels sont moins solubles dans l'alcohol que ceux des acides précédens. Les auteurs de ce travail intéressant pensent que l'âcreté de l'huile de ricin est due aux acides ricinique et oléo-ricinique, et nullement à une autre matière particulière, comme on l'avait cru généralement jusqu'à ce jour.

L'huile de ricin est un purgatif assez doux, surtout lorsqu'on emploie celle qui est récente et préparée par le moyen de l'eau bouillante. On peut alors l'administrer sans inconvénient, même dans le cas d'irritation du canal alimentaire, pour faire cesser la constipation ou calmer des coliques plus ou moins violentes. On la prescrit aussi assez. généralement contre les vers intestinaux : non-seulement elle sert à les expulser comme tous les autres purgatifs, mais elle paraît. exercer sur ces animaux parasites une action vénéneuse qui ne tarde pas à les faire périr.

La dose de l'huile de ricin est d'une à deux onces, suivant l'âge et la constitution des sujets. Mais il faut en général ne pas faire prendre cette dose en une seule fois; il faut la diviser. En effet, on a fort souvent remarqué qu'une once ou une once et demie d'huile de ricin prise en une seule dose pèse sur l'estomac et provoque souvent le vomissement. Cette huile se donne soit dans une potion, suspendue au moyen d'un mucilage, du sucre, ou d'une certaine quantité de jaune d'œuf, soit simplement étendue dans du bouillon aux herbes. On peut aussi l'administrer en lavement à la dose de deux onces. (A. RICHARD.)

RIDE, s. f., *ruga*; on nomme ainsi les sillons ou plis qui se forment à la peau du visage, surtout au front, à la membrane muqueuse du vagin, etc.

RIGOR, mot latin francisé, que quelques auteurs ont. employé pour désigner le frisson, le froid avec tremblement.

RIRE, *ris*, s. m., *risus*. Le rire est un phénomène d'expression exclusif à l'espèce humaine, fort complexe, puisqu'il appartient à la fois aux fonctions de la respiration et de la voix, et au jeu de la physionomie, c'est-à-dire à la *mutéose*, à la *phonation* et à l'*expression faciale*, s'adressant en même temps à l'ouïe et à la vue, et affecté spécialement à la manifestation des sentimens gais et joyeux. Tenant sans contredit un des premiers rangs parmi les phénomènes expressifs de l'homme, son histoire est de nature à intéresser le moraliste, comme le physiologiste et le médecin : nous allons la faire d'après le système d'idées que nous avons présentées aux articles. LANGAGE, MUTÉOSE, PHYSIONOMIE, etc.; c'est-à-dire que nous allons étudier d'abord ce qu'est le rire en lui-même, quel est le mécanisme de sa production, et qu'ensuite nous le considérerons sous le rapport de sa nature expressive; nous terminerons par son histoire dans l'état de maladie.

1º Le rire, considéré en lui-même, est un mouvement convulsif des muscles respiratoires et vocaux, suivi d'un son, et accompagné de l'expression faciale gaie. Il consiste dans une succession de petites expirations bruyantes, interrompues, diversement modulées, dans lesquelles, lors du passage de l'air expiré à travers le larynx, se produit un son, et qui sont accompagnées d'une diduction extraordinaire et forcée de la bouche, avec épanouissement général des traits de la face. Il y a donc deux choses à considérer dans son mécanisme, l'action respiratoire et vocale, et l'expression faciale.

Sous le premier point de vue, le rire exige d'abord qu'une inspiration ait rempli d'air le poumon. Ensuite, il se fait une suite de petites expirations saccadées et interrompues ; ou mieux, ce n'est qu'une seule et même expiration, mais qui est à chaque instant interrompue, saccadée par une petite contraction convulsive du diaphragme. Enfin, en même temps qu'agissent ainsi convulsivement les muscles abdominaux pour effectuer l'expiration, et le diaphragme pour saccader cette expiration, se contractent aussi coïncidemment les muscles de la glotte, de manière que cette ouverture est un peu rétrécie, que ses rebords surtout ont la tension nécessaire pour imprimer à l'air expiré des vibrations sonores, et qu'il se produit un son dont le ton et la force sont fort variables, mais qui a en général une désinence en o pour les hommes, et en i pour les femmes. Sous ce premier rapport, le rire est donc un phénomène expiratoire, avec contraction convulsive de la glotte et production d'un son. Seulement, les expirations qui le constituent ne sont jamais entières, mais continuellement coupées par de petites contractions du diaphragme, qui reviennent convulsivement par saccades. Tandis que dans les expirations ordinaires ce muscle reste passif et revient, soit de lui-même, soit pressé par les viscères abdominaux, dans l'intérieur du thorax ; dans le rire il partage la convulsion qui entraine les muscles abdominaux expirateurs, et saccade l'expiration. Ainsi, le diaphragme y agit, et même quoique le rire soit un mouvement d'expiration, l'action convulsive de ce muscle a la plus grande part à la production de ce phénomène. En effet, elle le constitue à elle seule quand il est modéré ; et lorsqu'il est extrême, et que par conséquent agissent les muscles abdominaux comme puissances expiratrices, c'est encore elle qui imprime à l'expiration ce caractère coupé, saccadé, spécifique du rire. A la vérité, la même interruption qui survient à chaque seconde dans la contraction du diaphragme, a lieu aussi dans celle des muscles abdominaux, puisque c'est la même cause convulsive qui décide l'une et l'autre ; mais néanmoins c'est la contraction du diaphragme, survenant par intervalles, qui surtout interrompt l'expiration. Nous insistons sur ce point, qui a été un grand sujet de litige en physiologie, et qui explique pourquoi le rire succède si souvent à une plaie du diaphragme. Nous n'avons pas besoin de dire que l'action nerveuse qui décide ici le jeu des puissances expiratrices et vocales, se produit involontairement sous l'influence du sentiment que le rire doit exprimer, et imprime complétement aux contractions musculaires le caractère convulsif. Le rire en effet, quoique la volonté puisse le simuler, est un phénomène tout-à-fait involontaire.

Quant à l'expression faciale du rire, elle est l'exagération du *sourire*, dont nous avons déjà parlé à l'article PHYSIONOMIE, et sur lequel nous reviendrons dans un article spécial : tous les traits de la figure sont épanouis ; la bouche est grandement ouverte, les commissures des lèvres tirées vers les oreilles, les joues sont proéminentes, le front ridé transversalement, etc. Tous ces changemens se produisent aussi involontairement, convulsivement, soit que la passion porte directement son influence sur les muscles qui en sont les organes, soit que ceux-ci n'agissent que consécutivement aux connexions sympathiques qui associent leur action à celle des muscles respirateurs et vocaux.

Du reste, le rire est susceptible de nombreux degrés ; et selon son intensité, non-seulement agissent un plus ou moins grand nombre de muscles et se produisent avec plus ou moins de force les divers phénomènes que nous venons d'analyser, mais encore varient les apparences extérieures de ce grand moyen d'expression. Ainsi, le rire est-il modéré ? les mouvemens des flancs et du thorax sont à peine sensibles ; tout se réduit au son vocal qui a peu d'éclat, et à l'expression faciale, qui est faiblement prononcée. Le rire, au contraire, est-il extrême ? les muscles de l'abdomen sont visiblement en action ; les éclats du rire sont bruyans ; la tête, les épaules, les coudes, le tronc, sont renversés en arrière pour soutenir le thorax, sur lequel le diaphragme, dans sa contraction convulsive, prend appui ; les mains s'appuient sur les côtés du tronc pour soutenir de même les muscles abdominaux en proie aux mêmes alternatives de contraction convulsive et de relâchement ; alors éclate cette sensation qu'on a rapportée à la rate : le spasme convulsif des muscles thoraciques comprimant le poumon, et par suite suspendant ou au moins entravant un peu la circulation pulmonaire, le sang stagne dans les parties supérieures, le visage rougit, la sueur ruisselle du front; les larmes coulent, mais mécaniquement, et par la gêne de la circulation, et non par une irritation organique comme dans le pleurer et l'expression des passions tristes; il y a imminence d'apoplexie. Enfin, soit que le sang n'arrivant plus au cœur, les diverses parties soient paralysées, soit que le même effet tienne à ce que, les expirations se prolongeant, il n'entre plus d'air dans le poumon, et que la sanguification soit suspendue; soit enfin, et ceci est plus probable, que toute l'influence nerveuse soit projetée par la passion sur les muscles qui agissent et ne soit plus envoyée aux autres muscles; quelquefois le rire est porté au point qu'on ne peut plus se soutenir, qu'on se *pâme*, comme on dit, ainsi que cela arrive dans toutes les sensations extrêmes, dans celles surtout qui ont un caractère de convulsibilité; alors les phincters des diverses ouvertures laissent échapper les diverses matières excrémentitielles, l'urine surtout. Le langage a consacré ces divers degrés du rire : on dit *rire à se tenir les côtés*, *rire aux larmes*, *rire à se pâmer*, etc.; et à ce haut degré du rire la voix manque, et ce phénomène expressif est muet.

Dans cette description des degrés divers du rire se trouve comprise l'indication des effets mécaniques de ce phénomène. D'un côté, la circulation pulmonaire étant entravée, le sang stagne dans les parties supérieures, fait rougir la face, peut amener une apoplexie; d'un autre côté, la respiration étant momentanément suspendue, bornée à des expirations, la sanguification ne se fait pas, ou ne se fait qu'incomplétement. Enfin, par la direction de l'influx nerveux tout entier sur les muscles expirateurs et vocaux, toutes les autres parties sont comme paralysées; et ainsi s'expliquent l'impossibilité de se soutenir, l'issue involontaire des matières excrémentitielles par le relâchement des sphincters, etc. Ainsi, voilà trois causes pour que surviennent des syncopes, des lipothymies, et qui expliquent les morts subites qui ont été amenées quelquefois par un rire extrême.

Quant aux *causes* et au *siége* du rire, long-temps les auteurs se laissèrent aller sur ces deux questions aux plus oiseuses subtilités. Descartes, par exemple, disait que la rate sécrétait deux

espèces de sang; un fluide très-ténu, qui était la cause de la
joie; un autre, plus tenace, qui était la cause de la tristesse;
et selon que la rate envoyait au cœur une quantité plus grande
de l'un ou de l'autre de ces deux sangs, on était gai ou triste.
C'était sur le prétendu dégorgement de la rate du sang grossier
qui la remplit dans la tristesse, qu'était fondée cette locution
vulgaire, *s'épanouir, se désopiler la rate*. D'autres, ayant rapporté à la rate cette sensation qui est éprouvée dans le flanc
gauche de l'abdomen lors des éclats d'un rire immodéré, et dont
nous avouons ignorer le siége, ont placé dans ce viscère le siége
du rire. Les physiologistes de nos jours ont reconnu l'inanité
de pareilles opinions. D'un côté, pourquoi assigner au rire,
plutôt qu'à tout autre phénomène expressif, un siége spécial ?
Le considère-t-on dans sa cause ? produit d'un phénomène affectif
dont il est la représentation, il doit être rapporté à l'organe où
se développe ce phénomène affectif, c'est-à-dire au cerveau. Le
considère-t-on en lui-même ? il réside tout à la fois dans les
muscles expirateurs, dans le diaphragme, dans les muscles du
larynx et de la face, qui tous agissent convulsivement sous
l'influence de la passion. Les anciens auteurs, en recherchant le
siége du rire, ou ont confondu le sentiment qui provoque ce
phénomène expressif, c'est-à-dire la joie, et le rire lui-même, et
ont cherché moins l'organe qui exécute le rire que celui qui
engendre la cause pour laquelle on rit; ou ils n'ont pensé qu'au
rire lui-même : or, dans l'un et l'autre cas, ce siége, comme on
vient de le voir, est facile à indiquer. D'un autre côté, les causes
du rire sont nécessairement intellectuelles et affectives, puisque
nous avons dit que le rire était un phénomène d'expression;
c'est consécutivement à une idée qu'a formée l'esprit, à un sentiment éprouvé par l'ame, que les fonctions de la respiration
et de la voix, et l'état de la physionomie, sont modifiés de la
manière qui constitue le rire; et cela arrive par la même cause
qui fait produire tous les autres phénomènes expressifs, par
suite de l'union qui existe entre tous les systèmes nerveux, et
de la grande influence qu'a sur tous, et conséquemment sur
toutes les fonctions, le cerveau, qui est le siége de tous nos
actes moraux. Nous n'avons pas besoin d'entrer ici en aucuns
détails, et nous devons renvoyer à ce que nous avons dit, aux
articles LANGAGE et MUTÉOSE, de la cause pour laquelle nos idées

et nos sentimens s'accompagnent ainsi irrésistiblement de phénomènes expressifs divers.

Cependant le rire succède aussi à des causes physiques; et celles-ci, tantôt agissent sur les organes eux mêmes qui accomplissent le rire, comme cela est d'une plaie du diaphragme, de l'action de certains gaz asphyxians, le protoxyde d'azote par exemple; tantôt agissent sur des organes autres que ceux qui opèrent le rire, comme cela est du chatouillement qui provoque irrésistiblement le rire : il faut que, dans l'un et l'autre cas, ces causes, les premières localement, la seconde sympathiquement et par l'intermédiaire du centre nerveux, aient suscité dans les nerfs moteurs des muscles expirateurs, vocaux et faciaux, la même perturbation qu'y déterminent les passions.

Dans tout ce que nous venons de dire, il n'est question que du rire involontaire : les contractions musculaires qui le produisent étant convulsives, on conçoit qu'en effet tout rire véritable est indépendant de la volonté. Celle-ci peut bien à la vérité, d'une part, le simuler, de l'autre, le réprimer : mais, dans le second cas, il manque de ce caractère intérieur qui en fait un plaisir, et qui résulte de ce que le besoin qu'avait un de nos sentimens de se manifester au dehors a été satisfait : on n'en a vraiment que le simulacre extérieur; et quant à la répression du rire, elle est due à la même cause et renfermée dans les mêmes limites que la repression de tout autre phénomène expressif. Nous avons dit au mot LANGAGE, que cette répression était d'autant plus possible à un animal que celui-ci appartenait à une espèce plus élevée, et à ce titre l'homme doit avoir pouvoir sur le phénomène du rire. Cependant, comme le bâillement, le rire a la plus grande tendance à se produire par imitation et par réminiscence; on voit rire, on parle de rire, et aussitôt on rit; c'est que l'impression reçue par le cerveau a aussitôt fait naître dans les nerfs des muscles expirateurs et vocaux la perturbation qui le commande. C'est un attribut commun de tous les phénomènes expressifs de ce genre.

Mais venons au rire considéré sous le rapport de sa propriété expressive.

2° Des trois espèces de langage auxquelles on peut rapporter tout phénomène expressif quelconque, et que nous avons admis sous les noms de *langage affectif, conventionnel* et *musical*, il est évident que le rire n'appartient qu'à la première : jamais ce phé-

nomène ne sera choisi par la volonté pour exprimer une idée
déterminée, ne deviendra un signe créé par la faculté du langage
parlé; jamais non plus la faculté de musique n'y aura recours
pour satisfaire à ses inspirations. Le rire ne ressort évidemment
que du langage affectif; on le voit survenir irrésistiblement à la
suite de beaucoup d'opérations de notre esprit et de notre âme.
Mais, sous ce rapport, sa puissance est immense; il est peu de
phénomènes expressifs qui se produisent aussi souvent, et qui
remplissent mieux leur but, celui d'accuser au dehors l'état intérieur de l'âme. On le regarde généralement comme l'expression
des affections gaies; mais son domaine est bien plus étendu;
il sert l'esprit comme le cœur, la pensée comme le sentiment; il
succède à une idée comme à une affection; et, du reste, il n'est
pas toujours facile de dire ce qui l'excite. C'est peut-être plus le
ridicule que la joie qui le détermine; on peut toujours dire
pourquoi l'on est joyeux, et l'on ne peut pas toujours dire
pourquoi l'on rit; on rit souvent malgré soi, et même quand on
est en proie à la douleur la plus vraie : toutefois, il est peu de
mouvemens de l'esprit et du cœur qu'il n'exprime, et il n'est
pas de nuance qu'il ne puisse faire sentir. Si nous l'avons vu
être susceptible de nombreux degrés, il revêt de même une
infinité de caractères divers, et qui sont distingués dans le langage. De même que relativement à ses degrés nous avons déjà
signalé ces locutions, *rire aux larmes*, *rire à se pâmer, etc.* ; de
même, sous le rapport de sa propriété expressive, on a distingué diverses espèces de rire : on dit *rire tout bas*, *ricaner*, *rire
du bout des lèvres*, *rire comme un veau*, *etc.* On accorde même
au rire le pouvoir d'annoncer les dispositions d'esprit, le degré
de culture, d'éducation qu'on a reçu ; on distingue le *rire des
goguenards*, celui des *méchans*, des *sots*, des *niais*, *etc.* ; on
distingue celui de *la bonne* et celui de *la mauvaise compagnie*, *etc.* Mais il nous est impossible d'entrer dans le détail des
divers actes intellectuels et affectifs qui le déterminent ; nous ne
pourrions même pas en faire l'énumération. Ce que nous venons
de dire suffit pour démontrer toute la puissance du rire comme
phénomène expressif. Nous ajouterons seulement que chacun en
est plus ou moins susceptible ; certains individus sont plus rieurs
que d'autres ; la femme l'est généralement plus que l'homme.
Chacun aussi a son rire. Nous avons dit que ce moyen d'expression était exclusif à l'espèce humaine ; non que les animaux ne

puissent éprouver plusieurs des sentimens intérieurs auxquels il se rapporte, non qu'ils ne puissent aussi exprimer ces sentimens, mais parce qu'ils les expriment par des moyens autres que le rire : aucun ne présente en effet cet ensemble de modifications dans le jeu de la respiration, de la voix et des muscles faciaux, qui constitue le rire.

3° Terminons cet article par quelques considérations sur le rire observé dans l'état de maladie. Il est beaucoup de maladies dans lesquelles ce phénomène, qui appartient généralement à l'état normal, se produit. D'abord, nous devons mettre au premier rang les aliénations mentales : combien de fois le rire se développe chez l'aliéné, et rend plus pénible à la personne qui l'approche le tableau de sa misère ! Cependant on est encore ici dans les conditions naturelles de la production de ce phénomène, si l'on peut parler ainsi ; le rire succède aussi à des impulsions morales ; seulement, comme celles-ci sont déréglées, il l'est lui-même ; il participe, par exemple, de leur caractère mobile. Nous mentionnerons ensuite beaucoup de maladies nerveuses, l'hystérie, par exemple : souvent on voit les hystériques tour à tour fondre en larmes et rire aux éclats : le rire étant un phénomène convulsif, il n'est pas étonnant qu'il se produise en même temps que beaucoup d'autres phénomènes convulsifs. En troisième lieu, on a vu le rire succéder, mais avec un caractère morbide, à l'ingestion de quelques substances, soit par les voies respiratoires, soit par les voies digestives : ainsi la respiration du gaz protoxyde d'azote, qu'on avait appelé à cause de cela *gaz hilariant*, a amené quelquefois ce genre de convulsion : il en a été de même de certains poisons, et l'on assure que le nom de *rire sardonique*, qui est donné à une de ces espèces de rire maladif, lui vient de ce qu'il est provoqué par une plante de la famille des renonculacées qui croît en Sardaigne, et qui est appelée *sardonia herba*. En quatrième lieu, long-temps on a pensé que toute maladie du diaphragme, muscle que nous avons vu jouer un grand rôle dans la production du rire, avait pour symptôme constant ce phénomène : on regardait, par exemple, le rire dit *sardonique* comme accompagnant toujours, soit l'inflammation de ce muscle, soit ses blessures ; ainsi pensaient Boerhaave, Stoll. De nos jours, on n'admet plus cette idée d'une manière aussi absolue ; on a vu souvent des maladies du diaphragme sans l'existence de ce symptôme ; mais quelquefois aussi il y a été observé. Enfin quelquefois on a vu le rire morbide exister seul, et constituer une maladie convulsive propre ; et en effet, pourquoi cela ne pourrait-il pas être du rire, comme cela est du hoquet, par exemple ? Nous avons déjà mentionné sa susceptibilité à être produit par imitation, par réminiscence ; sous le premier rapport, on pourrait vraiment dire que le rire est contagieux. (ADELON.)

RIZ, s. m., *oryza sativa*, L., Rich., *Bot. méd.*, t. 1, p. 69. On appelle ainsi une plante de la famille des Graminées et de l'Hexandrie digynie, originaire de l'Inde, mais abondamment cultivée aujourd'hui en Afrique, en Amérique et dans les régions méridionales de l'Europe, et particulièrement en Piémont et en Lombardie. Cette belle céréale se plaît dans les lieux humides, les plaines basses, et qu'on peut facilement arroser par le moyen des irrigations. Son chaume s'élève de deux à trois pieds, quelquefois davantage ; il est glabre, et présente trois ou quatre nœuds et autant de feuilles linéaires lancéolées, aiguës, glabres, mais très-rudes sur les bords. Leurs fleurs forment une panicule terminale plus ou moins étalée, composée d'épillets uniflores, ayant la lépicène très petite à deux valves linéaires ; la glume de deux paillettes comprimées striées ; l'inférieure plus grande, convexe et carénée, terminée à son sommet par une soie ; six étamines.

On se sert des fruits du riz dépouillés de leurs enveloppes ; il est dur, blanc et semi-transparent. Le riz le plus estimé en France est celui qui nous vient de la Caroline ; celui du Piémont lui est inférieur. Le riz est un aliment très-sain est très-nourrissant ; il nourrit plus de peuples divers que le froment. En effet, dans toute l'Inde, une grande partie de l'Afrique, dans beaucoup de contrées du nouveau continent, le riz est employé à l'exclusion de toutes les autres céréales. On le mange ordinairement bouilli dans l'eau ou dans du bouillon. En médecine on emploie la décoction du riz simple comme adoucissante, à cause de la grande quantité de fécule qu'elle contient. On l'administre surtout contre la diarrhée ou la dysenterie ; elle ne renferme aucun principe astringent, ainsi que les anciens le pensaient, et ses bons effets dépendent uniquement de sa propriété adoucissante. Quelquefois on ajoute à la décoction de riz simple quelques gouttes d'eau de Rabel, une certaine quantité de vin rouge, ou d'écorces d'orange sèches. Dans ce cas, la propriété adoucissante du riz est entièrement masquée par l'action tonique des substances qu'on y ajoute, et on ne doit faire usage de cette boisson que dans ces diarrhées chroniques, exemptes de tout symptôme d'inflammation. On prépare encore avec la farine de riz cuite dans l'eau ou le lait sucré et aromatisé des crèmes légères, dont on permet l'usage aux convalescens. M. Vauquelin a fait l'analyse du riz; d'après ce chimiste célèbre, il diffère essentiellement des autres graines céréales, en ce qu'il ne contient que des traces à peine perceptibles de gluten et de phosphate de chaux. Comme le gluten est un des principes les plus nutritifs des graminées, il suit de là que le mode suivant lequel le riz nourrit doit être différent de celui du froment. M. Vauquelin n'a pu également y découvrir la matière sucrée qui y avait été trouvée par MM. Vogel et Beaumont. Si cette matière n'y existait pas en effet, il resterait à expliquer comment il se fait qu'on peut retirer de l'eau-de-vie des graines de riz.   (A. RICHARD.)

ROB ou ROOB, s. m. Mot d'origine arabe par lequel on désigne en pharmacie le suc d'un fruit quelconque amené à consistance du miel par l'évaporation, avant que ce suc ait fermenté. C'est un extrait qui ne diffère des autres que par le mode d'opération pharmaceutique, l'expression. Tels sont les *robs de sureau*, *de nerprun*. *Voyez* EXTRAIT et les articles des plantes d'où les robs sont tirés.

ROCHER, s. m. C'est le nom que par analogie on a donné à la portion dure, rugueuse et inférieure du temporal. *Voyez* ce mot.

ROIDEUR, s. f., résistance aux puissances qui tendent à faire changer la direction des parties par un mouvement de flexion. Pendant la vie, la roideur des tissus, des membres, des articulations, s'observe souvent par l'effet d'un grand nombre de maladies, telles que les diverses affections spasmodiques, le tétanos entre autres, les engorgemens scrofuleux des tissus articulaires, etc. etc. Après la mort, une roideur particulière s'empare de tout le corps, et est un des signes les plus certains de la cessation de la vie; on lui a donné le nom de *roideur cadavérique*. *Voyez* CADAVRE, MORT.

ROMARIN, s. m., *rosmarinus officinalis*, L. Rich., *Bot. méd.*, I, p. 245. On donne ce nom à un arbrisseau de la famille des labiées et de la diandrie monogynie, qui croît naturellement dans les provinces méridionales de la France, et que l'on cultive assez communément dans les jardins. Le romarin s'élève quelquefois jusqu'à six et huit pieds de hauteur; sa tige est ligneuse, ses jeunes rameaux sont anguleux et tomenteux; ses feuilles opposées, sessiles, étroites, lancéolées, obtuses, à bords roulés en dessous; leur face supérieure est glabre et un peu convexe, l'inférieure est tomenteuse et blanchâtre. Les fleurs, d'un bleu pâle, sont disposées à l'aisselle des feuilles supérieures. Les étamines sont seulement au nombre de deux.

Les feuilles du romarin, froissées entre les doigts, répandent une odeur aromatique très-agréable. Cette odeur est due à une huile volatile, qui forme la base de l'eau spiritueuse connue sous le nom d'*eau de la reine de Hongrie*. Les sommités fleuries du romarin sont employées, comme toutes les autres espèces aromatiques, à faire des fomentations ou des lotions excitantes et résolutives; mais elles n'ont point un mode d'action différent de celui des autres plantes de la famille des labiées.   (A. RICHARD.)

RONCE, *rubus fruticosus*, L. Rich., *Bot. Méd.*, II, p. 513. Arbuste sarmenteux et hérissé d'épines, commun dans nos bois et nos haies, et appartenant à la famille des rosacées et à l'icosandrie polygynie de Linné. La ronce est du même genre que le framboisier; ses feuilles ont une saveur astringente; leur décoction est employée à faire soit des lotions légèrement toniques, soit des gargarismes détersifs, dont l'usage peut être avantageux dans les inflammations légères de la gorge. Quant à ses fruits, leur saveur est plus fade et moins parfumée que celle des framboises, dont ils possèdent néanmoins les autres propriétés tempérantes; cependant on en fait très rarement usage.

(A. RICHARD.)

ROND, adj., *teres*. Les anatomistes ont donné ce nom à plusieurs muscles dont la forme générale est ronde, ou dont les fibres se trouvent disposées en faisceaux arrondis; tels sont :

1° Le muscle PETIT ROND (*petit sus-scapulo-trochitérien*, Chauss.). Il se trouve à la partie postérieure et inférieure de l'épaule; il s'étend depuis la partie inférieure de la grosse tubérosité de l'humérus jusqu'à l'angle inférieur de l'omoplate, dont il recouvre dans ce point la face externe. Il est recouvert par le deltoïde et la peau; il recouvre l'artère scapulaire externe, la longue portion du triceps brachial et la capsule de l'articulation scapulo-humérale. Ce muscle abaisse le bras et le fait tourner de devant en arrière.

2° Le muscle GRAND ROND (*scapulo-huméral*, Chaussier). Il occupe la partie inférieure et postérieure de l'épaule ; il est alongé et plus aplati que rond ; il s'étend depuis le bord postérieur de la coulisse bicipitale de l'humérus jusqu'à la face externe de l'angle inférieur de l'omoplate et à la partie correspondante de son bord axillaire ; il s'attache à l'humérus par un tendon large et aplati. Le grand rond est recouvert par le grand dorsal, la peau et la longue portion du triceps brachial. Il correspond avec le sous-scapulaire, les vaisseaux axillaires, le plexus brachial , l'articulation scapulo-humérale, et enfin l'humérus lui-même ; il côtoie le petit rond, et se trouve en rapport avec le sous-épineux dont il est séparé par un feuillet aponévrotique. Il porte le bras en arrière et en dedans, et il est congénère du grand pectoral et du grand dorsal, dans l'action de serrer le bras contre la poitrine.

3° Le muscle ROND PRONATEUR a été décrit au mot PRONATEUR.

4° LIGAMENT ROND. On nomme ainsi un cordon fibreux qui s'étend obliquement de l'apophyse coronoïde du cubitus à la tubérosité du radius.

5° LIGAMENS RONDS DE L'UTÉRUS (*cordons sus-pubiens*, Chauss.). Ce sont deux cordons composés de fibres longitudinales qui s'étendent des parties latérales et supérieures de l'utérus, traversent l'anneau inguinal, et viennent s'épanouir dans le tissu cellulaire des aines du mont de Vénus et des grandes lèvres. *V.* UTÉRUS.

RONFLEMENT, s. m., *ronchus;* on nomme ainsi le bruit que font entendre certaines personnes pendant le sommeil, et qui est produit par la vibration du voile du palais, lorsque l'air traverse l'arrière-bouche. Ce bruit se fait entendre surtout pendant l'inspiration ; il est beaucoup moins intense lors de l'expiration. Il ne peut être produit que dans le cas où la bouche reste ouverte pendant le sommeil; il ne constitue aucun signe de maladie. — On a aussi nommé ronflement une variété de râle admise par M. Laennec, le *râle sonore. Voyez* RALE et RESPIRATION (séméiotique).

ROQUETTE, s. f. Plusieurs plantes de la famille des crucifères portent ce nom ; tels sont : le *sisymbrium tenuifolium*, L., si commun dans les lieux incultes, et auprès des décombres et des vieux murs, et dont les feuilles se mangent en salade dans quelques parties de la France, et particulièrement à Lyon; et enfin la roquette cultivée, *eruca sativa*, Lamk (Rich., *Bot. méd.*, II, p. 667), ou *brassica eruca*, L. Cette plante annuelle, qui croît dans les champs cultivés de presque toute la France, exhale une odeur forte et désagréable; sa saveur est âcre et amère. C'est un stimulant assez énergique, que l'on peut employer dans les mêmes circonstances que les autres antiscorbutiques fournis par la famille des crucifères. Néanmoins on en fait rarement usage. Ses jeunes feuilles sont mangées en salade comme celles du cresson, dans plusieurs parties de la France.

(A. RICHARD.)

ROSACÉES, *rosaceæ*, s. f. pl., famille naturelle de plantes dicotylédones, polypétales, à étamines périgynes, qui, lorsque l'on fait abstraction de quelques genres anomaux, présente une très-grande uniformité dans ses caractères et ses propriétés médicales. Les rosacées sont très-variables dans leur port, depuis celui de plantes herbacées et rampantes, comme quelques potentilles, jusqu'à celui d'arbres plus ou moins élevés, comme les pruniers, les poiriers, etc. Leurs feuilles sont alternes, simples, ou pinnées, toujours accompagnées à leur base de deux stipules généralement libres, mais quelquefois soudées avec la base du pétiole, comme dans les diverses espèces de rosiers. Les fleurs sont généralement blanches ou jaunes, très-diversement disposées, suivant les genres et les espèces. Elles se composent d'un calice monosépale, plus ou moins profondément divisé en quatre ou cinq lobes; ce calice, entier à sa base, est quelquefois adhérent avec les pistils qu'il contient, ainsi qu'on l'observe dans les pommes, les poires, les coings, etc. Le fond du calice, c'est-à-dire la partie non divisée, est en général tapissée par une matière jaunâtre et glanduleuse, qui constitue un disque pariétal et périgyne. La corolle est polypétale, régulière, généralement composée de cinq pétales égaux étalés, et formant l'espèce de corolle que l'on a désignée pour cette raison sous le nom de *corolle rosacée*. Les étamines sont en grand nombre, insérées au pourtour du disque, c'est-à-dire qu'elles sont périgyniques. Le pistil, quelquefois simple, ou double, est d'autres fois multiple, c'est-à-dire qu'on en trouve un plus ou moins grand nombre dans une même fleur. Dans ce dernier cas il arrive fréquemment que ces pistils sont portés sur un réceptacle particulier, qui prend après la fécondation un accroissement quelquefois très-considérable, comme dans le fraisier, le framboisier, etc. Chaque pistil contient un ou deux ovules, attachés soit à l'angle interne de la loge, soit vers sa partie supérieure; chacun d'eux porte un style simple latéral, et partant même quelquefois de la base de l'ovaire. Quant au fruit lui-même, il est extrêmement variable, suivant les différens genres qui composent cette famille. Ainsi, on trouve dans les rosacées des fruits à noyau ou des drupes, des fruits à pepins ou mélonides, des baies composées, des akènes ou fruits monospermes et indehiscens, des capsules dehiscentes, etc. Les graines se composent d'un tégument propre, simple, qui recouvre immédiatement un embryon sans endosperme, dont les cotylédons sont en général épais et charnus. Les différences remarquables qui existent dans les genres nombreux qui composent cette famille, quant à leur port et même à l'organisation de leurs fleurs, et surtout de leurs fruits, ont engagé les botanistes modernes à la diviser en plusieurs sections, dont nous allons énoncer ici brièvement les principaux caractères.

Section première : FRAGARIACÉES. — Végétaux herbacés ou rarement frutescens, ayant le calice étalé, persistant à cinq divisions, quelquefois accompagné d'un calicule extérieur soudé avec lui; la corolle, composée de cinq pétales; les étamines fort nombreuses; les pistils fort petits, groupés au centre de la fleur, sur un gynophore, qui souvent devient charnu; les fruits sont de petits akènes, ou de petites drupes monospermes, réunis en tête et accompagnés par le calice; les feuilles sont toujours composées. A cette section se rapportent les genres *fraisier, potentille, benoite, ronce, etc.*

Section deuxième : SPIRÉACÉES.—Le genre *spiræa* et ses divisions forment presque exclusivement cette section, qui a pour caractères : un calice simple, à cinq divisions ouvertes; une corolle de cinq pétales; des étamines nombreuses; un fruit formé de trois à douze capsules soudées par leur côté interne, s'ouvrant en deux valves, et contenant chacune une ou plusieurs graines.

Section troisième : AGRIMONIÉES. — On distingue cette section à son calice tubuleux, contenant un, deux, ou plusieurs pistils, qu'il recouvre immédiatement. La corolle manque quelquefois; les étamines sont nombreuses, insérées au haut du tube. Le fruit se compose d'un ou de plusieurs akènes renfermés dans l'intérieur du calice. Dans quelques genres les fleurs sont uni-sexuées. A cette section se rapportent entre autres les genres *agrimonia*, *poterium*, etc.

Section quatrième. AMYGDALINÉES OU DRUPACÉES. — Cette section est fort naturelle, et les genres qui la composent se distinguent facilement à leur fruit, qui est une drupe charnue renfermant un noyau osseux. On compte parmi ses genres le prunier, le cerisier, l'amandier, le pêcher, l'abricotier, etc.

Section cinquième. ROSÉES. — Le tube du calice est urcéolé persistant; son limbe est à cinq divisions caduques; la corolle se compose de cinq pétales; les étamines sont fort nombreuses, et insérées au haut du tube calycinal; les pistils sont en grand nombre, attachés à la paroi interne du calice, qui est ainsi qu'eux hérissé de poils courts et rudes; ces pistils forment autant de petits akènes osseux renfermés dans le tube du calice, qui devient charnu. Le genre rosier forme le type de cette section.

Section sixième. POMACÉES. — Cette dernière section se reconnaît à ses pistils, dont le nombre varie de deux à cinq, soudés entre eux par leur côté intérieur, et avec le tube du calice par leur côté externe, de manière à représenter un ovaire infère. Chaque pistil se compose d'un ovaire à une seule loge contenant deux ou un plus grand nombre d'ovules, d'un style et d'un stigmate simples. Le fruit est une pomme ou *mélonide*, c'est-à-dire qu'il est charnu, couronné par le limbe du calice, et offre de deux à cinq loges à parois cartilagineuses ou osseuses. Nous citerons parmi les genres de cette section, les pommiers, poiriers, néfliers, sorbiers, etc.

Après avoir fait connaître les caractères généraux de la famille des rosacées, et indiqué les sections qui y ont été établies, nous allons exposer les propriétés médicales de ces végétaux. Une des propriétés les plus générales dans la famille des rosacées, mais qui n'existe néanmoins dans quelques unes qu'à une certaine époque de leur développement, c'est la saveur plus ou moins âpre ou astringente de leurs diverses parties, et qui est due principalement au tannin dont on démontre facilement la présence par la couleur noire que le sulfate de fer développe dans la décoction de ces végétaux : cette saveur est surtout très-intense dans la section des fragariacées, et en particulier dans la racine de ces plantes. Aussi plusieurs d'entre elles sont-elles employées comme toniques et astringentes, soit à l'intérieur, soit pour l'usage externe, comme les racines de tormentille, de potentille, etc. Dans quelques contrées, ces mêmes racines sont employées au tannage et à la préparation des cuirs. Les agrimoniées nous présentent la même astringence, ainsi qu'on peut le voir pour le genre aigremoine. Cette section nous offre une plante exotique qui y forme une anomalie bien remarquable ; c'est le *brayera anthelmintica*, décrit récemment par M. Kunth, et qui selon ce savant botaniste doit être placé tous près du genre aigremoine. Cette plante, qui n'est encore que fort imparfaitement connue, et seulement d'après des fragmens apportés de Constantinople par M. le docteur Brayer, croît en Abyssinie. Elle y est employée avec le plus grand succès au traitement du tœnia, et M. le docteur Brayer a été lui-même témoin de la promptitude de son action et de ses heureux résultats dans le traitement de cette redoutable maladie. Une semblable propriété est bien remarquable au milieu d'autres végétaux, qui sont si loin de la posséder.

Plusieurs spiréacées et un grand nombre de rosiers nous offrent aussi le principe astringent des fragariacées. Les fruits des rosiers sauvages, connus dans les pharmacopées sous le nom de *cynorrhodon*, les pétales de plusieurs roses, surtout de celles dont la couleur est foncée, sont remarquables par leur saveur astringente, et rangés parmi les médicamens toniques.

Dans les sections des amygdalinées et des pomacées, nous trouvons encore des traces de cette saveur astringente. Les fruits, dans ces deux sections, surtout avant l'époque de leur maturité, ont une saveur âpre et très-désagréable. Ils contiennent, outre le tannin et l'acide gallique que nous avons remarqués dans les autres sections, de l'acide malique à l'état de liberté. Ainsi on prépare avec les fruits non mûrs du prunier épineux, un suc ou extrait extrêmement astringent, et qu'on désigne sous le nom d'*acacia nostras*. Mais par les progrès de la maturité, ces fruits éprouvent un changement notable dans leur nature chimique. Ainsi on voit s'y développer en abondance les matériaux sucrés et muqueux, à mesure que la quantité des substances acides diminue graduellement, en sorte que, parvenus à leur état de maturité parfaite, ces fruits ont une saveur douce, sucrée, et nullement astringente.

Outre les substances acides dont nous venons de signaler

l'existence dans toutes les sections de la famille des rosacées, nous trouvons encore des principes d'une nature différente dans plusieurs des végétaux de cette famille. Par exemple, dans la racine de benoite et dans les pétales d'un grand nombre d'espèces de rosiers, il existe une huile volatile très-odorante, tantôt plus lourde, et tantôt moins lourde que l'eau. Cette huile, quand elle est en quantité notable, communique à ces végétaux une propriété plus ou moins excitante. Mais de tous les principes que contiennent les rosacées, le plus remarquable est l'acide prussique ou hydrocyanique, qui existe seulement dans le groupe des drupacées ou amygdalinées. C'est en effet à la présence de ce principe, l'un des plus délétères et des plus actifs du règne végétal, que les noyaux de pêche, d'abricot, les feuilles du laurier-cerise, du pêcher, etc., doivent leur saveur excessivement amère, et leur odeur forte, communément désignée sous le nom d'*odeur d'amande*. Cette propriété délétère est une anomalie pour le reste de la famille des rosacées; mais elle cesse de paraître telle lorsqu'on songe qu'elle existe à des degrés différens dans tous les végétaux de la section des amygdalinées, section qui se distingue déjà des autres de la même famille par la structure de son fruit, et la présence du noyau, qui est l'organe où l'acide prussique existe en plus grande quantité. Cette section est encore fort remarquable par la gomme qui découle naturellement de presque tous les végétaux qui la composent. C'est ainsi qu'on en recueille sur les amandiers, les abricotiers, les pruniers, les cerisiers, etc. Cette gomme indigène jouit des mêmes propriétés que la gomme arabique, et pourrait être employée aux mêmes usages. Les graines, dans la même section, surtout celles qui sont assez volumineuses, contiennent une assez grande quantité d'huile grasse qu'elles cèdent par le moyen de la pression. Cette huile, quand elle est pure, est douce, limpide, inodore, et jouit des propriétés adoucissantes et relâchantes des agens pharmaceutiques du même genre. Celle que l'on retire des amandes douces est la plus fine, la plus estimée, et celle dont on fait le plus fréquent usage. Il arrive assez souvent que l'huile que l'on retire de quelques drupacées contient une quantité notable d'acide prussique et d'huile volatile. Quand ces deux substances n'y sont qu'en petite proportion, elles lui communiquent une saveur amandée, légèrement amère, qui la rend plus sapide et plus agréable pour quelques personnes. C'est ainsi que l'on préfère, aux environs de Briançon, l'huile exprimée des amandes du prunier, et que l'on y désigne sous le nom d'*huile de marmottes*, pour les usages de la table.

Dans la section des pomacées, les graines se font remarquer par le mucilage qu'elles contiennent. Mais il faut noter que ce mucilage existe surtout dans l'enveloppe de leur graine, tandis que l'amande contient aussi une petite quantité d'huile grasse.

Ce mucilage est surtout très-abondant dans les semences du coing, dont la décoction est employée principalement pour préparer des collyres adoucissans.

La famille des rosacées nous offre encore un très-grand intérêt par le nombre prodigieux de fruits qu'elle nous donne; on peut même la considérer comme la famille qui nous en fournit le plus grand nombre. Il nous suffit de rappeler ici que les pommes, les poires, les nèfles, les prunes, les pêches, les abricots, les cerises, les fraises, les framboises, etc., appartiennent à cette famille, pour faire voir qu'il n'en est aucune autre dans toute la série végétale qui en présente un si grand nombre.

(A. RICHARD.)

ROSACIQUE (acide), s. m. Acide découvert par Proust, composé d'oxygène, d'hydrogène et de carbone, qui se dépose de l'urine des individus atteints de la goutte, de fièvres intermittentes, et de fièvres nerveuses, et que Proust croit exister dans l'urine de l'homme sain. Il est solide, inodore, presque insipide, d'un rouge de cinnabre; il rougit le tournesol; il attire l'humidité de l'air et se dissout très-bien dans l'eau et dans l'alcohol. Il forme avec la potasse, la soude, l'ammoniaque, la baryte, la strontiane et la chaux, des sels solubles; il décompose l'acétate de plomb et fournit un précipité rose. Suivant M. Vogel, l'acide sulfurique concentré lui communique d'abord une couleur rouge, et le transforme en acide urique blanc insoluble dans l'eau; l'acide sulfureux lui donnerait une teinte rouge; l'acide nitrique le ferait passer aussi à l'état d'acide urique; enfin, le nitrate d'argent le brunirait au bout de quelques heures, et finirait par lui communiquer une couleur vert bouteille. On obtient l'acide rosacique en traitant par l'alcohol bouillant le dépôt rouge qui se précipite de l'urine des individus atteints des maladies dont nous avons parlé; ce dépôt étant formé d'acide urique et d'acide rosacique, et ce dernier se dissolvant dans l'alcohol, tandis que l'acide urique ne s'y dissout pas, il est aisé en évaporant le solutum alcoholique d'obtenir l'acide rosacique. Cet acide n'a point d'usages. (ORFILA.)

ROSAT (onguent). *Voyez* POMMADE A LA ROSE.

ROSE, s. f. Il est, je crois, inutile de dire ici que l'on appelle ainsi la fleur du rosier, et que ce genre forme le type de la famille des rosacées. Plusieurs espèces de ce genre méritent d'être citées ici; nous indiquerons les suivantes :

ROSIER SAUVAGE, *rosa canina*, L. Rich. *Bot. méd.*, t. II, pag. 529. Arbrisseau très-rameux, armé de longs aiguillons recourbés, croissant en abondance dans les haies et les bois, et se distinguant par ses feuilles alternes composées de sept folioles sessiles, ovales arrondies, obtuses, dentées en leur bords. Les fleurs sont très-grandes, d'un rose pâle, réunies au nombre de quatre à six à l'extrémité des ramifications de la tige. Le tube de leur calice est ovoïde, alongé, lisse, glabre. Le fruit se compose de ce calice qui persiste, devient charnu, et renferme intérieurement plusieurs petits osselets anguleux, très-durs, recouverts de poils rudes et peu adhérens, qui existent également sur la paroi interne du tube du calice.

C'est cette partie charnue du tube calycinal qui est connue dans les pharmacies sous le nom de *cynorrhodon*. Elle a une saveur légèrement astringente, assez agréable quand elle est bien mûre. C'est avec ces fruits que l'on prépare la conserve de cynorrhodon; mais pour cela il faut les cueillir un peu avant leur maturité, pour que la saveur astringente y soit plus intense. On les monde exactement du limbe du calice, des petits osselets, et surtout des poils qui hérissent leur surface interne, après quoi on les laisse macérer pendant deux jours dans une petite quantité de vin blanc, qui les amollit; ensuite on en exprime la pulpe à travers un tamis de crin. La conserve de cynorrhodon est un médicament astringent, d'un emploi assez fréquent. On l'administre surtout dans la diarrhée chronique. La dose est d'une demi-once à une once, que l'on partage en plusieurs bols. On se sert aussi quelquefois de la conserve de cynorrhodon pour envelopper certaines pilules d'une saveur ou d'une odeur désagréable.

ROSIER rouge ou de PROVINS, *rosa gallica*, L. Rich. *Bot. méd.*, t. II, p. 531. Cette espèce est un petit arbuste buissonneux qui croît naturellement sur les collines des provinces centrales de la France, et que l'on cultive abondamment aux environs de Paris pour les usages de la médecine. Ses tiges sont également armées d'aiguillons recourbés. Ses feuilles, composées de cinq à sept folioles sessiles, dentées en scie, glabres supérieurement, tomenteuses à leur face inférieure. Les fleurs sont réunies deux ou trois ensemble à la partie supérieure des ramifications de la tige. Le tube du calice est presque globuleux, pubescent et glanduleux; les pétales sont d'un beau rouge cramoisi. Dans l'état sauvage les fleurs sont simples, c'est-à-dire composées seulement de cinq pétales, mais dans les individus cultivés elles sont presque toujours doubles. Ces pétales sont la seule partie dont on fasse usage; leur odeur est peu marquée, mais leur saveur est fort astringente. M. Cartier en a publié une analyse dans le *Journal de pharmacie* (novembre 1821); il y a trouvé une matière grasse, une huile essentielle, de l'acide gallique, une matière colorante, de l'albumine, du tannin, des sels de potasse et de chaux, de la silice et de l'oxyde de fer. L'infusion de roses rouges est une préparation tonique et astringente, mais à un assez faible degré; on la prescrit surtout dans les écoulemens ou flux chroniques et non inflammatoires, comme la leucorrhée, la blennorhagie, la diarrhée; on peut augmenter son action en y ajoutant une petite quantité de sulfate de zinc ou d'eau de Rabel, suivant qu'on l'emploie à l'extérieur ou à l'intérieur.

Ces pétales font la base d'un assez grand nombre de préparations pharmaceutiques. Ainsi digérés dans le vinaigre, ils constituent le *vinaigre rosat*, avec lequel se prépare le *miel rosat*, dont on fait un fréquent usage dans les inflammations légères de la gorge. On prépare aussi une conserve de roses rouges, qui jouit des mêmes propriétés, s'administre dans les mêmes circonstances et aux mêmes doses que la conserve de cynorrhodon. On prépare aussi un sirop de roses rouges.

Quelques autres espèces de rosier méritent encore d'être ici mentionnées. Ainsi le rosier des quatre saisons ou rose pâle, *rosa bifera*, L.; le rosier à cent feuilles, *rosa centifolia*, L., sont connus par le parfum délicieux que leurs fleurs exhalent. Ce parfum est dû à une huile essentielle plus légère que l'eau, susceptible de se solidifier, et que l'on connaît sous le nom d'*essence de roses* ou *beurre de roses*. L'eau distillée que l'on prépare avec les pétales de ces deux espèces est odorante et à peine astringente. On en forme des collyres, que l'on rend plus efficaces par l'addition de quelques grains de sulfate de zinc ou quelques gouttes d'acétate de plomb liquide. Cette eau peut être également employée à faire des injections.

C'est avec les pétales du rosier pâle que l'on prépare dans les pharmacies les deux sirops de roses pâles. Le premier ou le sirop simple qui se fait avec le suc exprimé des pétales est faiblement laxatif, et s'emploie surtout pour les femmes et les enfans, à la dose d'une à deux onces. Le second ou le sirop composé, dans lequel entrent l'agaric blanc, le séné et plusieurs autres substances très-purgatives, est beaucoup plus énergique que le précédent, et il suffit d'une demi-once, ou au plus une once, pour provoquer d'abondantes évacuations. (A. RICHARD.)

ROSEAU ou canne de Provence, *arundo donax*, L. *Voyez* CANNE DE PROVENCE. (A. RICHARD.)

ROSÉOLE, s. f., *roseola*, *rubeola*, fausse rougeole. L'efflorescence que Willan a décrite sous le nom de *roseola* est, comme l'observe avec raison Bateman, de fort peu d'importance sous le rapport pratique, puisque le plus ordinairement, on la voit survenir dans des affections internes plus ou moins graves, comme simple épiphénomène. Toutefois elle paraît avoir été fréquemment confondue avec la rougeole et la scarlatine, et pour éviter l'erreur, il n'est pas sans intérêt de la faire connaître par une description succincte.

La roséole est une affection cutanée non contagieuse, caractérisée par des taches roses diversement figurées sans élevures (Wheals) ni papules. La rougeole est contagieuse, la roséole ne l'est point; les taches dans cette dernière sont plus roses, plus larges et plus irrégulières que celles de la rougeole; il n'existe d'ailleurs aucune analogie entre les phénomènes précurseurs des deux exanthèmes, leur marche et leur durée. La teinte de la peau dans la scarlatine est plus animée, plus persistante et plus uniformément répandue que dans la roséole. La desquamation, qui est nulle, ou à peu près, dans l'affection qui nous occupe, est des plus évidentes, et en quelque sorte caractéristique dans la scarlatine. La roséole, en un mot, n'entraîne aucun danger, et réclame soit les moyens les plus simples, soit simplement ceux que nécessitent les affections auxquelles elle est liée.

Bateman décrit sept variétés de roséole que nous allons passer successivement en revue, en leur conservant les noms adoptés par Willan.

Roseola æstiva. — Précédée quelquefois d'un léger mouvement fébrile, cette éruption paraît d'abord à la face et au cou pour se répandre, après un jour ou deux, sur le reste du corps, en déterminant un violent prurit et des élancemens. Les taches qui la caractérisent sont petites, distinctes, de formes variées, plus larges et plus irrégulièrement figurées que celles de la rougeole, et séparées par des intervalles nombreux où la peau conserve sa teinte naturelle. D'abord rouges, elles ne tardent point à prendre la couleur rosée qui leur est propre. L'arrière-gorge offre la même coloration, et il existe un peu d'embarras dans la déglutition. Le deuxième jour l'éruption continue à être animée; elle s'éteint ensuite peu à peu en laissant seulement de petites taches d'un rouge foncé qui disparaissent complétement le cinquième jour. Quelquefois l'éruption est bornée à la face, à la poitrine ou au dos; et sans cause appréciable, ou bien à la suite de quelque émotion vive ou après l'usage du vin ou des liqueurs, elle disparaît pour se montrer ensuite, et quelquefois à plusieurs reprises. Sa disparition étant d'ailleurs toujours suivie de quelques symptômes, comme des douleurs à l'estomac, dans les membres, etc., qu'on voit cesser dès que les taches se manifestent de nouveau. Cette variété s'observe communément en été chez les femmes d'un tempérament irritable. Les alternatives de chaud et de froid, l'usage des boissons froides après un exercice violent, et les affections intestinales qui règnent en cette saison, sont regardés comme pouvant en favoriser le développement.

Roseola autumnalis. — C'est chez les enfans et pendant l'automne que celle-ci s'observe ordinairement. Elle se manifeste sous forme de taches d'un rose incarnat circulaires ou ovales, qui acquièrent peu à peu la largeur d'une pièce de vingt sous ou un peu plus, et occupent surtout les bras. Elles durent une semaine environ, et se terminent quelquefois par desquamation sans prurit ni élancemens. Cette affection, qui n'est accompagnée d'aucun dérangement notable dans la santé, ne nécessite aucun traitement. Bateman dit qu'on en abrége la durée par l'usage de la limonade sulfurique.

Roseola annulata. — Cette éruption fort singulière me paraît devoir être très-rare, car jamais je n'ai eu l'occasion de la rencontrer, quoique j'aie vu un grand nombre de ces efflorescences roséoleuses. Elle se présente sous forme d'anneaux colorés en rose, dont le centre conserve la couleur de la peau. Ces anneaux, qui occupent presque toutes les parties du corps, n'ont d'abord qu'une ou deux lignes de diamètre, mais ils s'élargissent peu à peu de manière que leurs aires centrales acquièrent quelquefois jusqu'à un demi-pouce de diamètre. Cette variété est en général de peu de durée quand elle est accompagnée de symptômes fébriles; dans le cas contraire, elle affecte une forme chronique. Le matin la coloration est moins vive, mais le soir ou la nuit elle se ranime et détermine de la chaleur, de la démangeaison, et des picotemens à la peau. Elle ne réclame aucun traitement quand elle est aiguë. Bateman conseille les bains de mer quand elle suit une marche chronique.

Roseola infantilis. — Dans cette forme de la roséole, particulière aux enfans, pendant la dentition et quelques affections du ventre, les taches sont plus rapprochées que dans la roséole estivale; elles sont aussi beaucoup plus irrégulières. Quelquefois elles ne durent qu'une seule nuit, d'autres fois on les voit paraître et disparaître successivement pendant plusieurs jours, accompagnées d'un dérangement notable dans l'économie. C'est particulièrement cette variété, dans les cas où l'éruption est générale, qu'on peut confondre avec la rougeole sans catarrhe ou avec la scarlatine.

Roseola variolosa. — Cette variété de roséole précède quelquefois certaines éruptions de variole naturelle ou inoculée. Elle est néanmoins plus fréquente, à ce qu'il paraît, à la suite de la petite-vérole inoculée. Le neuvième ou le dixième jour de l'inoculation on voit apparaître sur les bras, le thorax, et la face, puis, le lendemain, sur le tronc et les extrémités, des taches roses, oblongues, irrégulièrement configurées, distinctes ou diffuses, et déterminant sur tout le corps une rougeur presque continue, légèrement élevée en quelques endroits. Cette éruption persiste pendant trois jours, et cesse peu à peu au moment où les pustules varioliques viennent proéminer à l'extérieur. Elle a été observée par les auteurs qui ont décrit les premiers la petite-vérole, et confondue fréquemment, alors, et depuis cette époque, avec la rougeole et la scarlatine, qui se convertissaient, disait-on, en variole.

La *roseola vaccina* est une efflorescence analogue à la pré-

cédente pour la forme, mais moins commune, et qui survient
quelquefois aussi vers le neuvième ou le dixième jour de la
vaccination. Occupant d'abord les environs des pustules, elle se
répand ensuite irrégulièrement sur tout le corps en donnant
lieu à un léger mouvement fébrile.

Quant à la *roseola miliaris*, c'est une simple complication
de vésicules miliaires avec la roséole.   (GUERSENT.)

ROTATEURS. On donne ce nom à plusieurs muscles qui
font tourner sur leur axe les parties auxquelles ils s'attachent.

ROTATION, s. f., *rotatio*. Mouvement par lequel certaines
parties tournent sur leur axe. Ce mouvement est propre aux
parties dont le mode d'articulation est tel qu'elles peuvent se
mouvoir en tous sens. La tête, le bras, la cuisse, exercent des
mouvemens de rotation.

ROTULE, s. f., *rotula*. Petite roue. On nomme ainsi un os
plat, irrégulièrement arrondi, court, épais, placé au-devant
du genou, développé comme les os sésamoïdes dans l'épaisseur
de l'appareil ligamenteux de l'articulation fémoro-tibiale. Cet
os est convexe en avant, où il est recouvert par des prolongemens fibreux, et par la peau qui n'adhère point intimement à
l'os, mais qui glisse à sa surface au moyen d'une bourse muqueuse analogue à celle du coude. Sa face postérieure est divisée
en deux facettes réunies angulairement, et qui, revêtues de cartilages, s'articulent avec chacun des condyles du fémur. Son bord
supérieur donne attache au tendon commun des muscles extenseurs de la jambe ; son extrémité inférieure donne insertion à un
faisceau ligamenteux très-solide, qui se porte à la partie antérieure et supérieure du tibia, et que l'on nomme *ligament rotulien*.

La rotule se développe par un point central, qui d'abord ne
semble être qu'une incrustation calcaire du tendon des extenseurs de la jambe. On trouve quelquefois deux noyaux osseux
primitifs, c'est sans doute ce qui avait fait dire à M. Portal que
cet os s'ossifiait par deux points. Mais ce n'est qu'une anomalie.
Chez l'adulte, les fibres de la rotule sont pour la plupart longitudinales, ce qui les dispose à mieux résister aux tractions
qu'elles subissent continuellement.

La rotule a le double usage de servir de point d'appui aux
muscles extenseurs du fémur, et de protéger l'articulation de la
jambe contre l'action des corps extérieurs que la disposition

particulière et les usages de ce membre exposent à rencontrer. (MARJOLIN.)

ROUGEOLE, s. f., *morbilli; febris morbillosa; rubeola; rosolia*, etc. On désigne ordinairement par ce mot une inflammation spécifique affectant à la fois les systèmes muqueux et cutané. On lui a donné le nom de *rougeole* à cause de la couleur rouge que présente le corps des individus qui en sont atteints, et suivant Bateman, celui de *morbilli*, ou petite peste (de *morbo*, qui en italien signifie *peste*), à cause des dangers qui l'accompagnent souvent. Cette dernière étymologie nous paraît préférable à celle qui consiste à traduire *morbilli* par *maladie de peu d'importance*. Son origine, comme celle de la variole, est fort peu connue; toutefois on s'accorde assez généralement à les regarder l'une et l'autre comme originaires d'Afrique. C'est à la médecine arabe que nous en devons, dit-on, la connaissance, et les premières ébauches de leur description ne remontent guère au delà des écrits de Rhasès, qui vivait dans le neuvième siècle. Malgré cette opinion généralement reçue, Bateman ne pense point que ces affections fussent inconnues des anciens médecins grecs et latins, mais les preuves qu'il présente à l'appui de son assertion mériteraient peut-être une discussion que ne comportent point les bornes de cet article.

La rougeole se manifeste sous forme de petites taches rouges, inégalement disséminées sur toute la peau, arrondies d'abord et distinctes, puis devenant bientôt confluentes et déchiquetées sur leurs bords. Très long-temps confondue avec la scarlatine, cet exanthème en diffère toutefois beaucoup par sa marche et par la rougeur piquetée uniformément répandue sur tout le corps, ou disposée par larges plaques, qu'on remarque dans la scarlatine.

Cette affection présente deux variétés principales, la rougeole vulgaire avec catarrhe et la rougeole sans catarrhe. Willan a décrit aussi, sous le nom de *rubeola nigra*, une forme insolite que revêt quelquefois la rougeole vers le septième ou huitième jour : l'éruption devient alors, dit-il, tout-à-coup livide, avec une teinte jaunâtre; elle est exempte de danger et disparaît dans l'espace de sept à dix jours par l'usage des acides minéraux. Cette éruption qui, dans un cas que j'ai eu occasion d'observer, a duré sans interruption plus de cinq semaines, me paraît devoir être distinguée de la rougeole.

La rougeole ordinaire, ou rougeole avec catarrhe, est celle

qu'on observe le plus communément; elle offre dans sa marche trois périodes distinctes.

Première période. — Elle comprend les phénomènes précurseurs suivans, et caractérise l'invasion de la maladie. Alternatives de frissons et de chaleur, accélération du pouls, air de tristesse et d'abattement, irascibilité, anorexie, soif, langue blanche et humide, ou rouge sur les bords et peu humectée, larmoiement, picotemens et rougeur dans les yeux, tuméfaction des paupières, éternuemens, écoulement par les narines d'un mucus âcre et limpide, quelquefois épistaxis, dyspnée, toux sèche, aiguë, sonore, se reproduisant un certain nombre de fois, et formant des quintes peu prolongées. Ce caractère de la toux est tellement remarquable dans la rougeole, qu'on pourrait presque en l'entendant et sans voir le malade, annoncer l'apparition prochaine de cette affection ou son existence. Douleur à la gorge, nausées, vomissemens ou vomituritions, dévoiement ou constipation, céphalalgie, pesanteur de tête, assoupissement ou somnolence, parfois mouvemens convulsifs et léger délire. Ces phénomènes, qui dans certains cas sont bien moins tranchés et ne se montrent pas en aussi grand nombre, persistent pendant deux, trois, quatre, six ou huit jours avant que l'éruption vienne à se manifester. Leur prolongation peut faire craindre qu'il n'existe déjà une affection grave vers quelques-uns des organes intérieurs, sans toutefois l'indiquer précisément.

Deuxième période. — Du deuxième au huitième jour, plus fréquemment le troisième ou le quatrième, on voit apparaître de petites taches rouges, analogues à des piqûres de puce; d'abord distinctes et arrondies, elles se réunissent bientôt en formant des plaques inégalement découpées sur leurs bords, et peu ou point élevées au-dessus du niveau de la peau. Willan, et d'après lui Bateman, donnent comme un des caractères distinctifs de l'éruption rubéoleuse la forme de demi-cercles ou de petits croissans qu'affectent les taches en se rapprochant; mais cette disposition, qu'on observe en effet quelquefois, est loin d'être constante, et la figure qu'en a donné Bateman permet à peine de reconnaître la rougeole ordinaire, tant elle est défectueuse. Commençant ordinairement à se montrer sur le menton, au front et sur les joues, les taches gagnent bientôt le cou, la poitrine et le dos, et se répandent ensuite sur l'abdomen et les extrémités. Dans quelques cas assez rares, c'est sur les membres ou le tronc que l'éruption a lieu d'abord. Les taches de la face sont en général plus saillantes que celles du reste du corps. Au moment où l'éruption a acquis son plus haut degré de développement, c'est-à-dire vers le deuxième ou le troisième jour, les malades se plaignent d'une démangeaison désagréable; la surface du corps paraît d'un rouge inégal, et on y remarque quelquefois de petites papules roses, qui, lorsqu'elles sont très-multipliées, font donner à la maladie le nom de *rougeole boutonnée*. L'affaissement de ces papules se fait vers le troisième ou le quatrième jour. Assez souvent on observe sur le pharynx et le voile du palais de petites taches d'un rose manifeste. La durée de cette période varie de trois à six jours; et quand l'éruption est très-intense, on la voit quelquefois se prolonger jusqu'au huitième. Ordinairement les taches commencent à s'éteindre du troisième au quatrième jour, dans l'ordre de leur apparition, et l'on voit alors diminuer les symptômes généraux, qui sont en partie les mêmes que ceux de l'invasion. Souvent aussi, et en même temps que la fièvre s'apaise, il s'établit un peu de diarrhée, ou bien il reste une toux sèche et incommode. Doit-on admettre avec la plupart des auteurs des rougeoles sans éruption? Nous le pensons, et plusieurs fois nous avons vu dans des familles où régnait la rougeole certains individus présenter tous les symptômes de cette maladie, l'éruption exceptée. Ce n'était, dira-t-on, que des catarrhes sans rougeole; mais est-il donc si commun de rencontrer chez le même sujet et sur plusieurs à la fois, comme on en a des exemples, cet ensemble particulier de symptômes assez graves, qu'on voit ensuite disparaître dans un espace de temps à peu près limité, et que nous persistons à considérer comme étant sous l'influence de la cause spécifique de la rougeole? Quelle différence d'ailleurs n'existe-t-il pas entre la toux de la rougeole et le même symptôme quand on l'observe dans une bronchite ordinaire?

Troisième période. — Desquamation. — Dans cette période, l'épiderme se détache en petites lamelles furfuracées; tantôt manifeste sur toutes les parties où ont existé les taches, d'autres fois elle est bornée à la face, à la poitrine, ou même aux paupières seulement. Dans quelques cas, elle se prolonge jusqu'au quinzième jour et même au delà : c'est au dos, où généralement l'éruption est plus abondante, qu'on l'observe le plus long-temps.

La rougeole présente dans sa marche de nombreuses irrégularités, qui dépendent soit de la constitution particulière des individus, soit des maladies qui la précèdent, la suivent ou l'accompagnent.

La seconde variété, ou *rougeole sans catarrhe*, se présente dans quelques épidémies de rougeole. L'éruption est la même que dans la rougeole vulgaire ; seulement la première période se passe sans catarrhe, ni fièvre, ni ophthalmie. Les individus qui en ont été atteints ne sont point préservés d'une rougeole ordinaire, qui peut survenir ensuite au bout d'un temps plus ou moins éloigné. Je crois que c'est à cette variété qu'on peut rapporter l'éruption décrite par Joseph Frank sous le nom de *rubeola*. Voici, d'après cet auteur, les caractères qui différencient cet exanthème de la rougeole (*morbilli*) : en même temps, ou presque en même temps au moins, qu'il se manifeste des douleurs dans les membres et dans les lombes, avec gêne légère à la gorge, l'éruption, analogue à la rougeole, se présente, et dure rarement au delà de six à sept jours, sans être accompagnée d'ailleurs de symptômes fébriles ou de catarrhe. Avec elle disparaît la maladie qu'elle constitue par conséquent presqu'à elle seule. Il n'est pas certain, dit-il, qu'elle ne soit pas contagieuse, mais il l'a vue régner épidémiquement.

Nous ne nous arrêterons pas à réfuter l'opinion de Vogel, qui plaçait le siége de la rougeole dans l'épiderme, non plus que celle des auteurs qui l'ont trouvé dans le réseau capillaire cutané. La rougeole, avons-nous dit, est pour nous une inflammation *sui generis*, occupant surtout le système cutané dont les capillaires sont très-vivement injectés, et le système muqueux. La rougeole n'attaque en général qu'une seule fois dans la vie les mêmes individus ; néanmoins il est un certain nombre de faits qui prouvent incontestablement la possibilité des récidives. J'ai vu des enfans l'avoir deux fois dans le cours de la même année. Chez le même enfant, j'ai observé dans l'espace de six semaines, deux éruptions très-régulières de rougeole, séparées par l'apparition d'une variété de variole.

La rougeole est exclusivement produite par un principe contagieux ; sa transmission des individus malades aux individus sains est généralement consacrée comme un point sur lequel tous les médecins sont d'accord. Il est toutefois un certain nombre de personnes qui ne paraissent pas être aptes à la contracter, et qui peuvent impunément s'exposer à la contagion. F. Home, en 1758, dit avoir réussi à inoculer cette maladie à l'aide du sang provenant de l'incision des taches de rougeole ;

mais depuis lors cette expérience, répétée par des médecins habiles de différentes nations, n'a jamais été suivie du même résultat. Devees rapporte, d'après Chapman, que des essais de ce genre furent tout aussi inutilement tentés en 1801 au dispensaire de Philadelphie : et cependant les larmes, le sang, le mucus nasal et bronchique, et les lamelles exfoliées de l'épiderme furent employés dans ces expériences.

La rougeole est sporadique ou épidémique ; il n'est, presque pas d'années où l'on n'ait l'occasion de l'observer sous cette dernière forme à l'hôpital des Enfans. Le caractère de l'épidémie est généralement à peu près semblable chez tous les individus : ordinairement peu grave à son début, elle augmente ensuite rapidement d'intensité ; d'autres fois, au contraire, elle reste constamment bénigne.

Elle peut se développer dans toutes les saisons ; plus fréquemment cependant, et surtout quand elle règne épidémiquement, elle commence en janvier ou février, augmente jusqu'au printemps, et diminue progressivement jusqu'au solstice d'été. La rougeole est propre à tous les climats : beaucoup plus fréquente chez les enfans que chez les adultes, et chez ceux-ci que chez les vieillards, aucun âge n'en est cependant à l'abri. Vogel et Rosen disent l'avoir observée chez des enfans nouveau-nés ; j'ai eu aussi occasion de la voir chez un enfant qui l'apporta en naissant, l'ayant gagnée de sa mère. Vogel et Sydenham croient avoir remarqué que les enfans à la mamelle en sont moins souvent atteints que ceux nouvellement sevrés.

C'est ordinairement du deuxième au septième ou huitième jour qu'a lieu la transmission du principe contagieux. Toutefois il est un certain nombre de faits qui tendent à faire croire qu'il peut se passer un temps beaucoup plus long entre l'infection ou le contact, et le développement des premiers symptômes. Parmi ces faits il en est deux fort remarquables rapportés par Burserius ; dans l'un il s'écoula vingt-cinq jours, et dans l'autre plus de quinze depuis l'exposition à la contagion jusqu'à l'apparition de la rougeole. Ces deux exemples sont d'ailleurs très curieux sous le rapport des symptômes qui précédèrent l'éruption.

Le traitement de la rougeole ordinaire et sans complication est des plus simples. Dans la première période, on administre des boissons tièdes, délayantes et adoucissantes, telles que les décoctions de bourrache, de graines de lin, de jujubes, de

dattes, de raisin de Corinthe, l'eau de gomme, etc., édulcorées
avec les sirops de guimauve, de violettes, de capillaire, etc. On
y joint le séjour au lit, l'abstinence absolue de toute espèce d'alimens, et la précaution de soustraire les yeux à une lumière trop
vive. Les vomitifs sont rarement utiles dans cette période, et
c'est à tort, suivant nous, qu'on les a recommandés dans tous les
cas, comme pouvant favoriser l'éruption. Les purgatifs n'ont point
été conseillés en pareille circonstance; mais quand par hasard ils
ont été administrés par mégarde, je n'ai point remarqué qu'ils
eussent nui en rien au développement de l'éruption.

Dans la seconde période, et lorsque l'éruption n'est point
entravée dans sa marche, il n'est besoin d'aucun autre moyen
particulier. Si les taches viennent à disparaître tout à coup, et
qu'il n'existe point d'inflammation vers les organes intérieurs
à laquelle on puisse attribuer cette rétrocession, on se trouve
généralement bien d'un bain tiède, ou mieux, d'un bain de
vapeur. Quand on peut en accuser la faiblesse du malade, on
emploie avec avantage les boissons légèrement excitantes, les
sinapismes aux extrémités ou les vésicatoires.

Dans la troisième période, ou bien il survient de la diarrhée
et la toux diminue, ou bien le ventre est serré et la toux augmente. Dans le premier cas, si les selles ne sont pas trop fréquentes, on se borne à l'expectation; dans le second, on insiste
sur les boissons mucilagineuses, les loocks, les potions huileuses,
les lavemens émolliens et les pédiluves sinapisés.

Un préjugé répandu généralement même parmi plusieurs médecins, c'est la nécessité des purgatifs vers la fin des rougeoles;
nécessité fondée d'ailleurs sur l'amélioration qui suit ordinairement la diarrhée, quand elle s'établit spontanément vers cette
époque. Sans doute on peut alors, et lorsqu'il n'existe pas toutefois d'inflammation intestinale, permettre un peu de manne ou une
faible dose d'huile de ricin, mais il ne faut pas oublier que très-
fréquemment les convalescences sont de beaucoup prolongées
par l'emploi de ces moyens, et à plus forte raison par l'usage de
purgatifs plus énergiques. On se trouve mieux en pareille circonstance de l'administration de quelques bains tièdes et de
frictions douces à la peau.

La rougeole compliquée est en général une maladie grave.
Il n'est presque point d'affection qui ne puisse et qu'on n'ait
vue compliquer cet exanthème. Quelquefois il marche en même

temps que la variole. J'ai observé ce fait dont Vogel, Macbride, Dehaën, Home, et MM. Gail et Roux rapportent des exemples. Le plus souvent néanmoins ces deux éruptions se développent successivement, la rougeole marchant la première, et la variole ne se développant qu'ensuite. D'autres fois, au contraire, c'est la variole qui suspend la marche de la rougeole. J'ai eu occasion de voir la pustule maligne coïncider avec la maladie qui nous occupe, et l'on trouve plusieurs exemples de pemphigus avec la même affection.

Mais les maladies qui la compliquent le plus fréquemment sont les phlegmasies, soit membraneuses, soit parenchymateuses des organes thoraciques et abdominaux, et principalement des premiers. Souvent, par exemple, on observe des ophthalmies, des laryngites, des bronchites simples ou capillaires, des pneumonies, franches ou latentes, générales ou partielles, des gastrites, des gastro-entéro-colites, etc. Le faux croup complique assez souvent la rougeole; avant qu'on le distinguât des laryngites pseudo-membraneuses, on regardait ces dernières comme une complication assez commune de la rougeole, tandis qu'au contraire elle m'a paru assez rare. J'ai cependant observé à l'hôpital des Enfans une épidémie de rougeole dans laquelle existaient des laryngo-trachéites fort graves : à l'ouverture des cadavres, on trouvait la membrane muqueuse du larynx, et surtout celle de la trachée-artère, très-rouge; quelquefois elle était même recouverte d'une concrétion membraniforme. Dans tous les cas où il existe une ou plusieurs des complications que nous venons d'énumérer, il ne faut point s'embarrasser de la rougeole, mais se hâter de les combattre par tous les moyens qu'elles réclament ordinairement. Remarquons toutefois, eu égard aux émissions sanguines, dont quelques médecins ont fait un précepte général dans le traitement de la rougeole simple ou compliquée, remarquons, dis-je, qu'elles n'ont pas toujours sur les inflammations gastro-pulmonaires une influence aussi heureuse que sur les inflammations franches et légitimes des mêmes organes.

Il est encore des rougeoles extrêmement graves, ce sont celles qui s'accompagnent de délire et d'agitation violente, alternant avec une prostration considérable. Souvent alors l'éruption paraît et disparaît avec les symptômes nerveux. C'est dans ces cas qu'on observe d'assez bons effets des bains tièdes ou même frais. A Java, dit Kœmpfer, les enfans périssent de la rougeole, à moins qu'on ne les lave avec de l'eau froide. En Italie, en Angleterre et en Écosse, cette médication paraît être employée avec avantage, même lorsqu'il existe des inflammations thoraciques. Chez nous, où les dangers de la rougeole tiennent surtout à la coexistence de l'exanthème avec des phlegmasies pulmonaires ou bronchiques, les affusions froides, vantées surtout par Bateman, nous paraîtraient beaucoup plus nuisibles qu'utiles. Je n'hésiterais pas toutefois à les mettre en usage s'il existait une ataxie franche et indépendante de toutes affections de poitrine.

Dans la rougeole adynamique avec hémorrhagies passives et prostration considérable sans lésion phlegmasique, on a recours aux boissons toniques, aromatiques, aux vésicatoires, aux rubéfians et aux lavemens de quinquina. Les affections qui existaient avant la rougeole prennent en général un accroissement notable pendant cette maladie; mais il n'en est point dont la marche reçoive une influence plus fâcheuse que la phthisie pulmonaire. De toutes les maladies éruptives, je n'en connais point qui accélère davantage le développement des tubercules; à tel point que dans des cas où l'on aurait des doutes sur l'existence de ces productions morbides, regardant presque la rougeole comme une pierre de touche, je me prononcerais pour la négative, si l'individu s'était complétement rétabli à la suite de cette éruption.

L'anasarque, qu'on a regardée comme très-fréquente après la rougeole, s'observe en effet quelquefois dans sa convalescence; mais beaucoup plus rarement qu'à la suite de la scarlatine, comme nous le dirons en traitant de cette dernière.

Le seul moyen prophylactique de la rougeole consiste dans l'isolement des individus. On ne sait pas encore précisément combien il doit se passer de temps pour que la contagion ne soit plus à craindre. Cependant la desquamation persistant quelquefois au delà de quinze à vingt jours, il est à croire que la maladie pourrait être encore communiquée après cette époque. (GUERSENT.)

ROUGEUR, s. f., coloration, dont le nom indique la nature, et qui est un des phénomènes de l'*inflammation* (*voyez* ce mot). On désigne quelquefois vulgairement sous le terme de *rougeurs* de légères couperoses de la face ou d'autres affections de la peau de cette partie, qui se présentent sous l'aspect de colorations rouges plus ou moins circonscrites. *Voyez* COU-PEROSE, STROPHULUS, etc.

ROUSSEURS, s. f. plur., ou TACHES DE ROUSSEUR. *Voyez* ÉPHÉLIDE LENTIFORME.

RUBÉFACTION, s. f., *rubefactio.* Action organique par laquelle un tissu vivant devient rouge. La rubéfaction est un des phénomènes principaux de la congestion et de l'inflammation; elle est souvent déterminée sur la peau, dans un but thérapeutique, par des moyens irritans, qu'on nomme *rubéfians.* *Voyez* ce mot.

RUBÉFIANT, s. m., *rubefaciens.* Moyens thérapeutiques, à l'aide desquels on produit la rubéfaction de la peau. Ils sont pris ou dans la classe des agens purement physiques, ou dans celle des agens médicamenteux : dans la première division, se trouvent les frictions faites avec la main, les brosses, les flanelles sèches, les étoupes, etc. On doit mettre aussi au nombre des agens rubéfians physiques l'action du soleil, du feu, de la chaleur sèche, de la douche, de l'eau très-chaude, mais non bouillante, parce qu'alors elle produirait un effet vésicant. La seconde classe renferme beaucoup de substances stimulantes ou même irritantes, qu'on applique à la peau sous forme solide, ou en solutions dans l'eau, l'alcohol ou d'autres véhicules. La poix de Bourgogne seule ou à la surface de laquelle on amalgame des substances irritantes comme la poudre d'euphorbe, de muriate d'ammoniaque, et même celle de cantharides (pourvu que leur action ne soit pas assez prolongée pour soulever l'épiderme), sont des moyens rubéfians dont on fait fréquemment usage. A cette même section appartiennent la poudre de moutarde, l'ail pilé, les feuilles de clématite, de dentelaire, les tiges les feuilles et les fleurs pilées d'absinthe, de spélanthe, de camomille, de la plupart des anthemis, et d'un grand nombre d'autres corymbifères qui contiennent une huile volatile, âcre et irritante. Les substances qu'on emploie comme rubéfians en solution sont l'ammoniaque, l'hydrochlorate d'ammoniaque, les sulfures alcalins, les carbonates de soude et de potasse, l'hydrochlorate de soude et l'eau chaude fortement acidulée avec les acides nitrique, sulfurique, hydrochlorique; enfin certaines teintures comme celles de cantharides et d'euphorbe : on forme avec plusieurs de ces substances suspendues ou dis-

soutes dans l'huile ou le savon des linimens rubéfians, ammo-
niacaux, cantharidés, sulfureux, savonneux, etc., qui, à l'aide
de frictions sur la peau, produisent une rubéfaction très-prononcée. Les manuluves et les pédiluves fortement acidulés ou
alcalins agissent aussi comme rubéfians.

Tous ces moyens thérapeutiques se rapprochent par certains
effets locaux et généraux. Ils dilatent d'une manière remarquable les vaisseaux capillaires qui se distribuent à la peau,
y appellent par conséquent une plus grande quantité de sang,
y développent une plus grande activité circulatoire, et par
suite beaucoup plus de chaleur et de sensibilité. Ces effets
locaux, qui sont le résultat et la cause de la rougeur de la peau,
réagissent quelquefois sur la constitution générale, et particulièrement sur les systèmes circulatoire et nerveux, d'une manière plus ou moins prononcée, en raison de l'étendue de la
peau qui est soumise à l'action des rubéfians, et de l'irritation plus ou moins vive que produisent les substances qu'on
a mises en usage. Lorsque l'excitation cutanée déterminée par
les rubéfians est répandue sur une grande surface, elle produit, dans quelques cas, une accélération marquée de la circulation générale, et la plupart des phénomènes généraux des
excitans.

Les effets locaux et généraux des rubéfians ne sont cependant pas entièrement comparables entre eux. Il est des rubéfians qui excitent seulement la surface du derme sans l'irriter,
tels que les frictions sèches ou humides, les pédiluves chauds
peu stimulans; ceux-là, dont l'action est en général assez passagère et bornée, favorisent toutes les fonctions de la peau et
en particulier la perspiration insensible; mais tous les rubéfians
irritans, comme la moutarde en poudre, les feuilles de clématite,
de dentelaire, les solutions fortement acides, etc., dont l'action
est plus soutenue et a une influence plus profonde, enflamment
souvent superficiellement le derme, dessèchent et sphacèlent
l'épiderme, qui tombe ensuite en écailles plus ou moins étendues comme dans l'érythème ou la scarlatine, de sorte que la
perspiration cutanée, loin d'être excitée localement, est au
contraire momentanément suspendue.

Les rubéfians simplement excitans employés sur une grande
surface, ou sur toute l'habitude du corps, conviennent dans les
maladies chroniques avec débilité et diminution notable des fonc-

tions de la peau, et particulièrement, par conséquent, dans les maladies du canal intestinal qui s'accompagnent de vomissemens ou de diarrhée. De simples frictions à la peau devant un feu flamboyant sont un des moyens qu'on a surtout recommandés pour fortifier les enfans faibles. L'action de l'étuve sèche ou de l'insolation dans l'anasarque n'a pas moins d'influence. Les rubéfians excitans appliqués sur une petite surface sont souvent employés comme résolutifs dans des cas d'engorgemens lymphatiques, ou quelquefois comme dérivatifs ou révulsifs vers les extrémités; et certaines maladies qui, comme la goutte, le rhumatisme, les dartres, sont mobiles et susceptibles de déplacement, réclament bien plus souvent que les autres l'emploi des rubéfians comme révulsifs.

Les rubéfians légers et qui ne sont qu'excitans sont préférables aux irritans quand les maladies locales s'accompagnent de beaucoup de réaction et de symptômes qui annoncent une vive irritation vers un organe ou un appareil quelconque. On doit, au contraire, dans toutes les affections graves, cérébrales ou pulmonaires, qui se manifestent avec des symptômes de faiblesse et de prostration, recourir de préférence aux rubéfians irritans vers les extrémités; ils peuvent alors produire une révulsion énergique et salutaire, sans crainte que l'irritation qu'ils déterminent réagisse sur toute l'économie, et que cette réaction générale ne se réfléchisse en particulier sur les parties affectées, ce qui arrive presque généralement dans le cas contraire. Il est donc essentiel de ne jamais perdre de vue cette considération dans l'emploi des rubéfians, et de régler toujours la mesure de l'irritation qu'ils doivent produire sur l'état général et le degré de susceptibilité du sujet qui est soumis à l'action de ce moyen thérapeutique. (GUERSENT.)

RUBIACÉES, *rubiaceæ*, s. f. pl., famille de plantes dicotylédones, monopétales, épigynes, à étamines distinctes, composée de végétaux exotiques ou indigènes, portant des feuilles simples, entières, verticillées ou opposées, et dans ce dernier cas offrant entre chaque paire de feuilles une stipule d'une forme très-variable. Les fleurs sont très-diversement disposées, tantôt terminales, tantôt axillaires, disposées en corymbes, en épis, en grappes, ou en panicule. Leur calice est adhérent avec l'ovaire; son limbe est partagé en quatre ou cinq divisions; la corolle est toujours monopétale, régulière, à quatre ou cinq divisions;

elle donne attache à sa face interne à un égal nombre d'étamines
tantôt incluses et tantôt saillantes, et s'insère sur l'ovaire, c'est-
à-dire qu'elle est épigyne; l'ovaire, qui est infère, couronné
par le limbe du calice et par un disque épigyne, est tantôt di-
dyme à deux loges monospermes, tantôt à deux ou à un nombre
plus grand de loges, qui contiennent chacune un nombre variable d'ovules. Cet ovaire est surmonté d'un style simple, ou
divisé à sa partie supérieure en autant de branches stigmatifères
qu'il y a de loges à l'ovaire. Le fruit présente un grand nombre
de modifications; ainsi, il se compose quelquefois de deux
coques monospermes et indéhiscentes, ainsi qu'on l'observe
dans toutes nos espèces indigènes, par exemple, dans la garance,
le caille-lait; d'autres fois c'est une baie ou une drupe contenant
un ou plusieurs noyaux; quelquefois, enfin, c'est une capsule à
deux ou à un plus grand nombre de loges, qui renferment
chacune plusieurs graines.

Il est peu de familles dans tout le règne végétal plus intéressante pour la thérapeutique que celle des rubiacées. Pour faire
sentir toute cette importance, il nous suffira de rappeler ici que
c'est à ce groupe de végétaux que nous devons les diverses
sortes de quinquina, d'ipécacuanha, le café, la garance, la gomme
kino, et plusieurs autres produits. Cette famille est remarquable
par l'analogie qui existe dans les plantes qui la composent, sous
le rapport des propriétés médicales qu'elles possèdent. Ainsi,
les écorces de la plupart des rubiacées ligneuses contiennent des
principes astringens et amers, très-abondans dans les diverses
espèces de quinquina, mais qui, bien que d'une nature différente, existent aussi dans d'autres genres de la même famille.
Ainsi, les écorces des espèces du genre *exostemma*, réunies autrefois au genre *cinchona*, dont il n'est qu'un démembrement,
celle du *portlandia hexandra*, du *macrocnemum corymbosum*,
du *pycneya*, et de plusieurs autres végétaux exotiques, sont,
dans plusieurs contrées du Nouveau-Monde, substituées aux
véritables espèces de quinquina, dont elles ont en effet les propriétés. Les belles analyses de MM. Pelletier et Caventou ont
démontré que dans les écorces du Pérou la saveur astringente
dépendait d'un acide particulier nommé *acide kinique* par M. Vauquelin, tandis que l'amertume était due à deux principes particuliers de nature alcaline, qu'ils ont nommés *quinine* et *cin-*
chonine. Il était curieux de rechercher aussi si ces principes

n'existaient pas également dans les autres écorces de la même famille, réputées fébrifuges. M. Pelletier a tenté ce nouveau travail, et il a reconnu qu'il n'existe aucune trace de quinine ni de cinchonine dans les diverses espèces du genre *exostemma*, qui pendant long-temps avait fait partie du genre *cinchona*, et dont les espèces sont connues sous les noms de *quinquina piton*, *quinquina de Sainte-Lucie*, etc.; tandis qu'au contraire il en a reconnu des traces dans l'écorce du *portlandia hexandra*, nommée en Amérique *quinquina de Cumana*.

La saveur astringente des rubiacées existe dans plusieurs espèces de caille-lait, et dans les tiges, les feuilles de la garance, et de quelques aspérules; mais dans aucun végétal de cette famille elle n'acquiert autant d'intensité que dans le *nauclea gambir*, qui croît aux Indes-Orientales, et dont on extrait le suc concret ou gomme résine connue sous le nom de *gomme kino*. Mais dans ces différens exemples, l'astringence dépend du tannin et de l'acide gallique, qui forment presque en totalité la gomme kino; aussi cette substance est-elle un des médicamens les plus puissamment astringens. La racine de plusieurs rubiacées fournit un principe colorant plus ou moins abondant, dont la garance, l'aspérule, et plusieurs autres rubiacées herbacées et à racine vivace nous offrent des exemples. Mais la propriété la plus remarquable que possèdent les racines de certaines rubiacées, c'est leur action émétique. Les véritables espèces d'ipécacuanha, c'est-à-dire l'ipécacuanha annelé et strié, et plusieurs autres fournies par les genres *psychotria*, *richardsonia* doivent être placées en tête des médicamens émétiques.

Enfin, dans cette énumération rapide, nous ne devons pas passer sous silence les graines du caféier, qui sont devenues pour nous un objet de première nécessité. La saveur exquise et l'arome du café ne se retrouvent au même degré dans les graines d'aucune autre plante de la même famille. Cependant quelques-unes ont une grande analogie avec elles sous plus d'un rapport; telles sont en particulier celles du *psychotria herbacæa*, qui à la Jamaïque sont quelquefois employées en place du café, et en Europe celles du *galium aparine*, L., qui, torréfiées, ont une saveur astringente et amère assez agréable, mais qui ne rappellent en rien l'arome suave des graines de Moka et d'Amérique.

(A. RICHARD.)

RUE, *ruta graveolens*, s. f., L. Rich., *Bot. méd.*, t. 11, p. 768. Sous-arbrisseau de deux à trois pieds d'élévation, ayant sa tige rameuse, ligneuse à sa base, tandis que les jeunes rameaux sont herbacés. Les feuilles sont éparses, alternes, glauques, très-profondément divisées en lobes ou folioles cunéiformes, un peu épaisses et charnues. Les fleurs sont jaunes, disposées en une sorte de corymbe, qui termine les ramifications de la tige. Le fruit se compose de quatre ou cinq coques rugueuses, s'ouvrant chacune par leur partie supérieure et leur côté interne. La rue croît naturellement dans les lieux secs et pierreux des provinces méridionales de la France. Toutes ses parties sont remplies de glandes vésiculeuses pleines d'une huile volatile très-odorante, et qui paraissent comme autant de points transparens quand on examine les feuilles entre l'œil et la lumière.

Toute cette plante exhale une odeur forte et très-pénétrante. Suivant quelques auteurs, quand on tient des feuilles de rue fraîches pendant quelque temps, elles déterminent dans la partie qui les touche une démangeaison plus ou moins vive. Données à faible dose, ces feuilles déterminent primitivement tous les phénomènes de la médication stimulante. Si la dose est plus forte, elles peuvent déterminer l'inflammation de l'estomac et des intestins, ainsi que l'a expérimenté le professeur Orfila. Un des effets secondaires que l'on a vu souvent succéder à l'emploi de ce médicament, c'est la prédisposition aux hémorrhagies, et chez la femme l'apparition des règles hors de leur temps régulier. Aussi la rue est-elle considérée comme un emménagogue très-puissant, dont on doit n'user qu'avec beaucoup de circonspection, à cause de l'activité et de la force de son action. Boërhaave dit s'en être servi avec avantage dans les névroses et les affections hystériques. Mais généralement aujourd'hui ce remède est très-rarement employé. Nous devons ajouter en terminant, que toutes les espèces du même genre possèdent la même odeur, la même saveur, et jouissent des mêmes propriétés.   (A. RICHARD.)

RUGINE, s. f., *radula, runcinula, scalprum;* instrument dont on se sert pour racler ou ratisser les os, pour en détacher le périoste, soit dans certaines opérations chirurgicales indiquées par l'état morbide de ces organes, soit pour de simples préparations anatomiques. Cet instrument est composé d'un manche et d'une tige, à l'extrémité de laquelle est fixée une plaque, faite d'acier trempé, quadrilatère, ou triangulaire, ou en forme de croissant, suivant les cas, et taillée obliquement en biseau sur l'une de ses faces.

RUGOSITÉ, s. f., *rugositas*; état d'une partie qui offre des saillies marquées et plus ou moins dures.

RUMINATION, s. f., *ruminatio*, de *ruminare*, ruminer, remâcher une seconde fois ce qu'on a déjà avalé. Ce mot a deux acceptions, suivant qu'on l'applique à la digestion des animaux ou bien à celle de l'homme.

1° Dans plusieurs animaux, et notamment dans les mammifères didactyles ou à pieds fourchus, qui sont de vrais ruminans, la rumination s'y montre comme un phénomène ordinaire et constant de leur digestion. On sait, en effet, que dans tous ces êtres, essentiellement herbivores, et qui vivent de substances sèches, dures ou tenaces, le défaut de dents incisives à la mâchoire supérieure ne leur permettant pas de diviser les alimens pris à la hâte, et ne faisant, en quelque sorte, que traverser la bouche, ceux-ci sont immédiatement avalés et introduits, sans préparation, par l'un des deux orifices de terminaison de l'œsophage dans la *panse* ou *rumen*, partie vaste de l'estomac multiple de ces animaux, et qui est le véritable agent de la rumination. Ces substances, accumulées et rassemblées dans ce réservoir, s'y agglomèrent, s'y ramollissent en s'y pénétrant de fluides, et remontent peu de temps après le repas, et par bols successifs, vers la bouche, où elles sont soumises à une nouvelle mastication plus ou moins prolongée, et qui achève leur broiement; c'est, comme on sait, après cette préparation nécessaire que ces matières alimentaires, portées de nouveau vers l'œsophage, parcourent ce conduit et sont dirigées par la gouttière qui le termine jusque dans le *réseau* ou *bonnet* qui les altère à sa manière, et les transmet au *feuillet*, cavité qui les tamise entre ses lames multipliées, et qui les livre, enfin, à la *caillette*, véritable agent de leur chymification. Plus de détails sur la rumination des animaux deviendraient superflus; ce que nous en avons dit suffit pour faire sentir que cette action nécessaire et toute physiologique est l'un des élémens indispensables de leur digestion. Nous ajouterons de plus qu'elle est un des signes de leur bon état de santé, attendu qu'elle cesse d'avoir lieu, ou que son exercice devient irrégulier, aussitôt qu'ils sont malades ou même indisposés.

2° La rumination, envisagée chez l'homme, et à laquelle l'on a le plus communément alors donné le nom de *mérycisme*, que nous lui conserverons, s'y montre bien différente de ce phénomène ordinaire et physiologique chez les animaux. Insolite, très-rare et tout-à-fait accidentel, le mérycisme n'est, en effet, dans l'espèce humaine, qu'une altération singulière et plus ou moins dégoûtante de la digestion; et ce vice consiste particulièrement dans une série de vomituritions successives survenues après le repas, et qui font remonter l'aliment vers la bouche, d'où, après quelque séjour, il retourne à l'estomac par un mouvement de déglutition secondaire.

Or, le mérycisme, dont nous devons esquisser l'histoire, n'est plus regardé comme l'apanage de ces hommes à cornes, ou pourvus d'estomacs composés ou multiples, admis par la crédulité de nos devanciers. Si de pareilles dispositions indiquées chez les *mérycoles*, dans les exemples fournis par Plazoni, Fabrice, Bartholin, Ettmuler, Bonnet, Rhodius, Sennert et surtout Peyer (*de Merycologiâ*) étaient aussi bien constatées qu'elles doivent paraître douteuses, il ne serait alors même permis de les envisager que comme de simples coïncidences éventuelles avec le phénomène qui nous occupe. L'histoire des individus *cornigères* n'est dans le fond qu'une vraie fable, et les recherches des anatomistes ont constaté que l'estomac des mérycoles est simple, et ne ressemble en rien à celui des ruminans. D'autres observateurs, amis du merveilleux, ont invoqué l'imitation comme cause de mérycisme. C'est ainsi que Périneti nous a transmis l'histoire d'un homme de cinquante ans, vu par Prœvoti, et qui après avoir été allaité par une vache et une chèvre, avait constamment ruminé depuis sa plus tendre enfance. Sennert, Will, Wepfer, font également mention de mérycoles qui auraient passé leur jeunes ans parmi des troupeaux d'animaux ruminans. Mais une cause de rumination plus commune et moins contestable consiste dans l'extrême voracité de quelques personnes qui prennent à la hâte d'énormes quantités d'alimens dont elles surchargent leur estomac presque sans les avoir mâchés, comme étaient, en particulier, le jeune écolier de Marienbourg, si glouton, cité par Philippe Salmuth (cent. 1. obs.); l'étudiant en médecine de Paris, gros mangeur, vu par M. Delmas; et le jeune mérycole dont M. Roubibien a inséré l'histoire dans les *Annales de la Société de Médecine de Montpellier*. On sait,

toutefois, que le mérycisme peut affecter les personnes les plus
tempérantes, comme était particulièrement la jeune fille dont
parle Daniel Ludwig, qui vivait de peu, et qui se retranchait
encore pour éviter son incommodité; certaines substances,
notamment les corps gras, qui ne peuvent convenir à l'estomac,
causent parfois encore la rumination. Velsch parle, à ce sujet,
d'un mérycole, Vallon d'origine, observé par Slégel, et qui ne
ramenait vers sa bouche que les alimens gras, et ceux qui ne
subissaient pas aisément la coction digestive. Dans le plus grand
nombre d'histoires de rumination, les auteurs notent, enfin,
avec soin, les dérangemens sensibles de l'action de l'estomac que
décèlent l'habitude du hoquet, des éructations et des indigestions. Dans une observation particulière fournie par Percy, la
rumination survint à la suite d'un choléra-morbus, et elle fut
remplacée, après de longues années, par la boulimie et l'état le
plus fatigant des digestions.

Quelles que soient les causes de la rumination, les *phénomènes*
de cette incommodité sont à peu près les mêmes. Or, ceux-ci ne
tardent pas en général à se manifester après le repas. C'est alors
que le mérycole éprouve un malaise, un sentiment de gêne et de
plénitude, des éructations pénibles, qui précèdent le besoin de
ruminer, auquel il est contraint d'obéir. On le voit alors se retirer à l'écart, autant pour se concentrer dans cette action que par
la nécessité d'en dérober aux autres le dégoûtant spectacle. Il
demeure immobile, ordinairement un peu incliné en avant, il
suspend la respiration et se livre à un léger effort qui coïncide
avec l'action régurgitante de l'estomac et de l'œsophage, qui porte
dans la bouche un bol de matière alimentaire à demi-chymifié.
L'impression de ce dernier sur le goût, très-pénible pour
quelques-uns, comme elle l'était notamment pour une jeune
fille dont parle Ludwig, est le plus ordinairement agréable, et
le mérycole que flatte la saveur légèrement acide, fréquemment
douceâtre, parfois même très-douce et comme miellée, ou bien
encore naturelle des alimens, promène ceux-ci dans sa bouche,
les y conserve quelques instans, et les avale de nouveau. Mais une
seconde bouchée, elle-même suivie d'une troisième, offre la
répétition de cette action, qui ne paraît cesser que lorsque la
totalité des alimens contenus dans l'estomac a successivement
ainsi remonté vers la bouche. Après la rumination, qui finit le
plus communément aussitôt que la totalité des alimens intro-

duits dans l'estomac ont été rendus à ce viscère après avoir remonté vers la bouche, le mérycole, allégé et comme satisfait, rentre dans son état ordinaire, jusqu'à ce qu'une nouvelle alimentation vienne rappeler le besoin de cette même action.

Il existe entre les personnes affectées de rumination beaucoup de variétés ; un petit nombre n'en sont que médiocrement incommodées, et s'y livrent même avec une sorte de plaisir, mais la plupart s'en trouvent singulièrement fatiguées, en craignent l'approche, et ne tardent pas à en ressentir une atteinte dans leur santé générale, surtout si cette incommodité persiste, comme cela est malheureusement le plus ordinaire. Peu de mérycoles remâchent leurs alimens, mais ils les promènent dans la bouche et les pénètrent d'une salive nouvelle; quelques-uns en font une sorte de triage, et ne ravalent que ceux qui leur plaisent, rejetant au dehors les parties solides ou grasses de ceux-ci, devenues immiscibles à leur estomac : la plupart des mérycoles, contraints à ruminer afin de se soulager en obéissant à un besoin impérieux, se livrent forcément à cette action, ainsi que Plazoni et Fabrice l'ont particulièrement observé sur le noble de Padoue et sur le bénédictin ruminans dont ils ont fait l'histoire. D'autres au contraire parviennent en quelque sorte, par la force de leur volonté, à surmonter leur infirmité, ou du moins à en éloigner les retours. Windthier parle, à ce sujet, d'un Suédois de quarante-cinq ans, bon et joyeux convive, quoiqu'il ruminât depuis l'âge de trente ans, et dont le fils également atteint de rumination à vingt-quatre ans, avait conçu tant de dégoût pour son état qu'il était parvenu à l'éluder toutes les fois qu'il se trouvait en compagnie.

Le mécanisme du mérycisme laisse encore beaucoup à désirer. Cette anomalie de l'action de l'estomac se rapproche toutefois, dans son mode de production, de l'éructation et de la régurgitation : elle est, comme ces deux actions, favorisée par la volonté, aidée par la déglutition de l'air qui augmente la distension de l'estomac, et qui provoque ses contractions; mais elle en diffère d'abord par les substances sur lesquelles elle s'exerce, qui sont des corps solides, choisis par un tact exquis de l'estomac, et successivement éliminés dans l'ordre même de ce choix, aussi long-temps que l'estomac en contient; ensuite parce qu'au lieu que ces mêmes substances soient rejetées au dehors, elles rentrent de nouveau dans l'estomac, qui en opère la digestion. On ne saurait, non plus, confondre la rumination avec le vomissement. Ce dernier rejette, en effet, sans retour l'aliment au dehors, le plus souvent en masse et d'un seul coup, et constamment avec le sentiment d'angoisse et de malaise qui constitue la nausée. Le vomissement que l'habitude et la déglutition de l'air ont rendu volontaire, diffère moins toutefois du mérycisme, mais il est insolite, et n'est jamais forcé ou obligé.

Malgré le grand nombre d'histoires de rumination humaine publiées par les anciens et par quelques modernes, cette affection est assez rare, dans le fond, pour que Morgagni et Vasalva ne l'aient jamais observée, et que Peyer lui-même ne l'ait vue qu'une fois. Nous ne sachons pas que depuis plus de vingt-cinq ans elle se soit montrée parmi le grand nombre de malades des hôpitaux de Paris, et c'est pour nous un regret, dans la composition de cet article, de n'avoir pas été à portée d'observer nous-même ce phénomène de physiologie pathologique si digne d'intérêt par sa singularité, et sur lequel il est peut-être permis de désirer, à notre époque des détails plus rigoureux ou plus précis. Les auteurs ne nous ont presque rien transmis touchant l'état des organes à la suite de cette affection : ils ont constaté, toutefois, l'erreur de ceux qui avaient admis dans l'estomac des mérycoles une disposition analogue ou semblable à celle des ruminans. Plazoni et Fabrice virent seulement dans ceux qu'ils ouvrirent une excessive ampleur de l'estomac, parsemé d'ailleurs d'aspérités, et ils trouvèrent l'œsophage très-épaissi, charnu et éminemment musculaire.

La thérapeutique du mérycisme ne présente rien de satisfaisant. Une foule de médicamens, parmi lesquels on a placé en première ligne les amers et l'aloës, n'ont point eu d'efficacité constante. La suspension de ce phénomène, obtenue dans quelques cas, et comme par hasard, a paru généralement peu profitable, et parfois même nuisible. On a vu d'ailleurs, quoique assez rarement, le mérycisme cesser de lui-même, et le rétablissement complet de la santé ne pas tarder alors à survenir. On sent du reste quelle doit être, sur un semblable état, l'importance d'une application rigoureuse et constante de toutes les règles de la diététique. (BULLIER.)

RUPIA, s. m., dérivé de ρύπος, *sordes*, employé pour la première fois par les pathologistes anglais pour désigner une inflammation particulière de la peau caractérisée par de petites bulles dont la base est d'un rouge vif, peu nombreuses, aplaties, et remplies d'un fluide séreux, bientôt épais, puriforme ou sanguinolent, et qui ne tarde pas à se dessécher sous la forme de croûtes noires, minces ou proéminentes.

§ 1. Le rupia se développe ordinairement sur les jambes, quelquefois sur les lombes et les cuisses, et plus rarement sur les autres régions du corps, souvent après quelques phénomènes précurseurs, tels que lassitudes spontanées, céphalalgie, anorexie, etc. Il s'annonce sur ces parties par une ou plusieurs taches rouges, bientôt surmontées de petites bulles distinctes, aplaties, dont la circonférence est enflammée, et qui contiennent une humeur transparente. Lorsque ces bulles sont abandonnées à elles-mêmes, l'inflammation continue de faire des progrès, leur base devient rouge comme celle des pustules de l'ecthyma; l'humeur qu'elles contiennent se trouble, devient puriforme et se dessèche ensuite en croûtes plus ou moins épaisses, brunâtres ou de couleur chocolat (*Rupia simplex*, Bateman). Si l'humeur séro-purulente, fournie par le corps réticulaire enflammé, est très-abondante, les croûtes deviennent proéminentes, et acquièrent quelquefois très-rapidement jusqu'à un pouce d'épaisseur (*Rupia proeminens*, Bateman). Elles ressemblent assez bien pour la forme et la couleur aux coquilles des petites moules. Dans les cas les plus simples, après un laps de temps plus ou moins considérable, il se forme un nouvel épiderme sous les croûtes du rupia; mais pendant long-temps, les petites surfaces de la peau qui ont été affectées offrent une teinte noire ou livide. Si les croûtes viennent à être détachées avant l'achèvement de la cicatrice, bientôt il s'en forme de nouvelles à la surface du corps réticulaire enflammé qui finit par s'ulcérer, ce qui a fait supposer à quelques pathologistes que l'humeur des bulles était corrosive. La peau, dans cet état, est-elle irritée par des frottemens ou des topiques stimulans, par des corps étrangers, l'inflammation peut se propager à toute l'épaisseur de cette membrane. Elle se ramollit et devient le siége d'ulcères dits *atoniques* ou *scrofuleux*, dont la guérison ne peut plus s'obtenir qu'à l'aide de la compression et de pansemens méthodiques. Au reste, cette terminaison est plus fréquente lorsque le rupia s'est développé sur les jambes; les cicatrices sont constamment violacées et conservent long temps cet aspect; si les petites bulles du rupia sont ouvertes prématurément, ou si elles se déchirent, la peau s'excorie et ne se couvre point de croûtes.

Cette maladie attaque ordinairement les enfans doués d'une constitution délicate, ou affaiblis par des maladies antérieures. Les scrofuleux y paraissent spécialement exposés; mais elle affecte aussi quelquefois les adultes doués de la plus forte constitution. Le rupia se montre surtout pendant l'hiver chez ceux qui sont mal vêtus, mal logés ou mal nourris, et particulièrement à la suite de quelques phlegmasies cutanées, de la variole, de l'ecthyma, etc. J'ai vu le rupia compliqué avec des hémorrhagies sous-cutanées des membranes muqueuses (*pourpre hémorrhagique*, Willan).

· Les petites bulles aplaties et à base enflammée du rupia ne peuvent être confondues avec les bulles larges et proéminentes des vésicatoires et du pemphigus. Le siége et la cause des ampoules séparent suffisamment ces dernières des bulles du rupia. Celles-ci diffèrent du zona en ce qu'elles ne sont point mêlées de petites vésicules, et qu'elles n'affectent point la forme particulière du zoster. Le rupia n'est pas moins distinct des autres inflammations de la peau, et en particulier de l'ecthyma avec lequel M. Samuel Plumbe l'a confondu; il en diffère par sa forme primitive qui est *bulleuse*, tandis que celle de l'ecthyma est *pustuleuse*. D'une autre côté, la base des pustules de l'ecthyma est plus fortement enflammée, la croûte dont elles se couvrent plus tard, lorsqu'elles s'ulcèrent, est dure et comme enchâssée dans le tissu de la peau : la circonférence des bulfes du rupia n'offre point le même endurcissement, et ses croûtes sont beaucoup plus larges et moins adhérentes que celles de l'ecthyma. Les ulcérations du rupia se distinguent de celles qui succèdent aux bulles du pemphigus en ce qu'elles sont moins larges et en ce qu'elles tendent plus facilement à s'étendre. On sent toutefois que ces différences ne suffiraient pas dans une foule de cas pour décéler l'origine des ulcérations consécutives aux bulles du rupia et du pemphigus, et aux pustules de l'ecthyma, et que le diagnostic ne peut être rigoureusement fixé que par une nouvelle apparition des formes primitives de ces inflammations.

Le rupia n'est jamais par lui-même une maladie grave. Si sa guérison se fait quelquefois long-temps attendre, c'est lorsqu'il se développe chez des individus atteints d'hémorrhagies, d'inflammations chroniques des organes digestifs et des poumons, etc., ou soumis aux influences débilitantes qui accompagnent la misère, ou lorsqu'il a été exaspéré par des manœuvres ou des médications excitantes.

Le traitement général de cette maladie doit avoir principalement pour but de favoriser la nutrition par une bonne alimentation, et de combattre les inflammations internes, s'il en existe. On percera les bulles si elles contiennent de la sérosité, on les couvrira d'un linge fenêtré, sur lequel on appliquera une petite quantité de charpie, et l'on maintiendra le tout au moyen d'un bandage compressif. Les bains tièdes, simples ou émolliens, seront utilement employés pour diminuer l'inflammation de la peau et opérer la chute des croûtes. Pour hâter leur guérison, les malades devront garder le lit, lorsque les bulles seront nombreuses, excoriées et développées sur les jambes. Les bulles ulcérées devront être lavées avec de l'eau de guimauve si elles sont douloureuses : elles seront animées avec des lotions faites avec le vin sucré, ou une solution de crème de tartre, lorsque l'inflammation paraîtra au-dessous du degré nécessaire à la production d'un nouvel épiderme ou à la formation d'une cicatrice.

A l'aide de ce traitement, la guérison du rupia s'obtient ordinairement en deux, trois ou quatre septennaires, suivant le nombre des bulles. La durée de cette maladie peut cependant être plus considérable lorsqu'elle est caractérisée par plusieurs éruptions successives.

La cautérisation des bulles et des excoriations du rupia est toujours suivie d'une exacerbation au moins momentanée de cette inflammation de la peau, à laquelle on oppose avec beaucoup plus d'avantage l'emploi des émolliens et des bains tièdes.

§ 2. A peine existe-t-il quelques observations particulières sur le rupia; cependant cette maladie est au moins aussi fréquente que le pemphigus. Si elle est généralement moins bien connue, c'est que les petites bulles qui la caractérisent, bientôt transformées en pustules par les progrès de l'inflammation, et remplacées par des croûtes et des excoriations, ont facilement échappé à l'attention des pathologistes. Il n'en est pas de même des croûtes et des excoriations qui succèdent aux petites bulles du rupia; plusieurs auteurs en ont fait mention dans les descriptions générales qu'il ont données des *ulcères*

atoniques ou des *ulcères scrofuleux superficiels.* J'ai consigné
dans un autre ouvrage (*Traité théorique et pratique des mala-*
dies de la peau, etc.) trois exemples de rupia des membres
inférieurs : cette inflammation bulleuse de la peau occupait
une plus grande étendue dans l'observation suivante. Un chau-
dronnier, âgé de vingt-quatre ans, d'un tempérament sanguin,
était atteint, depuis un mois, d'un rupia qui occupait à la fois
les membres inférieurs et supérieurs. Cette inflammation de
la peau était caractérisée par de petites bulles à base enflammée, aplaties, séro-purulentes, isolées, éparses sur les membres,
entremêlées d'excoriations superficielles et de croûtes épaisses
brunâtres, proéminentes, un peu plus larges que les bulles
non altérées, et qui ne tardaient pas à se reproduire lorsqu'elles étaient accidentellement détachées. Cette inflammation, lors de la formation des premières bulles, avait été
accompagnée de frissons passagers, de fatigue dans les membres,
d'anorexie, de nausées, et d'une légère diarrhée; mais depuis
quelques semaines, elle était devenue apyrétique et dégagée
de désordres fonctionnels des organes digestifs. A l'aide d'un
régime régulier, des boissons délayantes, des bains tièdes
pris d'un jour l'un, cette affection était complétement guérie, le vingt-unième jour du traitement. — Chez un autre
malade, la durée du rupia n'a pas été moindre de trois mois.
Le sujet de cette observation était un jeune homme âgé de
dix-neuf ans, d'une bonne constitution, garçon chapelier,
et chez lequel cette inflammation bulleuse de la peau s'était
développée vers la fin du mois de décembre 1825. La formation
des premières bulles avait été précédée, pendant deux jours, de
frissons passagers, de lassitudes spontanées, d'anorexie et de
constipation. Le 8 janvier 1826, on distinguait sur les jambes
une vingtaine de petites bulles éparses, isolées, aplaties, entourées d'une auréole d'un rouge foncé; les unes contenaient de la
sérosité, les autres une humeur séro-purulente ou séro-sangui-
nolente. Entre les bulles on apercevait quelques taches rouges
qui précédaient leur formation, et des croûtes brunâtres, proéminentes, dues à leur dessiccation. Il existait aussi quelques petites
bulles sur les cuisses. Je conseillai au malade des boissons délayantes et des bains tièdes; mais ce traitement fut suivi très-
irrégulièrement. Plusieurs éruptions de semblables bulles ont
eu lieu successivement sur divers points des membres inférieurs.

et supérieurs, pendant le cours des mois de janvier, février et mars, époque à laquelle ce rupia a complétement cédé après un emploi fréquent et plus régulier des bains tièdes. Les points affectés de la peau ne présentent plus que des taches violacées et des cicatrices qui ne doivent être l'objet d'aucune médication. (P. RAYER.)

RUPTURE, s. f., *ruptura*, de *rumpere*, rompre. Solution de continuité à bords ordinairement inégaux, qui survient dans toute partie molle dont le tissu éprouve une extension immodérée.

Absolument semblable à l'arrachement et au déchirement, par son caractère essentiel, la *rupture* diffère du premier de ces deux modes de lésions, toujours produit par un effort extérieur tendant à amener l'ablation totale de l'organe sur lequel il s'exerce, en cela qu'elle n'a guère lieu sans une sorte de réaction sur elle-même de la partie qui se rupture. De même, elle peut être distinguée du déchirement, lorsqu'il est l'effet d'une force trop peu considérable pour déterminer l'arrachement qu'elle tend à effectuer. Hors ce cas, déchirement et rupture expriment absolument la même idée. On peut en dire autant du mot *crevasse*, par lequel l'usage veut qu'on désigne d'une manière spéciale, le déchirement de certains organes creux, tels que la vessie et le canal de l'urètre. C'est pour cela qu'en outre des ruptures proprement dites, il sera traité dans cet article, de toutes les solutions de continuité qui auraient pu trouver place aux mots DÉCHIREMENT et CREVASSE. Quant à celles que produisent les agens extérieurs, il nous suffit de renvoyer aux mots ARRACHEMENT, CONTUSION et PLAIE, où elles ont été exposées avec détail.

Tantôt l'effort auquel est due la rupture s'exerce de la circonférence au centre, et agit tout à la fois perpendiculairement et parallèlement à la direction des fibres de la partie qui le supporte, comme il arrive dans la distension excessive des organes creux; tantôt il se fait en ligne droite et dans le seul sens de la longueur des fibres, comme on le voit dans certaines contractions musculaires; enfin, une partie peut se rupturer, sans paraître céder à aucun effort appréciable, et seulement pour avoir perdu dans quelques-uns de ses points sa force naturelle de cohésion, comme on l'observe pour beaucoup d'organes à l'abri des deux genres d'efforts qui viennent d'être

indiqués. De là les trois sortes de ruptures qui vont successivement m'occuper, savoir : les ruptures 1° par distension ; 2° par
extension ; 3° par affaiblissement des tissus.

§ 1re. *Ruptures par distension.*—Les parties exposées par leur
structure particulière à être plus ou moins fortement distendues,
jouissent, dans l'état normal, d'une force de résistance de beaucoup supérieure aux efforts habituels qu'elles ont à supporter.
Cependant il arrive des circonstances dans lesquelles, l'énergie
de ces efforts augmentant tout à coup à un point excessif,
des ruptures plus ou moins étendues en sont inévitablement la
suite. A plus forte raison doivent-elles avoir lieu si déjà la résistance des tissus organiques se trouve affaiblie. On a vu la distension produire la rupture, 1° des artères et des veines (*voyez*
ARTÈRE, ANÉVRYSME, VARICE, et VEINE); 2° des vaisseaux lymphatiques ; 3° de la vésicule biliaire, de la vessie et du canal de
l'urètre ; pour ce dernier organe, *voyez* RÉTENTION, RÉTRÉ-
CISSEMENT, URÈTRE ; 4° du canal alimentaire ; 5° des parties
internes et externes de la génération chez la femme (*voy.* GROS-
SESSE EXTRA-UTÉRINE, et l'art. ci-après, RUPTURE DES ORGANES
GÉNITAUX DE LA FEMME); 6° du globe de l'œil. *Voy.* OPHTHALMIE.

D'après cette énumération et les renvois qui l'accompagnent,
je n'aurai à parler dans cette section que de la rupture 1° des
vaisseaux lymphatiques ; 2° de la vésicule biliaire et de la vessie ;
3° de celle du canal alimentaire.

Rupture des vaisseaux lymphatiques. — J'ignore si l'on a
jamais observé la rupture des vaisseaux lymphatiques d'un petit
calibre, mais on a recueilli quelques exemples de ruptures du
canal thoracique. Bassius en cite un très-détaillé, et Sœmmering
en rapporte un autre d'après Guiffard. Dans ces deux cas, que
l'ouverture du cadavre pouvait seule, comme on le pense bien,
faire reconnaître avec certitude, un examen attentif du vaisseau
rompu a permis d'en constater le genre de lésion. Il s'en faut de
beaucoup qu'on ait procédé avec le même soin dans un très-
grand nombre d'autres observations où, pour avoir trouvé soit
dans la poitrine, soit dans l'abdomen, une certaine quantité
de sérosité lactescente, on a cru à des déchirremens du canal thoracique qui très-probablement n'existaient pas.

Rupture de la vésicule biliaire et de la vessie. — La lenteur du
cours de la bile, sa sécrétion médiocrement abondante, la facilité

avec laquelle s'opère l'absorption de ses particules les plus ténues, sont autant de circonstances qui font que la distension de
la vésicule biliaire arrive bien rarement au point d'en occasioner la rupture, lors même que le canal cholédoque se trouve
entièrement obstrué. On a vu dans ces cas, qui sont loin d'être
rares, la vésicule acquérir un énorme développement (Cayol),
et ses parois s'épaissir plutôt que de diminuer d'épaisseur. Si
quelquefois on voit la rupture s'effectuer, elle est presque toujours due à une altération subséquente du tissu de l'organe
dilaté, ou bien à l'action d'une cause extérieure (Haller, *Elem.
phys.*, t. vi, p. 6o3). Quoi qu'il en soit, elle a toujours
pour résultat immédiat l'épanchement d'une grande quantité
d'humeur âcre dans le péritoine, et devient ainsi la source d'accidens graves, et presque toujours promptement mortels, qu'il
est bien difficile de pouvoir rapporter à leur véritable cause,
avant l'ouverture du cadavre.

La plupart de ces remarques sont applicables à la rupture ou
crevasse dans la vessie distendue par l'urine. Elle est en effet
extrêmement grave, ne s'observe presque jamais dans l'état sain
de l'organe, et a si rarement lieu sans le concours d'une cause
extérieure, qu'on pourrait tout au plus citer deux ou trois faits
de ce genre (Chopart), parmi lesquels on devrait encore comprendre l'histoire de Ticho-Brahé, qui, après avoir retenu trop
long-temps son urine, par un respect mal entendu, mourut
presque subitement d'une rupture de vessie, en essayant d'uriner. Tel a souvent aussi dû être le sort de ces malheureux auxquels Tibère faisait lier fortement le pénis, après les avoir
forcés à se gorger de boissons diurétiques. (Tacite, *Ann.*)

Rupture du canal alimentaire. — La résistance très-grande du
canal alimentaire, son extensibilité remarquable, le mouvement
de contraction au moyen duquel il peut surmonter presque
toutes les causes de distension, et s'en débarrasser en les faisant
cheminer de proche en proche, doivent rendre ses ruptures
très-rares : l'observation vient à l'appui de cette manière de
voir. Malgré cela néanmoins, on a observé, à l'état sain, des
ruptures sur presque toutes les portions des voies digestives.
Le premier et le plus connu des faits de ce genre est la déchirure de l'œsophage, observée par Boërhaave, et survenue tout
à coup, dans des efforts de vomissement, à l'amiral Wassenaër,

dont elle causa la mort; depuis lors Dessault (*Journ. de chir.*, t. 11) et M. Guersent (*Bul. de la Fac. de Méd.*, 1807, n. 5) ont vu chacun un fait semblable.

Il résulte de la comparaison des accidens observés dans ces cas, qui ont tous les trois été également funestes, qu'avec de l'attention il serait possible de reconnaître pendant la vie la nature de la lésion qui donne lieu à leur développement. On sent de quelle importance il serait d'établir avec certitude, un pareil diagnostic, puisqu'on pourrait ensuite, en introduisant pendant un temps assez long des alimens dans l'estomac au moyen d'une canule, obtenir la guérison de la plaie de l'œsophage, maintenu pendant ce temps dans un repos absolu.

On n'a pas la même ressource pour les ruptures de l'estomac, qui sont en outre bien plus difficiles à reconnaître. Heureusement que, malgré leur fréquence assez grande chez certains animaux, le cheval, par exemple (Dupuy, *Journ. de Physiol.*, juillet 1821), elles sont très-rares chez l'homme. La preuve en est que, dans toutes les observations qu'il m'a été possible de consulter, la rupture a toujours été due à l'action d'une violence extérieure, exercée sur l'estomac préalablement distendu par des alimens, des boissons ou des gaz, ou bien à un affaiblissement des parois de cet organe.

§ 2. RUPTURES PAR EXTENSION. — Il arrive quelquefois que dans les violens efforts de contraction, ou plutôt dans les mouvemens automatiques brusques, comme ceux qui ont pour but de prévenir une chute, ou d'éviter un choc dangereux, tantôt les portions charnues des muscles, tantôt les fibres tendineuses sur lesquelles elles s'insèrent, se rompent en plus ou moins grand nombre, dans une étendue plus ou moins considérable. Cette dernière espèce de lésion, fort importante sous le rapport de sa fréquence et des procédés thérapeutiques particuliers dont elle réclame l'usage, sera, par tous ces motifs traitée avec détails au mot TENDON (rupture de). Quant aux ruptures musculaires qui vont m'occuper un instant, bien qu'on en rencontre d'assez graves pour amener la mort (Déramé, *Mém. de la Soc. méd. d'émul.*, t. 1er), elles sont en général beaucoup moins dangereuses, comme les cas observés par M. Richerand (*Nosog. chirurg.*) en sont la preuve.

Le repos, les applications émollientes et narcotiques, la diète, les boissons, et une ou tout au plus deux saignées, lorsqu'il se manifeste quelques accidens inflammatoires, suffisent ordinairement, au dire des praticiens, pour amener en peu de temps leur guérison. Mais si l'on est d'accord sur le traitement le mieux approprié à ces solutions de continuité, on ne l'est pas autant sur la manière dont elles s'opèrent. Jusque dans ces derniers temps, on a écrit que les fibres musculaires se rompaient uniquement par le fait d'une violente contraction, sans paraître s'apercevoir que la contraction tendant tout simplement à rapprocher les extrémités de ces fibres, ne saurait produire leur rupture, laquelle, comme toute autre, ne peut être que le résultat d'un effort agissant en sens opposé, c'est-à-dire de manière à opérer l'alongement forcé des fibres contractées. C'est ce qui a fait dire à M. Roulin (*Journ. de physiol.*, juillet 1821) que les ruptures musculaires se fesaient toujours, il est vrai, dans des muscles actuellement contractés, mais seulement lorsqu'ils se trouvaient en même temps violemment tirés, par la contraction brusque et inopinée de muscles antagonistes plus forts qu'eux, et cette explication me semble très-rationnelle.

§ 3. RUPTURES PAR ALTÉRATION DES TISSUS ORGANIQUES. — Tous les composés organiques, les os eux-mêmes, sont susceptibles de perdre la force de cohésion que chacun d'eux possède d'une façon appropriée à la nature des fonctions qu'il doit remplir. Tantôt l'affaiblissement de leur tissu est le résultat d'une inflammation aiguë ou chronique, d'autres fois il dépend d'une altération toute particulière de la nutrition (*Voyez* RAMOLLISSEMENT). Quelle que soit, au reste, la manière dont il arrive, il n'en est pas moins la cause principale des ruptures que je vais maintenant examiner, en les rangeant dans l'ordre de fréquence qui se remarque entre elles. Ce sont les ruptures, 1° de la substance nerveuse de l'encéphale; 2° du tissu du cœur; 3° des parenchymes pulmonaire, 4° splénique, 5° hépatique.

Rupture de la substance cérébrale. — L'effet immédiat de cette rupture est d'amener l'hémorrhagie dont il a été traité au mot APOPLEXIE. Je me contente à cause de cela d'y renvoyer, et je me borne ici à un exposé succinct des motifs qui me confirment de plus en plus dans l'opinion que le ramollissement de la pulpe cérébrale en précède toujours la rupture.

Dans l'enfance et la première jeunesse, époques de la vie où

l'on se livre à des jeux, à des exercices si fatigans, et à des
efforts si propres à produire de violentes congestions encé-
phaliques, on ne voit pas que jamais elles occasionent de déchirures dans la substance cérébrale. C'est donc une preuve évidente qu'à l'état sain, elle possède une force de résistance
capable de surmonter tous les efforts de distension auxquels
ses vaisseaux capillaires peuvent être exposés. Par conséquent,
lorsqu'elle se déchire sans le concours de l'action d'une cause
physique, on est en droit d'en conclure qu'elle a éprouvé une
altération de texture quelconque.

D'un autre côté, l'étude anatomique des diverses parties de
la masse encéphalique nous montre, dans la vascularité très-
grande et toute particulière de quelques-unes d'entre elles, la
cause des ruptures qui, par exemple, se font si souvent dans les
corps striés, les couches optiques et leur voisinage. Et pourtant
ces parties, qui par leur faiblesse relative devraient toujours être
le siége des ruptures, en restent encore assez souvent exemptes,
tandis qu'on les observe ailleurs. Il faut donc que des portions
d'encépale naturellement plus résistantes que les corps striés
ou les couches optiques le soient devenues moins. Or, comment
ce changement s'est-il opéré, sinon par une altération quelconque de leur texture organique?

M. Bouillaud a senti toute la force de cette irrécusable conséquence, lorsqu'il a cherché à prouver que l'hémorrhagie était
toujours due, à une lésion particulière des capillaires de l'encéphale (*Nouv. mém. de la Soc. méd. d'émul.*). Mais comme
l'intrication de ces vaisseaux avec la substance propre de
l'organe auquel ils appartiennent est telle, qu'il est vraiment
impossible de les en distinguer, et d'étudier isolément leurs
lésions, l'opinion de M. Bouillaud doit être considérée comme
une manière un peu différente d'exprimer, qu'une altération
très-réelle du tissu encéphalique précède toujours les ruptures
dont il est si fréquemment le siége. Ainsi, la physiologie, l'anatomie, et l'anatomie pathologique, concourent également à
démontrer la vérité de ce fait important.

Rupture du cœur. — Guil. Harvée paraît avoir le premier
observé la rupture du cœur. Morgagni a en outre recueilli plusieurs exemples de cette lésion, que Lancisi assure avoir ren-
contrée fréquemment (*de Mot. cord.*, propos. 28). Depuis elle a
attiré l'attention de Verbrugge, Morand, MM. Portal, Corvi-

sart, Laennec, etc., et on en trouve aussi quelques cas épars, dans divers recueils périodiques de médecine. Mais personne n'avait encore eu l'idée de la prendre pour sujet spécial d'étude, lorsque MM. Rostan et Bland (*Nouv. journ. de méd.*, avril 1820, et *Bib. méd.*, août 1820) se déterminèrent à le faire, à peu près en même temps. Enfin, plus tard, mon frère a traité, dans sa dissertation inaugurale (L. Rochoux, *sur les rupt. du cœur*, 1823), ce même sujet, sur lequel M. Bayle a publié une observation dans la *Revue médicale de 1824*. C'est en m'aidant de ces divers travaux que je vais esquisser l'histoire des ruptures du cœur.

Corvisart les a divisées en incomplètes et en complètes. Dans les premières, la solution de continuité n'affecte que quelques-unes des fibres tendineuses ou des colonnes charnues de ventricules ; dans les secondes, la totalité de l'épaisseur des parois d'une des cavités du cœur a éprouvé une déchirure plus ou moins considérable. Les ruptures de ce dernier genre m'occuperont seules ici, par la raison qu'elles constituent en elles-mêmes un accident des plus graves, tandis que les autres, beaucoup moins dangereuses, ne sont souvent qu'une complication assez légère, au milieu de désordres plus importans. Au reste, les unes comme les autres, mais surtout les ruptures complètes, s'observent bien plus fréquemment sur le ventricule gauche que sur le droit, comme le savait fort bien Morgagni (*epist.* XXVII, n° 10), et affectent si rarement les oreillettes, qu'il n'existe à ma connaissance qu'un seul cas de ce genre, observé par M. H. Cloquet (*Bull. de la fac. de méd.*, an 1812, p. 219) ; encore est-ce plutôt un exemple de perforation déterminée par une ulcération de l'oreillette droite, qu'une véritable rupture des parois de cette cavité.

Presque toujours les déchirures du cœur ont lieu de manière à ouvrir une issue au sang dans la cavité du péricarde. Cependant elles se font quelquefois d'une cavité à l'autre, à travers la cloison qui les sépare, comme l'a vu Bohnius. Je dois aussi faire observer que, si on a pu en rencontrer sur tous les points des ventricules, elles affectent cependant une sorte de préférence pour la partie inférieure de ces cavités.

Suivant Corvisart elles peuvent survenir sans aucune altération préalable du tissu propre du cœur, à peu près comme se font les ruptures du système musculaire de la vie animale. Pourtant il déclare n'en avoir jamais vu de telles, tout en avouant que les cas de ruptures précédées ou accompagnées d'altérations organiques se trouvent en assez grand nombre, dans les auteurs (*Essai sur les maladies du cœur,* p. 259). La plupart des faits convenablement détaillés confirment la vérité de cette dernière remarque, car ceux dans lesquels il n'est parlé d'aucune espèce de lésion, pas même d'atrophie, d'hypertrophie, ou de simple dilatation du cœur, sont tellement rares qu'à peine en pourrait-on citer deux ou trois. Tous les autres au contraire relatent au moins l'une ou l'autre de ces circonstances, et parlent bien plus souvent encore de mollesse, d'amincissement extrême, de transformation graisseuse des fibres musculaires, mais surtout de leur ramollissement. Dans ce cas, la portion altérée du tissu du cœur est d'un rouge violet ou d'un gris rougeâtre; elle s'écrase facilement sous les doigts, et contraste de la manière la plus frappante avec ce qui reste sain.

C'est ordinairement au centre du ramollissement que se trouve la rupture, dont la direction est presque toujours perpendiculaire à la paroi des ventricules, la forme arrondie, et les bords assez égaux, ayant d'une à quatre lignes de circonférence. D'autres fois elle se dirige très-obliquement entre les fibres musculaires, et présente un fort petit orifice. Suivant que l'une ou l'autre de ces dispositions se rencontre, l'écoulement de sang se fait avec rapidité ou fort lentement, et la mort arrive d'une manière instantanée ou lente. Il y a plus, une déchirure très-oblique et fort petite peut se cicatriser ou guérir, en déterminant une adhérence avec le péricarde, comme M. Rostan l'a vu chez une vieille femme, laquelle, après avoir échappé aux dangers d'une première rupture du cœur, qui était en voie de guérison, succomba en quelques instans à une seconde.

On voit par là combien il doit être difficile de reconnaître, pendant la vie, le genre de lésion qui nous occupe. Toujours est-il qu'on ne saurait y parvenir avec certitude au moyen des symptômes que M. Bland a indiqués comme propres à conduire à ce but. Je crois, par conséquent, inutile d'en présenter le tableau au lecteur : c'est bien assez de dire qu'on les peut observer dans une foule de maladies tout autres que la rupture du cœur. Quant au diagnostic de l'altération organique qui précède ordinairement ce dernier accident, il est, si l'on peut dire, encore plus obscur. En effet, il repose uniquement sur l'interprétation hasardée de symptômes qui se rencontrent dans presque toutes les maladies du centre circulatoire, et n'offre par conséquent rien de spécial. On peut en dire autant de l'obscurité et de l'affaiblissement du son fourni par les ventricules et les oreillettes, que Laennec a considéré comme propre à faire reconnaître leur ramollissement (*Auscult.*, t. II, p. 214). Outre que ce symptôme emprunte toute sa valeur de la justesse avec laquelle on parvient à apprécier les nuances d'un même phénomène, il n'est point, à beaucoup près, exclusivement propre à l'espèce de ramollissement dont il s'agit ici. On doit conclure de tout cela que le développement et les progrès de cette affection ne peuvent, dans l'état actuel de la science, être décrits avec exactitude. Il est tout au plus permis de lui supposer une marche habituellement chronique.

Dans l'impossibilité à peu près complète où nous sommes de reconnaître, pendant la vie, soit les ruptures du cœur, soit l'altération de tissu qui leur donne lieu, il ne nous reste aucun moyen d'en régler la thérapeutique d'une façon tant soit peu rationnelle. Et cependant on conçoit que les secours médicaux ne seraient peut-être pas entièrement dépourvus d'efficacité dans ces déchirures obliques sinueuses, et assez petites pour ne donner lieu qu'à une hémorrhagie lente et peu considérable. Par la même raison, leur prophylaxie se trouve réduite à l'observation bien entendue des règles de l'hygiène, et n'admet l'emploi motivé d'aucune médication spéciale.

Rupture du poumon. — A voir le tissu rare, délicat et extrêmement vasculaire des poumons, on le croirait, plus que tout autre, disposé aux déchirures. Il s'en faut cependant beaucoup que cela soit. La preuve en est que le cas de Fortassin, rapporté par Corvisart, et dans lequel une vaste déchirure avec altération profonde du tissu pulmonaire donna lieu à une hémorrhagie intérieure instantanément mortelle (*Nouvelle méth.*, p. 227), reste jusqu'à présent sans analogue, à moi connu. Il diffère en réalité beaucoup de ceux auxquels Laennec a cherché à l'assimiler, en leur donnant, comme à lui, le nom d'*apoplexie pulmonaire* (*Auscult.*, t. II, p. 49 et 54). Seul il mérite réellement ce titre, tandis que les observations de ce célèbre professeur, l'exemple plus ancien rapporté par Veratti (*Coll. acad. de l'Ins. de Bolog.*, tom. X, p. 49), et les deux ou trois faits que M. Brulatour a mis dans sa thèse (*Essai sur l'apop. pulm.* 1826), me semblent constituer une variété de l'hémoptysie, ou mieux encore une complication de cette maladie avec la péripneumonie, reconnaissable à des signes particuliers, au moyen du stéthoscope. J'en dirai autant de deux observations publiées par M. Bouillaud (*Arch. gén. de méd.*, novembre 1826), bien que dans la dernière, il paraisse y avoir eu une légère déchirure du tissu du poumon.

Si donc la rupture de cet organe, ou l'apoplexie pulmonaire proprement dite, se rencontre très-rarement, il n'en est pas de même d'une affection avec laquelle il est bien difficile de ne pas la confondre avant l'ouverture du cadavre, je veux dire l'infiltration brusque du sang dans le parenchyme pulmonaire, sans déchirure appréciable des gros vaisseaux ou des capillaires. En peu d'années, M. Bourgeoise a eu occasion d'observer deux cas de ce genre. Dans tous les deux, la mort eut lieu très-rapidement; dans tous les deux, la presque totalité d'un des poumons fut trouvée infiltrée de sang, au point de sembler ne former qu'un caillot, et il fut impossible de découvrir par où le liquide avait pu s'extravaser. Quoique ces observations soient, à vrai dire, étrangères à mon sujet, j'ai cru néanmoins devoir les mentionner à cause de leur importance sous le rapport de l'anatomie pathologique. Elles ont d'ailleurs plus d'un point de contact avec l'apoplexie pulmonaire, maladie dont l'existence seule est constatée, mais dont les causes, les symptômes et le traitement sont encore à déterminer.

Rupture de la rate. — Rien n'est fréquent comme de trouver, à la suite des fièvres intermittentes prolongées, la rate, d'un volume énorme, offrant son parenchyme gorgé de sang et d'une mollesse extrême. C'est presque toujours à la suite de pareilles lésions qu'on l'a vue se rompre sans éprouver aucune violence extérieure, et devenir par-là la source d'une hémorrhagie promptement mortelle. Tels sont les cas, en assez petit nombre, dont parle Senac (*De recond. feb. int. nat.*, p. 197), ceux qu'a cités Haller (*Elem. phys.*, t. vi, p. 399), et l'observation rapportée dans *le journal universel* (janvier 1827, p. 85).

Rupture du foie. — L'état de ramollissement dans lequel on trouve, de temps à autre, des portions plus ou moins considérable de foie, par suite surtout d'inflammations chroniques accompagnées ou non d'abcès, porte à croire que, comme la rate, il pourrait alors se rupturer spontanément. Du reste, j'ignore si jamais cette supposition a été vérifiée.

Si, après avoir exposé d'une manière rapide, quoique assez détaillée, les faits nombreux qui composent cet article, nous cherchons maintenant à découvrir les rapports généraux propres à leur fournir un lien commun, il nous faudra reconnaître que l'on ne peut conserver dans la nosologie le nom de *rupture*, sans être forcé de réunir sous le même titre des affections fort différentes par leur nature intime, et n'ayant, la plupart du temps, d'autre point de contact entre elles, que le fait d'une solution de continuité dans le tissu des organes. Mais la manière dont elle arrive, la cause à laquelle elle est due, l'état d'intégrité ou d'altération des parties qu'elle affecte, l'espèce d'épanchement qui peut ou non en être la suite, les qualités du liquide épanché, etc., sont autant de circonstances sous lesquelles on voit en quelque sorte disparaître le peu d'affinité qui existe réellement entre toutes les ruptures. C'est assez dire qu'il n'est guère possible d'en établir l'étiologie, le diagnostic, la thérapeutique ou la prophylaxie, d'après des principes généraux. J'ai donc dû renoncer à l'entreprendre, car à peine ce qui conviendrait à un cas serait-il applicable à deux ou trois autres. Mais il était peut-être à propos de profiter d'une classification peu méthodique, pour avoir l'occasion de passer en revue une masse de faits qu'autrement il eût été difficile de présenter avec un certain ensemble dans ce Dictionnaire. J'en terminerai avec eux, en fesant remarquer que les moins dangereuses des ruptures internes, après celles des muscles et des tendons, sont les ruptures du cerveau. Il fallait assurément le concours d'observations nombreuses et bien authentiques, pour constater un point de pathologie bien peu en rapport avec ce qui s'observe dans les déchirures du même organe, par cause externe, lesquelles sont, comme on sait, au nombre des lésions les plus graves dont l'économie puisse être affectée.   (ROCHOUX.)

RUPTURE DES ORGANES GÉNITAUX DE LA FEMME.—Les ovaires, les trompes utérines, l'utérus, le vagin, le périnée et les bords de la vulve peuvent être le siége de ruptures ou déchirures. Le tissu des ovaires et des trompes utérines ne peuvent guère se déchirer, se rompre, que lorsque ces organes sont le siége d'une conception extra-utérine, ou d'une collection séreuse ou sanguine, et sont, par cette circonstance, transformés en un kyste dont les parois, tendues et amincies, se déchirent par la moindre cause. Il a été suffisamment parlé des ruptures qui ont lieu dans le premier cas, en traitant des *grossesses extra-utérines*. (*Voyez* ce mot.) Quant à la rupture que l'on a quelquefois observée dans les cas d'hydropisie de la trompe ou de l'ovaire, c'est une terminaison tantôt heureuse, tantôt fâcheuse de ces affections qui ne doit pas nous occuper ici d'une manière spéciale. Je ne dois donc traiter que de la rupture ou déchirure de l'utérus, de celle du vagin, de celle du périnée et des bords de la vulve.

RUPTURE DE MATRICE, DÉCHIRURE, CREVASSE DE LA MATRICE. *Ruptus uterus, uteri ruptio, ruptura.* — Il semble, au premier coup d'œil, que l'on ne doive comprendre sous ce nom que les solutions de continuité des parois de l'utérus qui se font pendant la grossesse et l'accouchement spontanément, c'est-à-dire sans l'intervention d'un agent extérieur; mais parmi les auteurs qui ont traité de ces affections, plusieurs attribuent la rupture du tissu utérin aux mouvemens violens du fœtus, qui, s'il n'est pas un agent extérieur, au moins n'est pas inhérent aux parois de l'utérus. Beaucoup d'observateurs rapportent des cas de rupture produite par l'introduction violente et maladroite de la main ou des instrumens dans la matrice, ou par une pression forte exercée sur l'abdomen. Dans un assez grand nombre d'autres observations, il est impossible de démêler si la rupture a été spontanée ou si elle a été causée par une action extérieure. Il serait donc bien difficile dans un grand nombre de cas de distinguer les plaies de l'utérus de la rupture spontanée des parois de cet organe, et il serait inutile de le faire, car les mêmes considérations s'appliquent à ces solutions de continuité, quelle que soit la cause qui les a produites. Je parlerai donc aussi des plaies de l'utérus, mais seulement de celles qui ont lieu pendant la grossesse; il a été question des autres à l'article PLAIE.

L'*étiologie* des plaies de l'utérus ne présente pas de difficultés. En effet, ou les agens divisent les parois de l'abdomen et portent ensuite leur action directement sur celles de l'utérus, ou ils agissent à travers les parois abdominales restées intactes, et déterminent la rupture des parois de l'utérus en causant à leurs fibres une extension plus grande que ne le comporte leur ductilité. L'effet produit par ces dernières causes est d'autant plus assuré que l'action a été plus rapide. Aux premières causes se rapportent les cas assez nombreux de plaies à la matrice faites par des coups de corne de bœuf. On a vu la matrice divisée par le fragment d'un vase de verre sur lequel la femme est tombée, par l'espèce de clou carré qui termine quelquefois l'extrémité postérieure du brancard des cabriolets, par des coups de feu, et par d'autres corps vulnérans. Les plaies produites par ces causes n'intéressent pas toujours toute l'épaisseur des parois utérines; elles sont quelquefois bornées à une partie de cette épaisseur. Une femme a l'abdomen fortement pressé entre une voiture et un mur; une autre est frappée par un cheval emporté et jetée sur une pierre dont l'angle porte sur la région de l'ombilic; une autre tombe rudement sur le ventre; chez toutes la matrice se rompt, et l'enfant pénètre en totalité ou en partie dans la cavité du péritoine. Ces cas nous fournissent des exemples de ruptures produites par le second ordre de causes extérieures. Dans quelques-uns de ces cas cependant la rupture n'a pas eu lieu immédiatement. La matrice a seulement été contuse, et son tissu affaibli s'est ensuite déchiré facilement par l'effet d'un effort violent, ou a été converti en escarre dont la chute a établi la communication entre la cavité utérine et la cavité péritonéale. Une cause assez fréquente de rupture de l'utérus, est l'introduction de la main et des instrumens dans la cavité de cet organe. Les instrumens piquans ou tranchans font de véritables plaies. Les branches du forceps agissent quelquefois comme des instrumens tranchans. D'autres fois elles exercent des pressions ou des tractions qui causent la déchirure des fibres : il en est de même de la main. Dans quelques cas cependant il est impossible de décider si la rupture a été produite par l'action de la main de l'accoucheur, ou si elle est du nombre des ruptures spontanées. Voici un fait dont plusieurs médecins, alors élèves à l'Hôtel-Dieu, ont été témoins, et qui est rapporté par M. Moulin : chez une femme qui éprouvait de violentes douleurs pour accoucher, la matrice était dans un état d'obliquité antérieure très-prononcée. La sage-femme fait de vains efforts pour la ramener dans sa direction naturelle. Au moment d'une contraction utérine très-forte, elle introduit le doigt dans le vagin pour renouveler ses tentatives. La femme pousse aussitôt un cri, disant qu'on l'a déchirée à l'intérieur. Elle éprouve des accidens pour lesquels on la transporte à l'Hôtel-Dieu, et là on reconnaît une rupture de la partie inférieure de l'utérus qui fut bientôt suivie de la mort.

Les causes qui produisent la rupture spontanée, c'est-à-dire celle qui n'est pas l'effet d'une action extérieure, sont souvent difficiles à déterminer. L'étiologie de cette affection est encore plus obscure, si on veut la ramener à une cause unique, comme Delamotte, Deventer, Levret, Crantz, qui l'ont attribuée aux mouvemens violens et convulsifs du fœtus. Roëderer pense au contraire que les mouvemens du fœtus sont plutôt l'effet que la cause de la rupture ; qu'en effet, avant la rupture, l'enfant est trop fortement comprimé par la contraction de la matrice pour pouvoir exécuter des mouvemens. On peut ajouter que la rupture a souvent eu lieu lorsque l'enfant était mort, et même depuis plusieurs jours ; et que, comme dans plusieurs des cas observés par Planchon (*Traité complet de l'opération césarienne*), aucune partie du fœtus n'était engagée dans la crevasse, ce qui serait infailliblement arrivé si elle eût été produite par les mouvemens de l'enfant. Dans ces derniers temps on admet généralement qu'elle reconnaît pour cause la contraction énergique et comme convulsive de l'utérus, surtout lorsqu'elle est accompagnée de celle des muscles de l'abdomen. On remarque en effet que c'est pendant une semblable contraction que la rupture s'effectue. On objecte à cette théorie que les fibres musculaires en se contractant acquièrent une force de cohésion proportionnelle à leur contraction, et résistent alors efficacement aux causes qui tendent à les déchirer. On a avancé que, pour que la rupture de l'utérus puisse avoir lieu, il fallait qu'au préalable le point où elle commence ait été affaibli et comme usé par le frottement du coude ou de toute autre partie saillante du fœtus. Suivant d'autres, ce point devait être le siége d'un ramollissement préexistant du tissu de l'utérus. Il en est bien certainement ainsi dans quelques cas. On a trouvé en outre les bords de la division gangrénés, ce qu'il faut bien distinguer de l'ecchymose intense qui occupe ordinairement les bords de la rupture, quelle qu'en soit la cause. Cette gangrène, qui paraît avoir été produite par la compression exercée par quelque partie saillante du fœtus, était bien évidemment la cause de la rupture. Dans quelques cas même la gangrène existait sans rupture, et on l'a vue bornée au tissu propre de l'utérus sans intéresser le péritoine. D'autres fois le tissu de l'utérus était affaibli par une cicatrice, résultat d'une plaie ou d'une suppuration antérieure, par la présence d'une tumeur fibreuse ou autre. Mais souvent aussi la rupture s'est faite sans qu'on ait pu reconnaître aucune altération organique de l'utérus comme cause prédisposante. Les causes prédisposantes que l'on a signalées alors sont les obstacles apportés à l'expulsion du fœtus par l'étroitesse du bassin, les tumeurs osseuses dans cette cavité, les tumeurs squirrheuses des ovaires, l'état squirrheux du col de l'utérus, son occlusion, celle du vagin ou de la vulve, la mauvaise position du fœtus. Cette dernière cause agit aussi en déterminant la dilatation inégale des parois de l'utérus, et par cela même l'alongement et l'amincissement plus grand de certaines parties de ces parois en même temps que leur compression. L'obliquité extrême de l'utérus, et le changement de forme qui en résulte en beaucoup de cas, agissent de la même manière, et en outre la partie de l'organe qui répond au vide du bassin, ne se trouvant pas soutenue par les parties voisines, est très-exposée à se rompre et à donner passage au fœtus (*voyez* OBLIQUITÉ DE MATRICE). Planchon assure avoir observé dans plusieurs cas que la partie de l'utérus qui répond à l'insertion des trompes est fort élargie et amincie, et il regarde cette circonstance comme très-propre à favoriser la rupture de l'utérus, qui souvent en effet a lieu vers la partie supérieure et latérale de l'organe, et semble de là s'être étendue vers les autres parties. On a vu dans des matrices doubles un des côtés distendu par la présence du produit de la conception se déchirer par l'effet de cette distension extrême. La rupture de matrice a encore paru dans quelques cas, si non complétement produite, au moins favorisée par les mouvemens brusques et forcés du tronc pendant la contraction utérine. Baudelocque regarde cette cause comme très-puissante et très-fréquente. Suivant Denman, la pression et l'attrition entre la tête de l'enfant et la projection des os dans un bassin mal conformé, surtout s'ils sont pointus ou s'ils ont des bords tranchans, peuvent, indépendamment de maladie, user mécaniquement les parois de la matrice.

Je n'ai parlé jusqu'à présent que des ruptures qui arrivent pendant le travail de l'accouchement et lorsque les efforts sont parvenus au plus haut degré ; elles ont rarement lieu avant la rupture des membranes. Cependant on a vu aussi la rupture de l'utérus s'effectuer au commencement du travail, et même pendant la grossesse. On ne peut s'expliquer ces faits qu'en admettant les causes organiques que j'ai exposées plus haut. Il pourrait bien se faire aussi qu'une partie de ces cas de rupture de la matrice qui surviennent pendant la grossesse appartînt à ces *grossesses semi-extra-utérines* qui ont leur siége dans une cavité formée dans l'épaisseur des parois de l'utérus. Je suis persuadé qu'il en était ainsi dans un cas de rupture de matrice au troisième mois de la grossesse, dont l'observation fut présentée à l'Académie de Médecine par M. Moulin. J'ai examiné la pièce avec soin, et je n'ai trouvé aucune lésion du tissu de l'utérus; il m'a même semblé y apercevoir les restes d'une cavité dans laquelle l'œuf aurait été contenu. Je crois pouvoir aussi ranger dans la même classe l'observation d'une rupture de l'utérus au sixième mois de la grossesse, rapportée par M. Th. Hott (*London medical repository*). Cette rupture eut lieu le matin, pendant le sommeil, sans cause connue, chez une femme de vingt-six ans, enceinte de son troisième enfant. L'ouverture du cadavre montra que le fœtus et le placenta étaient passés dans la cavité abdominale, et que la rupture existait au fond de l'utérus. M. Hott ne fait mention ni d'ulcère, ni de tumeur, ni d'autre altération organique du tissu de l'utérus. Cette observation a la plus grande analogie avec une observation de M. Cliet que j'ai déjà eu occasion de citer. *Voyez* GROSSESSE EXTRA-UTÉRINE.

On a indiqué comme *symptômes précurseurs* de la rupture la tension du ventre, l'élévation en pointe de quelque point de l'utérus, des douleurs fortes mais sans effet, une douleur fixe et vive dans un point, les mouvemens violens du fœtus; mais il s'en faut de beaucoup que ces symptômes s'observent toujours avant la rupture spontanée de l'utérus; il s'en faut de beaucoup aussi que celle-ci survienne toujours quand ils existent. Les symptômes propres à la rupture sont les suivans : à la suite d'une contraction utérine énergique et convulsive, la femme éprouve la sensation d'une déchirure intérieure, quelquefois elle perçoit un bruit comme de déchirement, et ce bruit a même quelquefois été entendu par les assistans; elle ressent à l'endroit où se fait la rupture une douleur vive, poignante, quelquefois comme angoissante et semblable à une crampe; elle pousse un cri perçant; elle devient pâle, tombe en syncope, et son pouls s'affaiblit; le travail de l'accouchement, jusque-là trop actif, cesse tout à coup; le ventre change de forme; la femme sent des mouvemens ou un poids insolite dans un lieu de l'abdomen qui n'en était pas le siége auparavant. Quelquefois, à l'instant de la rupture, la malade sent une chaleur douce se répandre dans toute l'étendue de l'abdomen. Ordinairement, au même instant il paraît par la vulve un écoulement de sang plus ou moins considérable. Tel est le tableau des symptômes qui signalent la déchirure de l'utérus qui s'opère pendant le travail de l'enfantement et qui reconnaît pour cause la contraction violente de l'utérus; mais les derniers de ces symptômes sont les seuls que l'on remarque dans les ruptures qui surviennent dans d'autres circonstances et dans les plaies de l'utérus. Tous d'ailleurs ne se montrent pas dans tous les cas.

Il n'est aucun point des parois de l'utérus où l'on n'ait observé la rupture spontanée. Il est cependant quelques parties qui sont plus souvent le siége de cette lésion; ainsi, c'est au col, sur les côtés et vers le fond qu'on l'a vue le plus souvent. Les parois antérieure et postérieure semblent être prémunies par l'appui que leur prêtent la paroi antérieure de l'abdomen et la colonne vertébrale. On a cependant vu la paroi antérieure de la matrice et la partie correspondante des parois abdominales se rompre successivement, et livrer passage à l'enfant; Monro et M. Heaumonté en citent des exemples. Pendant long-temps on a pensé que le lieu d'insertion du placenta n'était jamais le siége de la déchirure; mais des observations ont montré que ce lieu, quoique plus rarement, pouvait aussi se rompre. Ce qui a été dit des causes et de leur manière d'agir peut encore servir à expliquer cette différence. D'un autre côté, la paroi antérieure de l'utérus, étant plus accessible aux corps vulnérans, est plus fréquemment et presque exclusivement le lieu où l'on observe les plaies. La direction et la forme de la division varient; elle peut suivre une direction longitudinale, transversale ou oblique, être en ligne droite ou en zig-zags, représenter une portion de cercle, ce qui a lieu au col surtout. Les déchirures du col se propagent souvent jusqu'au vagin, et l'on a quelquefois confondu ces deux espèces de lésion. Les bords de la division présentent quelquefois une coupe nette, plus souvent ils sont inégaux, comme hachés, contus, ecchymosés dans une profondeur plus ou moins grande. Quelquefois aussi on les trouve rouges, livides, enflammés, gangrénés. Ce qui a été dit des circonstances qui précèdent et déterminent la rupture, rend raison de ces différences, quand l'inflammation et la gangrène ne se sont pas développées après la rupture et dans l'intervalle qui a précédé la mort. Après la division des parois de l'utérus, soit plaie, soit rupture spontanée, le fœtus et ses annexes ne sortent pas toujours de cet organe. Quelquefois l'eau de l'amnios seule s'épanche dans la cavité du péritoine, ce qui ne paraît pas être d'une grande conséquence; d'autres fois c'est du sang qui s'y épanche, et le cas est plus grave. Le plus souvent le fœtus entier ou seulement une partie de son corps s'échappe à travers la division. Le placenta et les membranes le suivent souvent, mais quelquefois aussi restent dans la cavité de l'utérus. Lorsque la solution de continuité a lieu au corps ou au fond de l'utérus, elle diminue bientôt d'étendue par l'effet de la contraction des fibres musculaires. Si quelque partie du fœtus ou du placenta s'y trouve engagée, elle y est serrée et comme étranglée. Une anse d'intestin ou une portion d'épiploon peut s'engager dans cette ouverture, elle peut également s'y trouver étranglée. Les plaies du col de l'utérus ne subissent pas la même diminution, elles restent long-temps béantes, et donnent souvent issue à une masse considérable d'intestin et d'épiploon.

Les symptômes consécutifs appartiennent moins à la lésion de l'utérus qu'à la présence du fœtus, du délivre et du sang dans la cavité du péritoine. Quand la femme ne périt pas promptement de l'hémorrhagie externe ou interne, la présence de ces corps étrangers détermine une inflammation d'autant plus étendue et plus grave qu'ils sont plus volumineux. Si l'on est parvenu à enlever promptement par une voie quelconque le fœtus et le délivre, cette inflammation peut encore se terminer favorablement par résolution ou après la formation de quelques foyers purulens qui parviennent à s'évacuer au dehors. Le plus ordinairement elle est promptement mortelle. Cette terminaison est encore plus à craindre quand le fœtus et ses annexes sont restés dans la cavité abdominale. Cependant quelques femmes ont échappé aux accidens primitifs de l'inflammation; il s'est établi des adhérences qui ont circonscrit et enfermé le fœtus dans une cavité particulière où il s'est conservé pendant un temps plus ou moins long, et quelquefois pendant toute la vie. Le plus souvent, les parois de ce kyste ont continué de rester enflammées, ou se sont enflammées de nouveau après une guérison qui avait quelquefois duré pendant un grand nombre d'années. Leur surface interne est devenue le siége d'une sécrétion purulente; les chairs du fœtus se sont décomposées, résoutes en sanie; des abcès se sont ouverts, soit à la surface de l'abdomen, soit dans la cavité du vagin ou de l'utérus, soit dans celle du rectum, du colon, et même d'autres intestins. Des observations rapportées par Marcellus Donatus, Salmuth et Montana, et citées par Th. Bartholin (*De insolitis partus humani viis*) semblent prouver que de semblables abcès ont pu s'ouvrir dans l'estomac, et y verser les os et les débris de fœtus qui auraient ensuite été rejetés par le vomissement. Une observation de M. Morlanne, et une autre présentée, il y a peu d'années, à la société médicale d'émulation par M. Lecieux, montrent que les débris du fœtus peuvent aussi pénétrer dans la vessie et y devenir le noyau de calculs urinaires. Lorsque l'ouverture de ces abcès était assez large pour donner passage à tous les os, ou lorsqu'elle s'est trouvée placée de manière que l'on a pu l'agrandir par des incisions, leur cavité s'est vidée, ses parois se sont rapprochées, réunies, et une guérison complète a eu lieu dans un grand nombre de cas. Mais souvent aussi les femmes sont mortes épuisées avant que la nature ait pu produire la détersion et la réunion des parois du kyste. D'autres femmes ont péri après l'évacuation d'une partie des débris du fœtus, parce qu'un pariétal ou tout autre os large est venu se présenter à l'ouverture et la boucher, cette ouverture étant placée dans un lieu inaccessible à la main du chirurgien. Il a déjà été question de ces abcès aux mots AVORTEMENT et GROSSESSE EXTRA-UTÉRINE; ils sont en effet quelquefois aussi produits par la mort et le séjour du fœtus dans l'utérus ou dans le kyste dans lequel il s'était développé. Le fœtus ne s'engage quelquefois qu'en partie à travers la crevasse ou la plaie de l'utérus. L'inflammation qui s'empare de l'utérus et du péritoine est plus souvent encore mortelle; on l'a vue cependant quelquefois se terminer, comme dans le cas précédent, par un abcès qui s'est ouvert à l'extérieur, et a établi une communication entre la cavité utérine et la surface du corps ou celle de quelque organe, comme le rectum ou la vessie.

Le *diagnostic* de la rupture de l'utérus se tire de la présence des symptômes ; mais diverses circonstances déjà énoncées peuvent jeter de l'obscurité sur le diagnostic ; le toucher seul peut la dissiper. En portant la main sur l'abdomen on distingue quelquefois très-clairement le fœtus à travers les parois abdominales, et à côté du fœtus, une tumeur dure et arrondie formée par l'utérus contracté. En introduisant la main dans le vagin et l'utérus, on reconnaîtra et la déchirure elle-même, et le lieu précis où elle existe, et les circonstances qui l'accompagnent. Des détails dans lesquels je suis entré relativement aux symptômes et aux suites de la rupture de l'utérus, il est facile de conclure que le pronostic de cette affection est extrêmement défavorable ; que les chances de guérison sont très-peu nombreuses, soit qu'on ait été forcé d'abandonner les femmes aux seuls efforts conservateurs de la nature, soit que l'on ait pu faire l'extraction du fœtus ; que dans ce dernier cas, on aura plus d'espoir de conserver les malades, si la rupture est au col, parce qu'alors on pourra extraire le fœtus par la plaie et le vagin, sans être obligé de faire une nouvelle plaie, sans donner accès à l'air dans la cavité du péritoine, sans contondre les lèvres de la crevasse qui ne seront pas serrées sur les parties du fœtus.

La rupture de matrice ayant le plus ordinairement des suites mortelles, on a pensé avec raison qu'il serait fort avantageux de pouvoir la prévenir. Dans cette intention, et lorsqu'elle paraît imminente, on a proposé de terminer l'accouchement par tous les moyens que l'art indique. Crantz ne craint même pas de conseiller l'opération césarienne ; mais il s'en faut de beaucoup que l'on ait, dans la plupart des cas, des signes assez certains pour autoriser à mettre en usage des moyens aussi extrêmes que la section césarienne ou la symphyséotomie. Dans quelques cas cependant, on aura des craintes assez fondées pour engager à ne pas attendre jusqu'à la dernière extrémité la terminaison naturelle de l'accouchement. Dans d'autres, les causes qui peuvent produire la rupture sont évidentes, et il est au pouvoir de l'art de les éloigner. Le plus ordinairement la rupture de l'utérus ne peut être ni prévue, ni prévenue, soit parce qu'elle est survenue subitement et sans symptômes précurseurs, soit parce que la femme n'avait auprès d'elle personne qui fût capable de juger son état. Les indications que cet accident présentent sont, en premier lieu, d'extraire le fœtus et le délivre dont la présence forme la complication la plus fâcheuse; en second lieu, de combattre les symptômes consécutifs. L'extraction du fœtus peut se faire par les voies naturelles ou au moyen de l'opération de la gastrotomie. Il serait oiseux de chercher à établir d'une manière absolue le parallèle entre ces deux procédés; l'art possède assez d'observations pour établir les motifs de préférence pour l'un ou pour l'autre, suivant les cas. Le premier est certainement préférable, quand il peut être mis en usage; et c'est ce qui a lieu quand le fœtus est encore contenu en entier dans l'utérus, quand une partie peu volumineuse de son corps a passé à travers la crevasse, ou quand une partie volumineuse ou même la totalité du corps étant tombée dans la cavité abdominale, la division a conservé une étendue assez considérable pour qu'on puisse porter la main et agir avec facilité sur le fœtus. Or, cette dernière condition se rencontre presque exclusivement quand la crevasse s'est faite au col de l'utérus. Des observations assez nombreuses prouvent qu'on a fait dans ces cas, avec succès, l'extraction du fœtus par les voies naturelles et à travers la crevasse de l'utérus. Quelques chirurgiens ont pensé que ces cas avaient été mal à propos regardés comme des ruptures de l'utérus, tandis qu'il n'y avait eu réellement que déchirure du vagin; mais on ne peut douter que dans quelques-uns on n'ait véritablement ramené le fœtus à travers une crevasse de l'utérus lui-même; on a même quelquefois été obligé de dilater avec l'instrument tranchant l'ouverture qui s'était déjà contractée sur les parties engagées du fœtus, et les étranglait pour ainsi dire. Si quelque partie du fœtus est encore à l'orifice de l'utérus, on pourra, suivant la nature et la position de cette partie, se servir de la main ou du forceps pour terminer l'accouchement; mais si le fœtus est plus éloigné, ou s'il est en totalité passé dans l'abdomen, il faut aller chercher les pieds avec la main pour les amener au dehors. Quand l'extraction de l'enfant par les voies naturelles ne peut avoir lieu, on doit alors avoir recours à la gastrotomie. Cette opération doit être faite le plus promptement possible après l'accident, d'abord pour sauver le fœtus qui périrait bientôt, ensuite par rapport à la mère elle-même; mais s'il s'est déjà écoulé un temps assez long, si une inflammation grave s'est déjà manifestée, si la femme est très-affaiblie, la gastrotomie ne présenterait plus aucune chance de succès, elle ne pourrait qu'ajouter à la gravité des accidens; il faudrait alors se borner à combattre ces accidens. Si je m'étendais sur les moyens propres à remplir cette indication, je m'éloignerais de la spécialité que je dois traiter ici. Je dirai seulement quelques mots du passage des intestins à travers la plaie de l'utérus et de leur étranglement causé par le resserrement de cette plaie. On doit certainement être très-attentif à prévenir et à reconnaître cet accident pour y remédier aussitôt par la réduction au moyen de la main portée dans la matrice; ce qui ne serait possible que pendant les premiers jours. Mais devrait-on plus tard avoir recours à l'opération de Pigray, comme Baudelocque le conseille? Je demanderai, avec Sabattier, quelle certitude on aurait alors d'un étranglement d'intestin et de la nécessité de cette opération. J'ajouterai : Quel succès pourrait-on en attendre au milieu d'un tel désordre et d'un tel ensemble d'accidens graves?

RUPTURE DU VAGIN.—Les parois du vagin peuvent se déchirer, soit dans leur partie supérieure, soit dans leur partie moyenne et inférieure. Dans la production de ces déchirures, le tissu du vagin est entièrement passif. La faculté contractile, dont on a prétendu dans ces derniers temps qu'il est doué, est trop faible, si elle existe, pour déterminer la rupture de ce tissu. Cette rupture est toujours l'effet ou de la distension extrême produite par la présence de la tête du fœtus, ou de l'action immédiate des instrumens ou de la main. Ces causes agissent d'autant plus efficacement, qu'elles sont réunies ou qu'il existe une prédisposition, telle que l'affaiblissement du tissu par une longue compression ou par un état de maladie antérieur. La déchirure de la partie supérieure, ou la séparation de la matrice et du vagin, a souvent lieu parce qu'on cherche à introduire avec effort la main ou quelqu'instrument dans l'utérus, sans maintenir, avec assez d'attention, l'utérus au-dessus des pubis, ou parce qu'on veut repousser dans cet organe, la tête qui en est déjà sortie; elle se fait aussi spontanément, lorsque l'utérus se contracte violemment sur le corps du fœtus, tandis que la tête est retenue fixement dans l'excavation du bassin ou au détroit supérieur. Cette déchirure de la partie supérieure est la plus fréquente; on l'a souvent confondue avec la rupture de l'utérus; et en effet, la déchirure d'un de ces organes se propage quelquefois à l'autre, quel que soit celui par lequel elle a commencé. Madame Lachapelle en rapporte plusieurs exemples dans ses *Mémoires sur la pratique des Accouchemens.* Il est cependant à remarquer que la division de cette partie du vagin affecte souvent une direction transversale. Il semble que le vagin ait simplement rompu ses adhérences avec l'utérus. Les effets et les symptômes de cette rupture ont la plus grande analogie avec ceux de la rupture du col de l'utérus. Il serait superflu de s'étendre sur ces points, de même que sur le pronostic, qui est en général moins fâcheux que celui de la rupture de l'utérus; il est, en effet, plus facile d'extraire le fœtus à travers la crevasse du vagin, dont les bords ne se contractent pas, et qui est placée plus près de l'orifice des organes génitaux. Cette extraction est même la seule indication spéciale; et il serait préférable d'agrandir l'ouverture pour extraire le fœtus, si on y éprouvait de la difficulté, plutôt que de songer à la gastrotomie. On ne devrait avoir recours à cette opération que dans le cas où l'étroitesse du bassin ou tout autre obstacle insurmontable s'opposerait à l'extraction du fœtus à travers les voies naturelles.

La rupture qui survient à la partie moyenne se propage quelquefois jusqu'au périnée, quelquefois elle n'est que la continuation de celle du périnée; souvent aussi elle est bornée à la partie moyenne. On a vu la rupture de la cloison recto-vaginale et celle du périnée avoir lieu simultanément, le sphincter de l'anus restant intact. Cette rupture ne pénètre pas dans la cavité du péritoine, comme celle de la partie supérieure; elle ne livre point passage au fœtus; mais elle s'étend souvent aux parois de la vessie ou de l'intestin rectum, suivant qu'elle occupe la partie antérieure ou postérieure du vagin. M. Chaussier a montré à la Société de médecine une pièce d'anatomie pathologique qui offrait une double rupture du vagin du côté de la vessie et du rectum, provenant d'une femme qui avait été la victime de mauvaises manœuvres dans son accouchement. Madame Lachapelle admet des ruptures *lentes, chroniques* : ce sont les ulcérations qui résultent de la chute des escarres gangréneuses, effets de la compression exercée par la tête du fœtus ou par des violences extérieures. Ces ulcérations établissent quelquefois une communication entre la cavité du vagin et celle du rectum, de la vessie, ou du méat urinaire. C'est le plus souvent à la partie antérieure que ces escarres se forment; la disposition des parties rend facilement raison de cette circonstance. Ces ruptures et ces perforations, suites d'escarres, donnent continuellement passage aux matières fécales ou à l'urine dans le vagin. Cette incommodité, non-seulement est insupportable aux femmes par la malpropreté qu'elle entretient, mais encore elle peut devenir grave par l'inflammation que ces matières âcres déterminent à la surface du vagin. On a vu les lèvres de ces divisions se rapprocher peu à peu et se réunir par les seuls efforts de la nature; mais ces cas sont extrêmement rares. On n'en cite même qu'un seul exemple pour la déchirure de la cloison recto-vaginale : cet exemple est dû à M. Sédillot. Ces solutions ne présentent même jamais ou presque jamais les conditions nécessaires pour qu'on puisse en tenter la réunion dans les premiers momens. Leurs lèvres se cicatrisent séparément, se rétractent souvent, et laissent entre elles des fistules stercorales ou urinaires que l'art est quelquefois parvenu à guérir, mais aux effets desquelles il ne peut le plus souvent opposer que des moyens palliatifs bien insuffisans. *Voyez* FISTULES.

La rupture des parois du vagin peut être incomplète, c'est-à-dire n'intéresser qu'une partie de l'épaisseur de ces parois. Il survient le plus souvent, à raison de la structure éminemment vasculaire de la partie, une hémorrhagie dans laquelle le sang s'écoule au dehors ou s'épanche dans le tissu cellulaire du bassin, suivant que la déchirure existe à la surface interne ou à l'externe. Cette hémorrhagie mérite de nous occuper. Je dois y rapporter l'hémorrhagie qu'on a vue résulter de la déchirure des lèvres de l'orifice de l'utérus, déchirure qui très-souvent arrive dans les accouchemens même les plus naturels, et n'entraîne ordinairement aucune suite fâcheuse, et dont j'ai cru ne pas devoir m'occuper en parlant de la rupture de l'utérus. Dans un cas, dont l'observation fut envoyée à l'Académie de chirurgie et se trouve entre mes mains, le sang sortait par jet d'un artère assez considérable placée dans les lèvres de la petite plaie; la source de l'hémorrhagie ne put être reconnue que fort tard; tous les moyens tentés pour arrêter le sang furent sans succès, et la femme périt. On connaît d'autres faits analogues, mais dans lesquels on fut plus heureux; on parvint à faire cesser l'hémorrhagie par l'application des styptiques. Dans des cas semblables, on ne devrait pas craindre d'employer le caustique, si les autres moyens étaient insuffisans. La surface interne du vagin est quelquefois seulement divisée dans une étendue plus ou moins considérable; d'autres fois, des lambeaux de la membrane muqueuse ont été détachés par le frottement exercé par la tête du foetus; dans d'autres cas, c'est une varice du vagin qui s'est déchirée. L'hémorrhagie qui en résulte est d'autant plus abondante, que le tissu érectile déchiré est alors gorgé de sang et dans un état d'orgasme; elle peut l'être assez pour inspirer de justes craintes. On est porté à soupçonner cette espèce d'hémorrhagie et celle dont il vient d'être question, parce qu'elles continuent, quoique la matrice soit contractée. Le toucher et l'inspection des parties auront bientôt mis en évidence la source qui fournit le sang. La compression avec de l'agaric ou de la charpie sèche, trempée dans une liqueur styptique ou saupoudrée de poudres astringentes, est le moyen à employer; et a été suivie de succès dans plusieurs cas. La déchirure plus profonde du tissu du vagin, soit que la membrane interne soit intacte, soit qu'elle soit elle-même déchirée et donne en partie issue au sang, est d'une conséquence plus grave. Le sang s'épanche dans le tissu cellulaire du bassin, et peut causer les désordres les plus funestes, entraîner le sphacèle de ce tissu, la suppuration des parois des énormes foyers qui se sont formés, et la mort des femmes. Le professeur Boër cite plusieurs cas de cette espèce d'hémorrhagie, qu'il a le premier signalée, et tous ces cas ont été mortels. Dans un de ces cas, le tissu cellulaire qui recouvre les muscles psoas et iliaque, le releveur de l'anus et le péritoine, était détruit, et ces parties semblaient avoir été disséquées avec le plus grand soin. Dans quelques cas rapportés par madame Lachapelle, les suites n'ont pas été aussi fâcheuses; on a donné issue au sang par une incision, et les malades ont guéri. Dans les cas les plus graves, l'accumulation du sang refoule les parois du vagin, obstrue ce conduit, s'oppose à l'écoulement des lochies, quelquefois à celui de l'urine; les grandes lèvres sont énormément distendues, l'ecchymose s'étend souvent jusqu'au périnée et aux fesses. L'indication que présente cette espèce de thrombus est de ménager une issue au sang par une ouverture faite à l'extérieur, et de procurer le rapprochement des parois du foyer par le tamponnement du vagin fait de manière à laisser un passage libre aux lochies, au moyen d'une canule suffisamment large.

RUPTURE DU PÉRINÉE ET DES LÈVRES DE LA VULVE. — Cette rupture se fait à l'instant où ces parties sont excessivement distendues par la présence de la tête ou des fesses du fœtus lorsqu'elles vont franchir la vulve. Je ne parle pas des plaies de ces parties qui peuvent survenir à toute autre époque de la vie ; il en a été traité ailleurs. La rupture commence ordinairement par le bord antérieur du périnée ou par la fourchette, et de là se propage en arrière plus ou moins loin, quelquefois même jusqu'à la marge de l'anus et à la cloison recto-vaginale. Quelquefois la rupture commence dans la substance même du périnée, et s'étend ensuite vers le bord de la vulve : enfin quelquefois le bord de la vulve reste intact, quoique la déchirure du périnée ait des dimensions assez considérables pour que le corps du fœtus puisse y passer. On concevra facilement comment de semblables lésions s'effectuent, si l'on se rappelle l'extension extrême dont le périnée est susceptible à cette époque de l'accouchement ; que, par l'affaissement du tissu cellulaire et des fibres musculaires qui se trouvent dans cette partie, la paroi du vagin est collée presque immédiatement contre la peau et les membranes du rectum, et qu'il en résulte, dans certain cas, une sorte de coiffe qui enveloppe toute la tête du fœtus déjà entièrement hors du détroit inférieur, coiffe si amincie qu'à travers elle on sent distinctement les diverses parties du crâne, et qu'on peut même apercevoir à l'œil leur relief.

D'après le lieu où existe la rupture du périnée, on a distingué avec raison une *rupture ou déchirure simple*, et *une rupture centrale*.

La première, celle qui commence à la vulve, est la plus fréquente ; elle est souvent la suite de tractions peu ménagées lorsqu'on termine l'accouchement avec le forceps. M. Boudet (*Thèses de la Fac. de méd. de Paris*) rapporte des observations de rupture ou plutôt de section du périnée au moyen d'une pièce de six liards, opérée par une sage-femme ignorante dans la vue de faciliter l'accouchement. Il est très-rare que les bords de la division, inégaux, dentelés, comme plissés, et contus, puissent se réunir par première intention ou après avoir suppuré. Le passage continuel des lochies s'y oppose aussi. Ces lèvres suppurent et leurs surfaces se cicatrisent isolément. L'ou-

on ne dev
autres moy
est quelque
moins consi
brane muque
tête du fœtus;
déchirée. L'hé
dante, que le ti
dans un état d'o
justes craintes. O
rhagie et celle do
tinuent, quoique
pection des partie
qui fournit le san
charpie sèche, tren
drée de poudres a
été suivie de succès
fonde du tissu du
intacte, soit qu'elle
issue au sang, est
s'épanche dans le tiss
désordres les plus fun
la suppuration des p
formés, et la mort des
sieurs cas de cette esp
signalée, et tous ces cas
tissu cellulaire qui rec
releveur de l'anus et le
semblaient avoir été diss
quelques cas rapportés p
pas été aussi fâcheuses; o
sion, et les malades ont
l'accumulation du sang
conduit, s'oppose à
celui de l'urine;
dues, l'ecchym
fesses. L'indi
de ména
rieur
le

s'est cicatrisée, et il est resté une ouverture accidentell
ora ensuite devoir conseiller la section de la langu
rieure. J'ignore quelles circonstances ont pu dans ce
cher la réunion; mais je pense qu'il en sera rarement
l'on ne fait rien pour contrarier l'action de la natur
secours que demande une semblable plaie sont la
propreté et l'éloignement des causes qui peuven
leur réunion.

Les grandes et les petites lèvres peuvent auss
offrir une division transversale ou oblique; ma
ne présentent pas de considérations qui mérite
par après ce qui vient d'être dit.

RUTACÉES, s. f. pl., famille naturelle d
dons polypétales à insertion hypogyne, en
vaux réseau des botanistes, comprend quelque
section, les simaroubées, considérée
famille distincte. Les caractères de la famil
être donnés de la manière suivante : ce
herbes ou ligneux, et qui même certain
entièrement clercs. Leurs feuilles sur
simples ou composées, souvent trou
glanduleux et translucides. Les fleur
pores; leur calice est
mons persistales, le corolle et
bles,

verture de la vulve et l'orifice du vagin restent agrandis proportionnellement à l'étendue de la déchirure. Il n'en résulte le
plus souvent pas d'autres inconvéniens ; les accouchemens sub-
séquens même en sont rendus plus·faciles. Quelquefois cependant l'absence de l'appui que le périnée prête aux parties voisines devient une cause de procidence du vagin ou de prolapsus
de l'utérus. Quand le sphincter externe de l'anus a été divisé,
la femme ne peut plus retenir que les matières fécales solides ;
celles qui sont liquides et l'eau des lavemens s'échappent malgré
la volonté de la femme. Cette incommodité, déjà très-désagréable, est encore plus fâcheuse, et devient tout-à-fait insupportable, quand la divison s'étend jusqu'à la cloison·recto-vagi-
nale. Les matières alors s'échappent incessamment, quelle
que soit leur solidité, salissent et irritent continuellement la
vulve. J'ai dit ailleurs par quelles précautions on peut prévenir
cette déchirure (voyez ACCOUCHEMENT, FORCEPS, VERSION). Il
n'est cependant pas toujours au pouvoir de l'accoucheur de
l'empêcher, quelque attention, quelque soin qu'il apporte à
bien soutenir le périnée ; mais il est toujours assuré d'empêcher
qu'elle ne s'étende trop loin. Pour obtenir la réunion, on a recommandé de tenir les cuisses rapprochées, de faire coucher la
femme sur le côté. On a quelquefois par ces précautions procuré la réunion d'une partie au moins de la division ; mais dans
la plupart des cas, ces soins sont infructueux. On ne doit cependant pas négliger de les mettre en usage. On a aussi recommandé de pratiquer et pratiqué des points de suture. Il est
rare, comme il a été dit, que les lèvres de la plaie soient
dans des conditions favorables à leur réunion immédiate. Ce
moyen réussirait plutôt en le mettant en usage à une époque
plus avancée, quand la suppuration a amené le dégorgement et
l'affaissement des bords, et que les lochies sont moins abondantes ou déjà taries. La disposition de la partie ne permet pas
l'emploi de bandelettes agglutinatives, et je ne sais comment on
a pu les conseiller. Quand la cicatrice des lèvres de la plaie est
achevée, on peut, on doit même, dans les cas les plus graves,
tenter la réunion de cette division, après avoir avivé sa surface,
soit au moyen du caustique, soit avec l'instrument tranchant.
C'est ce qu'on a fait plusieurs fois avec succès. Ce serait beaucoup que d'obtenir au moins la réunion de la portion rectale
de la déchirure. Une précaution importante est d'entretenir une

diarrhée légère, car on a vu l'éjection de matières fécales endurcies causer la déchirure des points de suture et de la cicatrice commençante. Il est presque superflu de remarquer qu'il faudrait choisir une époque éloignée de celle où les règles doivent survenir.

Lorsque la rupture centrale du périnée a lieu, le fœtus passe quelquefois à travers la vulve dont les bords sont restés intacts. Madame Lachapelle, qui a vu et rapporté plusieurs de ces cas, assure que, si la femme n'eût pas été découverte et les parties sexuelles soumises à la vue, elle aurait pu croire que le fœtus avait passé par la division, et elle pense qu'il en a dû être ainsi dans les autres cas qui ont été rapportés. Dans un cas pour lequel j'ai été appelé, l'accoucheur, homme expérimenté, m'assura avoir distinctement senti le fœtus passer sous sa main pendant qu'il s'efforçait de soutenir la fourchette, et avoir extrait le délivre par la plaie. Le professeur Delpech a vu la déchirure se faire au côté gauche et postérieur du vagin, s'étendre le long de la base de la grande lèvre gauche, qui se trouva ainsi séparée de l'arcade pubienne. La vulve fut rejetée à droite, et l'accouchement eut lieu par l'ouverture accidentelle. Il me semble que l'on ne peut douter que dans quelques cas le fœtus ait réellement passé par cette division. La déchirure peut s'étendre jusqu'à la cloison recto-vaginale; plus souvent elle s'étend vers une des deux fesses ou vers les deux, offrant la forme d'un L ou d'un T. Ces solutions de continuité suppurent, et ordinairement finissent par se réunir et offrir une cicatrice solide. C'est ce qui a eu lieu dans le cas que j'ai observé, dans celui de Delpech, dans un qui est rapporté par Denman, dans ceux que Baudelocque cite brièvement, dans quelques-uns dont madame Lachapelle a été témoin, et dans quelques autres dont j'ai eu connaissance. Il me semble que cette plaie a de l'analogie avec celle que l'on fait dans l'opération de la taille au périnée, mais que les circonstances sont plus favorables à sa guérison, car les lochies, dont l'écoulement par la plaie peut être assimilé à celui de l'urine après la lithotomie, diminuent continuellement et se tarissent bientôt. La languette antérieure me paraît le principal moyen de cette réunion, et je crois qu'il faut la conserver avec beaucoup de soin. Dans un cas cependant observé par madame Lachapelle, la circonférence de la plaie s'est cicatrisée, et il est resté une ouverture accidentelle. On a cru ensuite devoir conseiller la section de la languette antérieure. J'ignore quelles circonstances ont pu dans ce cas empêcher la réunion; mais je pense qu'il en sera rarement ainsi, si l'on ne fait rien pour contrarier l'action de la nature. Les seuls secours que demande une semblable plaie sont des soins de propreté et l'éloignement des causes qui peuvent s'opposer à leur réunion.

Les grandes et les petites lèvres peuvent aussi se déchirer et offrir une division transversale ou oblique; mais ces déchirures ne présentent pas de considérations qui méritent de nous occuper après ce qui vient d'être dit.   (DESORMEAUX.)

RUTACÉES, s. f. pl., famille naturelle de plantes dicotylédones polypétales à insertion hypogyne, qui, d'après les travaux récens des botanistes, comprend également, comme simple section, les simaroubées, considérées autrefois comme une famille distincte. Les caractères de la famille des rutacées peuvent être énoncés de la manière suivante : ce sont des végétaux herbacés ou ligneux, et qui même autrefois forment des arbres extrêmement élevés. Leurs feuilles sont alternes ou opposées, simples ou composées, presque toujours marquées de points glanduleux et translucides. Les fleurs sont diversement disposées; leur calice est monosépale à cinq divisions plus ou moins profondes; la corolle se compose de quatre à cinq pétales, quelquefois inégaux et quelquefois soudés ensemble et formant ainsi une corolle pseudo-monopétale. Les étamines, au nombre de huit à dix, sont attachées à un disque hypogyne, qui élève l'ovaire, lui forme une sorte de pédicule, et a reçu le nom de *gynobase*. L'ovaire est libre, à quatre ou cinq loges, contenant ordinairement deux, rarement un plus grand nombre d'ovules attachés à leur angle interne. Le style est généralement simple; quelquefois il est divisé plus ou moins profondément, et même jusqu'à sa base, en un nombre de divisions égal à celui des loges de l'ovaire. Le fruit est tantôt simple, s'ouvrant en autant de valves ou de coques distinctes qu'il y a de loges; tantôt il se compose de carpelles dabord réunis, puis séparés les uns des autres à l'époque de leur maturité et portés sur le disque hypogyne dont nous avons déjà parlé, et qui souvent même prend de l'accroissement, après la fécondation. Les graines ont un tégument propre, simple; et leur embryon, dont la radicule est tournée vers le hile, est tantôt accompagné et tantôt dépourvu d'endosperme.

Telle qu'elle est actuellement envisagée par les botanistes modernes, la famille des rutacées se divise en cinq sections ou tribus, savoir : les zygophyllées, les rutées, les diosmées, les zanthoxylées, et les simaroubées. Si maintenant nous examinons cette famille sous le point de vue de ses propriétés médicales, nous verrons qu'il existe entre les plantes qui la composent une très-grande analogie ; et d'abord nous ferons remarquer que les points translucides que l'on aperçoit dans les feuilles d'un grand nombre de rutacées ne sont que des réservoirs glanduleux, remplis d'une huile volatile, qui donne à ces végétaux une odeur forte et pénétrante, et des propriétés plus ou moins excitantes; c'est ce que l'on remarque, par exemple, dans les diverses espèces de rue, le dictame blanc ou fraxinelle, le gaïac; et d'autres fois, au contraire, le principe amer prédomine dans les plantes de cette famille, comme on l'observe dans le bois de quassia, l'écorce de simarouba et l'angusture vraie, et plusieurs autres végétaux du même groupe. On voit donc qu'en résumé toutes les plantes de la famille des rutacées se font remarquer par une saveur âcre, aromatique ou amère, et qu'elles sont, en général, des médicamens plus ou moins excitans ou toniques.

(A. RICHARD.)

FIN DU DIX-HUITIÈME VOLUME.

TABLE

DES PRINCIPAUX ARTICLES

DISTRIBUTION DES MATIÈRES.

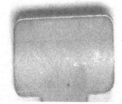

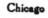
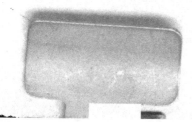

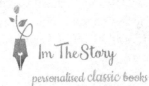
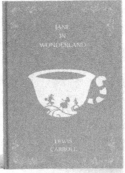